中国中医科学院研究生系列教材

中医脾胃病学

主　审　路志正

主　编　唐旭东

副 主 编（按姓氏笔画排序）

王　萍　王凤云　郭　朋　温艳东

编　　委（按姓氏笔画排序）

丁　霞	马　堃	马祥雪	王志坤	王垂杰	王育林	王宪波	王新月	毛丽军
卞立群	尹晓岚	卢建新	史大卓	冯培民	吕　林	吕　宾	任顺平	刘　玥
刘凤斌	刘宏潇	齐建华	孙林娟	李　军	李　峰	李玉锋	李延萍	李军祥
李君毅	李振华	杨　倩	杨　琪	肖永芝	时昭红	吴　煜	余仁欢	沈　洪
沈建武	宋　坪	迟莉丽	张　昱	张广德	张引强	张北华	张声生	张丽颖
张佳琪	张学智	张洪春	张晓军	陆　芳	陈　婷	苗　青	周正华	周秉舵
周晓玲	周彩云	庞　博	赵文霞	胡　玲	胡晓梅	柯　晓	柏燕军	侯　伟
姜　泉	姚春海	骆云丰	袁红霞	袁建业	倪　青	徐　浩	徐建龙	高　雅
高　瞻	唐旭东（血液科）	唐志鹏	黄绍刚	黄恒青	黄欲晓	黄穗平	麻　柔	
蒋艳文	鲁　喦	曾　雪	谢　胜	樊长征	冀晓华	魏　玮		

协编秘书　王翼天　温永天

参与编写人员（按姓氏笔画排序）

丁宇斌	卫亚丽	王　阳	王奕晨	叶振昊	代华东	任丽江	刘　平	刘晓文
许高凡	李亚鼎	时　克	吴　月	吴　迪	吴陈娟	何　聪	范乙林	徐　晴
唐义爽	黄千千	程荟蓉						

人民卫生出版社
·北 京·

图书在版编目（CIP）数据

中医脾胃病学 / 唐旭东主编 . -- 北京 ： 人民卫生
出版社，2025. 5. --（中国中医科学院研究生系列教材
）. -- ISBN 978-7-117-37992-2

Ⅰ. R256.3

中国国家版本馆 CIP 数据核字第 20255DP898 号

人卫智网	**www.ipmph.com**	医学教育、学术、考试、健康， 购书智慧智能综合服务平台
人卫官网	**www.pmph.com**	人卫官方资讯发布平台

中医脾胃病学
Zhongyi Piweibingxue

主　　编：唐旭东
出版发行：人民卫生出版社（中继线 010-59780011）
地　　址：北京市朝阳区潘家园南里 19 号
邮　　编：100021
E - mail：pmph @ pmph.com
购书热线：010-59787592　010-59787584　010-65264830
印　　刷：河北博文科技印务有限公司
经　　销：新华书店
开　　本：787×1092　1/16　印张：24
字　　数：599 千字
版　　次：2025 年 5 月第 1 版
印　　次：2025 年 6 月第 1 次印刷
标准书号：ISBN 978-7-117-37992-2
定　　价：85.00 元

打击盗版举报电话：010-59787491　E-mail：WQ @ pmph.com
质量问题联系电话：010-59787234　E-mail：zhiliang @ pmph.com
数字融合服务电话：4001118166　E-mail：zengzhi @ pmph.com

黄　序

中医药学历史源远流长，是中国古代科学的瑰宝，也是打开中华文明宝库的钥匙。在新时代，中医药事业迎来天时、地利、人和的大好时机，习近平总书记在中国中医科学院建院 60 周年贺信中殷切嘱托"切实把中医药这一祖先留给我们的宝贵财富继承好、发展好、利用好"，全国中医药大会上明确要求"做大做强中国中医科学院"。中国中医科学院秉承"创新、协调、绿色、开放、共享"发展理念，发挥中医药行业"国家队"引领和示范作用。

中国中医科学院成立以来，成果丰硕，名医名家名师辈出，创新人才、优秀骨干桃李芬芳。我们坚持"传承精华，守正创新"，努力将人才培养和团队建设融铸到中医药科研、教育和医疗的核心中来。以高起点定位、高标准规划、高质量建设为目标，筹建培养高层次、复合型、创新型、国际化中医药人才的中国中医科学院大学，推动中医药人才培养模式改革，为做大做强提供坚实的人才支撑。

中国中医科学院研究生高层次人才培养工作始于 1978 年，至今已走过 40 余年的辉煌历程。作为国家级培育高层次中医药人才的重要基地，积累了丰厚的教学经验和教学资源，成为中医药人才传承培养的宝贵财富，也为我国传统学科的人才培养做出了优秀示范和突出贡献。当前，我院研究生教育迎来了快速发展阶段，全院导师数、在校研究生数双创历史新高；九年制本科直博"屠呦呦班"开创了中医科学院本科招生的新纪元；中国中医药联合研究生院创新了学科交叉人才培养新范式。

"将升岱岳，非径奚为。"教材是教学的根本，是培养创新型人才的基础。教材建设直接关系到研究生的培养质量。中国中医科学院研究生教材立足于新时代中医药高层次人才培养的目标和需求，深入发掘 40 余年研究生培养的成功经验，紧扣中医药重点领域、优势学科、传统方法、高精技术、前沿热点，面向全国，整合资源。在两院院士、国医大师等国内外权威专家领衔策划与指导下，既注重基础知识、基本方法和基本技能的培养，又密切吸纳前沿学科最新的科研方法和成果。教材建设，做到传承与创新相结合，普及与提高相结合，实用与实效相结合，教育与启发相结合，从而实现为高层次人才的素质培养与能力提升扬帆助力。

征途漫漫，惟有奋斗。我们要以习近平总书记对研究生教育工作作出的重要指示为根本遵循和行动指南，坚持"四为"方针，加快培养德才兼备的高层次人才。

本套教材是我院研究生教育阶段性成果凝练与转化，同时也是我院科研、医疗、教育协同发展的成果展现。其编研出版必将为探索中医药学术传承模式与高层次人才培养机制起到重要的示范和积极的推动作用。同时也希望兄弟院校的同道专家和广大学子在应用过程中提出宝贵建议，以利于这一持续性工作的不断传承创新。

中国工程院院士
中国中医科学院院长 黄璐琦
二〇二四年三月二十日

路　序

经过数年努力，中国中医科学院研究生系列教材编写工程终于实施，《中医脾胃病学》纳入首批教材，终于要与大家见面了，这无论是对于中国中医科学院的研究生教育，还是对于中医脾胃病学这个专业发展而言，都是一件大事。

中医药学发源于劳动人民的生活实践，是中华民族智慧的结晶。脾胃病学是中医药学伟大宝库中的重要组成部分。脾胃为后天之本，气血生化之源，古人有言"内伤脾胃，百病由生"，无论从哪个角度而言，脾胃在维持人体健康中均具有重要的作用，而如何认识脾胃、调理脾胃、对相关疾病进行论治，构成了中医脾胃病学的主体。

脾胃病学的发生、发展源远流长。其奠基于《黄帝内经》《难经》诸书，成形于仲景、东垣，并在后期得到了进一步的发展。在内、难诸经中提出了关于脾胃的重要基础性概念；仲景对脾胃疾病进行了独立的论述，并在诸多疾病的治疗中体现了"保胃气、存津液"的思想，东垣《脾胃论》的出现，标志着中医脾胃病学的形成。后世医家如薛己、叶天士等，均提出了关于脾胃病诊治的重要论点。

余业医八十载，在临床各科中的诊疗中强调脾胃的作用，结合前人的经验和自己的认识，提出脾胃病调护的十八字方针，即"持中央、运四旁、怡情志、调升降、顾润燥、纳化常"，运维中州，燮理五脏，防病治病，堪称至要，这也是我为中医脾胃病学这座大厦的添砖加瓦。

旭东院长乃吾好友董建华院士之高足，数十载精勤不倦，专业能力卓越，《中医脾胃病学》教材的编撰由旭东院长担任主编，其不辞辛苦，敬业作为，本书编委云集了国内脾胃病及各科的著名专家，历时二年稿经数易，汇集了大家的智慧而成，总论、各论及拓展各篇累计约六十万字，全书理论结合实践，古典结合现代，内容丰富、结构合理，是一部具有良好实用性及开拓性的著作。

《中医脾胃病学》即将出版，特向各位同道推荐，故乐而为之序。

广州中医药 路志正

辛丑暮春三月

唐　序

脾胃乃后天之本，为水谷之海，化生气血而灌溉五脏六腑、四肢百骸。脾胃受病，不仅本脏系统发生异常，也会影响他脏系统，反之，其他系统疾病也可致脾胃功能障碍。正所谓"百病皆由脾胃衰而生""治脾胃即可以安五脏""脾统四脏"，这就是历代医家对脾胃病予以高度重视的缘故。

脾胃学说，源远流长。肇始于秦汉，形成于金元，充实于明清，发展于当代。自中华人民共和国成立以来，有关中医脾胃病学的理论研究、临床研究和实验研究取得了丰硕的成果，极大地丰富了中医脾胃病学的学术内涵和临床运用。时代在发展，科技在进步，如何将经典理论与现代疾病研究成果、临床实践应用整合、荟萃，以更好地服务于脾胃病学科建设与人才培养，其重任责无旁贷地落到了二十世纪五六十年代出生的专家与中青年一代学者的肩上。

在黄璐琦院长的指导下，中国中医科学院研究生院启动了研究生系列教材的编撰工作，并将《中医脾胃病学》纳入了首批编撰出版的研究生教材之一，由中国中医科学院西苑医院脾胃病研究所牵头组织。全书重点介绍了脾胃理论的传承、发展以及在常见脾胃疾病和其他系统疾病中的实践应用，特色之处在于总结了脾胃理论在现代消化系统疾病中的创新研究及其他各科疾病中的创新应用，启迪思维，开拓视野。全书内容丰富，有助于年轻一代中医工作者全面了解脾胃病理论知识及最新研究进展。

本书定位为研究生教材，主要面向中医及中西医结合医学专业研究生，亦可作为高校教师、消化专科医生及中医药相关研究人员重要的参考用书。

本书的编撰工作，会聚了全国中医脾胃病专业、中西医结合消化病专业的优秀专家，以及中国中医科学院系统各学科的学术/学科带头人、知名专家的宝贵经验和智慧结晶，同专业有很多院外著名专家譬如王垂杰、赵文霞、沈洪、黄穗平、袁红霞等学长，吕宾、张声生、李军祥、谢胜、柯晓等同龄人，外专业有麻柔老师和张洪春、史大卓、姜泉、侯炜、胡晓梅等名家，在此恕不一一介绍，他们代表了脾胃理论创新研究及在各科应用的最高水平。在此，对于各位专家的辛勤付出、无私奉献和敬业精神，旭东致以崇高的敬意和衷心的感谢！

名家众多，内容精贵，意义重大，由期颐老者路志正国医大师领衔担当主审，乃众同道之幸！是为序。

唐旭东

辛丑初春于双馨斋

前　言

　　中医药高等院校的研究生教育对于推动中医药事业发展起到了不可估量的作用。中医研究生教育目标是培养基础理论扎实、经典功底深厚、临床实践能力和科研创新能力强的高层次中医人才。研究生培养应重视中医经典教学,通过对经典的深入研习,使学生了解经典的学术思想、理论渊源及其对临床和科研的指导作用,更重要的是学习古代医家认识疾病及辨证立法、处方用药的思维方法,引导学生建立中医特色的思维模式,提高解决临床实际问题的能力。

　　脾胃学说经过历代的充实和发展,成为中医学理论体系的重要组成和典型代表,它不仅是阐释生理与病理的理论依据,也是临床治疗学的中心环节;不仅对脾胃疾病防治有重要指导意义,在其他各科疾病防治中也得到广泛的应用。

　　为了贯彻《教育部　国家中医药管理局关于医教协同深化中医药教育改革与发展的指导意见》文件精神,中国中医科学院组织编写研究生教材,其中《中医脾胃病学》由中国中医科学院西苑医院脾胃病研究所牵头完成。本教材着重突出中医特色,围绕学科的重点、难点、热点,注重中医思维模式的培养,注重学科交叉和学科创新,注重将经典理论梳理与现代研究成果、临床应用相结合。

　　《中医脾胃病学》内容总体分三篇。总论篇,系统梳理中医脾胃病学的发展源流、基本理论、诊疗技术、临床思维等。各论篇,选择有代表性的16个脾胃病证,详细论述各个中医病证的概念、辨证论治、诊疗特点、名家经验等。拓展篇,包括:①现代胃肠病防治相关脾胃理论集锦,介绍脾虚理论、湿热理论、胃脘痛理论、通降理论、调中复衡理论、脾胃新八纲等的源流、内涵、临床应用、现代研究进展等;②脾胃病现代研究概况,介绍幽门螺杆菌感染、胃癌前病变、功能性胃肠病、炎症性肠病、肠道菌群、动物模型、临床评价等专题的现代研究进展、中医脾胃理论与实践的结合点;③脾胃病相关理论在肺病、血液病、脑病、脾胃病等15个专业领域中的应用。此外,还包括代表性古籍条文选编、脾胃病中医外治法、100首脾胃经典方剂等。本教材为使用者提供从经典理论传承、临床实践到科研思维的全面系统的知识。

　　本教材有以下特点:

　　(1)注重经典理论的传承与创新。注重脾胃经典理论和古今名中医经验的传承,系统论述经典理论的客观物质基础,结合现代疾病诊疗新进展和新技术进行创新。

　　(2)理论、临床与科研相结合。对经典理论认识、临床诊疗经验及科研思路进行论述,并有机结合。

　　(3)兼容并蓄,博采众长。着重突出中医特色,同时也吸收现代医学的先进研究成果,探索中西医结合的思路和方法,从多个学科系统阐述脾胃理论的实际应用经验,汇总各地名老中医、学术流派的理论与经验。

本教材主要使用对象为中医药专业的研究生,基本满足研究生层次的知识结构及实际需要,注重知识的系统性、传承性。着眼于引导学生利用已有的知识体系,主动探索学科的发生与发展,提高其构建中医思维的能力、解决问题的实践能力、开展科学研究的能力。亦可作为高校教师、专科医生、在职医疗人员、相关医药学研究人员重要的参考用书,促进其学术精进。

由于时间仓促,疏漏在所难免,希望广大读者提出宝贵意见,我们将不断改进和完善。

《中医脾胃病学》编写组

二〇二四年十月

目　录

第一章　总　论　篇

第一节　中医脾胃病学的发展源流

中医脾胃病学是以中医基础理论为依据,运用中医特有的临床思维方法研究并阐述脾胃疾病的病因、病机、诊断、治疗及防护等问题的一门学科,是中医内科学的重要分支。

中医脾胃病学的历史源远流长,其起源、形成和发展与我国人民长期的劳动生活及生产实践紧密相连。大概而言,可分为起源时期、奠基时期、成形时期及进一步发展时期。

一、起源时期

古人对于脾胃相关疾病的认识起源很早,现存最早的"胃"字见于春秋时期金文。《韩非子·五蠹》记载:"民食果蓏蚌蛤,腥臊恶臭,而伤害腹胃,民多疾病。"表明远古时期即对饮食与脾胃疾病的关系有所认识。成书于先秦时期的《山海经》中记载了多种与脾胃相关的疾病,如"瘕疾(腹内结块的病)""腹痛""衕(腹泻)""脈(臌胀病)"等。《五十二病方》出土于马王堆汉墓,其中有"病蛊者",按《说文解字》言"蛊,腹中虫也",可能类似于腹中寄生虫病;另外,其记载的药物,如甘草、黄芩、芍药、黄芪、柴胡、半夏、麦冬、干姜、桂枝、厚朴、茱萸等,均为后世脾胃病的常用治疗药物。

二、奠基时期

《黄帝内经》《难经》《神农本草经》等重要古典论著的成书,奠定了传统脾胃理论的认识基础,标志着中医脾胃病学相关理论进入奠基时期。

（一）《黄帝内经》

《黄帝内经》侧重于从脏腑、经络的角度对包含脾、胃在内的诸脏器的生理、病理进行论述,对临床表现及治疗方面的内容相对简略。

《灵枢·肠胃》指出:"唇至齿长九分,口广二寸半。……肠胃所入至所出,长六丈四寸四分,回曲环反,三十二曲也。"描述了人体消化道的解剖结构,包括长度、宽度、周长、重量、容积等。《素问·灵兰秘典论》言:"脾胃者,仓廪之官,五味出焉;大肠者,传道之官,变化出焉;小肠者,受盛之官,化物出焉。"《素问·阴阳应象大论》言:"谷气通于脾""肠胃为海"。《素问·经脉别论》言:"饮入于胃,游溢精气,上输于脾。脾气散精,上归于肺。"《素问·玉机真藏论》言:"五脏者皆禀气于胃,胃者五脏之本也。脏气者,不能自至于手太阴,必因于

1

胃气,乃至于手太阴也。"指出了脾主运化的基本功能。同时,脾具有濡养肌肉、筋骨的功能。如《素问·平人气象论》言:"藏真濡于脾,脾脏肌肉之气也。"《素问·太阴阳明论》言:"帝曰:脾病而四肢不用何也? 岐伯曰:四肢皆禀气于胃,而不得至经,必因于脾,乃得禀也。今脾病不能为胃行其津液,四肢不得禀水谷气,气日以衰,脉道不利,筋骨肌肉,皆无气以生,故不用焉。"《素问·玉机真藏论》言:"脾脉者土也,孤脏以灌四傍者也。"在精神活动方面,指出脾"在志为思"(《素问·阴阳应象大论》)。病理方面,《素问·痹论》提出:"饮食自倍,肠胃乃伤。"《素问·厥论》云:"酒入于胃,则络脉满而经脉虚,脾主为胃行其津液者也,阴气虚则阳气入,阳气入则胃不和,胃不和则精气竭,精气竭则不营其四肢也。此人必数醉,若饱以入房,气聚于脾中不得散,酒气与谷气相薄,热盛于中,故热遍于身,内热而溺赤也。"言其饮食不节、过度饮酒,皆能伤损肠胃而致病。

诊断方面,《灵枢·师传》提出:"胃中热,则消谷,令人悬心善饥,脐以上皮热;肠中热,则出黄如糜,脐以下皮寒。胃中寒则腹胀,肠中寒则肠鸣飧泄。胃中寒、肠中热,则胀而且泄;胃中热、肠中寒,则疾饥、小腹痛胀。"《灵枢·本神》指出:"脾愁忧而不解则伤意,意伤则悗乱,四肢不举,毛悴色夭","脾气虚则四肢不用,五脏不安;实则腹胀,经溲不利"。《灵枢·海论》提出"胃者,水谷之海……水谷之海有余,则腹满;水谷之海不足,则饥不受谷食"等脾胃病临床表现。《素问·藏气法时论》提出脾病的临床表现,"脾病者,身重,善肌肉痿,足不收行,善瘛,脚下痛;虚则腹满肠鸣,飧泄食不化。"

治疗方面,《黄帝内经》提出了一些治则和用药。如《素问·藏气法时论》提出"脾苦湿,急食苦以燥之""脾欲缓,急食甘以缓之,用苦泻之,甘补之"等治则。《素问·奇病论》提出:"脾瘅……令人口甘也,此肥美之所发也,此人必数食甘美而多肥也,肥者令人内热,甘者令人中满,故其气上溢,转为消渴。治之以兰,除陈气也。"

(二)《难经》

《难经》在《黄帝内经》基础上有所发挥,增加了部分生理、病理和疾病的描述。如《难经·四十二难》新增脾脏形态描述:"脾,重二斤三两,扁广三寸,长五寸,有散膏半斤,主裹血,温五脏,主藏意。"《难经·四十四难》言:"七冲门何在? 然:唇为飞门,齿为户门,会厌为吸门,胃为贲门,太仓下口为幽门,大肠、小肠会为阑门,下极为魄门,故曰七冲门也。"提出七冲门的概念,将唇与齿概述于消化系统中。《难经·十五难》:"胃者,水谷之海,主禀四时,故皆以胃气为本……脾者,中州也,其平和不可得见,衰乃见耳。"补充了脾胃的生理作用。《难经·三十四难》"脾藏意与智",在"脾藏意"的基础上有所发挥。

在病证方面,《难经·十六难》提出"脾脉"的相关临床表现,《难经·五十六难》提出了"脾之积"的临床表现,《难经·五十七难》提出了五泄(胃泄、脾泄、大肠泄、小肠泄、大瘕泄)的概念及临床表现。在脾胃病的治则与预防方面,《难经·十四难》提出"损其脾者,调其饮食,适寒温"。《难经·七十七难》:"所谓治未病者,见肝之病,则知肝当传之与脾,故先实其脾气,无令得受肝之邪,故曰治未病焉。"

(三)《神农本草经》

与《黄帝内经》《难经》偏于理论描述不同,《神农本草经》中描述了众多涉及脾胃的治疗药物。如消石主"胃胀闭,涤去蓄结饮食,推陈致新";禹余粮主"下痢赤白";柴胡主"心腹,去肠胃中结气,饮食积聚,寒热邪气,推陈致新";麦门冬主"心腹结气,伤中伤饱,胃络脉绝,羸瘦短气";薯蓣主"伤中,补虚羸……补中益气力,长肌肉";黄连主"肠澼,腹痛,下利";茯苓主"心下结痛";大枣主"心腹邪气,安中养脾,助十二经,平胃气";干姜主"温中……肠瓣,下利";芍药主"邪气腹痛······止痛";吴茱萸主"温中,下气,止痛";栀子主"五内邪气,胃中热气";半夏主"心下坚······肠鸣";大黄主"留饮,宿食,荡涤肠胃,推陈致新,通利水谷,调中化食,安和五脏"等。

三、成形时期

自张仲景《伤寒论》《金匮要略》的问世至金元时期,应当说是中医脾胃病学的成形时期。一方面,对脾胃相关疾病的病因、病机、诊疗等内容的论述开始独立;另一方面,出现了以脾胃论治为论述核心的专著,如《脾胃论》。

(一)《伤寒论》《金匮要略》

《伤寒论》中《辨阳明病脉证并治法》《辨太阴病脉证并治法》含有较多涉及脾胃病的内容;《金匮要略》中《惊悸吐衄下血胸满瘀血病脉证治》《呕吐哕下利病脉证治》《腹满寒疝宿食病脉证治》等篇中,对下血、呕吐、哕、下利、腹满、宿食等疾病作专题论述,提出了一系列后世常用的方剂,是脾胃病学从理论走向临床的重要过渡,在后世乃至现今的脾胃病学实践中仍发挥着重大的作用。在脾胃病的论治原则方面,所体现的"实则阳明、虚则太阴"的思想对后世产生了深远的影响。

张仲景著作中处处体现了顾护脾胃的思想。一方面,在《金匮要略·脏腑经络先后病脉证第一》指出:"夫治未病者,见肝之病,知肝传脾,当先实脾,四季脾旺不受邪,即勿补之。中工不晓相传,见肝之病,不解实脾,惟治肝也。"提出先安未受邪之地的想法。另一方面,其在处方用药中,注重"保胃气""存津液",人参、甘草、大枣、山药、粳米、生姜等甘温补中、健脾开胃的药物经常被使用。

(二)《诸病源候论》《备急千金要方》

《诸病源候论》中对"腹痛""痢病""脾胃病""呕哕病"等多种脾胃病证的病因、病机、证候进行了探析。《备急千金要方》在杂病辨证论治中以"五脏六腑为纲,寒热虚实为目",设有专门的脾脏、胃腑篇,并提出多个临床方剂。

(三)《脾胃论》

李杲(字东垣)生于金元时期,其时社会动荡,战乱频繁,人们或以劳倦,或以忧思,或以饥馁,损伤脾胃,以致疾病丛生。

李东垣的代表性专著《脾胃论》强调以"脾胃"为临床诊疗的核心,将脾胃在诊疗中的作用进行了总结和升华,形成了独树一帜的"补土派",对后世造成了久远的影响。其认为脾胃是元气之本,是气机升降的枢纽,据此提出了一系列制方用药的法度,及代表性方剂如补中益气汤、升阳散火汤等。

(1)生理方面:强调脾胃与元气的关系,"真气又名元气,乃先身生之精气也,非胃气不能滋之",人的生命主要依靠元气充盈,而元气需由脾胃滋养,脾胃为元气之本,将脾胃在人体生命活动中的地位进一步作了提升。同时认为脾胃为气机升降的枢纽。

(2)病理方面:与脾胃的生理功能相对应,其提出"内伤脾胃,百病由生"的观点,认为"胃虚则五脏、六腑、十二经、十五络、四肢,皆不得营运之气,而百病生焉"。而"阴火论"则是其独特的脾胃病机认识,认为"火与元气不两立,一胜则一负,脾胃气虚,则下流于肾,阴火得以乘其土位""火与元气不两立,火胜则乘其土位,此所以病也""脾胃虚则火邪乘之,而生大热"。

(3)病因方面:系统梳理了脾胃病的病因,如包括饮食不节("夫饮食不节则胃病,胃病则气短,精神少而生大热,有时而显火上行,独燎其面……胃既病,则脾无所禀受……故亦从而病焉")、劳倦内伤("形体劳役则脾病,脾病则怠惰嗜卧,四肢不收,大便溏泻;脾既病,则其胃不能独行津液,故亦从而病焉")、外邪侵袭("肠胃为市,无物不受,无物不入,若风、寒、暑、湿、燥,一气偏胜,亦能伤脾损胃")、精神因素("喜、怒、忧、恐,损耗元气,资助心火")。

（4）治疗方面:强调以内伤虚证为主,多责之于"阳气不足",以升发阳气为第一要务,并据此创立了一整套方剂,如补中益气汤、清阳汤等。处方用药方面,多用人参、黄芪、白术、甘草等甘温药以补中;以升麻、柴胡、独活、防风等风药升阳;以黄芩、黄连、黄柏、石膏等苦(甘)寒药以清火。

（5）调摄方面:强调食疗、摄养、远欲等方面。

四、进一步发展时期

明清及近现代时期,对脾胃相关的认识和研究得到进一步补充和深化,提出了许多新的观点和学说。

薛己认为"胃为五脏本源,人身之根蒂",病机上认为"脾胃一虚,四脏俱无生气",同时认识到命门与脾胃的关系,如"命门火衰,不能生土,土虚寒使之然也""命门火衰而脾土虚寒";在治疗上强调温补,分脾肾两端,一补脾虚,一补命门之火。张介宾(字景岳)指出:"脾为土脏,灌溉四旁,是以五脏中皆有脾气,而脾胃中亦皆有五脏之气。"提出了"调五脏以安脾胃"和"调脾胃以安五脏"的治疗思路。李中梓提出了"脾为后天之本"著名论点,认为脾胃与"先天之本"同等重要,强调"饷道一绝,万众立散;胃气一败,百药难施""肾安则脾愈安,脾安则肾愈安";在治疗上,主张脾肾并重,补肾与理脾兼行。叶桂(字天士)在继承了前人思想的基础上,认为"脾阳不亏,胃有燥火",强调了滋胃阴、降胃气,以润通为补的临床治疗思路。其归纳总结的脾、胃特点,"纳食主胃,运化主脾;脾宜升则健,胃宜降则和"。又云:"太阴湿土,得阳始运;阳明阳土,得阴自安。以脾喜刚燥,胃喜柔润也",对后世有较大的影响。

近现代以来,主要侧重于脾胃病相关学术思想在临床中的应用。尤其是现代,针对不同地域、不同病种的疾病,在对既往的脾胃学说进行总结的基础上,提出了诸如脾胃通降理论、脾虚理论、脾胃湿热理论、胃脘痛理论、浊毒理论等,均体现出了特定的临床实用价值,开创了一个新的研究阶段。

（卞立群　唐旭东）

第二节　中医脾胃病学的基本理论

广义脾胃的概念包含现代医学食管、胃、小肠、大肠及部分消化腺在内的综合系统,是基于以《黄帝内经》为主的著作中对脾胃相关功能的描述梳理出的理论体系,从脏与腑的角度统筹上述系统功能。

一、脾胃的作用定位

脾胃在人体中的定位,与饮食的消化吸收密切相关,主要是基于营养物质的摄入、消化、排泄及其基础上的附属功能的延伸,是人体最核心功能的体现之一。如《素问·灵兰秘典论》曰:"脾胃者,仓廪之官,五味出焉。"《素问·玉机真藏论》言:"五脏者皆禀气于胃,胃者五脏之本也。"李东垣认为脾胃为元气之本,其在《脾胃论》中言"真气又名元气,乃先身生之精气也,非胃气不能滋之";从病理上而言"脾胃之气既伤,而元气亦不能充,而诸病之所由生也""胃虚则脏腑经络皆无所受气而俱病""脾虚则九窍不通"。李中梓将脾胃定位"后天之本",其言"一有此身,必资谷气,谷入于胃,洒陈于六腑而气至,和调于五脏而血生,而人资之以为生者也,故曰后天之本在脾",充分说明了脾胃在人体中的重要地位和作用。

二、脾胃的生理功能

脾胃的主要生理功能涉及营养物质的摄入、消化、吸收和水液的代谢。一般将其归纳为脾主运化、升清及统血,胃主受纳腐熟,两者相互协作,基本上是以消化系统功能为主体,兼顾血液、免疫等相关系统功能的体现。在表述方面,通常以脾赅胃,脾胃并称。

(一)脾主运化

运,为转运输送;化,为消化吸收。脾主运化,是指脾具有把水谷(饮食物)化为精微,并将精微物质转输至全身的生理功能。脾的运化功能,可分为运化水谷和运化水液两个方面。如《素问·灵兰秘典论》言:"脾胃者,仓廪之官,五味出焉;大肠者,传道之官,变化出焉;小肠者,受盛之官,化物出焉。"《难经·十五难》:"胃者,水谷之海也,主禀四时,故皆以胃气为本。"说明脾胃运化水谷的过程。《素问·厥论》言"脾主为胃行其津液者也",指出脾主运化水液的功能。脾主运化水液的功能发挥与三焦的功能密切相关,两者组成高度重合。如《难经·三十一难》言:"三焦者,水谷之道路,气之所终始也。上焦者,在心下,下膈,在胃上口,主内而不出……中焦者,在胃中脘,不上不下,主腐熟水谷……下焦者,当膀胱上口,主分别清浊,主出而不内,以传导也。"

(二)脾主升清

清,是指水谷精微等营养物质。脾主升清,是脾将饮食精微等营养物质转输至全身过程的描述,本质上是脾主运化功能的组成部分,也是脾为气血生化之源的基础。如《素问·经脉别论》言:"食气入胃,散精于肝,淫气于筋。食气入胃,浊气归心,淫精于脉。脉气流经,经气归于肺,肺朝百脉,输精于皮毛。毛脉合精,行气于府。府精神明,留于四脏,气归于权衡""饮入于胃,游溢精气,上输于脾。脾气散精,上归于肺,通调水道,下输膀胱,水精四布,五经并行"。《难经·三十难》言:"经言人受气于谷,谷入于胃,乃传与五脏六腑,五脏六腑皆受于气,其清者为荣,浊者为卫。"

(三)脾主统血

统,是统摄、控制之意。血液在体内的运行受多种因素的影响,但从宏观上而言,与人体的机体功能是否正常、体质强弱有密切的关系。而脾胃为气血生化之源,生化有源则气能摄血、血可循经。《难经·四十二难》说脾"主裹血,温五脏"。

广义的胃当包含食管、胃、小肠、大肠、胆等在内的与饮食传输、消化吸收相关的系列脏器,上述器官相互协调,完成饮食消化吸收的过程。食管为食物转输入胃的通道,同时可防止食物反流。胃主"受纳腐熟",是指胃接受食物,将饮食物初步消化,并形成食糜的作用。小肠主"受盛化物"和"泌别清浊",指小肠接受由胃腑下传的食糜而盛纳之,并对其进一步消化,化为精微和糟粕两部分。大肠主"传化糟粕",指大肠接受由小肠下传的食物残渣,吸收其中多余的水液,形成粪便。

三、脾胃的生理特性

脾的生理特性为喜燥而恶湿,胃的生理特性为喜润而恶燥,此种说法由来已久,但在传统古典文献中依据并不充分。其说法应当与古人对胃肠生理的直观认识有关。胃与进食直接相关,过于干燥的食物不易吞咽和消化,加用汤汁类易消化吸收,而形成胃喜润而恶燥的说法;脾与消化吸收,尤其是水液的吸收有关,在病理上常表现为腹泻等疾病,故而产生脾喜燥而恶湿的说法。诚如叶天士所言,"太阴湿土,得阳始运;阳明阳土,得阴自安"。

四、脾胃的升降关系

在升降关系方面,脾主升,胃主降。应当来说,胃(广义)主降的功能,是脾主升的前提,是六腑以通为用的体现;脾主升的功能,是胃主降功能得以实现的保障。《素问·五脏别论》言:"六腑者,传化物而不藏,故实而不能满也。所以然者,水谷入口,则胃实而肠虚;食下,则肠实而胃虚。故曰实而不满,满而不实也。"胃的通降功能将食糜转输至小肠,由小肠泌别清浊,将营养物质及水液吸收后,残渣输送至大肠而化糟粕;在此过程中,脾将吸收的营养物质及水液向上传输至肺、心,进而至周身,发挥其营养、濡润等功能,同时维持内脏位置的相对稳定。

五、其他

脾胃与其他组织、器官关系的基础是脾胃的营养吸收功能。脾胃为气血生化之源,为机体的代谢提供了物质营养支持,保证了其他组织器官功能的正常实现。中医认为某些功能与组织器官间有着特定的联系,或某些组织器官之间的亲缘关系相对较近。

脾藏意,在志为思,指人的精神意识思维活动与脾有一定的关系。《素问·宣明五气》指出"脾藏意";《素问·阴阳应象大论》指出"在志为思";《难经·三十四难》指出"脾藏意与智"。

脾在液为涎。涎指口水,具有保护口腔黏膜、润泽口腔的作用,进食时分泌有助于食物的吞咽和消化,《素问·宣明五气》言"脾为涎"。脾在窍为口,口腔是消化道的起始部位,饮食口味的功能正常是脾胃能发挥正常生理功能的前导。所以《灵枢·脉度》说:"脾气通于口,脾和则口能知五谷矣。"脾在华在唇,指气血的润泽与否可在口唇上直观地加以体现。如《素问·五脏生成》言:"脾之合肉也,其荣唇也。"

脾在体主肌肉,脾胃功能正常,气血生化有源,才能使肌肉发达丰满,臻于健壮。如《素问·平人气象论》言:"藏真濡于脾,脾脏肌肉之气也。"《素问·太阴阳明论》言:"帝曰:脾病而四肢不用何也?岐伯曰:四肢皆禀气于胃,而不得至经,必因于脾,乃得禀也。今脾病不能为胃行其津液,四肢不得禀水谷气,气日以衰,脉道不利,筋骨肌肉皆无气以生,故不用焉。"

(卞立群　唐旭东)

第三节　中医脾胃病学的诊疗技术要点

诊断与治疗是临床的核心,正确的诊断是临床有效的前提,而正确的诊断离不开临床诊断技术。中医四诊,即望诊、闻诊、问诊、切诊,是中医临床诊断技术的核心,是中医检查患者、了解病情的基本方法。治疗是在对中医四诊所收集到的信息进行分析的基础上,对患者做出基本的判断,从而采取相应的干预措施,使其恢复健康。本节分为诊断技术与治疗技术两部分,考虑到辨证与论治关联比较紧密,将辨证论治的内容放在治疗技术部分进行介绍。

一、诊断技术

(一)望诊

1. 望形神 形,指人体的肥瘦壮弱;广义的神是人生命活动总的外在表现,狭义的神指人的精神意识活动。脾胃健旺,饮食化源充沛,则形壮神旺,肌肉丰满,肢体有力,精神振作,思维敏捷,反应灵活。若脾胃虚衰,饮食减少,化源不足,脏腑失养,则形体消瘦,肢体乏力,精神不振,反应迟钝等。

2. 望色泽 人体气血的盛衰与面部色泽有着十分密切的联系,因此望色泽主要是观察面色。中国人的正常面色为红黄隐隐,明润含蓄。黄色为脾之本色,因此黄色的变化,对于诊察脾胃病具有特殊的意义。面色萎黄,提示脾胃虚弱或中气虚衰;面色萎黄而晦暗,提示脾胃久病,或兼血瘀;面色萎黄而虚浮,多为脾胃阳虚,水湿内停;面色淡白而萎黄不荣,多属肺脾气虚,或久病气血俱虚。

3. 望动态 是指通过观察患者的动静状态和肢体的异常动作来诊察病情。脾胃健旺则动态灵活,行动自如;脾胃虚弱则行动迟缓,肢软乏力,气短汗出。

4. 望唇齿

(1)望口唇:脾开窍于口,其华在唇。故望口唇可在一定程度上提示脾胃的病变。唇红润丰满为常态。唇色淡白,多属脾胃虚弱,气血两虚;唇赤红肿,多为胃热上犯;唇红赤糜烂,久难痊愈,多为脾胃湿热。

(2)望齿龈:齿龈在一定程度上可以提示病变的寒热虚实。牙齿洁白润泽,牙龈淡红润泽,是为常态。牙齿干燥,多为胃热炽盛,津液大伤;齿龈红赤肿痛,甚则出血,多为胃热炽盛;齿龈淡白或苍白,多为脾胃久虚,化源不足。

5. 望舌苔 舌象是全身营养和代谢功能的反映,与脾主运化的功能直接有关。正常人舌苔为薄白苔,干湿适中,不滑不燥;病苔乃胃气夹邪气上蒸而成。望舌苔要注意苔质和苔色两方面的变化。

苔质主要观察舌苔的厚薄、润燥、腻腐、剥落等方面的改变。舌苔的厚薄变化,主要反映邪正的盛衰。薄苔提示胃有生发之气,或病邪轻浅;厚苔是由胃气夹湿浊邪气熏蒸所致,主邪盛入里,或内有痰湿、食积。舌苔润燥反映体内津液盈亏和输布情况。滑苔为水湿之邪内聚的表现,如脾阳不振,寒湿内生,或痰饮内停等证,都可出现滑苔。舌苔的腻腐可知阳气与湿浊的消长。腻苔主湿浊、痰饮、食积,多为湿浊内蕴、阳气被遏所致。剥苔一般主胃气匮乏,胃阴枯涸或气血两虚,全身虚弱的征象。

苔色变化主要有白苔、黄苔、灰黑苔三类。白苔主寒证,黄苔多主热证,灰黑苔多见于热极伤阴或阴寒内盛。

6. 望排出物

(1)呕吐物:呕吐是由于胃气上逆所致。呕吐物清稀,多为寒证,常见于脾阳不足,或寒邪犯胃;呕吐物秽浊酸臭,多为热证,常见于胃热或肝火犯胃;呕吐物酸腐,或夹杂不消化食物,多为食积于胃;呕吐清水痰涎,多为脾失健运,胃有停饮所致;呕吐黄绿苦水,多为肝胆湿热或肝气犯胃,胃失和降所致;呕吐咖啡色样物,夹有血块或食物残渣,多由胃有积热或肝火犯胃,或脾不统血所致。

（2）大便：观察大便可以了解脾胃功能及判断病性的寒热虚实。大便干结如羊屎,多为热盛伤津；大便清稀,完谷不化,属寒湿困脾,或脾肾阳虚；大便黏滞不畅,多属脾胃湿热；大便色黑如柏油样,考虑胃络出血。

（二）闻诊

1. 听声音

（1）呕吐：指胃内容物自口而出,常伴有恶心,总由胃气上逆所致。呕吐来势急猛,声音响亮,呕吐物呈黏液黄水,或酸或苦,多为实热证；呕吐徐缓,声音微弱,呕吐物多清稀涎沫,多为虚寒证；若呕吐呈喷射状,应注意为脑病的可能。

（2）嗳气：指胃中气体上出于咽喉而发出的一种长而缓的声音。嗳气酸腐,为食滞胃脘；嗳气频作,嗳声响亮,随情绪变化而减轻或加剧者,属肝气犯胃；嗳气声低,无酸腐气味,食欲减退,多属脾胃气虚。

（3）呃逆：指气从咽部冲出,发出一种短促的冲击声。呃声低沉而长,气弱无力,多为脾胃虚寒；呃声高亢有力,多属邪热客胃；呃声清亮,持续时间短暂,神清气爽,无其他兼症,多为进食仓促,或偶感风寒而致胃气上逆,可不治而愈；若久病、重病出现呃逆,呃声低气怯,间断不得续,为胃气将绝之兆。

（4）肠鸣：指胃肠蠕动所产生的声响。正常情况下肠鸣音低弱而缓和,一般难以直接闻及。脘腹部水声漉漉,得温则减,受寒或饥饿时加重,是由脾胃虚寒,水饮停聚于胃肠所致；肠鸣声响亮,伴腹部冷痛,大便溏泻,多为寒湿犯脾。

2. 嗅气味

（1）口气：指由口腔散发出的气味。口气秽浊称口臭,多由胃中湿热停滞,传导失司,浊气上泛所致；口气酸馊,吞酸嗳腐,多为食积内停。

（2）呕吐物气味：呕吐物气味酸臭,而喜凉饮者为胃热；呕吐物无臭,而喜热饮者为胃寒；呕吐物为未消化食物,气味酸腐为宿食内阻。

（3）大便气味：大便臭秽浓重者,为热证或湿热证；大便微有腥臭或臭气不重,多为寒证。

（三）问诊

1. 问饮食口味

（1）食欲与食量

食欲减退：新病食欲减退,一般是正气抗邪的保护性反应,病情较轻,预后良好；久病食欲减退,兼有腹胀便溏,神疲倦怠,面色萎黄,舌淡脉虚者,多属脾胃虚弱；食少纳呆,伴头身困重,脘闷腹胀,舌苔厚腻者,多由湿盛困脾所致。

厌食：若兼嗳气酸腐,脘腹胀满,舌苔厚腻者,多属饮食停滞；若厌食油腻之物,兼脘腹痞闷,呕恶便溏,肢体困重者,多属脾胃湿热；若厌食油腻厚味,伴胁肋胀痛灼热,口苦泛呕,身目发黄者,多为肝胆湿热。

消谷善饥：若兼见口渴心烦,口臭便秘者,为胃火炽盛；若兼见多饮多尿,身体消瘦者为消渴病,为胃、肾阴亏火亢所致。

饥不欲食：多因胃阴不足,虚火内扰所致。虚火内扰则易于饥饿,阴虚胃弱,受纳腐熟水谷功能减退,故不欲食。

（2）口味：指口中有无异常的味觉。若口淡无味,常伴食欲减退,多为脾胃气虚,或见于寒证;口苦多见于胆热上犯证;口甜多见于脾胃湿热或脾虚之证;口中酸馊,脘腹胀满,多属食滞内停。

2. 问脘腹　脾胃有病,多见脘腹不适,故应问脘腹有无疼痛、胀满等情况,并分辨其寒、热、虚、实。

（1）疼痛:腹痛来骤,疼痛剧烈,痛而拒按,得食痛甚者属实;腹痛来缓,痛势较轻,痛而喜按,得食减轻者属虚;腹痛喜热为寒;腹痛喜凉为热;痛有定处,如针刺、刀割者,为瘀血凝聚;痛无定处,攻窜起伏,时发时止者,多为气滞。

（2）胀满:腹满胀痛,按之不减,饮食后加甚,呕吐或泻下后松缓为实证,多因食积胃肠,或实热内结,腑气不通所致;腹中满胀,乍轻乍重,时作时止,喜按喜暖,或进热食热饮后舒适者,为虚寒证。

3. 问大便　询问患者排便情况,了解大便的性状、颜色、气味、时间、便量多少、排便次数、排便感觉以及兼有症状等。以下就便次异常、便质异常及排便感异常做简单说明。

（1）便次异常

便秘:若患者高热口渴,大便干结,腹胀痛拒按,为热秘,属实热证;若大便秘结,腹痛,面色苍白,手足厥冷,为冷秘,属实寒证;若便秘或大便燥结,甚则如羊粪,排便较难,且伴气血阴亏者,为虚秘,常见于久病患者、老人、孕妇或产后妇女。

泄泻:若泄泻纳少,腹胀隐痛不适,神倦消瘦为脾虚;若黎明前腹痛作泻,泻后痛减,腰膝酸冷者,为五更泄,多属脾肾阳虚;若泄泻暴作,腹痛急迫,泻下不爽,肛门灼热者,为脾胃湿热;若泻下清稀,腹部冷痛,肠鸣者,为寒湿困脾;若泻下臭秽,呕吐酸腐,腹胀纳减者,为食滞内停;若情志波动或精神紧张,腹痛作泻,泻后痛减者,为肝郁乘脾。

（2）便质异常

完谷不化:指大便中含有较多未消化的食物,多见于脾胃虚寒,或命门火衰。

水样便或伴有泡沫者:指大便清稀,粪便如水样或伴有泡沫,多见于外感寒湿。

溏结不调:即大便时干时稀,多因肝郁脾虚,肝脾不调所致;若大便先干后稀,多为脾胃虚弱。

便血:若便黑如柏油,或便血紫暗,其来较远,为远血;若便血鲜红,其来较近,为近血;若大便中夹有脓血黏液,多见于痢疾等病,常因湿热积滞交阻于肠道,脉络受损,气血瘀滞,化为脓血所致。

（3）排便感异常

肛门灼热:多属大肠湿热下注。

里急后重:多因湿热内阻,肠道气滞不畅所致,为痢疾的主症之一。

排便不爽:多湿热蕴结,肠道气机不畅;或肝气犯脾,肠道气滞;或食滞胃肠等所致。

滑泻失禁:多因脾肾虚衰、肛门失约所致,见于久病年老体衰,或久泻不愈患者。

肛门下坠:多属脾虚中气下陷,常见于久泻或久痢不愈者。

（四）切诊

切诊包括脉诊和按诊两部分。

1. 脉诊　目前通行的脉诊以寸口诊法为主,常见的脉象举例如下:热结阳明,正盛邪实者,脉象多洪大滑数;湿热内蕴胃肠者,脉象多濡数;食积胃肠者,脉象多弦滑或滑数;寒湿内结胃肠者,脉象多弦紧或沉弦;脾胃气虚者,脉象多沉细;脾胃阴虚者,脉象多细数或弦;脾胃气阴两亏者,脉象多虚细无力;脾胃衰败,甚则胃气将绝者,脉象多沉细而微弱,或虚大而数。

2. 按诊

（1）按脘腹：通过按胃脘部及腹部，了解局部的凉热、胀满、肿块、压痛等情况，以此来推测有关脏腑的病变及证之寒热虚实。

凉热：腹部按之肌肤凉而喜温者，属寒证；腹部按之肌肤灼热而喜凉者，属热证。无论四肢温凉与否，只要胸腹灼热，基本可以判定疾病的实热本质。

胀满：凡腹部按之手下饱满充实而有弹性，有压痛者，多为实满；若腹部虽膨满，但按之手下虚软而缺乏弹性，无压痛者，多为虚满。

癥瘕积聚：腹内肿块推之可移，或痛无定处，聚散不定者，为瘕聚，病属气分；凡肿块痛有定处，推之不移者，为癥积，病属血分。脘腹内积块的按诊需要注意其大小、形态、硬度、压痛以及表面光滑与否。大者，病多深；生长迅速者，往往预后不良；形态不规则，表面不光滑者，属病重。

压痛：上腹部压痛，多为痰热互结；左下腹作痛，按之累累有硬块者，多为肠中有宿粪；右下腹作痛，按之疼痛，或有反跳痛，或有包块者，常见于肠痈。

（2）按腧穴：腧穴是脏腑经络之气转输之处，是内脏病变于体表的反应点。按腧穴是按压身体某些特定穴位，通过穴位的变化来判断内脏疾病的方法。按腧穴要注意穴位上是否有结节或条索状物，有无压痛或其他敏感反应，结合望、闻、问诊所得的资料综合判断内脏疾病。如胃病在胃俞和足三里有压痛；肝病在肝俞、太冲和期门有压痛；肠痈每于上巨虚穴有压痛等。

（五）诊断技术要点

1. 诊断应当从患者的整体出发　人是一个整体，人的一切活动具有完整性和统一性。《素问·灵兰秘典论》说："心者，君主之官……肺者，相傅之官……肝者，将军之官……胆者，中正之官……膻中者，臣使之官……脾胃者，仓廪之官……大肠者，传导之官……小肠者，受盛之官……凡此十二官者，不得相失也。……主不明则十二官危……形乃大伤，以此养生则殃。"《素问·六节藏象论》言："脾、胃、大肠、小肠、三焦、膀胱者，仓廪之本，营之居也，名曰器，能化糟粕，转味而入出者也。其华在唇四白，其充在肌，其味甘，其色黄，此至阴之类，通于土气。凡十一脏，取决于胆也。"《灵枢·本输》说："脾合胃，胃者，五谷之府"。由上表述可知中医对人体的认识，是从内与外、脏与腑的相互制约、相互依存的规律出发的。因此，诊断必须从"人体是一个完整有机体"的观点入手。

2. 诊断应当注重患者的个体性　人不能离开周围环境独自生活。因此，诊断必须和气候、地域、环境以及个人的职业、生活、习惯等相结合。《素问·四气调神大论》说："秋三月，此谓容平……逆之则伤肺……冬为飧泄，奉藏者少。"《素问·异法方宜论》说："北方者，天地所闭藏之域也……风寒冰冽……藏寒生满病。"《素问·徵四失论》说："诊病不问其始，忧患饮食之失节，起居之过度，或伤于毒，不先言此，卒持寸口，何病能中。"说明诊断必须结合其生活环境及个人生活习惯等来综合认识。

3. 诊断搜集的信息应当相对全面，重点突出　临床处方用药的核心在于对患者症状/体征的把握，不同的症状/体征组合决定了临床关注点的不同，往往提示不同的临床用药思路。在症状/体征的采集过程中，既要注重患者最感痛苦的症状（主诉，往往提示中医"病"的概念）的采集，也要同时注重非特异性症状/体征的采集。以问诊为例，首先是关于主诉的问诊，如反酸、烧心、嗳气、呃逆、恶心、呕吐、胃痛、胃胀、腹痛、腹胀等，往往提示病的诊断；

其次,对于非特异性症状的问诊,如口干、口苦、胸闷、心烦、恶寒、发热、大小便、睡眠、精力等,两者合参,提高诊断信息采集的完整度。

医师应当建立适合于自身的临床症状/体征采集方案,其方案与个人的用药习惯相对应,并在临床实践中不断优化,有助于临床诊疗水平的不断提高。

4. 脾胃病临床常见症状/体征的关注点　问诊方面,除主诉的性质及特点外,其采集的基本症状可能包括口干(口渴)、口苦、胸闷、心烦、畏寒(手足、后背、腰、胃、腹部)、发热、小便(尿频、尿急、尿痛、尿黄、小便清长)、大便(干、稀、黏、臭)、体力、汗出、睡眠等情况。在此基础上,如果对用药仍缺乏方向性的指示,可对于某些症状进一步深入问诊,如口渴,需追问与饮水的关系等。

腹部触诊主要关注上腹部压痛、痞硬感,两胁压痛、胸部压痛、腹部压痛、下腹部压痛感等。

舌象关注舌体的胖瘦、舌苔的厚薄、舌质的干润等;脉象主要关注浮沉、迟数、虚实、弦、滑等。

特定情况下,需要关注患者的望诊,如面黄、面红、目黄、水肿、形体情况等。

二、治疗技术

中医药对脾胃病的干预采取以内治法为主,其他外治法如针灸、推拿等为辅的综合治疗体系。中医内治法的核心是辨证论治。不同的疗法有其不同的适应证及使用注意事项,临床应根据患者的具体情况进行选择。

(一)内治法:辨证论治

1. 辨证技术

在中医辨证论治中,常用的有脏腑辨证、八纲辨证、六经辨证、病因辨证等。

(1)脏腑辨证:脏腑辨证,是根据脏腑的生理功能、病理表现,对疾病证候进行归纳,借以推究病机,判断病变的部位、性质及邪正盛衰的一种辨证方法。

脾胃病的病变部位主要在胸骨后、胃脘及胃脘以下至耻骨毛际以上部位,包括食管、胃、大肠、小肠等。临床可根据患者的症状或病变部位,辨别发病的脏腑。

脾胃病证皆有寒热虚实的不同。脾的病变主要反映在运化功能的失常和统摄血液功能的障碍,以及水湿潴留,清阳不升等方面;胃的病变主要反映在饮食不化,胃失和降,胃气上逆等方面。脾病常见腹胀、腹痛、泄泻、便溏、浮肿、出血等症状;胃病常见胃脘痛、呕吐、嗳气、呃逆等症状。

脏腑辨证病因而言,虽然多属内伤杂病的范畴,有时亦兼外感或由外感演变而成。以内伤而论,既有七情、劳伤、饮食起居等不同,又有彼此的参合夹杂。从病因与脏腑病证的病理关系分析,由七情致病的,多与肝相关,或肝旺乘脾,或忧思伤脾、疏泄失司,导致脾胃病证,临床上多表现为生气恼怒,或抑郁不快,两胁不适,倦怠无力,饮食减少,胃胀胃胀、腹痛腹胀等为特征的证候;由饮食失节致病的,或为食滞,或属湿热,或属虚寒,多先损伤脾胃,出现胃纳呆滞,脘腹痞满,或大便溏泻等为特征的证候;由劳伤所致的,病情较久,脾胃虚弱,生化乏源,肢体失于濡养,常表现为气短乏力,面色不荣,肢体无力等。若起居无常,寒温失调,则外邪易乘之而入,若为寒邪,可导致胃脘疼痛、呃逆嗳气、畏寒喜温;若为暑邪,则身重困乏、食欲缺乏、腹胀泄泻等。

脏腑之间有互为表里和生克乘侮的关系,在疾病演变过程中,反映出来的病理变化和证候多具有一定规律性。脾胃的生理功能主要为受纳和运化水谷,其病理表现则为气机失于通畅,水谷消化吸收功能的失调,与肝、肾两脏密切相关。临床上,一方面需注意"脾胃分治""脾胃合治";另一方面,需考虑脏腑之间的相互关系,如肝脾同治、脾肾同调等。

气血既是脏腑功能的反映,又是脏腑活动的产物,人体病理变化无不涉及气血。因气血来源于脾胃,气之出入升降治节于肺,气之升发疏泄于肝,帅血贯脉而周行于心、统摄于脾,故脏腑一旦受病,就直接或间接地反映出气血的病理变化,出现气血相关病证。

痰湿既是脏腑病理变化的产物,是脏腑病证的临床表现,又是直接或间接的致病因素。痰为湿之变,湿则分为外湿和内湿。外湿系六淫之邪,多由体表肌肤侵入,浅则伤及皮肉筋脉,流注关节,深则可入脏腑;脾阳素虚者易从寒化,胃热之体易从热化,过用寒凉易于寒化,妄加温燥易于热化。内湿多因饮食不节,多食肥甘,损伤脾胃,运化失调,水失敷布,内聚为患,或为泄泻,或为肿满,或为饮邪,或为痰阻。

（2）八纲辨证:八纲辨证,是从阴阳、表里、寒热、虚实四对矛盾、八个方面去认识、分析和归纳病证规律性的辨证方法。运用这种方法,将疾病发展过程中所表现的复杂临床现象概括出来,使之条理化、规律化。八纲中,阴阳是总纲,统率其他六纲。表、热、实属阳,里、寒、虚属阴。

阴阳是八纲辨证的总纲,在临床辨证上具有重要意义。正如《黄帝内经》所说:"善诊者,察色按脉,先别阴阳。"阴阳是对自然界相互关联的事物或现象对立双方属性的概括,代表着事物相互对立的两个方面,无所不指,又无所定指。根据阴阳的基本属性,阳证通常具有上升、兴奋、躁动、亢进、明亮、温热等特性,阴证通常具有下降、抑制、沉静、衰退、晦暗、寒凉等特性。阳证的形成多由于邪气实而正亦盛,邪正斗争,病势急迫,常兼见小便短赤、大便秘结、舌红苔黄腻、脉滑数或弦数有力等。阴证的形成多由于内伤久病,或年老体衰,或外邪传里致阳虚阴盛,脏腑功能下降,机能减退,常兼见小便清长、完谷不化、舌淡苔薄、脉沉微等。

表里是辨别病变部位深浅的纲目。一般而论,表是指人体表浅的部分,如皮毛、肌肉、经络等;里是指人体内部较深的部位,如脏腑、骨髓等。表证多为六淫之邪,侵袭肌表,病变部位较浅,病情较轻;里证则为外邪袭里或七情内伤,病从里发,病变部位较深,病情多较重。

寒热是辨别病证属性的纲目。寒证是一组有寒象的症状和体征;热证是一组有热象的症状和体征。寒证包括表寒、里寒、实寒、虚寒。寒邪袭于肌表,多为表寒证;寒邪客于脏腑,或由阳气亏虚,多为里寒证;感受外寒,或过服生冷,起病急骤,体质壮实者,多为实寒证;内伤久病,阳气耗伤而阴寒偏胜者,多为虚寒证。热证包括表热、里热、虚热、火热。风热之邪袭于肌表,多为表热证;热邪盛于脏腑,或阴液亏虚所致者,多为里热证;阳邪侵袭,或过服辛辣温热,或体内阳热之气过盛,病势急而形体壮者,多为实热证;内伤久病,阴液耗损而虚火偏胜者,多为虚热证。

虚实是辨别正气强弱和邪气盛衰的纲目,是决定治疗攻补的依据,对指导临床治疗有重要的意义。虚证是对人体正气虚弱、不足为主所产生的各种虚弱证候的概括,而邪气不盛。实证是对人体感受外邪,或疾病过程中阴阳气血失调而以阳、热、滞、闭等表现为主,或体内病理产物蓄积,所形成的各种临床证候的概括,其以邪气充盛、停积为主,但正气尚未虚衰,有充分的抗邪能力,故邪正斗争一般较为剧烈。虚实辨证的要点,主要在患者体质、病程、脉象、舌质这几个方面。一般体强多实,体弱多虚;新病多实,旧病多虚;脉有力多实,无力多虚;舌质苍老者多实,淡润胖嫩多虚。

（3）六经辨证：六经辨证是以张仲景的《伤寒论》为依据，将人体病证分为太阳、阳明、少阳、太阴、少阴、厥阴六大类，以反映其不同病位、病性、病机和病势。

对于六经病的辨识，当以提纲证为主，了解其常见的脉证体系。如"太阳之为病，脉浮，头项强痛而恶寒。""阳明之为病，胃家实是也。""少阳之为病，口苦，咽干，目眩也。""太阴之为病，腹满而吐，食不下，自利益甚，时腹自痛。若下之，必胸下结硬。""少阴之为病，脉微细，但欲寐也。""厥阴之为病，消渴，气上撞心，心中疼热，饥而不欲食，食则吐蛔，下之利不止。"

合病和并病，均是不能单独用一经的病证来归纳的复杂证候。凡两经或三经的证候同时出现者，称为"合病"。若一经的病证未罢，又出现另一经的证候，称为"并病"。对于误治之后，病情变化，不符合六经或合病、并病者，称为"坏病"。

病邪在表，或者邪已入里，而属正盛邪实的（太阳、阳明、少阳）为阳证，治疗当以祛邪为主；凡邪已入里，但正虚抗病力弱的（太阴、少阴、厥阴）为阴证，治疗当以扶正为主。其具体处方用药可参考《伤寒论》。对于"坏病"，《伤寒论》中特别提出了"观其脉证，知犯何逆，随证治之"的治疗原则。

（4）病因辨证：脾胃病病因包括外感六淫、情志因素、饮食、劳倦等，总属外感和内伤两大方面。

1）六淫所伤：胃肠道是与体外相通的空腔器官，生理功能极易受外邪影响。李东垣《脾胃论》中云："肠胃为市，无物不受，无物不入，若风、寒、暑、湿、燥一气偏盛，亦能伤脾损胃。"一般而言，六淫之风、寒、暑、湿病邪相对常见。

外感风邪可直接侵袭脾胃而发病，导致胃痛、呕吐、泄泻、痞满、腹胀等病证。寒邪由肌表经络内传入里；或经口鼻而入，内客脾胃；或寒邪直中脾胃，脾阳受损，可见脘腹冷痛、呕吐、腹泻等病证。暑为夏季的主气，暑为阳邪，其性炎热，侵袭于胃，耗伤胃阴，进而耗伤胃气，以致气阴两虚；暑多夹湿，故感受暑邪后可见胸闷呕恶、大便稀溏不爽等中焦湿阻症状。湿邪多因长夏多雨，或气候潮湿，或涉水淋雨、居处潮湿等外在湿邪侵袭人体所致；湿邪困脾，脾失运化，阻滞气机，从而出现身体困重，大便稀溏，下痢赤白脓血，排便不畅等病证表现。

2）七情所伤：七情即喜、怒、忧、思、悲、恐、惊七种情志变化。七情过度则脏腑气机逆乱，气血失调，出现种种病证。七情之中，怒、忧、思对脾胃病的发病影响最大。恼怒伤肝，肝火炽盛，乘犯脾胃；或忧思过度，肝失疏泄，则脾失健运，可见纳呆、脘腹胀满、两胁不适、腹痛便溏等病证。

3）饮食所伤：饮食失宜是脾胃病发病的主要因素之一。饮食所伤包括饮食不节、饮食不洁、饮食偏嗜等。

饮食不节，过饱过量，暴饮暴食，食积于胃肠而壅滞不通，则见脘腹痞满疼痛、嗳腐吞酸、呕吐呃逆、泻下臭秽等症；饮食过少，气血生化无源，脾胃运化、受纳功能减弱，则见面黄肌瘦、神疲乏力等症。过食生冷则伤脾胃阳气，化生寒湿，可致胃痛、呕吐、腹痛、泄泻等。进食不洁之物，或误食腐烂变质食物，或饮用不洁之水，损伤脾胃，传导失司，运化受阻，可见恶心呕吐、腹胀腹痛、腹泻或下痢赤白脓血等症。饮食五味偏嗜，则脏腑功能偏盛偏衰，引起脾胃病变，如过食辛辣，可使胃肠积热化火；偏嗜肥甘厚味，则内生湿热，可致胃脘疼痛、恶心呕吐、大便不爽等。

4）劳倦内伤：体力劳动过度，是导致脾胃病发生的重要原因。李东垣《脾胃论》中认为："形体劳役则脾病……脾既病，则其胃不能独行津液，故亦从而病焉。"脑力劳动过度，亦可耗伤脾气。

2. 论治要点　论治的前提是辨证,辨证为治疗服务。治疗是根据辨证的结果,提出合理的治则、治法,并据此选择合理的药物组成处方,通过适当的程序(如水煎、制作颗粒、制作胶囊等),形成可供患者口服的制剂。在脾胃病的中医药治疗中,汤方制剂(或相应的颗粒制剂)、中成药内服构成了临床干预的最重要的组成部分。

在脾胃病的处方用药中,应当注意患者的用药反馈,如病情缓解不明显时,应当重新审视辨证的过程,考察是否有被忽略的因素。临床用药方面常需注意的治则治法有补泻兼施、寒温并用、气血并调、升降同施、润燥相济、消补兼施、表里双解、肝脾同调等。

(二)外治法

1. 毫针刺法　毫针刺法是指利用毫针针具,通过一定的手法刺激机体的穴位,以疏通经络、调节脏腑,达到扶正祛邪、治疗疾病的一种方法。针刺治疗得气与否,是取得疗效的关键。因此针刺手法在脾胃病的治疗中尤为重要,其操作手法主要是导气法,即"徐入徐出,谓之导气"。

2. 电针疗法　电针疗法是将针刺入人体后,在针柄上通以接近人体生物电的微量电流,针和电两种刺激相结合,加大刺激量以治疗临床疾病。其优点是能够代替人作较长时间的持续运针,节省人力,且能比较客观地控制刺激量,提高针刺治疗消化系统疾病的疗效。

3. 艾灸疗法　艾灸疗法是用艾叶作为灸料,借助灸火产生的热力刺激体表穴位或特定部位,通过经络穴位达到防病、治病目的的一种治疗方法。《灵枢·官能》曰:"针所不为,灸之所宜。"《医学入门》说:"凡病药之不及,针之不到,必须灸之。"艾灸疗法具有温通脾胃,调畅中焦气机的作用。

4. 穴位埋线疗法　穴位埋线疗法是将医用羊肠线埋入穴位内,利用羊肠线对穴位的持续刺激作用,激发经气、调和气血以发挥治疗作用的一种疗法。相比其他疗法,具有疗效好、复发率低、节省治疗时间等优点,但可能会发生过敏反应。

5. 穴位贴敷疗法　穴位贴敷疗法是将药物研成细末,用水、醋、酒、蛋清、蜂蜜、植物油、药液等调成糊状,再直接贴敷穴位、患处(阿是穴),以治疗疾病的一种无创疗法。

6. 穴位注射疗法　穴位注射疗法,是经辨证选用特定中成药、西药注射液注入人体穴位,以防治疾病的方法。

7. 穴位放血疗法　穴位放血疗法是指用三棱针、梅花针、毫针或一次性注射针头等工具刺入人体的特定穴位、病灶处、病理反应点或浅表血络,放出适量血液,以达到治疗疾病的方法。

8. 耳穴疗法　耳穴疗法是将王不留行等,用胶布贴在患者相应耳穴。耳穴疗法疗效肯定,操作简单,无副作用,易于被患者接受。使用耳穴疗法治疗消化系统疾病时,建议与其他疗法联合使用以提高疗效。

9. 耳针疗法　耳针疗法是指用针刺或其他方法刺激耳郭穴位以防治疾病的方法。

10. 拔罐疗法　拔罐疗法是以罐为工具,利用燃烧、挤压等方法排出罐内空气,造成负压,使罐吸附于体表特定部位,产生广泛刺激,形成局部充血或淤血现象,而达到防病治病、强壮身体目的的一种治疗方法。

11. 推拿按摩　推拿按摩是术者运用不同手法作用于人体体表经穴和部位,用于防病治病的一种物理疗法。推拿按摩作用于消化系统能起到健脾和胃、调和脏腑、补中益气、促进濡养的作用。

(卞立群　唐旭东)

第四节　中医脾胃病学的临床思维

一、中医脾胃病学的临床思维根植于中医经典

脾胃病学是中医学的重要组成部分,是针对脾胃病及相关疾病诊治的完整体系。其中《黄帝内经》奠定了脾胃学说的理论基础,《伤寒论》奠定了脾胃学说临床辨治的基础,隋唐两宋时期脾胃学说全面发展,《脾胃论》标志着脾胃学说的形成,明清时期脾阴、胃阴理论进一步充实和完善了脾胃病学。

《黄帝内经》指出了脾胃病的病因和病理机制,为脾胃病诸多辨治方法提供依据。如"饮食自倍,肠胃乃伤""思伤脾"等,指出脾胃病常见病因。后世据"虚则腹满,肠鸣,飧泄,食不化""实则腹胀,泾溲不利",提出健脾止泻、健脾消食、通腑泄浊法;据"胃中寒,则腹胀",提出温中散寒法;据"胃中热则消谷,令人悬心善饥,脐以上皮热",提出清胃凉血法;据"湿胜则濡泄",提出健脾化湿止泄法。李东垣甘温除热法的依据是《素问·至真要大论》"劳者温之""损者益之";其升阳散火法的根据是《素问·六元正纪大论》"火郁发之"。由此可见,脾胃病学根植于中医经典,中医经典对脾胃病学的临床思维有重要指导作用。

二、中医脾胃病学的临床思维充实完善于各家学说

在脾胃病辨治发展的历史星河之中,诸位名医大家若璀璨明星,熠熠生辉,不断充实和完善了脾胃病的理论和临床思维。

东汉张仲景于《伤寒杂病论》中创六经辨证之临床思维,"为万世法"。诊疗过程中,注重顾护胃气,倡导"四季脾旺不受邪"。如桂枝汤中的姜、枣、草,十枣汤之用大枣,五苓散之用白饮,白虎之用粳米,均体现其顾护胃气的临床思维。金元时期的张元素作为易水学派之鼻祖,系统总结了脏腑寒热虚实辨证体系并论述了脾胃学说。其所著《医学启源》对脾胃的生理和病理特点、脾胃病"标本寒热虚实"的病机分析、药物归经及引经报使用药法则、"养胃气为本"的临床思维等,对其后世影响深远。李东垣为"补土派"之始祖,其所著《脾胃论》标志着脾胃学说的形成。其"内伤脾胃,百病由生""阴火"的病机阐述,"升发脾阳""甘温除热"的临床思维,均被后世奉为圭臬。明代张景岳对脾胃病的临床思维也有诸多创见。《景岳全书》曰:"善治脾者,能调五脏,即所以治脾胃也。"主要阐发了"调五脏以治脾胃"的观点,这与李东垣的"调脾胃以治五脏"的立论各有侧重,互为补充。明末李中梓师古不泥,在《医宗必读》中创造性提出"先天之本在肾,后天之本在脾"的论述,"乙癸同源""脾肾并重"是其所倡临床思维。若说李东垣对脾胃病的临床思维在于阐发脾胃之阳,那么清代叶天士则在于阐发脾胃之阴,并提出甘凉濡润法、甘缓益胃法、酸甘敛阴法、清养悦胃法。其对脾胃生理功能的立论,"纳食主胃,运化主脾""脾宜升则健,胃宜降则和""太阴湿土,得阳始运,阳明阳土,得阴始安,以脾喜刚燥,胃喜柔润也",奠定了脾胃分治之临床思维。

三、中医脾胃病学的临床思维概述

脾胃同居中州,一阴一阳,一脏一腑;以膜相连,互为表里;纳运相得,燥湿相济,升降相

因。脾为太阴湿土,胃为阳明燥土;脾喜刚燥,胃喜柔润;脾宜升则健,胃宜降则和;脾主升清,胃主降浊;脾主运化,胃主受纳腐熟,共同运化水谷精微;脾胃同为后天之本,气血生化之源。因七情或六淫影响脾胃的生理功能,则形成病理表现。脾胃病的临床思维,正是基于脾胃的生理、病理特点,中医经典对其论述,各家学说对其阐发而形成的。

(一)脾胃病辨证思维

八纲辨证是各种辨证方法的总纲,传统八纲包括阴阳、表里、寒热、虚实,是临床辨证之准绳和大纲。具体于脾胃病辨证,可以脏腑、虚实、气血、寒热为纲。以脏腑为纲,脾胃病在病位上层次有三,一为胃本腑自病,胃病及脾;二为胃(脾)病及他脏,三为他脏及胃(脾)。初起病位主要在胃,病久则影响及脾,脾胃合病,甚者涉及其他脏腑。以虚实为纲,由于脾与胃不同的生理特性及病理特点,故胃病多实,脾病多虚,同时因虚致实、因实致虚、虚实夹杂证在脾胃系疾病中尤为常见。以气血为纲,胃为多气多血之腑,以气血调畅为贵,所以胃病多由气机阻滞、血络失调所致。一般气滞在先,血瘀在后,气滞病浅而较轻,未及络脉;血瘀病深而较重,病在络脉。以寒热为纲,脾为太阴,其气易虚,虚则生寒;胃为阳明,其性易热,实则生热。寒与热之间常相互影响,相互转化,形成寒热错杂。

(二)脾胃病治疗思维

脾胃病治疗以调理脾胃功能为核心,兼顾其他四脏,"持中央、运四旁""调中复衡"正是这一治疗理念的体现。调理脾胃,金元时期李东垣以温补脾阳为主;清代叶天士以润养胃阴为主;当代董建华院士主张脾胃升降相因,降在先,注重胃之通降;路志正教授主张脾胃同调,升降并用,润燥并施,纳化合一。归纳各医家治疗脾胃病的临床思维,表现在以下几个方面。

1. 恢复脾升胃降　脾胃升降理论最早可见于《黄帝内经》。《素问·经脉别论》云:"饮入于胃,游溢精气,上输于脾,脾气散精,上归于肺,……水精四布,五经并行,合于四时五藏阴阳,揆度以为常也。"《素问·逆调论》云:"胃者六府之海,其气亦下行。"金元时期李东垣详细论述了"脾升胃降"理论。如《脾胃论》云:"盖胃为水谷之海,饮食入胃,而精气先输脾归肺,上行春夏之令,以滋养周身,乃清气为天者也;升已而下输膀胱,行秋冬之令,为传化糟粕转味而出,乃浊阴为地者也。"清代医家则明确提出脾胃在气机升降中的特点及中轴地位。如《临证医案指南》云:"脾宜升则健,胃宜降则和。"《医碥》云:"脾脏居中,为上下升降之枢纽。"恢复脾升胃降,着重于"宣"脾"通"胃。

(1)"宣"即宣化悦脾、宣畅气机和宣降和胃之法:宣化悦脾,是运用轻宣或芳香之品向上、向外透散湿气的方法。脾与胃,以膜相连,互为表里,生理相互联系,病理相互影响。脾为太阴脾土,胃为阳明燥土,脾喜燥恶湿,胃喜润恶燥,故生理上"太阴脾土,得阳始运;阳明阳土,得阴自安",故六淫之湿邪最易侵袭脾脏,或脾脏本虚,影响脾的生理功能,"脾气散精"功能受损,影响"上归于肺,通调水道,下输膀胱"之能,从而影响津液布输,内湿由生,内外湿邪合而困脾,产生脘痞、纳呆、困乏、重浊之感。临证中常用之藿香、藿梗、苏梗、苏叶、砂仁、白豆蔻、草豆蔻均有宣化悦脾之意。

宣畅气机,指协调脾胃升降之性的方法。常采用升清降浊、辛开苦降、醒脾开胃、消食导滞等法。气机的升降出入对人体的生命活动至关重要。升降出入正常,则人体功能正常;反之则人体功能失调。这正所谓:"出入废则神机化灭,升降息则气立孤危"(《素问·六微旨大论》)。脾主升,脾气升则水谷之精微得以输布,"清阳出上窍",否则"清气在下,则生飧泄";胃主降,胃气降则水谷及其糟粕才得以下行,"浊阴出下窍",否则"浊气在上,则生䐜胀"。因此脾胃升降运动涵盖了整个消化系统正常功能。升清降浊常用药对枳实、白术等；辛开苦降常用药对黄连、吴茱萸等；醒脾开胃常用炒谷芽、炒麦芽,焦山楂、焦神曲等；消食导滞常用连翘、枳实、白术、木香、槟榔等。

宣降和胃,是指宣降肺气以调和脾胃的方法。宣降肺气指宣发肃降肺气。盖肺为华盖,宜清而宣降,其体清虚,其用宣降。故肺气必须保持清虚肃降的生理状态,才能行使其"主气、司呼吸、助心行血、通调水道"的功能。肺脏这种清虚肃降的生理状态对脾胃的生理和病理起到重要作用。其因有三。其一,因手太阴肺经之脉"还循胃口,上膈,属肺""肺与大肠互为表里"。其二,肺主一身之气,而气机升降的枢纽在于脾胃的升降功能。其三,肺和脾胃共同参与水液代谢,诚如经言"饮入于胃,游溢精气,上输于脾；脾气散精,上归于肺,通调入道,下输膀胱"。以上原因使肺气的宣降对脾胃的生理和病理起到重要作用。肺失宣降则会引起气逆、气滞、津液气化失常等病机,导致呃逆、嗳气、腹胀、便秘、水肿、鼓胀等病。此时采宣降肺气,燮理脾胃升降之性,则浊气降,清气升,津液布,疾病除。清代温病学家薛雪创立的连苏饮,及近代名医张简斋在此基础上所创加味连苏饮都是肺胃同治的著名方剂,对后世肺胃同治的临床思维颇有启发。

（2）"通"即通降之法：广义的"通"法蕴涵于汗、吐、下、和、温、清、消、补八法之中,是使表里和解、阴阳平秘、气血和畅、寒热均衡之法。具体之于脾胃病,则有通降和胃、通降理气、通腑泄浊、平冲降逆、通络活络、通阳散寒、疏肝和胃、健脾和胃、清热化湿、滋阴降火等法。诚如《时方歌括》曰："通之之法,各有不同。通气以和血,调血而和气,通也；上逆者使之下行,中结者使之旁达,亦通也；虚者助之使通,寒者温之使通,无非通之之法也。"此"通"为广义通法,指出"通法"非单纯的"通降"之法,所有纠偏却弊之法均为"通法"。

狭义的"通"为"通降"之意,包括通降和胃、通降理气、通腑泄浊、平冲降逆等法。脾胃病的辨治,掌握通降之法尤为重要,正所谓"六腑者,传化物而不藏,故实而不能满也"（《素问·五脏别论》）,说明"实"是六腑的生理,而"满"是其病理。《灵枢·平人绝谷》："胃满则肠虚,肠满则胃虚,更虚更满,故气得上下,五脏安定,血脉和利,精神乃居。"此胃肠"更虚更满"的特点体现的是胃肠"通""降"的生理特性,只有胃气和降,才能肠腑通畅,发挥胃肠的生理功能,故曰"胃以降为顺,以通为用"。脾胃升降相因,降在先,即胃的通降功能正常是脾气升清功能正常的前提,治疗主张通降胃腑为先,降中寓升,以斡旋气机升降功能。通降之法,并非单纯地通降攻泄,而是审因对症,因势利导。病位单纯在胃,则重点治胃,通降胃腑,即"脾胃分治"；若胃病及脾,升降反作,则降胃理脾,二者兼顾,即"脾胃合治"。病情属实,则通降为主,专祛其邪,不可误补；虚实夹杂,则通补并用,补虚行滞,标本兼顾。所以,六腑通降正常,才能发挥正常的生理功能；反之,则因"不通"而产生腹痛、腹胀、嗳气、便秘等病患。

2. 恢复脾化胃纳　胃主受纳,属阳,脾主运化,属阴,纳化相协,无纳则无所以化,无阳则无所谓阴,缺一不可。胃是受纳腐熟水谷之仓,故称胃为"太仓""水谷之海"。如《灵枢·玉版》云"人之所受气者,谷也；谷之所注者,胃也；胃者,水谷气血之海也"。胃为腑,传化物而不藏,以通降为用,通降为受纳的前提。脾主运化,即转运输送、消化吸收功能,容纳于胃中的水谷,经过胃的腐熟后,全赖于脾的转输和散精功能。脾与胃在生理上存在协同作用,胃主受纳、腐熟水谷,脾主运化水谷精微,纳化相协,共同完成食物的消化与吸收,是气、血、津、液生化之源。从全身分析,食物经胃的腐熟、水谷精微经脾的升清作用,上输于上焦心肺,在此与清阳之气结合,通过肺的宣发肃降,气、血、津、液、精布散全身,内达五脏六腑,外达皮肉筋骨,其精藏于肾,其血藏于肝,其气载于血。

纳化失常则导致饮食物消化异常,如《脾胃论·脾胃胜衰论》云"胃中元气盛,则能食而不伤,过时而不饥。脾胃俱旺,则能食而肥,脾胃俱虚,则不能食而瘦"。胃下连小肠、大肠,俱为传化之腑,胃的受纳功能正常,与小肠的分清泌浊、大肠的传导糟粕功能密切结合,水谷糟粕才能得以下行。胃以通为用,以降为和,若胃失受纳,壅滞不通,胃气不降反而上逆,出现呕吐、嗳气、呃逆、反酸、恶心等症。脾失健运,则水谷精微不能化生气血,脾不升清,精气不能归于肺以输布全身,进而导致脾气下陷,出现头晕目眩、久泻、脱肛等症。从整体而言,纳化失常则气血生化不足、气机升降失调、三焦水液输布异常。脾胃纳化相协,调为要,治疗当脾胃并治,虚实兼顾,理脾不忘调胃,调胃不忘理脾。理脾之法有健脾理气、健脾化湿、健脾温阳、健脾渗湿、温脾止泻等。调胃之法有和胃降逆、消食和胃、疏肝和胃等。治疗用药当燥脾不伤胃阴,滋养胃阴不碍脾,清胃热不伤脾阳。调理脾胃同时要兼顾上、中、下三焦,从消化系统来讲,要兼顾食管、胃和肠的功能协调。

3. 恢复五脏平衡　中医学认为心、肝、脾、肺、肾五脏生理和病理功能相互联系。《素问·太阴阳明论》云:"脾者,土也,治中央,常以四时长四脏。"《素问·玉机真藏论》:"脾脉者土也,孤脏以灌四傍者也""五脏相通,移皆有次,五脏有病,则各传其所胜""五脏者,皆禀气于胃,胃者五脏之本也"。《灵枢·五味》云:"胃者,五脏六腑之海也,水谷皆入于胃,五脏六腑皆禀气于胃。"李东垣在《脾胃论·脾胃胜衰论》主张"治肝、心、肺、肾,有余不足,或补或泻,惟益脾胃之药为切",并在《脾胃论·阴阳寿夭论》中提出"脾主五脏之气",形成了以脾胃为中心并重视各脏联系的思想。《景岳全书》云:"脾胃有病,自宜治脾。然脾为土脏,灌溉四旁,是以五脏中皆有脾气,而脾胃中亦皆有五脏之气。此其互为相使,有可分而不可分者在焉。故善治脾胃者,能调五脏,即所以治脾胃也;能治脾胃,而使食进胃强,即所以安五脏也。"

恢复五脏功能平衡在于恢复其生克制化关系。制化,指五脏生理功能之间通过相生和相克而产生的相互制约和相互生化的关系。"制则生化"指五脏之间通过相互制约,才能相互生化。"制"指五行之间相互制约,具体为木克土、土克水、水克火、火克金、金克木;物生谓之"化","化"指五行之间相互生化,具体为木生火、火生土、土生金、金生水、水生木。生理状态下,"制"中有"化","化"中有"制",人体才能制化不息,保持动态平衡。脾土居中州,与肺金、肝木、肾水、心火通过生克制化而相互关联。临证中常用抑木扶土法、佐金平木法、培土生金法、培土制水法、健脾养心法等以治疗脾胃病。

抑木扶土法,指通过疏肝健脾法来治疗肝郁脾虚证。肝郁乘脾之泄泻常表现为腹痛、腹泻、泻后痛减,临证中常用柴胡、延胡索、白术、白芍、防风、陈皮以抑木扶土,取痛泻要方之意。"木郁之发,民病胃脘当心而痛",肝郁乘脾也会导致胃脘痛,临证中常以柴胡、延胡索、川楝子、八月札、佛手、厚朴、苏梗以抑木,以太子参、白术、茯苓、甘草等以扶土。

佐金平木法,指宣降肺气以抑制肝木过旺的方法。肝木、肺金、脾土生理状态下为"木受金制而不横,土得木疏而不壅"。病理状态下若脾土虚弱不能生金,肺金损伤不能平木,木无所制而横侮于胃,则肝升太过,失于疏泄,胃降不及,失于传导。症见胃脘痛,胁痛,脘胀,呕恶、咳逆等,临证中在健脾和胃、疏肝理气的基础上,酌加宣降肺气的药物常起良效。如桔梗、杏仁、苏梗、紫菀的使用,均体现佐金平木之法。

培土生金法,通常指依据脾土与肺金的母子关系,而采用补益脾气以补肺的方法。"补益脾气"不仅指"健脾和胃",还包括温阳健脾以生金,滋养脾胃之阴以生金,调理脾胃以生金等。临证中见脾阳不振、脾胃阴虚、脾胃升降失调,均可见呃逆、喘满、咳逆之证,常用附子、干姜、丁香以温阳降逆,黄精、玉竹、麦冬以滋阴润肺,枳壳、桔梗以调理升降,均起到培土生金的作用。

培土制水法,指注重健脾法以治疗水肿病、鼓胀病。张景岳曰:"凡水肿等证,乃脾肺肾三脏相干之病。盖水为至阴,故其本在肾;水化于气,故其标在肺;水惟畏土,故其制在脾。今肺虚则气不化精而化水,脾虚则土不制水而反克,肾虚则水无所主而妄行。"指出水肿等病证为肺、脾、肾功能失调而致,与肺、脾、肾密切相关。中焦脾土起承转合、运化转输,故"其制在脾"尤为关键。重视健脾法,同时健脾法不仅指健脾益气,还包括温阳健脾、健脾化湿、健脾清热等法。临证中辨证化裁真武汤、实脾饮、胃苓汤、茵陈蒿汤等。

健脾养心法,指运用健脾益气、健脾化湿之法来治疗因心气不足、心阳痹阻所致胸闷、气急。心与脾经络相贯、气血互通。《灵枢·经脉》云:"脾足太阴之脉,起于大指之端……复从胃,别上膈,注心中。"《素问·阴阳应象大论》曰:"心生血,血生脾。"心与脾母子相连,火土相生,心有所主和心脉通利,不离脾气健运、化源充足;脾体充盈和脾用健旺又赖心血濡养、心神主宰。若脾失健运,生化乏源,致心气不足;或脾失健运,聚湿成痰,致心阳痹阻,则胸闷、气急。子能令母实,健脾益气、健脾化湿之法治疗心气不足、心阳痹阻,既体现心与脾关系中的生理相关和病理相应,又蕴含审因论治的临床思维。

4. 治疗以平为要　脾胃病治疗遣方用药平正轻灵,治疗目标为平和如衡、以平为期。

（1）平正轻灵:指遣方用药"平正轻灵、醇正和缓"。孟河名家费伯雄指出:"天下无神奇之法,只有平淡之法,平淡之极,乃为神奇。"孟河及海派中医倡和缓为宗,平淡为主。其一,不以峻猛求功,防虎狼之剂克伐正气。其二,不以过量伤正,轻可去实,虞大量或久用苦寒而致败胃。然"平正轻灵",绝不是不求有功,但求无过,而是精准辨证施治,谨慎顾护脾胃生理之性而有所作为。

（2）平和如衡:指"治中焦如衡,非平不安"。具体于临证中,指调理脾胃以达到阴阳平秘、寒热平衡、气血平和、虚实平允。

阴阳平秘,指临证中调补脾胃之阴阳,以冀阴阳平和如衡。《素问·阴阳应象大论》:"阴阳者,天地之道也,万物之纲纪,变化之父母,生杀之本始,神明之府也,治病必求于本。"胃有胃阴、胃阳,脾也有脾阴、脾阳。脾阳为发挥升清运化之功的阳气,脾阴为脾阳提供物质基础的阴液;胃阳为发挥受纳腐熟之功的阳气,胃阴为胃阳提供物质基础的阴液。脾阳虚表现为食入不化、泄泻、腹胀、水肿等,常用附子、干姜、白术;胃阳虚表现为纳呆、嗳腐、脘胀等,常在温运脾阳基础上加茯苓、半夏、木香、厚朴。脾阴虚表现为肌瘦而干、皮肤粗糙、大便干结等,常用甘淡平补之黄精、玉竹、山药、扁豆、太子参等;胃阴虚表现为胃脘嘈杂、灼热、饥不欲食、口干等,常用甘寒凉润之南北沙参、麦冬、石斛等。临证中虽多脾胃阳虚通论、脾胃阴虚通论,但仍要详细辨证、审因论治。

寒热平衡,指临证中寒热并用、辛开苦降,以冀寒热平和如衡;亦或寒则热之、热者寒之,以冀寒热平和如衡。《素问·阴阳应象大论》曰:"寒气生浊,热气生清。"脾阳不足,升清不利,寒湿内生,则泄泻;胃阴不足,降浊不利,虚热内生,则恶心、嗳腐、呕吐。脾阳虚生寒,胃阴虚生热,升降失调、寒热错杂是脾胃病的重要病机。若能寒温并用、辛开苦降,便能升清降浊、平调寒热。如半夏、干姜与黄连、黄芩配伍,黄连与吴茱萸配伍,苏梗、苏叶与黄连、黄芩配伍。寒温并用,并不是一定寒性药和热性药等量,而是要根据寒热程度的不同,"寒则热之,热者寒之",恢复寒热平衡的状态,达到阴阳平衡的治疗目标。

气血平和,指通过调畅气机、活血通络,以冀气血平和。《脾胃论》曰:"脾胃不足,皆为血病。"脾为后天之本,气血生化之源;脾胃虚弱,则气血同病。病机中气机不畅,如气滞、气逆、气虚均会引起胃络瘀阻证,概"气为血之帅,血为气之母""久病入络"也,表现为胃脘痛、脘痞等症。治疗上调畅气机、活血通络以调和气血。临证中理气药常配伍活血药以气血并调,如柴胡、枳壳、佛手、厚朴常伍赤芍、川芎、当归、丹参,理气兼以活血化瘀;亦或配伍桃仁、红花、乳香、没药,理气兼以活血通络。这种配伍在胃脘痛辨治中尤为常用。

虚实平允,指通过实则泻之、虚则补之以冀虚实平允。仲景据"阳道实,阴道虚"(《素问·太阴阳明论》)阐释阳明病与太阴病之间关系。"阳明病,胃家实是也",指出阳明病以热证、实证为主;"太阴之为病,腹满而吐,食不下,自利益甚,时腹自痛",指出太阴病多寒证、虚证。叶天士《临症指南医案》亦言:"实在阳明,虚在太阴。"后世医家据此以"实则阳明,虚则太阴"来概括脾胃病的病机特点。临证中需辨脾胃实热、脾胃湿热、阳明腑实证、脾气虚、脾阳虚及虚实夹杂证等;治疗上实则泻之,虚则补之,攻补兼施。实热常用黄连、黄芩、焦山栀、蒲公英等;湿热常加用杏仁、砂仁、薏苡仁、茵陈、苍术等;阳明腑实常用大黄、厚朴、枳实、全瓜蒌等;脾气虚常用太子参、白术、茯苓等;脾阳虚常用附子、干姜、丁香、吴茱萸等。

(3)以平为期:"以平为期"不仅指"谨察阴阳之所在而调之,以平为期"(《素问·至真要大论》),也指注重治疗的周期和疗程,慢病缓图,中病即止。体现在苦寒药物注意疗程,虞苦寒败胃,如川楝子、大黄;辛温药物亦注意疗程,虞温燥伤阴,如附子、干姜、苍术。在寒性药中可反佐热性药,热性药中反佐寒性药,以去性存用,冀阴阳互根互用、生化无穷、以平为期。

四、小结

脾胃病学是中医学的重要部分,脾胃病学的临床思维既是中医临床思维的一部分,也有其鲜明、独特之处。中医学理论体系的重要特征是整体观念和辨证论治。整体观念指出人和自然是有机的整体,同时人体也是有机整体;辨证论治是整体观念的具体化,也是中医临床思维的手段和基本要素,通过望闻问切以辨证而施治,是中医学的重要临床思维,也是中医脾胃病学最重要的、最基本的临床思维。在此基础上,结合脾胃病的生理、病理特性,各家学说对脾胃病的论述和阐发,形成了全面而多维的临床思维。在辨证方面可以脏腑、虚实、寒热、气血为纲;在治疗方面当以调理脾胃功能为核心,兼顾其他四脏,恢复脾升胃降、脾化胃纳及五脏功能平衡,以平为要。

(周秉舵　赵文霞　张北华)

第二章 各 论 篇

　　脾胃五行属土,位在中焦,同为"气血生化之源",共同承担着化生气血的重任,是后天之本,濡养五脏六腑、四肢百骸。脾主运化,主升清,主统血,主肌肉,主四肢;胃主受纳、腐熟水谷,主通降。脾为太阴湿土之脏,藏血统血,喜燥而恶湿,得阳气温煦则运化健旺;胃为阳明燥土之腑,多气多血,喜润而恶燥,得气机调达则纳化顺畅。脾与胃以膜相连,互为表里,脾升胃降,纳化相依,燥湿相济,共同完成水谷受纳、精微化生、吸收输布、升降统摄等功能。

　　脾胃受外邪、内邪侵扰导致脾胃虚弱,会出现运化、受纳、升降、统摄功能异常。若脾运化水谷精微的功能减退,可表现为腹胀、纳呆;运化水液功能降低,可表达为便溏;脾不统血,则血溢出于脉外,在上可从飞门而呕血,在下可由魄门流而便血;脾不升清,胃不降浊,上逆则现嗳气,横逆则现胀满;胃气上逆太过,则见呕吐;胃气上逆动膈,则见呃逆;胃之腐熟水谷异常,浊气上逆,则见口臭;脾气虚弱,升举无力,则现脏器下垂;水谷皆由口入,脾胃功能失常,则口疮频见。

　　脾胃居中焦,与肝、肾最为密切,亦与大、小肠相关。脾为先天之本,肾为后天之本,相互为用。肝血、肾精依赖脾胃之运化功能,肝之疏泄、肾阳肾气助脾胃运化水谷精微之功能。若肝失条达疏泄,或脾虚胃弱,肝郁气滞,乘侮脾胃,脾胃不健,可见胃痛、腹痛、反酸;若肾阳不足,不能温煦脾阳,肾气不充,水液代谢失常,可出现五更泻、便秘;脾胃损伤,中央受困,内湿与外湿相兼,肠中气机阻滞,则见痢疾。

　　脾胃为病,常常相互影响,寒热虚实互见。辨证中应注意各脏腑之间的病机关联,遣方组药需要兼顾脾胃生理特性,灵活运用脾胃合治、脾胃分治。本章列出的口疮、口臭、反酸、嗳气、呃逆、呕吐、痞满、胃痛、胃缓、腹痛、腹胀、泄泻、便秘、痢疾、呕血、便血十六个病证,是临床上最常见、中医治疗有优势的病证。每个中医病证对应多个西医病种,为了更好地让学生加深理解,对每个中医病证的介绍中,鉴别部分的内容既寓含鉴别诊断之意,又有对能够导致相同症状的西医疾病差异的介绍。

第一节　口　疮

(一)定义

　　口疮是指在口腔内的唇、舌、颊及上腭等处黏膜,见反复发作的单个或多个圆形或椭圆形溃烂斑点,伴有疼痛或刺激时疼痛为特征的口腔黏膜疾病。又称"口疡""口疳""口破"。

（二）源流

《黄帝内经》首次提出口疮的病名。《素问·气交变大论》曰"岁金不及,炎火乃行……民病口疮",认为本病的发生与气候异常或脏腑火热有关,奠定了"火热"发病的理论基础。在脏腑病位方面,《灵枢·五阅五使》曰"口唇者,脾之官也",《灵枢·脉度》曰"心气通于舌"。指出口舌疾病与心脾关系最为密切。

隋代巢元方《诸病源候论·口舌疮候》曰:"手少阴,心之经也,心气通于舌;足太阴,脾之经也,脾气通于口。脏腑热盛,热乘心脾,气冲于口与舌,故令口舌生疮也。"唐代孙思邈《千金要方·口病》中说:"凡患口疮及齿,禁油、面、酒、酱、酸醋、咸腻、干枣,瘥后仍慎之;若不久慎,寻手再发,发即难瘥。蔷薇根、角蒿为口疮之神药,人不知之。"指出此病容易反复发作,复发难治的特点,对本病的饮食调护、辨证用药都有详细概括,又列出十一个治口疮方,多以清热药为主,可知其亦以内热立论。

元代朱丹溪《丹溪心法·口齿门》"附录"载:"口舌生疮,皆上焦热壅所致,宜如圣汤（桔梗、甘草、防风、枳壳）,或甘桔汤加黄芩一钱,仍用柳花散（玄胡索、黄柏、黄连、密陀僧、青黛为末）掺之。"还指出"口疮,服凉药不愈者,因中焦土虚……用理中汤,人参、白术、甘草补土之虚,干姜散火之标,甚则加附子,或噙官桂亦妙"或"生白矾为末贴之,极效"。对口疮虚实分治更为详尽,更是提出了中焦土虚、虚火上浮口疮的具体治法和方药,进一步丰富了口疮的辨证和治疗方药。

明代以来,皆认为口疮应分为虚实两大类型,辨证上更为详明,治法上各具特色。陈实功《外科正宗》称口疮为"口破","口破者,有虚火、实火之分,色淡、色红之别。虚火者,色淡而白斑细点,甚则陷露龟纹,脉虚不渴。此因思烦太甚,多醒少睡,虚火动而发之……实火者,色红而满口烂斑,甚者腮舌俱肿,脉实口干。此因膏粱厚味,醇酒炙煿,心火妄动发之。"从局部病变特征来辨虚实,即现今所谓之局部辨证也。张景岳《景岳全书·口舌》曰:"口疮口苦,凡三焦内热等证,宜甘露饮、徙薪饮主之;火之甚者,宜凉膈散、玄参散主之;胃火盛者,宜竹叶石膏汤、三黄丸之类主之;若心火肝火之属,宜泻心汤、龙胆泻肝汤之类主之。"对口疮虚实之辨证更加明了,脏腑分治更加详尽。戴元礼《秘传证治要诀及类方·口舌》曰:"口舌生疮,皆有上焦热壅所致,宜如圣汤……下虚上盛,致口舌生疮,若用镇坠之药,以降阳汤,宜盐水下养正丹或黑锡丹。"论述了下虚上盛这一特殊类型之口疮及其治疗经验。

清代对口疮外治法的叙述尤多。张璐《张氏医通·七窍门》介绍:"舌疮、口破疼痛,以巴豆半枚,生研,和米饮,一豆大,杵和,贴印堂对额间,约半刻许,觉红就去,不可泡起,小儿减半,随即痊愈。"罗国纲《罗氏会约医镜》也有外治的经验:"用五倍子为末掺之。……或用蚯蚓、吴茱萸研末,加面醋调,涂足心。"丰富了口疮的各种外治方法。

综上可见历代医家对口疮的认识逐步深入,辨证论治的内容也在不断丰富和发展。

（三）范围

该病对应的是现代医学的复发性口腔溃疡（又称复发性阿弗他溃疡）。此外以口疮为主要临床表现,或可以发生口疮的其他疾病,如创伤性口腔溃疡、疱疹性口龈炎、贝赫切特综合征、肿瘤、结核病、系统性红斑狼疮、硬皮病及干燥综合征等引起的口腔溃疡,在明确诊断和针对性治疗的基础上亦可部分参照本节内容论治。

（四）病因病机

1. 致病因素

（1）饮食不节:平素饮食不节,暴饮暴食,过食膏粱炙煿,辛辣肥甘厚味,嗜饮烈酒,损伤脾胃,以致运化失司,脾胃积热,热盛化火,循经上攻,熏蒸口舌而致口疮。

（2）情志内伤:七情过激,情志不舒,肝气郁滞,气郁化火,肝失疏泄,气血不畅,久而化热,循经上行,发为口疮。

（3）外邪侵袭:外感火热之邪,火为阳邪,其性炎上,邪热上蒸于口,灼腐肌膜,可导致口舌生疮;或久居湿地,湿邪侵袭肝经,日久郁而生热,湿热相搏,郁于肝经,熏蒸于上,而见口舌生疮。

（4）劳倦过度:素体阴虚,或热病之后伤阴,或思虑太过,或劳伤过度,或睡眠不足等暗耗真阴,致心、脾、肾之阴液不足而生内热,虚火上炎,口舌受灼,溃烂成疮;素体阳虚,或年老体弱,或过食生冷,伤及阳气,以致脾肾阳气虚弱,无根之火上浮,发为口疮;或思虑太过,内伤脾胃,中气不足,升降失调,气机不畅,郁而成火,阴火乘元气之虚而上炎,致口舌生疮。

2. 病机　口疮病位在口腔,与心、脾、肝、胃密切相关;基本病机为热邪上炎,熏蒸口腔。病理属性有实热、虚热两个方面。实热又有心脾积热、胃火炽盛、肝胆湿热等证,且可兼杂为患;虚热又有阴虚、阳虚、中焦气虚之不同。阴虚日久,阴损及阳,或阳虚日久,阳损及阴,均致阴阳两虚之证。虚实之间也可相互转化,实热日久不除,必然伤阴,虚热证又易复感热邪,则成虚实夹杂之证。

（五）诊断与鉴别

1. 诊断　口疮是以口腔内唇、舌、颊及上腭等处黏膜,反复发生单个或多个圆形或椭圆形溃烂斑点,伴有疼痛或刺痛的口腔黏膜疾病。可发生于任何年龄段,以青壮年为多见。病程呈自限性,发作持续 7~10 日。本病好发于黏膜无角化或角化较差的区域,如唇内侧、舌尖、舌缘、颊部、软腭、腭弓等部位。病灶具有"黄、红、凹、痛"等特征,"黄"即损害表面覆有浅黄色或灰白色假膜;"红"即周边有约 1mm 的充血红晕带;"凹"即中央凹陷,基底柔软;"痛"即灼痛明显。

2. 辅助检查

（1）常规检查:口腔临床检查、血细胞分析、免疫功能检查及其他实验室检查。该组检查用以区分感染性口疮、非感染性口疮、内分泌系统疾病、某些自身免疫系统疾病以及某些恶性肿瘤。

（2）消化内镜检查:一些口腔溃疡患者常同时存在胃溃疡、十二指肠溃疡、溃疡性结肠炎、局限性肠炎等胃肠道疾病,该检查主要用于了解本病是否同时合并上述疾病。更重要的是有助于鉴别和排除克罗恩病、贝赫切特综合征及结核病等疾病。

（3）病理组织学检查:复发性口腔溃疡是黏膜上皮破溃、脱落形成的溃疡,表面纤维素渗出物与坏死的细胞、炎症细胞共同形成假膜覆盖,分泌物检查炎症细胞以中性粒细胞及淋巴细胞为主。

3. 鉴别

（1）贝赫切特综合征:贝赫切特综合征是一种以同时或先后发生的口腔黏膜溃疡以及眼、生殖器、皮肤病损为主要临床特征的慢性疾病。发作期间在颊黏膜、舌缘、唇、软腭等处出现不止一个的痛性红色小结,继以溃疡形成,溃疡直径一般为 2~3mm。有的以疱疹起病,7~14 日后自行消退,不留瘢痕。亦有持续数周不愈,溃疡此起彼伏,最后遗留瘢痕。贝赫切特综合征还可伴有关节、心血管、消化道、神经系统等全身症状或损害,所以在诊断治疗复发性口腔溃疡时一定要问清病史,及时发现贝赫切特综合征患者。贝赫切特综合征的诊断缺乏金标准,针刺反应是唯一特异性较强的试验。

（2）克罗恩病：克罗恩病是一种病因尚不明确的慢性非特异性肠道炎症性疾病。临床表现呈多样化，包括消化道表现、全身表现、肠外表现以及并发症。口腔溃疡是常见的肠外表现之一，20%的克罗恩病合并口腔溃疡，值得注意的是口腔病变有时可先于胃肠道症状出现。其主要表现是口腔黏膜有典型的口疮样溃疡，溃疡可发生在口腔的任何部位，单个或多个，大多较表浅，直径为1~15mm，多数伴有疼痛，少数可无症状。炎症浸润导致口唇、颊部黏膜弥漫性肿胀，黏膜呈卵石样，部分患者下唇出现硬结及裂纹。克罗恩病缺乏诊断的金标准，诊断需结合临床、内镜、影像学和组织病理学表现进行综合分析并随访观察。

（3）慢性黏膜创伤性溃疡：引起创伤性溃疡的因素有残冠残根、不良修复体及错位萌出的阻生牙等对黏膜的损伤；不良咬舌、唇习惯等。临床检查可发现明显的刺激因素，一般溃疡仅有一个，外形因致伤物而不同，如不良修复的卡环或基托边缘造成的溃疡，多是长条形；残冠、残根边缘造成的溃疡，与其边缘形状相吻合，容易鉴别。病因去除，则溃疡愈合。

（4）恶性溃疡

1）口腔癌性溃疡：口腔鳞癌常以迁延不愈的口腔溃疡为首发症状，好发于舌腹、舌缘、口角区、软腭复合体。溃疡基底及边缘有浸润，触诊质地较硬。溃疡期一般在3周以上，无自限性，对常规治疗无效。病理检查可明确诊断，表现为细胞及核异形性改变、异常核分裂象。

2）慢性白血病：慢性白血病病因尚不明确，可能与辐射、化学药物、染色体异常等因素有关。慢性粒细胞性白血病和慢性淋巴细胞性白血病的口腔表现相似。早期口腔黏膜出现瘀斑、紫癜等，较少发生溃疡；病情加重时，原有损害加剧，出现较深的坏死性溃疡，尤其软腭、咽部更为严重。实验室检查可发现白细胞计数异常，可见大量未成熟的粒系细胞或淋巴细胞，骨髓检查等可提供诊断依据。

（5）口腔结核性溃疡：口腔结核的病原体为结核分枝杆菌。病损可发生在口腔黏膜的任何部位，舌部是口腔结核最常见的部位，常表现为巨舌，但也可发生于口底、唇、颊、扁桃体，可单发或多发。典型损害为深而大的溃疡，基底呈粟粒状小结节，边缘不整齐，微隆起呈倒凹状、鼠啮状，表面有灰白色假膜，基底无硬结，疼痛剧烈。结核病史、胸部X线片、结核菌素试验等手段可帮助诊断，但其确诊取决于组织病理学检查，可见小的结核结节，中心为干酪样物，环绕着大量的组织细胞、朗汉斯细胞及淋巴细胞。

（6）单纯疱疹性口炎：疱疹性口炎由单纯疱疹病毒引起，多数情况下表现为自限性疾病，溃疡好发于腭、舌、牙龈、唇等处，界限清楚，溃疡数目多且较小，有的仅针尖大，融合时溃疡增大呈多环状，患者疼痛难忍，唾液增多，进食困难。本病多发生在儿童。值得注意的是细胞免疫缺陷者则可能表现为慢性不易愈合的溃疡，对艾滋病患者口腔溃疡进行免疫学检查及活检，发现30%的患者系单纯疱疹病毒感染。细胞学检查、核酸杂交及免疫组化等技术检测有助于确诊。若病损持续一个月以上，应做艾滋病的相关检查。

（7）其他：其他可引起口腔溃疡的疾病有二期梅毒、坏死性唾液腺化生、系统性红斑狼疮、硬皮病、干燥综合征等。可根据病史、免疫检验、感染筛查等做出诊断。

（六）辨证论治

1. 辨证要点　口疮的辨证应重视局部辨证与整体辨证相结合，辨明虚实最为重要。虚证，起病缓慢，反复发作，日久不愈；溃疡面较小，表面有白色分泌物，量少，基底淡红或淡白，溃疡周围红肿不明显；无口臭，疼痛轻微，全身症状少，可见面色苍白、体乏无力、食欲缺乏、大便稀溏等症状。实证，起病急，病程短；溃疡大小不等，表面多有黄白色分泌物，基底红赤，溃疡周围红肿显著，局部灼痛剧烈；常伴有口臭、心烦、失眠、尿赤、大便秘结等症状。

2. 治疗原则

（1）发作期：以缓解疼痛症状，促进溃疡愈合为治疗目标。现代医学多以对症治疗为主，优先选择局部治疗；对于症状较重及发作频繁的患者，可采用局部和全身联合用药方案。中医药治疗应遵循辨证论治，发作期患者以实证或虚实夹杂证为主，治疗以清热泻火，急则治标为原则；对于虚实互见、寒热错杂者，又当以补虚泻实，标本兼顾为法。

（2）缓解期：以维持缓解，减少溃疡复发为治疗目标。对于轻型患者或无证可辨者，重点在于指导患者养成良好的口腔卫生习惯，注意合理饮食，适度运动，调畅情志，保证睡眠。对于大邪已去、余邪未尽的患者，及有明显阴虚、脾虚及脏腑功能失调的患者，应该遵循缓则治其本的精神，进行相应的辨证治疗。

3. 证治分类

（1）心脾积热证

1）症状表现：溃疡表面多黄白色分泌物，溃疡局部疼痛，伴灼热感，周围充血发红，口疮多发于口唇内侧或舌尖，口咽干燥，心胸烦热，失眠多梦，焦虑不安，大便干结或黏滞不爽，小便赤涩淋痛。舌红，苔黄或黄腻，脉滑数。

2）病机分析：舌为心之苗，口为脾之窍。心脾积热，循经上炎，发为口疮，口疮多生于口唇内侧或舌尖；心火扰神，则见心胸烦热，失眠多梦，焦虑不安；心与小肠相表里，心移热于小肠，故小便赤涩淋痛；脾胃湿热，壅滞肠腑，湿重于热，则大便次数增多，大便黏滞；热重于湿，火热煎熬津液，可见大便干结，口咽干燥。舌红，苔黄或黄腻，脉滑数为热盛之象。

3）治疗方法：清心泻脾，导热下行。

4）代表方药：导赤散合泻黄散加减。淡竹叶10g，生甘草10g，通草6g，生地15g，藿香10g，栀子10g，防风10g，生石膏30g（先煎）。

5）随症加减：大便秘结者，加大黄、芒硝通腑泄热，釜底抽薪；大便黏滞不爽者，加瓜蒌、黄连、木香清热利湿，宽肠理气；热盛津伤，口干口渴者，可加入天花粉、玄参养阴生津；火扰心神，症见心烦、失眠者，加用淡豆豉、郁金、丹参清心安神。

（2）胃火炽盛证

1）症状表现：溃疡形状不规则，表面附着黄色分泌物，周围充血发红，口中灼热疼痛，牙龈红肿出血，或糜烂，口干烦渴，口气热臭，多食易饥，大便干结，小便黄赤。舌红，苔黄而干，脉数。

2）病机分析：口为胃之关，齿龈为足阳明胃经所过。饮食失节，胃中积热，熏蒸于上则口内生疮，颊腮肿痛，齿龈糜烂，口气热臭；热伤气，气伤痛，故口疮灼热疼痛明显；胃火上炎，迫血妄行，则牙宣齿衄；积热于内，化燥伤津，消谷耗液，故多食易饥，口干，大便干，小便黄赤。舌红，苔黄而干，脉数均为实热之象。

3）治疗方法：清胃降火，通腑泄热。

4）代表方药：清胃散加减。升麻10g，黄连6g，当归10g，生地10g，丹皮10g，黄芩10g，石膏30g（先煎）。

5）随症加减：胃热腑实，大便干结者，可加入大黄、芒硝、枳实通腑泄热；胃热灼伤津液，症见口干善饥者，可合用知母、麦冬、天花粉等养阴清热，兼见牙宣齿衄者，加白茅根、侧柏叶清热凉血。

（3）肝胆湿热证

1）症状表现：溃疡表浅，表面附着黄色分泌物，溃疡周围红肿疼痛，伴灼热感，多于经期发作，口苦喜呕，胁肋胀满或痛，烦躁易怒，小便淋涩，失眠多梦。舌红，苔白腻满布舌面，脉弦数。

2）病机分析：肝胆湿热，循经上炎，熏灼于口，发为口疮；湿热蕴结肝胆，疏泄失职，肝络失和，故见胁肋胀满或痛；横逆犯胃，胃气失和，故见口苦喜呕；肝火扰心，故烦躁易怒，失眠多梦；热盛津伤，故口干，大便干，小便短赤。舌红，苔白腻满布舌面，脉弦数为肝胆湿热之象。

3）治疗方法：疏肝利胆，清热化湿。

4）代表方药：龙胆泻肝汤合导赤散加减。龙胆草 6g，炒栀子 10g，黄芩 10g，柴胡 10g，生地 10g，车前子 10g，泽泻 10g，竹叶 10g，生甘草 6g。

5）随症加减：胁肋胀痛者，可加郁金、川楝子疏肝通络止痛；大便干结，排便不畅者，加大黄、枳实通腑泄热；小便淋涩明显者，加瞿麦、滑石利尿通淋；热盛津伤，口干者，可加麦冬、白芍养阴生津。

（4）阴虚火旺证

1）症状表现：病程多迁延日久，反复发作，口疮灼热疼痛，疮周微红，日久起鳞屑或见龟裂，口燥咽干，头晕耳鸣，失眠多梦，心悸健忘，腰膝酸软，手足心热，大便干。舌红少苔，脉细数。

2）病机分析：病程日久，伤津耗液，阴液亏虚，虚火上炎，故见口疮反复发作，灼热疼痛，疮周微红，日久起鳞屑或见龟裂；肾阴不足，无以充骨养髓，故见腰膝酸软，头晕耳鸣；心阴不足，心神失养，故见失眠多梦，心悸健忘；阴虚生内热，故口燥咽干，手足心热，大便干。舌红，少苔，脉细数，均为阴虚火旺之象。

3）治疗方法：滋阴降火，引火归原。

4）代表方药：知柏地黄汤加减。知母 10g，黄柏 10g，熟地黄 15g，山药 15g，山茱萸 15g，茯苓 15g，泽泻 10g，丹皮 10g。

5）随症加减：心悸失眠者，加酸枣仁、五味子、丹参养心安神；口唇干燥，大便干结者，加石斛、玉竹、北沙参、葛根运脾生津；双目干涩者，加白芍、当归、枸杞子养阴柔肝；头晕耳鸣，腰膝酸软者，加何首乌、桑寄生补肾益脑；手足心热者，加地骨皮、青蒿清热除蒸。

（5）脾虚阴火证

1）症状表现：溃疡经久难愈，分泌物不多，充血不明显，常伴腹胀纳呆，大便溏稀，倦怠乏力，气短自汗，诸症活动劳累后加重。舌质淡或淡红，苔薄白，脉沉细弱。

2）病机分析：脾胃气虚，清气不得升发，气郁于中而化火，发为口疮，经久难愈，分泌物不多，充血不明显。脾胃虚弱，失于健运，故见腹胀纳呆，大便溏稀；脾胃虚弱，气血生化乏源，动则气耗，故疲倦乏力，气短自汗，口疮在活动或劳累后加重。舌质淡，脉沉细弱，亦为中气不足之象。

3）治疗方法：温补脾胃，升阳散火。

4）代表方药：补脾胃泻阴火升阳汤加减。党参 10g，生黄芪 15g，苍术 10g，炙甘草 10g，升麻 10g，柴胡 10g，羌活 10g，黄连 10g，黄芩 10g，石膏 15g。

5）随症加减：腹胀纳呆者，加木香、砂仁、枳实、白术健脾助运；大便溏稀者，加山药、芡实、薏苡仁健脾利湿；若兼湿邪舌苔白腻者，可加藿香、佩兰芳香化湿。

（6）寒热夹杂证

1）症状表现：口疮色淡红或淡白，反复发作，红肿疼痛，伴口干口苦，胸脘痞闷，知饥而不欲食，食则腹胀，大便干结或腹泻肠鸣，倦怠乏力。舌红，舌体胖大，苔黄腻或白腻，脉濡或滑。

2）病机分析：脾胃居于中焦，为气机升降之枢纽。脾胃既虚，升降失常，气机阻滞，郁久化热，而成寒热错杂之证，故口疮反复发作，色淡红或淡白；胃气不降，郁而生热，故口干口苦;脾气不升,中阳下陷,故肠鸣腹泻;升降失司,中焦不通,故胸脘痞闷,知饥而不欲食,食则腹胀;脾胃虚弱,肌肉失养,故疲倦乏力。舌红,舌体胖大,苔黄腻或白腻,脉濡或滑,为脾胃虚弱,痰饮内停,寒热错杂之象。

3)治疗方法:平调寒热,和解阴阳。

4)代表方药:甘草泻心汤加减。炙甘草 12g,生甘草 10g,黄连 6g,黄芩 10g,干姜 6g,半夏 10g,党参 15g,大枣 15g。

5)随症加减:若热象较重,见口疮色红,疼痛明显,大便干结者,加栀子、蒲公英清热泻火;若寒象较重,见口疮色淡白,腹泻肠鸣,加黄芪、防风、炮姜健脾升阳;知饥而不欲食,酌加生麦芽、焦神曲升发脾阳、健运消导。

(7)阳虚浮火证

1)症状表现:口疮反复发作,溃而不红,日久不愈,疮面大而深,表面少量灰白色分泌物,基底淡白而不红肿,渗出物量少而色浅淡,疼痛不著,服凉药则加重,伴食少纳呆,腹胀便溏,头晕乏力,腰膝酸软,小便清长,面色㿠白。舌质淡,体胖,边见齿印,尺脉沉弱。

2)病机分析:无根虚阳上越,浮火上熏,发为口疮。口疮不红,日久不愈,服凉药更甚,进一步证实此口疮非热属寒;头晕乏力,食少纳呆,腹胀便溏为脾阳虚衰之候;腰膝酸软,小便清长乃肾阳式微之征。口淡肢凉,舌淡,脉沉弱为阳虚之征。

3)治疗方法:温补元阳,敛火愈疡。

4)代表方药:潜阳丹合金匮肾气丸加减。砂仁(姜汁炒)10g,附子 10g,龟甲 15g,炙甘草 10g,肉桂 6g,熟地黄 15g,山茱萸 10g,山药 30g,泽泻 10g,丹皮 10g,茯苓 30g。

5)随症加减:五更泻者,加肉豆蔻、干姜、五味子、吴茱萸温阳涩肠止泻;腰膝酸软者,加桑寄生、怀牛膝壮腰健肾;怕冷明显者,加人参、鹿茸益气温阳;疮溃色白,难以收口者,加煅牡蛎、生黄芪、白及生肌敛疮。

(七)常用药对

1. 栀子、淡豆豉(李孔定)   两药具有清上焦郁热、除烦凉血的作用,适用于心脾积热型口疮。

2. 金银花、连翘(张珍玉)   两药清热解毒、散结消肿止痛,适用于风热袭表,实热内壅型口疮。

3. 黄柏、砂仁(蒲辅周)   两者相配益阴增液、补土伏火,主要治疗肾阴虚火型口疮。

4. 黄精、山药(耿鉴庭)   两药具有调节脾、胃、肾功能,治疗脾胃伏火型口疮,调理脏腑功能颇有良效。

5. 生黄芪、甘草(李乾构)   两药具有补中益气、升阳举陷,是促进口疮愈合的良药,适用于久不愈合的气虚型溃疡。

(八)名医经验

1. 李孔定

(1)病因病机:李老认为口疮病位在心、脾,病证属虚实夹杂。“虚”为脾虚或血弱,致虚火上乘。“实”为湿热内盛或血瘀。湿热内盛,夹虚火上冲故有口疮;“久病入络”,故症见口疮边缘暗红或舌暗等;脾虚血弱,卫外不固,难以胜邪,故病情反复。

(2)治法治则:清热除湿、养血活血、理气清虚火,对湿热内盛兼虚火上冲及血瘀之复发性口疮有较好疗效。

(3)基本处方:栀子 15g,淡豆豉 10g,当归 12g,胡黄连 6g,枳壳 12g,桑叶 12g,甘草 6g。

（4）随症加减：脾虚阴火上乘，加党参、黄芪、升麻、柴胡、肉桂、黄柏健脾清热；兼血瘀者，加丹参活血化瘀；兼湿盛者，加草豆蔻、车前草淡渗利湿；阴亏明显者，加女贞子养阴清热；纳差，加神曲消食和胃。

2. 蒲辅周

（1）病因病机：蒲老认为口疮多因肾阴亏损、虚火上炎而反复发作，当以滋阴清火，成上下交并、水火相济之功。

（2）治法治则：滋肾水、伏浮火，主要治疗肾阴虚火证之口疮。

（3）基本处方：党参 15g，天冬 15g，熟地黄 15g，黄柏 6g，砂仁 3g，甘草 3g。

（4）随症加减：口干渴饮，加北沙参、太子参养阴清热；腹泻，加白术、大枣、炒谷芽健脾利湿；舌质红，加丹皮、赤芍清热化瘀；苔黄，加黄芩、栀子清热除烦。

3. 耿鉴庭

（1）病因病机：耿老认为口疮之复发，原因复杂，要针对脏腑失衡情况进行调理。病位多在脾、肾，或因脾虚，或因湿热，或因肾火，用药多在健脾益肾。

（2）治法治则：益肾健脾、清热除湿，治疗脾胃伏火证口疮。

（3）基本处方：黄精 15g，山药 15g，石斛 15g，棉花根 12g，莲子心 10g，玄参 12g，绿萼梅 12g。

（4）随症加减：补脾祛湿热，用玉竹；散脾火，取少量藿香；健脾，喜用白术；益肾引热，用肉苁蓉；和血，选当归须；大便干，用火麻仁。

（九）预防护理

预防口疮，饮食宜忌尤为重要。日常饮食中应该减少或避免辛辣刺激之品，如辣椒、大蒜、生姜、花椒、白酒等；减少肥甘厚味及煎炸动火之品，如牛羊肉、狗肉、花生、油炸食品等；注意增加富含维生素的新鲜食物，如橙子、柠檬、西红柿、猕猴桃、苹果等。注意调整饮食结构，合理搭配荤素，保持营养均衡。

还应加强体育锻炼，提高机体免疫力；改善生活方式，合理作息，保证睡眠；注意口腔卫生，防止滋生细菌；保持积极乐观的情绪，防止肝郁化火。

（十）现代研究

口疮的发病与炎症、免疫机制密切相关，而辅助性 T 细胞（Th 细胞）在免疫调节中发挥关键作用，根据细胞分泌因子和功能的不同，Th 细胞分为 Th1 细胞和 Th2 细胞两个亚型，研究提示加味导赤散能够逆转 Th1 细胞和 Th2 细胞的偏移。另外，黎家楼等采用加味泻黄散治疗复发性口腔溃疡的治愈率为 66.67%，总有效率为 88.89%。其他病例系列研究表明，导赤散和泻黄散加味均能有效改善患者症状，促进口腔黏膜愈合。

现代药理研究证实，石膏、知母、生地、麦冬、牛膝等具有抗菌消炎、增强免疫力的作用；其中，麦冬具有类皮质激素作用，牛膝还有扩张血管、改善局部微循环的作用。田晓蓓等以蒙脱石散漱口为对照的清胃散治疗复发性口腔溃疡的随机平行对照研究表明，对照组的总有效率为 76.06%，以清胃散加减的治疗组总有效率为 94.37%，表明清胃散治疗胃火上炎证复发性口腔溃疡安全有效。

六味地黄汤加味具有滋阴清热、愈疮敛疡的功效，治疗复发性口腔溃疡可以起到延长溃疡复发周期、减少溃疡个数、减轻溃疡疼痛及缩短愈合时间等作用。该方被广泛用于治疗免疫系统失调相关疾病，对机体的免疫功能具有明显的调节作用，其作用机制可能是通过纠正 Th 细胞功能的紊乱来实现的。甘草泻心汤配方颗粒剂对复发性口腔溃疡模型大鼠有较好的治疗作用,可能与镇痛、抑制炎症因子和调节 T 淋巴细胞亚群失衡作用有关。补中益气汤可以显著改善脾虚症状,促进溃疡愈合,减少溃疡复发,还可以升高 IL-2、IFN-γ 水平,增强机体免疫功能。

(李振华　吴陈娟)

第二节　口　臭

(一)定义

口臭即指口中出气臭秽,可为他人嗅出,自己能觉或者觉察不出者。口臭在中医学典籍中又名"腥臭""臭息""口中胶臭""口气秽恶"等。

(二)源流

历代文献对口臭有不同的阐述。汉代张仲景《伤寒论》有"干噫食臭"之描述。隋代巢元方单独列"口臭候",并认为口臭由五脏六腑功能失调导致脏腑积热而引起。《诸病源候论》曰:"口臭,由五脏六腑不调,气上胸膈,然腑脏气臊腐不同,蕴积胸膈之间而生于热,冲发于口,故令臭也。"金张从正的《儒门事亲·口臭》曰:"肺金本主腥,金为火所炼,火主焦臭,故如是也。"说明肺热与其相关,并且还提出用枳实导滞丸治疗胃热食积所致之口臭。

宋代《圣济总录·口齿门》:"口者,脾之候。心脾感热,蕴积于胃。变为腐臊之气,府聚不散,随气上出,熏发于口,故令臭也"。指出心脾积热与口臭有关。元代危亦林《世医得效方·口齿兼咽喉科·总说》曰:"口则又稍不然,盖热则口苦,寒则口咸,虚则口淡,脾冷则口甜,宿食则口酸,烦躁则涩,乃口之津液,通乎五脏,脏气偏胜,则味应乎口,或劳郁则口臭"。宋代陈无择认为劳倦过度,肝气郁结可导致口臭。《三因极一病证方论·口病证治》云:"夫口乃一身之都门,出入荣养之要道,节宣微爽,病必生焉……或劳郁则口臭。"

明代龚廷贤则在《万病回春·口舌》中记录到:"口臭,牙龈赤烂,腿肢痿软,或口咸,此肾经虚热。"《万病回春·牙齿》云:"开口则臭不可闻者,肠胃中有积热也。"明代张景岳认为口臭多以胃火引起,亦可由食滞、脾虚引起,其证分阴阳;治疗上,阳证宜清胃火,阴证宜补心脾。其在《景岳全书·口舌》云:"口臭虽由胃火,而亦有非火之异。盖胃火口臭,其气浊秽,亦必兼口热口干,及别有阳明火证者是也。若无火脉、火证,而臭如馊腐,或如酸胖,及胃口吞酸,饮食嗳滞等证,亦犹阴湿留垢之臭,自与热臭者不同,是必思虑不遂及脾胃不能化食者多有之。此则一为阳证,宜清胃火;一为阴证,宜调补心脾。"明代李时珍《本草纲目·口舌》云:"口臭是胃火、食郁。"

清代沈金鳌指出口臭有脾热、肺热、心劳、虚火、郁热之不同。所著《杂病源流犀烛·口齿唇舌病源流》说:"脾热则口干或臭,《内经》言脾瘅是也,盖瘅者,热也(宜泻黄汤、三黄汤)。……虚火郁热,蕴于胸胃之间,则口臭(宜加减甘露饮)。或心劳味厚之人,亦口臭(宜加减泻白散)。或肺为火烁,亦口臭(亦消风散、加减泻白散)。"清代王清任在《医林改错》通窍活血汤所治"出气臭"中指出,口臭为血瘀所致,早服血府逐瘀汤,晚饮通窍活血汤,则三五日本症得除。

(三)范围

本病主要涵盖了现代医学中的牙周病、龋病、黑毛舌、口腔坏死性炎症、冠周炎、口腔癌肿坏死、化脓性上颌窦炎、萎缩性鼻炎、急性扁桃体炎、咽峡炎、小儿鼻内异物、消化不良、急慢性胃炎、支气管扩张继发肺部感染、肺脓疡、白血病、血小板减少症、粒细胞缺乏症、糖尿病及铅、汞、铋和有机物中毒等疾病。

（四）病因病机

1. 致病因素

（1）饮食不节：饮食不节，暴饮暴食，或嗜食辛辣刺激、肥甘厚味，或过用温补，伤脾碍胃，运化失常，蕴湿生热，火热炽盛，腐熟水谷太过，糟粕下行不及，浊气蕴积胸膈之间，夹热而冲发于口以致口臭。

（2）外邪侵袭：邪热犯胃，致胃热炽盛；或湿热之邪犯脾胃，妨碍脾胃运化，蕴生湿热；或寒湿之邪内犯，内阻于中焦，气机升降受阻，浊气不降，而致口气秽臭。若外邪犯肺，郁久化热，或素体痰盛，痰热壅盛，久蕴成痈，热腐成脓，腐臭之气上冲于口而致口臭。

（3）情志不畅：心主神明，脾主思，思则气结，郁而化热，热而化火，上扰心神，导致心脾积热，热移于胃，脾胃升降功能失调，清气不升，浊气不降，上出于口，而致口臭。情志不畅，气郁伤肝，肝气横逆，克伐脾胃，影响脾胃升降，气机阻滞，浊气上泛发为口臭。

（4）久病体虚：郁热日久耗伤胃阴，阴虚内热，虚火上蒸，而致口臭；久病耗伤脾气，或素体脾虚，致脾运化失常，水湿内停，渐生湿浊，浊气上升，出于口而发口臭。《世医得效方·口齿兼咽喉科》指出："劳郁则口臭。"若年老体弱，或久病及肾，肾阳不能温煦脾土，脾胃腐熟运化水谷功能减退，水谷不化，久积成浊，上泛口腔出现口臭。

2. 病机　口臭病位在脾、胃，与心、肝、肺、肾有密切关系。基本病机是五脏六腑功能失调，脾胃运化和升降功能障碍，浊气内生，上出于口。致病因素涉及饮食不节、外邪犯胃、情志因素、久病体虚。

（五）诊断与鉴别

1. 诊断　口臭通常采用自我感受法，用手掩住口鼻，口呼气，再自己闻呼出的气体有无臭味；或者是采用亲近人的反馈法，根据亲人、朋友或配偶的反馈意见来评定。此外，临床测试法主要包括舔腕试验、塑料勺试验（即用舌头舔在手腕处或塑料勺上10秒，再闻一闻，有臭味者）。专业医师可通过直接的鼻测法，此诊断口臭的客观评价方法较易执行，且较准确。由专业口鼻测医师来诊断，用0至5的记分标准来衡量口臭的程度，结果重复性好。

2. 辅助检查

（1）^{13}C或^{14}C呼气试验：有助于明确是否存在幽门螺杆菌（Hp）感染。

（2）腹部B超检查：有助于诊断肝、胆、脾、胰等器官疾病引起的口臭。

（3）内镜和病理检查：是脾胃病科最重要的检查之一，有助于明确上消化道疾病引起的口臭，比如慢性胃炎、消化性溃疡等疾病。通过胃黏膜病理检查，有助于明确如慢性胃炎的临床类型、胃癌的病理类型等。

（4）X线检查、消化道造影检查：有助于肺部疾病、消化性溃疡、胃癌、肠梗阻等疾病所致口臭的诊断。

（5）实验室检测：采用化学分析法（气相色谱/质谱技术硫化物监测器、高效液相色谱分析、氧化锌薄胶片半导体传感器）、N-苯唑-DL-精氨酸-2-萘胺实验（BANA试验）、牛奶漱口氧耗竭试验、微生物和真菌检测、唾液培养等也可以明确诊断。

（6）人工鼻：采用便携式硫化物口气测定仪及电子鼻等，便携式硫化物口气测定仪能迅速检测出引起口臭的可挥发硫化物（VSC）含量，如硫化氢、甲硫醇、二甲基硫等，检测口臭具有很好的客观性和实用性。

（7）其他检查：血液学检查有助于进一步明确病因，如血糖、肝功能及肾功能系列检测以判断有无糖尿病及重大脏器功能损伤；心电图检查有助于排除心血管系统疾病引起的口臭；CT 检查有助于急、慢性胰腺炎及胃癌等的诊断；支气管呼吸镜及鼻咽镜等检查可以排除耳鼻喉及下呼吸道疾病，相关的口腔学检查有助于排除口腔疾病导致的口臭。

3. 鉴别

（1）口源性口臭：口气腐臭，多有早晚不刷牙、饭后不漱口的习惯，可有牙痛，牙垢多，舌苔厚，龋齿，口腔干燥，口腔溃疡等表现。一般通过口腔专科检查即可发现病灶。

（2）非口源性口臭

1）消化道疾病：消化道疾病，如幽门螺杆菌相关性胃炎、慢性胃炎、消化性溃疡多表现为酸臭，可伴随胃痛、胃胀、反酸、烧心、嗳气等症状；而幽门梗阻、晚期胃癌多表现为臭鸭蛋味，内镜下可见消化道黏膜充血糜烂、消化道溃疡、幽门梗阻、肿瘤等。肝功能衰竭的患者口气多为肝臭味，血常规、肝功能、凝血功能等有助于诊断。

2）耳鼻喉系统：口腔异味的同时，可有鼻塞、流脓涕、扁桃体结石等表现，鼻咽镜、头部CT 等可辅助诊断。

3）呼吸系统疾病：多为腐败性恶臭，伴咳嗽，咯脓血痰，胸部 X 线片、胸部 CT、支气管镜可发现脓肿、结核或癌性病灶。

4）其他系统疾病：尿毒症患者，可出现氨味；肝性脑病患者由于甲基硫化物无法进行肝脏代谢，进而产生特有的肝臭味；糖尿病患者病情严重时，肝脏内大量脂肪氧化产生酮体，经代谢进入血液，带有烂苹果味道的丙酮经口呼出也可被闻及；有机磷农药或杀虫剂中毒，可出现刺激性蒜味。

（六）辨证论治

1. 辨证要点

（1）主症的性质：口臭夹酸者，多见食积不化；若口臭兼有口苦，则多为肝胆湿热或心经有热，抑或少阳口苦之证；若兼有口甘者，多责之脾热或脾气虚损；若兼有口腻者，多为脾胃湿热；若兼有口淡者，多为湿蕴中焦，脾胃虚弱之证。

（2）症状的诱发、加重和缓解因素：由情志因素引起的病位多责肝、胃；饮食后诱发，嗳腐吞酸者多属食滞；久病劳倦诱发或加重的多属虚证；口气臭秽难闻兼有热象者多属实证。

（3）病程：病程短，病势急迫者，多属实证或热证；病程较长者，多为阴虚火旺证或虚实夹杂证。

2. 治疗原则　口臭的治疗关键是调理脾胃，恢复其正常升降功能。口臭的病位更侧重于胃，且多实少虚，胃以通为用，以降为顺，故治疗以祛邪为主，辅以通降。根据不同的证候，采取相应的治法。如实证者，应区别热邪、食滞、湿阻、气郁、血瘀，分别治以清热、消食导滞、化湿、行气、活血治法；虚证则应辨别阳虚和阴虚，分别治以温阳健脾和滋阴清热。总之，治疗口臭应以清热解毒、芳香化湿、健脾化运为宗旨，佐以疏肝理气、消食导滞、行气宽中、清热化痰、补肾助阳等治法。

3. 证治分类

（1）湿热蕴脾证

1）症状表现：口气臭秽，口干不欲饮，口中黏腻，脘腹痞满，纳食不佳，大便黏滞不爽。舌红，苔黄腻，脉滑数。

2）病机分析：湿热之邪犯脾胃，或过食肥甘，脾胃受损，运化水湿失常，致湿浊中阻，郁而化热,腐热之气上行出于口,故见口气秽臭,口中黏腻;湿热中阻,津不上承于口,故口干不欲饮;脾失健运,则脘腹痞满,纳食不佳;湿性趋下,重浊黏腻,故见大便黏滞不爽。舌红,苔黄腻,脉滑数均为湿热蕴脾之象。

3)治疗方法:清热化湿,宣畅气机。

4)代表方药:三仁汤加减。杏仁10g,白蔻仁10g,薏苡仁18g,黄连9g,厚朴10g,半夏9g,通草6g,滑石18g,竹叶6g。

5)随证加减:若头身困重,加藿香、佩兰、石菖蒲芳香化湿;若小便短赤,加茵陈、车前子清热通淋。

（2）痰热壅肺证

1)症状表现:口气腥臭,鼻塞流脓涕,或有咳喘,咯吐脓痰,咽痛,口渴,便干,尿赤。舌红苔黄腻,脉滑数。

2)病机分析:外邪袭肺,郁久化热,或素体痰盛,复受热邪,痰热壅肺,湿热蕴结成痈,热腐成脓,腐臭之气上冲于口鼻,故见口气腥臭,鼻塞流脓涕,咯吐脓痰;肺气失于肃降,故咳喘;热盛伤津,故见咽痛口渴,便干尿赤。舌红苔黄腻,脉滑数均为痰热壅肺之象。

3)治疗方法:清肺化痰,降逆平喘。

4)代表方药:加减泻白散化裁。桑白皮15g,地骨皮10g,桔梗10g,知母10g,麦冬10g,黄芩9g,五味子10g。或清肺化痰汤加减。牛蒡子10g,贝母10g,连翘15g,黄芩15g,前胡15g,茯苓15g,桔梗20g,枳壳10g,甘草6g。

5)随证加减:若咳吐脓血、腥臭痰,加芦根、桃仁、冬瓜仁、薏苡仁、鱼腥草清热化痰;若鼻塞,不闻香臭,加薄荷、辛夷辛开通窍。

（3）胃热炽盛证

1)症状表现:口气热臭,口干口苦,喜冷饮,牙龈肿痛或溃烂或出血,便秘,小便黄赤。舌红苔黄,脉数。

2)病机分析:嗜食辛辣,或过用温补,或邪热犯胃,导致胃热炽盛,腐熟水谷太过,糟粕下行不及,浊气蕴积胸膈之间,夹热而冲发于口,故见口气热臭,口苦;热灼口腔,迫血妄行,故见牙龈肿痛,或溃烂,或出血;热盛伤津,故见口干喜冷饮,便秘,小便黄赤。舌红苔黄,脉数均为胃热炽盛之象。

3)治疗方法:清胃泻火,养阴生津。

4)代表方药:清胃散加减。黄连9g,升麻12g,当归10g,生地10g,丹皮12g,蒲公英15g。

5)随证加减:若烦热口渴,加石膏、知母、沙参、麦冬、天花粉清热生津;若食欲缺乏,加神曲、炒麦芽、炒谷芽消食导滞;若大便秘结,加大黄、芒硝泻下攻积。

（4）食滞中焦证

1)症状表现:口气酸馊腐臭,嗳气频作,恶心,脘腹胀满,不思饮食,大便臭如败卵,舌苔厚腻,脉滑。

2)病机分析:饮食不节,损伤脾胃,运化失常,食滞于中,日久化腐,腐臭之气上蒸,故见口气酸馊腐臭;胃气上逆,故嗳气频作,恶心;食滞中焦,脾胃纳运失职,故见脘腹胀满,不思饮食;食滞日久化腐,故见大便臭如败卵。舌苔厚腻,脉滑均为食滞中焦之象。

3)治疗方法:消食化积,行气导滞。

4)代表方药:保和丸加减。焦山楂18g,焦神曲15g,法半夏9g,陈皮10g,茯苓15g,莱菔子 9g,连翘 10g。

5）随证加减:脘腹胀甚,加枳实、厚朴、槟榔行气除胀;食积化热,苔黄脉数者,加黄芩、黄连清热解毒;大便秘结者,加大黄、芒硝、枳实泻下通便;食积化寒,胃脘冷痛,加干姜、白蔻仁、砂仁、苏梗温中散寒。

（5）肠胃积热证

1）症状表现:口气热臭,口干口苦,喜冷饮,大便干结难解,甚或便血、色鲜红,小便黄赤。舌红苔黄燥,脉数。

2）病机分析:素体阳盛,或嗜食辛辣,而致肠胃积热,热气熏蒸于口,故见口气热臭,口苦;热盛伤津,故见口干,喜冷饮;腑气不通,故大便干结难解;热气熏蒸肠道,热迫血行,故见便血。舌红苔黄燥,脉数均为胃肠积热之象。

3）治疗方法:泄热通便,养阴生津。

4）代表方药:麻子仁丸加减。麻子仁 30g,杏仁 10g,大黄 9g,枳实 9g,厚朴 9g,白芍 9g,焦槟榔 6g。

5）随证加减:若粪块坚硬,呈羊屎状,加芒硝润燥软坚;若口渴,大便干,加生地、玄参、麦冬生津止渴;若便血、色鲜红,加地榆、槐花、茜草凉血止血。

（6）肝胆湿热证

1）症状表现:口气酸臭,口苦口黏,面红目赤,烦躁易怒,大便不爽,小便黄赤。舌红,苔黄腻,脉弦数。

2）病机分析:湿热蕴结肝胆,疏泄功能失常,横逆犯胃,胃不降浊而反升,故见口气酸臭,口苦口黏;肝失疏泄,情志失调,故见烦躁易怒;湿性黏滞,故大便不爽。舌红,苔黄腻,脉弦数均为肝胆湿热之象。

3）治疗方法:清热泄湿,疏肝利胆。

4）代表方药:龙胆泻肝汤加减。龙胆草 6g,栀子 9g,生地 12g,黄芩 9g,柴胡 10g,泽泻 12g,车前子 9g(包煎),当归 10g。

5）随证加减:若烦渴喜饮,加沙参、麦冬、天花粉生津止渴。

（7）阴虚火旺证

1）症状表现:口气臭秽,或牙痛,齿松牙衄,口干咽燥,夜间尤甚,腰腿酸软,多梦遗精。舌红少苔,脉细数。

2）病机分析:年老体弱,或病久及肾,肾阴亏虚,阴虚火旺,虚火久熏,化肉为腐,腐臭之气从口发出,故见口气臭秽,或牙痛,齿松牙衄;阴虚火旺,故见口干咽燥;肾虚精亏,腰府失养,故见腰腿酸软,多梦遗精。舌红少苔,脉细数均为虚火之象。

3）治疗方法:滋肾阴,泻胃火。

4）代表方药:玉女煎合六味地黄丸加减。熟地 24g,山药 12g,山茱萸 9g,泽泻 9g,茯苓 10g,丹皮 10g,石膏 10g,知母 10g,麦冬 10g,牛膝 10g。

5）随证加减:若大便干结,加玄参、生地、火麻仁润肠通便;若五心烦热,潮热盗汗,加龟甲、黄柏清热除蒸。

（七）常用药对

1. 藿香叶、石菖蒲　两药具有芳香化湿功效,用于治疗湿浊内阻之口臭。

2. 石膏、法半夏　两药具有香口辟臭功效,用于湿热偏重之口臭。

3. 淡竹叶、连翘　两药具有清热功效,用于胃热偏盛之口臭。

（八）名医经验

1. 王国三

（1）病因病机：口臭多为脾胃运化腐熟异常所致，因肝胃不和，胃不和降，胃中秽浊之气上逆而致。

（2）治则治法：治以柔肝，清肝，疏肝，健运中焦，恢复中焦下行顺承之性。

（3）基本处方：太子参15g，当归12g，白芍12g，沙参15g，麦冬15g，黄芩10g，黄连6g，吴茱萸2g，大腹皮12g，紫贝齿10g，生龙骨15g，生牡蛎15g，枳壳12g，焦麦芽30g，焦山楂20g，焦神曲20g，鸡内金15g。

（4）随证加减：见肺胃燥热者，加天冬养阴润燥；见脘腹胀满，口苦，呕恶者，加青蒿、茵陈蒿清利湿热；见舌红少津者，加女贞子、墨旱莲滋肾养胃。

2. 翟济生

（1）病因病机：口臭多为脾胃湿阻热盛所致，脾虚不运，湿热相杂，阻滞中焦，秽浊之气上扰。

（2）治则治法：口臭临床当治以清扬化滞，芳香化浊，调节升降，故仿丹溪保和之意拟方。

（3）基本处方：龙胆草10g，黄芩10g，连翘10g，陈皮炭10g，黄连6g，苏梗10g，藿梗10g，玫瑰花12g，佩兰12g，炒谷芽20g，麦芽20g，吴茱萸2g，佛手10g，荷叶10g。

（4）随证加减：若口干便结，加生地、天花粉、玄参、麦冬养阴生津；若胃脘疼痛，加延胡索、蒲公英清胃止痛。

3. 路志正

（1）病因病机：脾主运化水湿，脾虚失运则湿浊内生，湿浊上泛于口易发口臭。

（2）治则治法：健脾化浊祛湿。

（3）基本处方：藿香12g，厚朴10g，姜半夏9g，茯苓12g，杏仁9g，生薏苡仁12g，白蔻仁3g，猪苓9g，淡豆豉9g，泽泻9g，通草3g。

（4）随证加减：见纳呆，胸闷，口黏者，加佩兰、炒麦芽、益智仁化湿开胃；心烦失眠、便干者，加西洋参、柏子仁、黄精益气生津；见急躁易怒、食欲缺乏者，加钩藤、蝉蜕、赤芍、白芍疏肝解郁。

（九）预防护理

保持口腔清洁，多喝开水，戒烟戒酒，饮食有节，忌食辛辣、煎炸、肥甘厚腻之品，食物宜清淡、柔软、滋润，多吃新鲜蔬菜及有营养的水果，便秘者应保持大便通畅。"起居有常，不妄作劳"，保持健康的生活习惯，加强体育锻炼，增强体质。口臭患者应调畅情志，保持心情舒畅，避免不良情绪的刺激，必要时可由心理医师进行疏导。若是原发病导致口臭者，应积极治疗原发病。

（十）现代研究

三仁汤广泛用于治疗内伤杂病三焦湿热内阻之证，治疗脾胃湿热型功能性消化不良疗效确切，可改善其口臭、口干、口苦等临床症状，可有效调节患者胃肠道激素紊乱，同时提高胃动素和促胃液素的水平。清肺化痰汤作为清利痰热的名方，被证明可有效改善患者血气分析、肺功能并降低血清炎症因子水平。清胃散联合漱口水治疗胃腑积热型口臭总有效率为97.5%，改善口臭症状可能是因为降低了口中挥发性硫化物的浓度，具有良好的临床意义。

（冯培民　任顺平）

第三节 吐 酸

（一）定义

以胃中有酸水上泛口中，酸味刺心为主要临床表现，又称为"泛酸""醋心""噫醋"。酸水由胃中上泛，若随即咽下者，称为吞酸；不咽下而吐出者，称为吐酸。

（二）源流

吐酸病名首见于《黄帝内经》。《素问·至真要大论》："诸呕吐酸，暴注下迫，皆属于热。"又云："少阳之胜，热客于胃，烦心心痛，目赤欲呕，呕酸善饥。"首次指出吐酸的病机为胃经有热，或肝火内郁犯胃，酝酿成酸。

隋代巢元方《诸病源候论·噫醋候》言："噫醋者，由上焦有停痰，脾胃有宿冷，故不能消谷。谷不消则胀满而气逆，所以好噫而吞酸，气息醋臭。"认为吞酸为上焦停痰和中焦宿冷所致，对《黄帝内经》的理论做了进一步补充。

宋代《太平圣惠方》载："夫五膈气呕吐酸水者，胸中气滞，胃有宿冷，饮水停积，乘于脾胃，脾得水湿，则不能消水谷，故令气逆胀满呕吐酸水也。"认为本病乃"胸中气滞，胃有宿冷"所致。

金元时期，百家争鸣，各家对吐酸的病因病机亦有不同见解。刘完素在《素问玄机原病式·六气为病·吐酸》中说："酸者，肝木之味也，由火盛制金，不能平木，则肝木自甚，故为酸也。……或言吐酸为寒者，误也。又如酒之味苦而性热……烦渴呕吐，皆热证也，其必吐酸，为热明矣。"强调本病是热邪犯胃所致。而李东垣却认为："酸者，收气也，西方金旺也，寒水乃金之子，子能令母实，故用热剂泻其子，以泻肺之实。若以病机之法作热攻之，误矣。"二人一主乎热，一主乎寒，观点截然不同。朱丹溪在《丹溪心法·吞酸》"附录"指出："吐酸是吐出酸水如醋，平时津液随上升之气郁积而久，湿中生热，故从火化，遂作酸味，非热而何？其有郁积之久，不能自涌而出，伏于肺胃之间，咯不得上，咽不得下……肌表温暖，腠理开发，或得香热汤丸，津液得行，亦可暂解，非寒而何？《素问》言热，言其本也；东垣言寒，言其末也。"认为本病湿中生热为本，风寒外袭为标。

明代王肯堂《证治准绳》言："嘈杂与吞酸一类，皆由肺受火伤，不能平木，木挟相火乘肺，则脾冲和之气索矣。谷之精微不行，浊液攒聚，为痰为饮。其痰亦或从火木之成化酸，肝木摇动中土，故中土扰扰不宁而为嘈杂如饥状。"认为本病病位涉及肺、肝、脾三脏，病机特点为肝木夹相火乘肺克脾所致。明代秦昌遇认为外感和内伤所致的吐酸其病机各有不同，并在《症因脉治·外感吐酸水·内伤吐酸水》中分别做了论述。外感为"平时郁结，水饮不化，外被风寒所束，上升之气，郁而成积，积之既久，湿能生热，湿甚木荣，肝气太盛，遂成木火之化，而吞酸、吐酸之症作矣"；内伤为"恼怒忧郁，伤肝胆之气，木能生火，乘胃克脾，则饮食不能消化，停积于胃，遂成酸水浸淫之患矣"。张景岳在《景岳全书·吞酸》中指出吞酸与吐酸的区别："凡喉间嗳噫，即有酸水如醋浸心，嘈杂不堪者，是名吞酸，即俗所谓作酸也，此病在上脘最高之处，不时见酸而泛泛不宁者是也。其次则非如吞酸之近，不在上脘，而在中焦胃脘之间，时多呕恶，所吐皆酸，即名吐酸，而渥渥不行者是也。又其次者，则本无吞酸、吐酸等证，惟或偶因呕吐所出，或酸或苦，及诸不堪之味，此皆肠胃中痰饮积聚所化，气味每有浊恶如此,此又在中脘之下者也。但其顺而下行,则人所不觉,逆而上出,则喉口难堪耳。凡此三者,其在上、中二脘者,则无非脾胃虚寒不能运化之病,治此者非温不可;其在下脘偶出者,则寒热俱有。"

至清代,多位医家对吐酸的病因病机和治疗做了进一步阐释和总结。在病因病机方面,清代吴谦《医宗金鉴》言:"呕吐酸苦,火病胃也;膺背彻痛,火伤胸也""干呕吐酸苦,胃中热也"。认为该病乃胃火所致。黄元御《素灵微蕴》言:"脾主五味,入肝为酸,土燥则乙木直升,土湿则乙木曲陷,吞吐酸水者,湿土而遭曲木,温气抑郁之所化也。谷消气馁,胃虚心空之时,乙木郁冲,故酸水泛滥。"认为本病的发生与肝郁、脾湿有关。吴仪洛《成方切用》言:"吞酸、吐酸,亦由肝火上干肺胃,从木之化,故酸。"认为本病的发生为肝火上干肺胃所致。高鼓峰在《四明心法》中对吐酸的病因病机做了综合阐述:"凡为吞酸,尽属肝木,曲直作酸也。河间主热,东垣主寒,毕竟东垣是言其因,河间言其化也。盖寒则阳气不舒,气不舒则郁而为热,热则酸矣。然亦有不因寒而酸者,尽是木气郁甚,熏蒸湿土而成也,或吞或吐也。又有饮食太过,胃脘填塞,脾气不运而酸者,是怫郁之极,湿热蒸变,如酒缸太热则酸也。然总是木气所致。"在治法及用药方面,张璐在《张氏医通·呕吐哕·吐酸》中做了详细阐述:"若胃中湿气郁而成积,则湿中生热,从木化而为吐酸,久而不化,肝木日肆,胃土日衰,当平肝扶胃,逍遥散服左金丸;若宿食滞于中脘,平胃散加白豆蔻、藿香、砂仁、神曲。"

(三)范围

常见引起反酸的疾病有胃食管反流病、慢性胃炎、功能性消化不良及消化性溃疡等。其他如胰腺、心脏、胆囊或全身性疾病也可引起类似于反酸的症状,可部分参照本节内容论治。

(四)病因病机

1. 致病因素

(1)情志因素:肝主疏泄,为将军之脏,郁怒伤肝,肝木疏泄失常,气机阻滞,横逆犯胃,肝郁化热,酿而为酸;或思虑过度,损伤脾胃,脾阳不足,痰浊内聚,酿而成酸。

(2)饮食内伤:胃主受纳,脾主运化,若饮食不洁,或过食肥甘厚味、醇酒、煎炸食物,损伤脾胃,食不消化,湿热内生,酸水上泛口中,发为吐酸;或过食生冷,中阳受伤,致胸膈痞塞,胃气不和而上逆,发为吐酸。

(3)脾胃虚弱:脾胃为后天之本,先天不足亦可影响脾胃,素体禀赋不足,或劳倦内伤,脾胃受损,中焦失运,谷不消化,酿而为酸,泛溢口中。

2. 病机　本病的病位在食管和胃,与肝、胆、脾、肺关系密切。本病正虚为本,以脾胃虚损为主;邪实为标,以气郁、食滞、痰凝为主。胃主受纳,以降为顺;脾主运化,以运为健;肝主疏泄,在味为酸。食管亦属胃,为胃受纳之通道,以下行为顺,胃主受纳,脾主运化,脾气主升,胃气宣降,一升一降,相辅相成。肝失疏泄、胃失和降、胃气上逆、酸水泛溢是本病的主要病机,初起多为实证,迁延日久则虚实夹杂。脾气宜升而不升,胃气宜降而不降,肝不随脾升,胆不随胃降,以致胃气上逆,上犯食管而见上腹痛、胸痛、反酸、烧心、嗳气等形成此病;胃气不降,水湿不化,聚为痰浊,上渍于肺,导致肺失肃降,可出现咳嗽、哮喘、咽痛等症。

(五)诊断与鉴别

1. 诊断　指有酸水从胃中上泛口中,酸味刺心,尤其是进食甜味或不易消化的食物后更容易出现,有时还会带出一些酸苦的食物。

2. 辅助检查

(1)胃镜和病理检查:胃镜是反酸(嘈杂)最重要的检查之一,有助于明确上消化道疾病引起的反酸,如胃食管反流病、慢性胃炎、消化性溃疡等。胃黏膜病理检查有助于明确慢性胃炎的临床类型,以及胃癌的类型等。

（2）B 超检查:有助于诊断肝、胆、脾、胰等器官疾病引起的反酸。

（3）X 线钡餐造影:有助于贲门失弛缓症、食管裂孔疝、消化性溃疡及胃癌等疾病的诊断。

（4）24 小时食管 pH 监测:有助于明确有无酸反流或碱反流情况。

（5）食管阻抗:用于测定各种形式的胃食管反流病。

（6）食管压力测定:有助于贲门失弛缓症、食管裂孔疝及难治性胃食管反流病的诊断。

（7）其他检查:^{13}C 或 ^{14}C 呼气试验有助于明确是否伴有幽门螺杆菌感染;血液学检查有助于进一步明确病因;腹部 CT 检查有助于急、慢性胰腺炎及胃癌等疾病的诊断。

3. 鉴别

（1）心绞痛:反酸引起的胸痛也称食管源性胸痛,需与"卧位性"或"变异性"心绞痛鉴别。以下几点可资鉴别。

1）典型心绞痛,位于胸骨后及心前区;而食管源性胸痛,为胸骨后及剑突下。

2）前者多为压榨样痛、闷痛;后者多为灼痛。

3）去除诱因,或休息、含服硝酸甘油后心绞痛可迅速缓解;食管源性胸痛则休息后无效,含服硝酸甘油后缓解时间长（常在 15min 以上）,服用碱性药物、质子泵抑制剂（PPI）或站立时疼痛可缓解,弯腰时易诱发。

4）心电图有无与胸痛发作同步出现的 S-T 段及 T 波缺血性改变,或行动态心电图、运动试验检查,有利于心绞痛的鉴别,心肌酶谱检测有利于心肌梗死的排除。

5）食管 X 线钡剂造影、内镜、食管下端 24 小时 pH、食管阻抗 pH 监测或（和）胆汁反流监测、LES 压力测定等,可证实胃食管反流病存在与否。强有力的质子泵抑制剂如奥美拉唑、雷贝拉唑、艾司奥美拉唑等试验治疗 1~2 周,若胸痛消失,则为食管源性胸痛。

（2）食管癌和贲门失弛缓症:反酸早期引起食管痉挛,可出现一过性吞咽困难;晚期则因食管壁结缔组织增生致管腔狭窄,需与其他原因的吞咽困难相鉴别。

1）食管癌常表现为由固体 - 软食 - 液体渐进性吞咽困难,进展速度较快,常伴明显体重下降。

2）食管 X 线钡剂造影示食管不规则狭窄及管壁僵硬感。内镜及活检对鉴别食管癌与巴雷特食管、反流性食管炎有重要价值。

3）贲门失弛缓症以食管痉挛或食管扩张诱发胸痛、吞咽困难为其常见症状。其特点是:慢性病程,间歇发作,并趋于频繁,情绪紧张时加重,固体及液体食物通过皆困难,频繁反食,食管 X 线钡剂造影显示食管体变宽,缺乏正常食管蠕动及食管下括约肌特征性狭窄（鼠尾征或鸟嘴征）,食管测压显示 LES 基础压增高。

（3）呼吸系统症状、喉部症状:反酸与部分反复发作性哮喘、咳嗽、夜间呼吸暂停、间歇性声音嘶哑、咽部异物感、发音困难、喉痛等鉴别。对难以解释的慢性咳嗽、反复发作性支气管哮喘等,经长期抗炎、解痉等治疗效果不佳的患者,经夜间抬高床头,改善饮食习惯及 PPI 抗反流治疗 2 周,症状减轻或消失的应疑有反酸可能。胸片、喉镜、钡剂造影、内镜、24 小时食管 pH、食管阻抗 pH 监测等可鉴别。

（六）辨证论治

1. 辨证要点　本病多见肝胃不和、肝胃郁热、脾虚湿热、食积胃热、脾胃虚寒、寒热错杂等证,临证当首辨寒热,次辨脏腑,再辨气血。首当辨明本病偏寒、偏热之差异。属热者多由肝郁化热所致,属寒者多属素体脾胃虚寒,临床上受到患者体质、用药等因素影响,寒热错杂证更为常见,可通过"冷热好恶、大便性状、舌苔颜色、脉象"为要点进行辨证。次当辨明病位之在胃、在肝、在脾之分。本病初起可表现为单纯的胃气失和、胃气上逆,而不涉及其他脏腑,此时一般病情较为轻浅;本病的发生与情志因素密切相关,肝胃同居中焦,若肝气郁结,肝失疏泄,则易木不疏土,肝胃不和,日久可郁而化热,致酸水上泛;在脾者多因先天不足,或劳倦内伤导致脾胃亏虚,中焦失运,食不消化,酿而为酸。再当辨病之在气、在血。胃为多气多血之腑,气血失和则可影响脾胃功能,导致气机升降不利,血行不畅,瘀阻胃络,而出现胸背疼痛、舌质紫暗等表现。

2. 治疗原则 胃为六腑之一,"六腑以通为用,以降为顺",故"通降"是治疗该病的核心。结合该病邪实为标、正虚为本的特点,邪实宜疏肝和胃、清化痰热、活血化瘀;正虚宜补脾益胃、益气滋阴;本虚标实,寒热错杂则辛开苦降、寒热并调,使得胃气得降,肝气调达。总之,中医药治疗的目的是控制反流,缓解症状,并进一步巩固疗效,防止复发。

3. 证治分类

(1)肝胃不和证

1)症状表现:吐酸时作,嗳气频频,胸膈痞满,两胁胀闷,恶心纳差。舌淡红,苔薄白,脉弦细。

2)病机分析:情志不遂,肝失条达,肝胃气机不和,胃失和降,故见吐酸时作,嗳气频频;两胁为肝经循行之处,肝郁不舒,故见两胁胀闷;中焦气机不利,胃受纳失常,故恶心纳差。舌淡红,苔薄白,脉弦细均为肝胃不和之象。

3)治法:疏肝解郁,理气和胃。

4)代表方药:越鞠丸合逍遥散加减。柴胡9g,当归12g,白芍12g,炒白术15g,茯苓15g,香附12g,栀子9g,神曲15g,炙甘草6g。

5)随证加减:口舌生疮、心烦易怒者,可加黄芩、黄连清热泻火;嗳气频作者,加苏梗、枳壳、柿蒂降逆止呃;胸背闷痛者,可加砂仁、川芎行气止痛。

(2)肝胃郁热证

1)症状表现:吐酸时作,胃脘灼热,口苦而臭,心烦易怒,两胁胀闷。舌红,苔黄,脉弦数。

2)病机分析:情志不畅,肝失疏泄,郁而化火,横逆犯胃,胃失和降,浊气上泛,故见吐酸时作;肝脉布胁肋,故两胁胀闷;肝火上炎,则口苦,心烦易怒;胃火炽盛,则口臭、胃脘灼热。舌红苔黄,脉象弦数乃肝胃火郁之象。

3)治法:疏肝泄热,降逆和胃。

4)代表方药:化肝煎合左金丸加减。青皮10g,陈皮9g,芍药12g,丹皮12g,栀子9g,黄连6g,吴茱萸1g,泽泻10g,浙贝母15g。

5)随证加减:烦热口渴者,可加黄芩、龙胆草清肝胃热;反酸较重者,加煅瓦楞、海螵蛸制酸和胃;大便秘结者,加虎杖、全瓜蒌行气通腑。

(3)脾虚湿热证

1)症状表现:餐后泛酸,脘腹痞满,胸闷不舒,不欲饮食,倦怠乏力,大便溏薄。舌质淡或红,苔薄黄腻,脉细滑数。

2)病机分析:本证多由禀赋不足,或劳倦伤脾,导致脾胃虚弱,运化失职,水湿内停,湿郁化热而致。湿热停聚中焦,气机升降失调,胃气上逆,则见脘腹痞满,呕恶泛酸;胃纳失常,则见不欲饮食;脾失健运,气血生化乏源,肢体失于濡养,则见倦怠乏力;脾运失常,湿热趋下,则大便溏薄。舌质淡或红,苔薄黄腻,脉细滑数皆为脾虚湿热之象。

3)治法:清热化湿,健脾和胃。

4)代表方药:四君子汤合黄连温胆汤加减。党参 15g,炒白术 12g,茯苓 15g,黄连 6g,半夏 9g,竹茹 12g,枳实 10g,陈皮 9g,炙甘草 6g。

5)随证加减:体虚乏力者,可加黄芪、山药健脾益气;口中味浊者,可加佩兰、苍术祛湿化浊;嗳气呕恶者,可加柿蒂、生姜和胃降逆。

(4)食积胃热证

1)症状表现:吐酸频作,嗳腐酸臭,胃脘饱胀,口干口渴,大便臭秽。舌质红,苔黄腻,脉滑数。

2)病机分析:暴饮暴食,脾胃运化迟滞,宿食停积,酸腐之物随胃气上逆,泛溢口中,则见吐酸频作,嗳腐酸臭;郁而化热,故见胃脘饱胀,大便臭秽,口干口渴。舌红,苔黄腻,脉滑数皆为食积化热之象。

3)治法:健脾消食,清热化滞。

4)代表方药:保和丸加减。白术 15g,麦芽 15g,谷芽 15g,莱菔子 15g,砂仁 6g,茯苓 15g,半夏 9g,黄芩 12g,黄连 6g,陈皮 9g。

5)随证加减:若大便秘结、排便不爽者,可加大黄、瓜蒌、枳实行气通便;口干唇燥、潮热盗汗者,可加生地、石斛、芦根清热生津。

(5)脾胃虚寒证

1)症状表现:吐酸时作,脘腹胀满,食少纳呆,喜唾涎沫,倦怠乏力,四肢不温,大便溏薄。舌质淡,苔薄白,脉沉迟或细弱。

2)病机分析:素体脾胃虚弱,或久病、劳倦、饮食不节所伤,日久不愈,均可发展为本证。脾胃虚寒,运化失司,胃失和降,故见吐酸时作,脘腹胀满,食少纳呆;气血生化乏源,肢体失于温煦濡养,则见四肢不温,倦怠乏力。舌质淡,苔薄白,脉沉迟或细弱,均为脾胃虚寒之象。

3)治法:温中健脾,降逆和胃。

4)代表方药:黄芪建中汤加减。黄芪 15g,桂枝 9g,白芍 15g,生姜 6g,甘草 6g,大枣 6 枚。

5)随证加减:四末不温、胃脘冷痛甚者,加川椒、干姜增温中和胃之力;口中味浊、四肢困重者,加藿香、佩兰、苍术醒脾化湿。

(6)寒热错杂证

1)症状表现:反酸嘈杂,胸骨后或胃脘部烧灼不适,胃脘隐痛,喜温喜按,空腹胃痛,得食则减,食欲缺乏,神疲乏力,大便溏薄或干稀不调,手足不温。舌质红或舌淡胖大,苔白或黄白相间或黄腻,脉虚弱。

2)病机分析:脾胃居中焦,为阴阳升降之枢纽,中气虚弱,寒热互结于中焦,气机升降不利,胃气上逆,则见反酸;脾胃气虚,运化失常,则食欲缺乏,大便溏薄;水谷精微不化,机体失养,则神疲乏力,手足不温。舌质红或舌淡胖大,苔白或黄白相间或黄腻,脉虚弱均为寒热错杂之象。

3)治法:辛开苦降,和胃降逆。

4)代表方药:半夏泻心汤加减。半夏 9g,干姜 6g,黄芩 12g,黄连 6g,党参 15g,甘草 6g。

5)随证加减:呕吐清水,加竹茹、生姜化痰止呕;反酸嘈杂明显者,加乌贼骨、浙贝母、蒲公英制酸止痛;大便溏薄者,加炒白术、炒白扁豆、炮姜健脾止泻。

（七）常用药对

1. 代赭石、旋覆花　具有和胃降逆的作用,可用于治疗胃气上逆所致的反酸。

2. 乌贼骨、瓦楞子　治疗胃酸过多、反酸、烧心、嘈杂的药对,具有制酸止痛的作用。

3. 黄连、吴茱萸（张珍玉）　两药配伍,辛开苦降,具有清肝和胃降逆的作用,适用于肝胃郁热型。

4. 百合、乌药（步玉如）　百合甘润微寒,具清肺、润肺、降气之功能,肺气得降则诸气皆调,配以乌药一凉一温,柔中有刚,润而不滞,脾胃枢机运转,则胃痛、反酸自止。

5. 浙贝、螺蛳壳（杨继荪）　清热化湿制酸法,和中降逆,其湿热清、泛酸止,对食管、胃之黏膜刺激减少,利于细胞组织的修复。

6. 乌贼骨、白及（单兆伟）　治反流性食管炎、十二指肠溃疡等见泛酸、烧心者,既可制酸,又可保护食管、胃之黏膜。

（八）名医经验

1. 王庆其

（1）病因病机:胃气以降为顺,因胃中寒热错杂,致胃气壅滞上逆。

（2）治则治法:温中清热,降逆和胃。

（3）基本处方:半夏9g,黄连6g,黄芩10g,旋覆花10g,代赭石15g,竹茹10g,煅瓦楞子20g,枳壳12g,木香6g,苏梗10g,甘草6g,海螵蛸30g,白螺蛳壳10g,牡蛎15g。

（4）随证加减:由胃热生酸者,佐以地骨皮、蒲公英清热和胃;由胃寒生酸者,佐以吴茱萸、干姜、荜茇、荜澄茄温中散寒。

2. 田德禄

（1）病因病机:本病以"郁热"为基本病机,因肝病及胃,肝胃气机郁滞,郁而化热。

（2）治则治法:疏肝和胃,疏散郁热。

（3）基本处方:柴胡12g,黄芩10g,半夏9g,青皮10g,枳壳12g,赤芍10g,白芍10g,党参15g,甘草6g,生姜6g,大枣6g。

（4）随证加减:反酸明显,且伴有明显反流时,去参、草、姜、枣,以利于郁热之清疏;若是女性患病,见脉细弱、舌苔少,阴津已少者,去柴胡,加薄荷、青蒿、丝瓜络清热滋阴;若见舌质淡胖、苔少、脉弱等气虚证时,加太子参、黄精、白扁豆、白术甘平养胃;若舌红苔少而干,脉象弦细者,选取北沙参、石斛凉补胃阴、甘寒养胃。

（九）预防护理

避免过食辛辣、热烫、油腻及含盐含糖过多的食品,戒除烟、酒、咖啡及甜食、酸味食物;宜增加营养,适当食用高蛋白、高维生素的饮食,适当进食水果、新鲜蔬菜。对于脾胃虚弱证患者尽量避免服用对胃黏膜有刺激的药物。应保持心情舒畅,避免不良情绪的刺激,必要时可向心理医师咨询。加强适当的锻炼,以促进胃肠蠕动。

（十）现代研究

柴胡疏肝散对与"反酸"密切相关的胃食管反流病、功能性消化不良、慢性浅表性胃炎等疾病,有着确切的临床疗效。临床实践及随机平行对照研究均表明,左金丸或左金丸合化肝煎,对与"反酸"密切相关的慢性胃炎、胃食管反流病等有着确切的临床疗效。黄连温胆汤对慢性浅表性胃炎、慢性萎缩性胃炎、胃食管反流等多种与"反酸"密切相关的疾病均有疗效,不论是临床总有效率,还是胃镜检查改善情况,以及Hp转阴率都有较好的疗效。一贯煎和芍药甘草汤单用,及两方合用对与"反酸"密切相关的疾病,都有确切的临床疗效。香砂六君子汤对慢性萎缩性胃炎、功能性消化不良等与"反酸"密切相关的疾病有确切的疗效,而且有较高的安全性,复发率低。黄芪建中汤对与"反酸"密切相关的消化性溃疡、慢性萎缩性胃炎有着确切的临床疗效,而且对清除 Hp、降低复发,也有一定疗效。半夏泻心汤对与"反酸"密切相关的胃食管反流病、慢性萎缩性胃炎、慢性胃炎等的临床治疗,有着确切的疗效。临床实践和平行对照研究表明,丹参饮合失笑散对与"反酸"密切相关的消化性溃疡、胃食管反流病、慢性萎缩性胃炎有确切的疗效。

(王凤云 李军祥)

第四节 嗳 气

(一)定义

指胃中浊气上逆,经食管由口排出的中医病证。

(二)源流

《黄帝内经》无嗳气之名,称其为"噫"。《类证治裁》曰:"嗳气,即《内经》所谓噫也。"《说文解字》释"噫"为"饱食息也"。《素问·宣明五气》曰:"五气为病,心为噫。"《素问·痹论》又云:"心痹者,脉不通,烦则心下鼓,暴上气而喘,嗌干善噫,厥气上则恐。"皆认为噫与心相关,噫为心之气。《灵枢·经脉》将噫归为脾经之病,"脾足太阴之脉……是动则病舌本强,食则呕,胃脘痛,腹胀,善噫"。而《灵枢·口问》还提出了"噫者,补足太阴、阳明",论述了噫的针灸治疗法则。《黄帝内经》将噫的病位归于心、脾,且认为与胃有关,在针灸治疗中提出"补足太阴、阳明"这一法则。

东汉时期,《难经·十六难》提出"假令得脾脉,其外证:面黄,善噫",将嗳气归因于脾。张仲景在《伤寒论·辨太阳病脉证并治法》中提出"伤寒汗出,解之后,胃中不和,心下痞硬,干噫,食臭,胁下有水气,腹中雷鸣下利者,生姜泻心汤主之""伤寒发汗,若吐若下,解后,心下痞硬,噫气不除者,旋覆代赭石汤主之"。为后世医家所沿用,如唐代孙思邈的《千金翼方》中就沿用了张仲景的生姜泻心汤和旋覆代赭汤治疗噫气。《金匮要略·五藏风寒积聚病脉证并治》中也有:"问曰:三焦竭部,上焦竭善噫,何谓也? 师曰:上焦受中焦气未和,不能消谷,故能噫耳。"提出了噫属"上焦竭"所见症状,且论述其病机为中焦气不和,不能运化水谷,进而影响上焦。

宋金时期,噫气多与吞酸合并论述。如宋代的《太平惠民和剂局方》中只有"噫气吞酸""噫醋吞酸""心悬噫醋"等表述,并未单独论治噫气。金代医家李东垣在《脾胃论》中提出了应用加减平胃散治疗噫气,"加减平胃散:治脾胃不和,不思饮食,心腹胁肋,胀满刺痛,口苦无味,胸满气短,呕哕恶心,噫气吞酸。"此处噫气也是和吞酸同见的。

嗳气病名始见于元代的《丹溪心法》,但仅有一句"嗳气,胃中有火、有痰"提到本病,并将嗳气的病因归于胃火和痰饮。朱丹溪的《金匮钩玄》亦对"嗳气"有表述,"嗳气吞酸,此系食郁有热,火气上动"。嗳气病名的出现无疑是一次巨大的进步,而朱丹溪对嗳气的病机阐释,仍为后世所沿用。

明代医家虞抟的《医学正传》有单论嗳气的病因病机及治法,"嗳气,胃中有火有痰,用南星、半夏、软石膏、香附作丸,或煎服之。盖胃中有郁火,膈上有稠痰也"。虞抟对于嗳气的病因病机认识与朱丹溪相同,认为是"胃中有火有痰",且当与吞酸连用时称"噫气",单论时称嗳气,沿用了朱丹溪的命名方式。龚廷贤在《万病回春》中单篇论述嗳气,其所提出的嗳气病因病机除"胃中有火有痰"外,还提出"嗳气有胃寒者"的论述,同时指出应以理中丸治疗。孙一奎则在《赤水玄珠》中提出"噫是心变动之声,是胸中气不交通,寒气客于胃"。

清朝时期,嗳气的病因病机、鉴别诊断、辨证及治法都逐渐完善。清代张璐的《张氏医通》中提出嗳气病机都为"胃中窒塞,气不宣通",认为虽然病因有饮食过量,但治法不应一味克伐,提倡兼补兼消。"嗳气皆属胃中窒塞,气不宣通,上迫而出也。然有饮食太过,嗳出如败卵气者,则当审所伤何物而消导之。亦有胃弱不能克化而然者,此宜兼补兼消,不可纯用克伐也。"清代林佩琴在《类证治裁》中总结前人论述,整理出嗳气的病因病机有"脾病善噫""寒气客于胃""脾胃气滞""胃虚气滞",并罗列出不同的治法,如镇逆用旋覆代赭汤,降气用苏子降气汤,虚滞用十味保和汤、和胃煎,祛痰用和胃二陈汤,虚饱用养中煎等。清代医家沈金鳌在《杂病源流犀烛》中提出嗳气在治脾的同时应注意平肝,"古人胃病治肝实,有见于此,所以嗳气、嘈杂、吞酸、恶心诸症,于理胃药中,必加平肝之品也"。这一时期除了对嗳气的病因病机及治疗方法进行补充外,还对嗳气的辨证方法和鉴别诊断进行了论述,如清代医家林之翰在《四诊抉微·声审寒热虚实》中就总结了虚嗳、实嗳和胃寒嗳气的区别,"嗳气者,胃中不宽也(胃虚亦发嗳,然实嗳声长而紧,得嗳则快;虚嗳声短而促,得嗳虽松,不觉其快)。嗳逆冷气者,胃之寒也"。何梦瑶的《医碥》中则提出了嗳气和呃逆的鉴别方法,"即《经》所云噫气,由气不得舒,故嗳以出之,理与呃逆通。彼则气闭而逆冲,自作响以出;此则气滞而不冲,故藉噫以出之也"。李学川在《针灸逢源》中也对嗳气和呃逆进行了鉴别,"腹胀嗳气,曰噫。噫者饱食之息,即嗳气也。呃呃连声,曰哕。今以呃逆名之。中焦呃逆,其声轻而短,水谷为病也;下焦呃逆,其声恶而长,虚邪相搏也"。这些鉴别诊断为后世临床区分呃逆和嗳气提供了参考。

(三)范围

常见引起嗳气的疾病有功能性消化不良、胃食管反流病、急性胃炎、慢性胃炎、消化性溃疡、胃癌、胆囊炎、胰腺炎等,可部分参照本节内容论治。

(四)病因病机

1. 致病因素

(1)感受外邪:《素问·六节藏象论》曰"肺者,气之本"。肺主一身之气,又主宣发肃降,与嗳气的发病有着极其紧密的关系。肺之宣发肃降可直接影响三焦气机,成为影响胃气和降的重要因素之一,故肺气得宣亦是胃气得降的保证。外感六淫邪气壅阻于肺,肺气失宣,浊气内留,胃气上逆,则发嗳气。正如《伤寒论·平脉法》所云:"三焦不归其部,上焦不归者,噫而酢吞。"

(2)内伤饮食:脾主运化,胃主受纳,脾与胃同居中焦,通过受纳、升降、化生以输转水谷精微,降泄谷粕湿浊,完成对饮食的消化、吸收、转输。脾胃升降、化纳、燥湿相反相成,相互依赖的功能特征,构成了脾胃运化的基本形式。脾气升清有赖胃降泄浊阴,胃浊阴下降有赖于脾升清阳;脾升胃降,脾喜燥恶湿,胃喜湿(润)恶燥,脾胃燥湿相济则中焦运化协调。若是饮食不节,饥饱失常,或是饮食结构不合理,则会损伤脾胃,致使气机升降失调。《古今医统大全·嗳为脾胃之气不和有痰有火》曰:"嗳气多是胃气不和,窒塞不通。"脾胃的纳化、升降、燥湿失常,导致胃气上逆,发为嗳气。

（3）情志内伤：肝主疏泄，助中焦运化，即"土得木而达"（《素问·宝命全形论》）。肝能促进脾胃的升降运化功能和胆汁的分泌排泄，同时具有疏通、畅达气机，促进精血津液的运行输布及调畅情志等多种功能。若肝失疏泄，横逆犯胃，则易致胃气上逆而发嗳气，并伴有胸膈满闷、胁肋胀痛、反酸、胃中嘈杂、咽堵、咽干等症状，且每因情绪变化而诱发或加重。正如叶天士有言"肝为起病之源，胃为传病之所"。

（4）禀赋不足：脾胃虽为后天之本，但若是先天体质虚弱、根基不牢，也会引起后天的脾胃虚弱，脾胃升降失常，胃气上逆，发为嗳气。

（5）久病耗伤：久病可耗伤脾胃，导致脾胃不足，运化失健；或久病之后，元气未复，失于调养，可使脾胃虚弱，胃气上逆，发为嗳气。

2. 病机　嗳气病位在胃，与肝、脾、肺相关，主要病机为气机上逆，病性包括寒、湿、热、气滞、食积等，久病可有血瘀。早期以实证为主，日久损伤脾胃，中气不足，可由实转虚；脾胃素虚，复为饮食所伤，或成痰生饮，则因虚致实，出现虚实并见的复杂病机。由于肺失宣肃、肝郁气滞、肝脾不和，病久脾胃气虚，最终导致脾胃升清降浊功能失常，使胃失和降、胃气上逆。

（五）诊断与鉴别

1. 诊断　嗳气是因胃失和降，胃中浊气上逆，经食管由口排出的一种病证。嗳气一证有轻重之别，可单独出现，亦可与痞满、胃痛等症并见。若一时气逆而作，无明显兼证，病证轻微者，可不药而愈；若持续或反复发作，兼证明显，则应有药物介入治疗。

2. 辅助检查

（1）电子胃镜检查：有助于明确上消化道疾病引起的嗳气，如功能性消化不良、慢性胃炎、反流性食管炎、消化性溃疡、胃癌等。

（2）CT检查：有助于急慢性胰腺炎、胃癌、肝癌等的鉴别诊断。

（3）B超检查：有助于诊断肝、胆、脾、胰等器官疾病。

（4）^{13}C或^{14}C呼气试验：有助于明确是否伴有Hp感染。

（5）实验室检查：全血细胞分析、血清肝肾功能、甲状腺功能等检查，有助于评估患者一般状况。

3. 鉴别

（1）功能性消化不良：功能性消化不良是一种以餐后不适、早饱、上腹痛为主要临床表现的功能性胃肠病，与慢性胃炎一样均会出现嗳气症状。鉴别要点在于慢性胃炎属于器质性病变，内镜下胃黏膜有糜烂或萎缩病变；病理活检表现为活动性炎症，以中性粒细胞浸润和腺上皮损害为标志。功能性消化不良内镜虽也可诊断为慢性浅表性胃炎，但胃黏膜并无明显糜烂或萎缩病变；病理活检可出现淋巴细胞浸润，但并无活动性炎症和腺上皮病变等特征。

（2）Hp感染相关性胃炎：Hp感染相关性胃炎多是由Hp感染引起的胃黏膜炎症。部分患者可无明显临床症状，有症状者主要表现为非特异性消化不良，如上腹部不适、饱胀、疼痛、食欲缺乏、嗳气、反酸等，部分还可有健忘、焦虑、抑郁等精神心理症状。其症状的有无及其严重程度与Hp感染程度成正相关性。其确诊主要通过^{13}C或^{14}C呼气试验以及内镜和相关病理学检查。

（3）慢性胰腺炎：慢性胰腺炎临床可表现为反复发作的上腹部疼痛，可伴有嗳气，CT是鉴别慢性胰腺炎常用的检查方法。CT检查的典型表现为胰腺钙化、胰管扩张、胰腺萎缩。

（六）辨证论治

1. 辨证要点　嗳气酸腐，兼脘腹胀满者，多为宿食停滞，属实证。嗳声频作而响亮，嗳气后脘腹胀减,嗳气发作因情志变化而增减者,多为肝气犯胃,属实证。嗳气低沉断续,无酸腐气味,兼见纳呆食少者,多为胃虚气逆,常见于老年人或久病体虚之人,属虚证。嗳气频作,无酸腐气味,遇寒加重,兼见脘痛者,多为寒邪客胃,属寒证。

2. 治疗原则 嗳气的治疗不可一概而论,应谨守病机,分清主次,因势利导,寒者热之,热者寒之。脾胃虚寒者,选用温热之品温中健脾、运达中州;胃有积热者,选用清胃泄热之品降胃火、理胃气。

胃气以降为顺,降逆和胃为治疗嗳气的重要法则。需要强调的有两点:第一,由于胃与大肠相连,和胃固然可以降逆,通腑同样可以降逆。腑气通则胃中腐熟水谷得以下,胃气自然随而降之。临床上联合运用降逆和胃法与导滞通肠法,可收事半功倍之效。第二,虽然嗳气总由胃气上逆所致,但导致胃气上逆的病因病机诸多,远非一律降逆和胃所能概治,还包括理气、化湿祛痰、健脾益气、温中散寒以及清泄郁热等,需审证求因,辨证施治,如此则不降逆而嗳气自除。

3. 证治分类

(1)寒邪客胃证

1)症状表现:嗳气暴作,遇冷加重,畏寒,喜暖。舌淡苔白,脉弦紧。

2)病机分析:因外感寒邪、饮食所伤,使寒邪阻滞中焦气机,胃失和降,胃气上逆,故见嗳气,且遇冷加重。舌淡苔白,脉弦紧均为寒邪客胃之象。

3)治疗方法:温胃散寒,理气止痛。

4)代表方药:良附丸合香苏散加减。高良姜6g,香附6g,紫苏15g,陈皮12g,炙甘草6g。

5)随症加减:腹部畏寒者,加吴茱萸温中散寒。

(2)饮食积滞证

1)症状表现:嗳气酸腐,不思饮食,脘腹痞闷胀满,或恶心呕吐,或腹痛大便滞下秽臭,或腹满便秘。舌苔浊腻,脉滑。

2)病机分析:宿食积滞肠胃,胃中浊气不降而反升,故见嗳气、恶心呕吐;饮食积滞日久化生湿热,可见嗳气酸腐、大便滞下秽臭;食积阻滞脘腹气机,故腹痛、腹满便秘,舌苔浊腻,脉滑为饮食积滞之象。

3)治疗方法:降逆理气,导滞消食。

4)代表方药:越鞠丸加减。栀子12g,六神曲15g,香附9g,川芎12g,苍术15g,木香9g,槟榔9g。

5)随症加减:若见大便量少而不畅,合用旋覆代赭汤和胃降逆,加大腹皮通腑之滞。

(3)痰火蕴胃证

1)症状表现:嗳气胸闷,心中懊恼,食少,或呕吐痰涎,或兼眩晕,咳痰。舌质红,苔黄腻,脉滑数。

2)病机分析:《丹溪心法·嗳气》认为嗳气是因"胃中有痰火"。胃中积热痰郁,或因饮食不当而致痰涎内生,痰火客胃,胃气不和,火气与痰浊上逆,故见嗳气、呕吐痰涎。

3)治疗方法:清热化痰,和胃降逆。

4)代表方药:温胆汤加减。半夏9g,竹茹12g,枳实12g,陈皮9g,甘草6g,茯苓12g。

5)随症加减:头身沉重者,加通草、车前子利水渗湿;脘腹胀满者,加枳壳、木香理气消胀。

(4)肝胃不和证

1)症状表现:嗳气时作,嗳后仍感胸胁胀痛不舒,或兼腹胀、不思饮食,或兼精神抑郁不畅,常因精神刺激诱发或加重。舌苔薄腻,脉弦。

2)病机分析:肝气犯胃者,气机不畅,则胃脘、胁肋胀闷不舒,气郁化火,胃失和降,则嗳气吞酸;肝失调达,心神不宁,则烦躁易怒。舌质红,苔白,脉弦或弦细均为肝胃不和之象。

3)治疗方法:疏肝解郁,和胃降逆。

4)代表方药:四逆散加减。柴胡 9g,枳实 12g,芍药 12g,炙甘草 6g。或会厌逐瘀汤加减。桃仁 6g,红花 6g,甘草 6g,桔梗 12g,生地 12g,当归 12g,玄参 9g,柴胡 9g,枳壳 12g,赤芍 12g。

5)随症加减:嗳气、呕恶、反胃之肝郁气逆者,加旋覆花、生赭石、沉香降逆和胃;纳呆、食少之饮食积滞严重者,加神曲、槟榔消食导滞;嘈杂吞酸者,加黄连、吴茱萸清肝泻火;胃痛甚,加延胡索。

（5）脾胃虚弱证

1)症状表现:嗳气时作时止,嗳气低弱,食欲缺乏,神疲乏力,面色少华,或泛吐清水。舌质淡,苔白润,脉迟缓。

2)病机分析:饮食不节,或劳倦伤中,脾胃阳气受损,或素体阳虚,脾胃无以温养,升降失司,则虚气上逆,故嗳气之声低弱无力,气不得续;脾胃俱虚,则食少乏力;阳虚则水饮停胃,故泛吐清水。舌质淡,苔白润,脉迟缓均为脾虚之象。

3)治疗方法:温中祛寒,补益脾胃。

4)代表方药:旋覆代赭汤加减。旋覆花 12g,代赭石 12g,姜半夏 9g,党参 9g,炙甘草 6g,生姜 6g,大枣 9g。或升降汤加减。黄芪 15g,人参 9g,升麻 9g,柴胡 9g,桔梗 12g,枳实 12g,麦冬 12g,五味子 12g,玉竹 12g,炙甘草 6g。

5)随症加减:脘腹胀满者,加苏梗、陈皮理气消胀;饮食积滞者,加焦三仙、莱菔子消食化积;兼脾虚下陷者,选用补中益气汤加减。

（七）常用药对

1. 芍药、甘草　具有柔痉缓急止痛的功用,用于胃痉挛所致的嗳气。

2. 旋覆花、代赭石　具有重镇降逆止呃的作用。

3. 山楂核、白蔻仁　具有化湿和中,降逆止嗳的作用。

4. 吴茱萸,三七　吴茱萸温中散寒,三七活血化瘀,用于寒湿久蕴所致的嗳气。

5. 苏叶、黄连　辛开苦降、行气宽中,用于中焦气滞所致的嗳气。

6. 丁香、柿蒂　温中降逆止嗳,用于中焦虚寒所致的嗳气

（八）名医经验

1. 李乾构

（1）病因病机:情志不遂,肝失疏泄,横逆犯胃;饮食不节,烟酒无度,灼伤胃腑,平素脾胃虚弱,脾虚湿滞,浊阴不降,胃气反逆;素犯胆病,胆热犯胃;肝火上炎侮肺,肺失肃降,咳逆上气。病位在胃和食管,与肝、脾、肺均相关。

（2）治则治法:一要恢复脾胃本身的运纳升降功能;二要疏肝解郁,使肝气不再犯胃,使胃气不逆而和降。

（3）基本处方:柴胡 12g,白芍 10g,枳壳 12g,佛手 10g,香附 12g,炙甘草 6g,白梅花 12g。

（4）随证加减:胃脘灼热、反酸烧心者,加海螵蛸、煅瓦楞子制酸止痛;心悸胸闷,眠欠安者,加煅龙骨、煅牡蛎安神定悸;嗳气久作,舌暗者,加用血府逐瘀汤活血化瘀。

2. 赵荣莱

（1）病因病机:食管为咽喉至胃之通道,处膈肺之分野,其为病多由胸阳失展,膈中积

气。膈胃之气不利,胃气上逆,膈气不降。

（2）治则治法:透膈利气,斡旋升降。

（3）基本处方:瓜蒌15g,薤白10g,枳壳10g,桔梗10g,丁香2g,木香10g,刀豆10g,香附10g,厚朴10g,旋覆花10g,干姜6g,乌药10g,草豆蔻10g,鸡内金10g,炒莱菔子10g。

（4）随证加减:寒凝气滞者,加重干姜用量,加吴茱萸温中散寒;寒甚者,加桂枝散寒止痛;气郁日久化热者,加薄荷疏肝清热;湿浊内蕴,苔白腻者,加藿香、佩兰、白豆蔻、苍术、白术健脾化湿。

（九）预防护理

嗳气大部分与饮食、情志、受凉等有关,如碳酸饮料、油炸食品、咖啡、辛辣食物或进凉食等。嗳气患者要注意调整情绪,保持心理健康,保证足够的活动量,规律作息,避免熬夜。嗳气可反复或间断发作,影响生活质量,但一般预后良好。

（十）现代研究

研究发现幽门螺杆菌阳性的功能性消化不良患者,属湿热壅滞及肝胃郁热证较多,且症状较幽门螺杆菌阴性患者重,以胃脘疼痛、上腹部烧灼感、嗳气、便秘症状出现较多。越鞠丸通过提高胃液酸度、胃蛋白酶浓度及胃蛋白酶活力发挥行气解郁的生理功效。旋覆代赭汤可能是通过增加5-羟色胺4受体(5-HT4R)表达,继而激活腺苷酸环化酶(AC),促进环磷酸腺苷(cAMP)释放,使胞内Ca^{2+}浓度升高,引起食管平滑肌收缩,从而减轻反流。旋覆代赭汤全方组能提高模型大鼠血浆Na^+-K^+-ATP酶及Ca^{2+}-Mg^{2+}-ATP酶的活性,改善模型大鼠食管黏膜组织形态学病变,且作用优于各拆方组。研究发现旋覆代赭汤的拆方辛开组对食管肌条收缩活动呈抑制倾向,能明显减慢其收缩频率,甘补组、降逆甘补组能明显减小食管肌条的收缩幅度;降逆组、辛开降逆组、全方组能明显增大食管肌条的收缩幅度;辛开降逆组、辛开甘补组、全方组能明显加快其收缩频率。研究发现丁香柿蒂汤降逆止呃作用主要与89个化学成分相关,共有靶标1个,大麻素受体1(CNR1)。CNR1一方面通过抑制γ-氨基丁酸(GABA)、多巴胺和5-羟色胺(5-HT)的释放而抑制呃逆的发生;另一方面,CNR1激活可抑制胃肠动力,延迟胃排空,推测可能是通过脑-肠轴发挥调节胃肠运动的作用。另外,丁香柿蒂汤降逆止呃作用可能与神经系统、核苷酸代谢相关。

（张声生 丁霞）

第五节 呃 逆

（一）定义

呃逆是指胃失和降、气逆动膈,以气逆上冲,喉间呃呃连声,声短而频,难以自制为主要表现的病证。本病古称为"哕",又称"哕逆",俗称"打嗝"。

（二）源流

"呃逆"最早出现在《黄帝内经》,以"哕"来指呃逆。如《素问·宣明五气》云:"胃为气逆,为哕。"认识到呃逆的发病多与胃失和降、气机上逆有关。《灵枢·口问》又云:"谷入于胃,胃气上注于肺。今有故寒气与新谷气,俱还入于胃,新故相乱,真邪相攻,气并相逆,复出于胃,故为哕。"可见呃逆的发生还与肺、寒气等相关,是对呃逆的病变部位和发病机制的阐发。《黄帝内经》同时也记载了三种治疗呃逆的简易方法,"哕,以草刺鼻,嚏,嚏而已;无息而疾迎引之,立已;大惊之,亦可已"。《灵枢·口问》提出了针刺治疗的要点"补手太阴,泻足少阴"及"肺主为哕,取手太阴"。张仲景著述中涉及"哕"证条文则更多,如"哕而腹满,视其前后,知何部不利,利之即愈""干呕哕,若手足厥者,橘皮汤主之""哕逆者,橘皮竹茹汤主之"等,其分别从实证、寒证、虚热证对呃逆进行了论述,为后世寒热、虚实辨证分类奠定了基础。两晋至唐时期,"哕""呕""呕吐"等病名的使用较为混乱,没有对其进行严格意义上的定义。宋代陈无择《三因极一病证方论》:"大率胃实即噫,胃虚则哕。此由胃中虚,膈上热,故哕。"指出了呃逆与膈相关。朱丹溪首先称之为"呃"。《格致余论》中说:"呃,病气逆也,气自脐下直冲,上出于口而作声之名也。"明代张景岳进一步把呃逆的病名确定了下来。《景岳全书》云:"哕者,呃逆也,非咳逆也;咳逆者,咳嗽之甚者也,非呃逆也;干呕者,无物之吐,即呕也,非哕也;噫者,饱食之息,即嗳气也,非咳逆也。"对"呃逆""咳逆""干呕""噫"进行了辨别。王肯堂《证治准绳》指出"呃逆,即《黄帝内经》所谓哕也",在其注《素问·宣明五气》"胃为气逆,为哕"中指出,"胃为水谷之海,胃有不和,则为气逆。哕,呃逆也。胃中有寒则为哕"。

此对后世临床辨证论治具有重要意义。李用粹《证治汇补》对本病提出了系统的治疗原则:"治当降气化痰和胃为主,随其所感而用药。气逆者,疏导之;食滞者,消化之;痰滞者,涌吐之;热郁者,清下之;血瘀者,破导之;若汗吐下后,服凉药过多者,当温补;阴火上冲者,当平补;虚而挟热者,当凉补。"

(三)范围

现代医学的单纯性膈肌痉挛、慢性胃炎、冠心病及心脏术后、肝硬化、脑血管疾病、肾功能衰竭、胃食管手术后以及其他原因引起的膈肌痉挛的疾病均属可部分参照本节内容论治。

(四)病因病机

1. 致病因素

(1)饮食内伤:过食生冷,或过服寒凉药物,寒气蕴结中焦,循手太阴之脉上动于膈;或进食过快,或过饱,使食滞于胃,中焦气机壅滞,胃失和降,上逆动膈;或过食辛热煎炒、肥甘厚味之物,或滥用温补之剂,胃火内盛,腑气不行,致胃失和降,气逆于上,动膈冲喉而成呃逆。

(2)情志失调:忧愁思虑过度,耗伤脾气,脾胃运化失司,升降逆乱;或恼怒伤肝,肝气不疏,横逆乘脾犯胃,致脾胃气机动乱,导致气机升降失常,上逆而成呃逆。

(3)外感风寒:六淫风寒之邪犯胃,或寒邪直中胃肠,可致寒遏胃阳,壅滞气机,脾胃升降失调,胃气上逆,动膈冲喉而成呃逆。

(4)痰饮瘀血:痰饮瘀血既为病理产物,也是新的致病因素。机体因各种因素导致脾胃运化不及,精微运化失司,聚饮成痰,痰饮随胃气上逆动膈;气虚血运无力,或久病入络,形成脉络瘀阻,瘀血扰膈,膈间之气不利,动膈冲喉而成。

(5)久病体虚:正气亏虚,素体虚弱;或年高体弱,或大病、久病之后,耗损中气,正气未复;或热病,或吐下太过,耗损胃阴;或病深及肾,肾气亏虚,摄纳不及,浊气上冲,均可致胃失和降,上逆动膈而发生呃逆。

2. 病机 本病的病位在膈,与胃、肝、脾、肺、肾密切相关。病理表现分为虚实两类,实证多为肝气不疏、痰饮内停、阴寒内盛、胃热亢盛、血瘀阻滞等导致气机上逆动膈;虚证为脾胃阳虚、胃阴不足、肾虚纳摄不及导致气机上逆。实证日久,耗伤脾胃之气,症状由实转虚;脾胃虚弱又可导致痰饮、瘀血、气滞等邪气内停,可成虚实夹杂之证。呃逆的基本病机为胃失和降,气机上逆。

（五）诊断与鉴别

1. 诊断　以气逆上冲,喉间呃呃有声,声短率频,不能自控为主要症状。呃声音调可高可低,频率因人而异,发病急骤,能自行缓解,可同时伴有胸闷,胃脘不适,情绪激动。

2. 辅助检查

（1）实验室检查

1）血常规:呃逆若与感染相关可出现白细胞增高。

2）肾功能:呃逆若因肾脏疾病导致,如尿毒症等,血肌酐等会升高。

（2）影像学检查

1）上消化道钡餐检查:可观察食管、贲门、胃及十二指肠有无炎症、扩张、狭窄、溃疡或肿瘤性病变,有无食管裂孔疝或贲门失弛缓存在,对呃逆的病因诊断常有重要的帮助。

2）胸、腹 X 线检查:胸部 X 线片可观察有无支气管、肺及纵隔病变;腹部 X 线片可观察有无肠腔高度胀气（包括结肠肝曲和脾曲）、有无肠梗阻表现、横膈上下有无异常等。

3）腹部 B 超检查:怀疑呃逆是胆石症、胆囊炎或肝脓肿、肝癌等肝胆病变引起者,应首选 B 超检查。B 超对这些病变的诊断可提供重要信息或诊断依据。

4）CT 或 MRI 检查:如考虑呃逆是系中枢神经系统病变所致,则应及时行颅内 CT 或 MRI 检查,以确定病变部位或性质。如胸部或腹部病变在其他检查仍不能明确诊断时,也可行 CT、或 MRI 检查,以进一步协助诊断。

（3）其他检查

1）胃镜检查:呃逆病因不明确时,行胃镜检查是必不可少的。与钡餐检查相比较,内镜检查对疾病的诊断价值更高。

2）心电图:呃逆患者还需做心电图,判断有无心包炎和心肌梗死。

3. 鉴别

（1）单纯性膈肌痉挛:膈肌痉挛是由于膈肌、膈神经、迷走神经或中枢神经等受到刺激后引起一侧或双侧膈肌的阵发性痉挛,伴有吸气期声门突然关闭,发出短促响亮的特别声音,临床表现为呃逆,若时间持续 48h 以上则为顽固性呃逆。行血常规、血生化、动脉血气分析、CT、磁共振、B 超等检查,排除由其他疾病造成的继发性的膈肌痉挛后,可以诊为单纯性膈肌痉挛。

（2）慢性胃炎:慢性胃炎缺乏特异性症状,部分患者可表现为不同程度的消化不良症状,如食欲减退、餐后饱胀、反酸、恶心等,可以伴有呃逆的发生。慢性胃炎的诊断主要依据胃镜检查和胃黏膜活组织病理学检查。

（3）肾功能衰竭:肾功能衰竭是各种原发性或继发性肾脏疾病所导致的进行性肾功能损害所出现的一系列症状或代谢紊乱组成的临床综合征,在肾衰竭终末期、尿毒症晚期时可见明显贫血、严重恶心、呕吐及各种神经系统并发症。在中枢神经系统病变和周围神经系统异常病变时,可能会伴发神经肌肉兴奋症状,若膈肌出现兴奋异常,可表现为呃逆不止,此时肌酐清除率（Ccr）<10%,血肌酐（Scr）>442μmol/L,（5.0mg/dl）。

（六）辨证论治

1. 辨证要点　呃逆的基本病机为胃失和降、气机上逆,病位在膈,与胃、脾、肺、肝、肾相关,实证多与寒邪、火热、痰饮、气郁、血瘀等病理因素有关。阴寒内凝,脾胃失和,胃气上逆动膈;胃火内盛,腑气不通,胃失和降,气逆动膈;情志失调,肝气不疏,横逆犯胃,胃气上逆动膈;脾胃运化不及,痰饮内停,随上逆之气动膈;瘀血停滞,血凝气乱,脾胃升降失和,逆气动膈。虚证多由脾胃阳虚、胃阴不足、肾虚摄纳不及所致。脾胃虚弱,虚不摄气,虚气上冲,动膈冲喉;胃阴不足,虚热内扰,上逆冲膈;肺的肃降与胃的和降,赖于肾的摄纳,肾失摄纳,肺胃之气失于和降,兼加胃气上冲动膈。

2. 治疗原则　呃逆的基本病机为胃失和降、气机上逆,故总的基本治疗原则当为理气和胃、降逆止呃。治疗呃逆首要分清虚实寒热,再要辨析寒凝、痰饮、气郁、血瘀、正虚等证。在降逆止呃的基础上,采取温中散寒、清胃泻火、温中化饮、疏肝解郁、活血化瘀、温中健脾、滋阴养胃、温补脾肾等治法。

3. 证治分类

（1）寒凝于胃证

1）症状表现:呃声沉缓有力,得热则减,遇寒愈甚,胃脘不舒,口不渴,纳食不佳。舌质淡,苔薄白而润,脉迟缓。

2）病机分析:寒凝中焦,升降失调,上逆为呃。中焦为人体之枢纽,脾升胃降,寒邪凝聚于胃,降而不得,故上为呃逆。因其寒性凝滞,阻遏气机,故呃声沉缓有力;寒性收引,故胃脘不舒,得热则减,遇寒加重;寒性损伤胃阳,故纳食不佳;寒为阴邪,故有口不渴。舌淡,苔薄白而润,脉迟缓均为阴寒之象。

3）治疗方法:温中散寒,降逆止呃。

4）代表方药:丁香散加减。丁香 15g,柿蒂 10g,高良姜 10g,炙甘草 10g。

5）随证加减:若寒凝较重者,加用吴茱萸、肉桂、乌药散寒降逆;若寒凝气滞,胸脘满闷者,加用枳壳、厚朴行气除满;若食滞胃脘,嗳腐吞酸者,加用炒莱菔子、焦山楂、半夏、槟榔消食导滞;若气逆较甚,呃逆频作者,加用旋覆花、代赭石降气止呃。

（2）胃火上逆证

1）症状表现:呃声洪亮有力,冲逆而出,口臭烦渴,喜冷饮,小便黄赤,大便秘结,舌红,苔黄,脉滑数。

2）病机分析:火热炽盛,腑气不通,胃火上逆。火热炽盛于胃,火性炎上,上逆动膈,故呃声洪亮有力;胃火熏灼,食臭上逆,故口臭;煎灼津液,阴液损伤,出现烦渴,喜冷饮,小便黄赤,大便秘结。舌红,苔黄,脉滑数均为火热之象。

3）治疗方法:清胃泻火,降逆止呃。

4）代表方药:竹叶石膏汤加减。竹叶 10g,生石膏 25g,沙参 15g,麦冬 15g,制半夏 9g,竹茹 15g,柿蒂 10g,粳米 10g,甘草 10g。

5）随证加减:若胃肠热盛,腑气不通,大便秘结,可加大黄、厚朴、枳实通腑泄热;若火炎上焦,胸膈烦闷,心中懊恼,可加连翘、黄芩、薄荷泻热除烦;若食滞胃脘,呃逆腐败之气,苔厚腻,可用枳实、焦三仙、厚朴消食导滞、和胃止呃。

（3）肝气犯胃证

1）症状表现:呃逆连作,多因情绪不畅而诱发或加重,两胁满闷,脘腹胀满,苔薄,脉弦。

2）病机分析:肝气不舒,横逆犯胃,胃气上逆。情绪不畅导致肝气不疏,木来克土,胃气不降,上逆而发呃逆;肝气不疏,气机不调,故两胁满闷,脘腹胀满,在脉为弦。

3）治疗方法:疏肝理气,降逆止呃。

4）代表方药:五磨饮子加减。旋覆花 15g（包煎）,槟榔 10g,沉香 10g,乌药 10g,枳实 15g,木香 10g。

5）随证加减:肝气郁结明显者,加郁金、合欢皮、川楝子疏肝解郁;若气郁化热,口干口苦,心烦者,加黄连、栀子解郁清热。

（4）痰饮内阻证

1）症状表现:呃逆连作,多因饮冷或遇寒而发,脘闷不舒,头晕,苔白腻,脉弦滑。

2）病机分析:痰饮内阻,升降失调,上逆为呃。痰饮内阻中焦,脾胃升降失调,运化失司。胃气不降,上逆为呃;痰饮上逆,蒙蔽清窍,故头晕;中焦斡旋不利,故脘闷不舒;痰饮为阴邪,故遇冷或遇寒加重;苔白腻,脉弦滑为痰饮之脉。

3）治疗方法:温中化饮,和胃止呃。

4）代表方药:苓桂术甘汤加减。茯苓25g,炒白术15g,桂枝10g,炙甘草10g。

5）随证加减:若寒饮较重,加吴茱萸、生姜散寒化饮;若频频咳吐痰涎,眩晕恶心者,可加旋覆花、代赭石、陈皮化痰和胃,顺气降逆;若见肠鸣下利,呃逆食臭,生姜、半夏、黄芩、黄连、干姜化饮和胃,降逆止呃。

（5）瘀血阻滞证

1）症状表现:呃逆久而不止,胸胁刺痛,痛有定处,口渴漱水不欲咽,舌暗,有瘀斑,脉弦或弦涩。

2）病机分析:瘀血阻滞,升降失司,胃气上逆。瘀血内停,阻滞气机,导致其升降失调,上逆而发呃逆不止;瘀血停滞胸胁,故发刺痛而痛处不移;瘀血内停,津液输布失调,因而口渴,但并非阴伤,故漱口而不欲咽;舌暗,瘀斑,脉弦或涩为有瘀血之象。

3）治疗方法:活血化瘀,降逆止呃。

4）代表方药:血府逐瘀汤加味。赤芍10g,桃仁15g,红花10g,川芎10g,当归15g,生地10g,枳壳15g,柴胡10g,甘草10g,桔梗10g,川牛膝15g。

5）随证加减:若呃逆频频发作者,加用丁香、柿蒂降逆止呃;若胸胁胀满刺痛者,加用三棱、莪术行气活血;若胃脘刺痛不舒者,加五灵脂、生蒲黄活血化瘀。

（6）脾胃阳虚证

1）症状表现:呃声低沉无力,气不得续,脘腹不适,喜暖喜按,体倦肢冷,食少便溏,舌淡苔白,脉沉细。

2）病机分析:中阳不足,胃失和降,虚气上逆。中阳不足,虚寒内生,故喜温喜按,肢冷;胃失和降,虚气上逆,呃逆低沉而无力;胃阳不足,腐熟水谷失常,故食少;脾阳运化失司,出现体倦,便溏;中阳不足,虚寒之证,可见舌淡,苔白,脉沉细。

3）治疗方法:温补脾胃,降逆止呃。

4）代表方药:理中汤加味。丁香10g,柿蒂10g,人参10g,白术15g,甘草（炙）10g,干姜10g。

5）随证加减:若有嗳腐吞酸,食滞内停者,加焦神曲、焦麦芽消食导滞;若脾虚气滞,脘腹胀满者,加陈皮、厚朴行气除满;若呃逆难续,气短乏力,中气大亏者,加黄芪、党参补益中气;若久病不愈,导致肾阳不足,腰膝酸软,四肢不温,呃声难续者,加肉桂、附子、补骨脂、山茱萸补肾纳气。

（7）胃阴不足证

1）症状表现:呃声急促而不连续,口干舌燥,不欲饮食,食后不舒,烦渴,大便干结,舌红,少苔,脉细数。

2）病机分析:胃阴不足,阴阳失和,气失和降。胃阴不足,虚热内生,气失和降,故声急促而不连续;阴虚有热,故口干舌燥,烦渴,大便干结;胃阴阳失调,虚热内生,腐熟水谷失常,故不欲饮食,食后不舒;舌红,少苔,脉细数为阴虚之舌脉。

3)治疗方法:养阴生津,降逆止呃。

4)代表方药:益胃汤加味。麦门冬30g,生地15g,石斛15g,沙参15g,玉竹15g,柿蒂10g。

5)随证加减:若阴虚火旺,咽喉不利者,加北沙参、芦根养阴清热;若气阴两虚,气短乏力者,加西洋参、怀山药益气养阴;若肠道不润、大便不通者,酌加火麻仁、郁李仁润肠通便。

(七)常用药对

1. 旋覆花、代赭石 二药合用,降逆与化痰并举。用于治疗胃气虚弱,痰浊内阻之呃逆。

2. 丁香、柿蒂 温中降逆,散寒止痛,温肾助阳。二药合用取意于《卫生宝鉴》的丁香柿蒂散,主诸呃、噫、呕吐痰涎。

3. 陈皮、竹茹 二药甘寒而降,寒温并用,除烦止呕。取意于《金匮要略》橘皮竹茹汤,主胃中热盛,气逆上冲。

4. 法半夏、生姜 和胃止呕,散饮降逆。乃《金匮要略》中之小半夏汤,用于痰饮偏盛,或伴呕吐谷不得下之呃逆。

5. 香附、柴胡、青皮 疏肝解郁,和胃降逆。三药合用以疏肝胆气机,调理脾胃升降,用于治疗肝郁乘脾、胃气上逆证。

6. 沉香、干姜 两药合用,温、降并举,寒呃可温、可散,寒去则气自舒。

(八)名医经验

1. 李振华

(1)病因病机:脾胃同处中焦,互为表里,功能相连。脾主升清,而胃主降浊,脾与胃,纳运互济,升降相因,如此中焦功能才能正常。脾胃升降失常,脾失健运,胃失和降,则胃脘胀痛、呃逆、腹胀、泄泻等疾病。因此,呃逆的基本病机为胃失和降,气逆动膈。

(2)治法治则:呃逆以理气和胃、降逆止呃为基本治则,重在辨其寒、热、虚、实。实证者多表现为气、血、食、湿等郁滞,注重祛邪。虚证者,分为脾虚与胃虚,脾虚包括脾阳虚证与脾阴虚证,治疗重在扶助脾阳、滋补脾阴;胃虚者既有阴虚又有阳虚,视阳虚、阴虚之异施以温补、滋阴等治疗方法。寒热之别,寒证宜选用温中散寒或温中健脾治法,热证采用清热或滋阴之法。

(3)基本处方:白术10g,茯苓15g,橘红10g,半夏10g,木香6g,砂仁8g,厚朴10g,枳实10g,佛手10g,藿香15g,丁香5g,柿蒂15g,焦山楂12g,焦麦芽12g,焦神曲12g,甘草3g,生姜5片。

(4)随证加减:见舌苔厚腻者,加炒苍术、草果、石菖蒲健脾化湿;见烧心、反酸者,加瓦楞子、黄连、吴茱萸清肝和胃;见神疲乏力者,加生黄芪、党参益气健脾。

2. 蒲辅周

(1)病因病机:本病主要以胃气失降,肝气上逆为主。首当分清虚实、寒热及有无兼夹。哕声响亮、频密相连为实;若声音低微,半时一声为虚。暴起多实,久病多为不良之兆。寒者身凉,逆气清冷,舌淡,脉沉迟;热者口渴烦躁,舌红脉滑数;夹食则有饮食失节、脘腹胀满等象。

(2)治则治法:本病治法为疏肝和胃降逆。根据病性虚实之分,调节补虚和泻实的比例,根据夹杂之邪的不同采用消食导滞、疏利痰湿等法。

(3)基本处方:茯苓9g,法半夏6g,陈皮4.5g,旋覆花9g,代赭石(布包醋制三次)9g,竹茹6g,柿蒂6g,伏龙肝30g(另包,开水浸泡1小时,取汁煎药)。

(4)随证加减:见中气不足,加人参、大枣、甘草补中益气;见痞塞憋闷,加苏梗理气宽中;饮食积滞,加麦芽消食导滞;胃气上逆重者,加木瓜、降香理气和胃。

3. 张磊

（1）病因病机:本病主要是由胃失和降,气逆动膈所致。

（2）治则治法:理气和胃、降逆止呃为基本治疗法则。同时临床施治更应辨证求因,针对不同病因病机立法,主张从三焦出发,议治法,定方药。

（3）基本处方:人参10g,炒白术20g,姜半夏10g,茯苓18g,陈皮9g,木香6g,旋覆花12g,柿蒂6g,炙甘草9g。

（4）随证加减:若上焦肺痹者,加射干、葶苈子理肺通调;若中焦食滞者,加焦三仙、枳实等消食导滞;若胃中虚寒者,加豆蔻、炮姜温中通阳;胃阴不足者,加麦冬、北沙参治以养阴和胃;肾阳不足者,加附子、肉桂、姜炭温补元阳,以消阴霾;若肝肾两亏者,加熟地、山茱萸、龟甲填补肝肾。

（九）预防护理

因寒凝或痰饮引起的呃逆,应保暖并禁食生冷;因胃热内停引起的呃逆,应禁食肥甘厚味,防止滋腻碍胃,生热化湿;饮食停滞而呃逆者,应培养定时、定量的良好饮食习惯;脾胃虚弱的患者,鼓励少量多餐,食物清淡而富营养,易于消化,勿滥进妄补;胃阴亏虚的患者,少食辛辣、温燥、煎炸之品,以防愈伤阴液;因感受风寒引起呃逆,应嘱其多加衣被保暖,防止受寒;因情志不调而引发呃逆者,应做好心理疏导,调畅情志,嘱其生活积极乐观,多与人交流,增加社交,适当运动以转移注意力。出现不适症状时,应积极就医,切勿延误病情。

（十）现代研究

呃逆是由于中枢内脏神经调节功能失常,迷走神经兴奋性增强引起膈肌不随意的重复性、间歇性收缩痉挛,及其随声门的突然关闭而引起气体内流受阻而发生的特异性表现。研究发现实验动物"胃气上逆"病理变化的机制之一,与超氧化物歧化酶（SOD）及单胺氧化酶（MAO）活性降低,致使胃、肠组织中5-羟色胺（5-HT）过量释放分解速度减慢有关。实验动物胃窦部嗜铬细胞可见基膜,核呈圆形,但是细胞基底部分泌颗粒量明显减少甚至缺失,电子密度明显降低。整合药理学研究发现丁香柿蒂汤降逆止呃作用主要与89个化学成分相关,共有靶标1个,大麻素受体1（CNR1）。CNR1一方面通过抑制γ-氨基丁酸（GABA）,多巴胺和5-HT的释放而抑制呃逆的发生;另一方面,CNR1激活可抑制胃肠动力、延迟胃排空,推测可能是通过脑-肠轴发挥调节胃肠运动的作用。同时,丁香柿蒂汤降逆止呃作用可能与神经系统、核苷酸代谢相关。药理实验证明,丁香能促进胃酸和胃蛋白酶的分泌、抗溃疡、解除痉挛、促进胆汁分泌,在中医临床上对寒邪内侵,阳气受困而见的呕逆、泄泻、脘腹疼痛等脾胃虚寒证有良好疗效。研究发现柿蒂含黄酮类和三萜酸类、糖苷类或一些带有极性基团的大分子物质等化合物,且其具有抑制膈肌收缩、抗氧化及抗肿瘤等作用。整合网络分析研究发现,柿蒂治疗顽固性呃逆的作用机制,可通过作用于关键靶点,进一步调节胆汁分泌途径、卵巢类固醇途径、类固醇激素生物合成途径等信号通路,来发挥治疗各种疾病引起的顽固性呃逆。实验研究发现五磨饮子可明显促进大鼠胃运动振幅,但不影响胃运动频率,其作用机理可能与兴奋大鼠迷走神经有关。五磨饮子可明显提高胃酸分泌,抑制胃蛋白酶活性,明显降低胃溃疡模型大鼠的损伤指数,降低损伤发生率,具有保护胃黏膜作用。网络药理学研究发现,根据FDR筛选,得到7条通路,分别为神经活性配体-受体相互作用信号通路、癌症通路、结肠癌通路、非酒精性脂肪性肝病通路、钙信号通路、乙型肝炎通路和cGMP-PKG信号通路;临床上用理中汤治疗某些疾病,可能跟上述通路有关。石膏经胃酸作用,一部分变为可溶性钙盐,在小肠内被吸收入血,钙能抑制神经肌肉之兴奋性而起镇痉作用,并能减低血管之通透性。

(袁红霞 吕 林)

第六节 呕 吐

(一)定义

呕吐是指胃失和降,气逆于上,迫使胃中之物从口中吐出的一种病证。有物有声称为呕,有物无声称为吐,无物有声称为干呕,但是呕与吐常同时发生,故合称为呕吐。

(二)源流

呕吐的病名最早见于《黄帝内经》,并根据呕吐物不同有呕苦、呕胆、吐酸等多种提法;《伤寒杂病论》中则多以"呕"概括。《黄帝内经》指出呕吐病位在脾胃,涉及肝、胆及三焦,并对其发生原因进行了详细的论述。如《素问·举痛论》:"寒气客于肠胃,厥逆上出,故痛而呕也。"《素问·至真要大论》:"诸呕吐酸,皆属于热""少阳之胜,热客于胃,呕酸善饥""燥湿所胜,民病喜呕,呕有苦"。说明六淫邪气侵及胃肠及少阳经络所属均可引起呕吐。《伤寒杂病论》首创六经辨证,认为任何一条经发生病变,或疾病经过误治、失治,影响脾胃,均有发生呕吐的可能,并记载了针对外邪犯胃、胃肠实热、脾胃虚寒、痰饮阻滞等不同病机有效的方剂,如小柴胡汤、大柴胡汤、栀子生姜豉汤、大半夏汤、小半夏汤、生姜半夏汤、吴茱萸汤、半夏泻心汤等。除此之外,《金匮要略·呕吐哕下利病脉证治》中还指出"夫呕家有痈肿,不可治呕,脓尽自愈",告诫后世在呕吐的治疗中不可单纯见呕止呕,而当分析病机,见病治源。

晋唐五代时期,对呕吐的认识以及相应医方的创制、新药的发现等方面都有进一步的发展。晋朝王叔和在《脉经》中提出"心中风者……心中饥而欲食,食则呕",以及"冬时发其汗,必吐利",对呕吐的病因做了补充。隋朝巢元方在《诸病源候论》中对呕吐的病因病机进行了归纳,认为呕吐病总由"胃气上逆"所致,常见原因主要有脾胃受邪、肺热而感风寒、伤于风冷、胃热或胃虚冷、虚劳久病、服石类药后调理不当、痰饮、酒饮为患等,并且记录了治疗呕吐的养生导引方法。唐朝孙思邈《备急千金要方·呕吐哕逆》指出"凡呕者,多食生姜,此是呕家圣药",提出了呕吐的简易疗法。在此时期,呕吐的针灸疗法也得到了长足发展,《针灸甲乙经》及《千金方》中均记载了针刺治疗呕吐的相关穴位。

宋金元时期,对呕吐的认识进一步细化。《圣济总录》中列有"食治反胃呕吐"专篇,开创了以食疗治疗本病的先河。同时,随着医学流派的正式形成,诸多医家基于各自的学说特色对呕吐的辨治提出了不同观点。李东垣总结呕吐病因为"皆因脾胃虚弱,或因寒气客胃,加之饮食所伤而致之也",故主张温补脾胃。刘完素则倡呕吐主热说,在《伤寒标本心法类萃·呕吐》中提出"凡呕吐者,火性上炎也,无问表里,通宜凉膈散"的治疗观念;并从上、中、下三焦对呕吐进行分类,详细论述了三焦呕吐的部位、病因、证候和治疗。朱丹溪在对呕吐的病因病机认识上强调痰火互结,主张分气、血、痰、虚进行论治,反对滥用温补热药。张从正认为呕吐的病因病机为邪滞胃脘,主张以吐、下法治疗呕吐。以上观点为后世医家临床辨治呕吐提供了新的思路。

明清以来,对呕吐的认识更加深刻。龚廷贤《寿世保元》指出,临床上有因大肠结燥而致的呕吐不止,是因幽门不通、气不下行而反上冲于胃,导致胃失和降;又指出阴虚于下,阳气无所依而浮于上,也会导致呕吐的发生。该观点联系了上下阴阳,进一步丰富了对呕吐病机的认识。张景岳在《景岳全书》中提出"呕吐一证,最当详辨虚实,实者有邪,去其邪则愈;虚者无邪,则全由胃气之虚也",指明呕吐的临床治疗应首辨虚实。清朝李用粹《证治汇补》指出若"房劳过度,下焦阳虚",则会出现食后呕吐,宜用八味丸或四神丸温补肾阳,是对《黄帝内经》中"肾者,胃之关"理论的进一步发展。此外,叶天士从肝立论,明确指出呕吐证型主要有肝阳犯胃、肝气犯胃、胃虚肝乘等。薛雪《湿热条辨》则指出脾虚湿盛是湿热呕吐的内因,提出湿热病呕吐的证型主要包括肺胃不和、胆胃不和与肝胃不和,进一步加深了对呕吐病程中脏腑之间联系的认识。

(三)范围

现代医学的急性胃炎、心因性呕吐、胃黏膜脱垂、贲门痉挛、幽门痉挛、幽门梗阻、十二指肠壅积症、肠梗阻、肝炎、胰腺炎、胆囊炎、尿毒症、颅脑疾病以及一些急性传染病等见呕吐者,可部分参照该病论治。

(四)病因病机

1. 致病因素

(1)外感邪气:感受风、寒、暑、湿、燥、火六淫邪气,或者疫疠之气,侵犯胃腑,导致胃失和降,水谷上逆,发生呕吐。

(2)食滞内停:暴饮暴食,过食生冷、肥甘厚味、辛辣刺激之物,损伤脾胃,运化不及,食滞内停,导致胃气不降,上逆发为呕吐。

(3)情志不调:情绪不畅,肝失条达,横逆犯胃;忧思伤脾,脾胃失运,食停胃脘等,均可导致胃气上逆为呕。

(4)久病体虚:脾胃素虚,或久病大病之后,或劳倦过度,中气耗伤,损伤阴液,导致脾胃气虚、脾胃阳虚或脾胃阴虚,甚则阴阳两虚,胃虚不能盛受水谷,脾虚不能化生精微,升清降浊失常,发生呕吐。

2. 病机　呕吐病位在胃,与肝、脾密切相关,基本病机为胃失和降、胃气上逆。病理表现分为虚实两类,实证多为外邪、肝气不疏、食滞等邪气犯胃,导致胃脘升降失调,上逆作呕;虚证为脾胃阳气或阴气亏虚,运化失司,升降失调,发为呕吐。实证日久,耗伤脾胃之气,症状由实转虚;虚证基础上又感外邪,或兼痰饮、瘀血等病理产物停聚,可成虚实夹杂之证。

(五)诊断与鉴别诊断

1. 诊断　胃中内容物(食物、痰液、水液、胆汁等)从口中吐出,或者仅仅表现为干呕,可伴有恶心、反酸、烧心、食欲缺乏等症状。

2. 辅助检查

(1)电子胃镜:是最常见的检查方法,可以明确是否有胃潴留,急、慢性胃炎,消化性溃疡,幽门梗阻等。

(2)实验室检查:血常规、血生化等检查通常无明显异常。肾功能检查有助于排除因肾衰竭、尿毒症所致呕吐。

(3)CT和MRI:呕吐呈喷射状,患者同时伴有神志不清时,需要进行CT和MRI头颅检查,以排除颅内占位性病变导致的呕吐。

(4)X射线检查:肠梗阻患者会出现呕吐症状,X线立位片可见肠管内气体、液体形成液平面。积气在液平面之上,呈半圆形、倒"U"字形的密度减低区,多数的气液面高低不同、大小不等,呈阶梯状。在卧位时看不到液平面,只见肠管胀气扩张,呈连贯管状或呈层状排列。

3. 鉴别

（1）幽门梗阻：出现胃潴留后的典型呕吐症状。患者通常有较长消化性溃疡病史,起初有胃痛、嗳气、反胃,随后因胃胀而厌食,胃逐渐扩张,上腹部饱满,并有移动性包块,进而出现呕吐。由于呕吐次数增加,脱水日见严重,体重下降,出现头痛、乏力、口渴等症状,重者可出现虚脱。当胃液丢失过多后,因电解质发生紊乱,可出现代谢性碱中毒,发生手足搐搦,甚至惊厥。当体循环不足后,尿量日渐减少,最后可发生昏迷。

（2）急、慢性胃炎：急性胃炎常常是因进食了被细菌毒素污染的食物后,数小时至 24 小时发病,有中上腹不适、疼痛,甚至有剧烈的腹部绞痛,厌食、恶心、呕吐,因常伴有肠炎而腹泻,大便呈水样,严重者可有发热、呕血、便血、脱水、休克和酸中毒等症状。慢性胃炎通常表现为无规律性腹痛,疼痛经常出现于进食过程中或餐后,多数位于上腹部、脐周,部分患者部位不固定,疼痛程度较轻,呈隐痛,还可伴有呕吐,以干呕为主。

（3）食物中毒：通常因食物被细菌或细菌毒素污染,或食物含有毒素导致。包含胃肠型食物中毒、葡萄球菌食物中毒、副溶血性弧菌食物中毒、变形杆菌食物中毒等,以恶心、呕吐、腹痛、腹泻等急性胃肠炎症状为主要特征。食物中毒导致的呕吐是机体的一种保护机制,避免毒素过多地吸收入血造成更严重的机体损伤。

（4）慢性肾脏病：慢性肾衰尿毒症期人体代谢的酸性产物如磷酸、硫酸等物质因肾的排泄障碍而潴留,可发生尿毒症性酸中毒,可出现明显食欲缺乏、呕吐、虚弱无力、呼吸深长等;尿素、肌酐经肾脏排泄减少,体内不断蓄积,容易造成恶心、呕吐、厌食等症状。

（5）其他：化疗是治疗多种恶性肿瘤的常用治疗方法,但在治疗疾病的同时也会给身体带来很大副作用,其中恶心、呕吐是最常见。多数是因为化疗药物对胃肠道黏膜的刺激引起黏膜损伤,导致黏膜上嗜铬细胞瘤释放过多的 5- 羟色胺（5-HT）,与 5-HT3 受体结合后,产生神经冲动传到呕吐中枢引起呕吐。此外,化疗药物也可直接兴奋呕吐中枢引起呕吐。

（六）辨证论治

1. 辨证要点　呕吐其病分为虚实两端,实证因外邪、食滞、情志等邪气犯胃,导致胃气痞塞,升降失调,气逆作呕;虚证因脾胃气虚,脾胃阳虚,或胃阴亏虚,或阴阳两虚,致使脾胃运化失常,胃气不降,发为呕吐。实证呕吐多发生在疾病初期;病情日久,损伤脾胃,转化为脾胃虚弱之证;或脾胃素虚,又因饮食停滞、外邪内侵等,出现虚实夹杂之证。

食入即吐,吐势急迫,多属于热;呕吐清水涎沫者,多属于寒;呕吐物酸腐、味臭者,属热;发病快,吐势猛的呕吐属实;久病继发的呕吐多属虚;由暴饮暴食,过食生冷、油腻、辛辣刺激之物引发,表现为呕吐伴有嗳腐、吞酸者,属食滞;每遇情志刺激而发作或加重,表现为呕吐伴有善太息,胸胁胀满者,属气滞;呕吐痰涎者,多属痰饮;久病呕吐清水涎沫者,多属阳虚;呕吐兼有饥不欲食者,属阴虚;呕吐伴有外感症状者,属外邪致呕。

2. 治疗原则　呕吐的基本病机为升降失调、胃气上逆所致,故治法以和胃降逆为总则,在此基础上结合具体的临床症状辨证论治。实证呕吐在祛邪的基础上和胃降逆,祛邪如祛风散寒、芳香化湿、消食化滞、疏肝解郁、泻火通便、温胃化饮等;虚证呕吐则温中健脾、养阴清热,助脾胃升降有序;虚实兼杂之证治以扶正祛邪,或以扶正为主,或以祛邪为主,根据标本缓急主次而治之。

3. 证治分类

（1）外邪犯胃证

1）症状表现：突然呕吐,胸脘满闷,腹痛泄泻,发热恶寒,头身疼痛。舌淡红,苔白腻,脉濡缓。

2）病机分析：外邪犯胃，中焦气滞，浊气上逆。感受外邪，出现发热恶寒，头身疼痛；湿邪犯胃，中焦气机升降失司，胸脘满闷；气机上逆，故发为呕吐；湿盛则发为泄泻。舌苔白腻，脉濡缓均为湿盛之象。

3）治疗方法：疏邪解表，化浊和中。

4）代表方药：藿香正气散加减。藿香15g，大腹皮10g，白芷10g，紫苏10g，茯苓10g，半夏曲10g，白术10g，陈皮6g，厚朴15g，苦桔梗10g，甘草6g。

5）随证加减：若有宿食停滞、胸闷、腹胀者，去白术、甘草，加鸡内金、神曲以消积导滞；风寒偏重者，症见恶寒无汗，头痛身痛，加荆芥、防风、羌活祛风散寒；兼气机阻滞，脘闷腹胀者，可用木香、枳壳行气消胀；如咳嗽、咳痰，发热恶寒或不恶寒，舌红苔薄白，脉浮数，可加用金银花、连翘、杏仁清热宣肺。

（2）食滞内停证

1）症状表现：呕吐酸腐，脘腹胀满，嗳气厌食，得食愈甚，吐后反畅。舌红，苔厚腻，脉滑实。

2）病机分析：食积内停，气机受阻，浊气上逆。饮食不节，停滞胃脘，胃气不降，上逆发为呕吐酸腐，嗳气，脘腹胀满；饮食内停胃脘，腐熟水谷功能失司，故有厌食，得食呕吐反甚，吐后舒畅。舌红，苔厚腻，脉滑实为饮食内停之象。

3）治疗方法：消食化滞，和胃降逆。

4）代表方药：保和丸加减。焦山楂15g，焦神曲15g，半夏9g，茯苓10g，陈皮10g，连翘6g，莱菔子10g，炒麦芽15g。

5）随证加减：若食滞化热腹胀便秘者，可加用厚朴、枳壳、大黄、芒硝行气泄热通便；因食肉而呕吐者，重用山楂消食化滞止呕；食米而呕吐者，谷、麦芽同用而消食化滞止呕；因食用面食而呕吐者，重用莱菔子消食化滞止呕；因酒食而呕吐者，加用白豆蔻、葛花解酒止呕；因食用海鲜而呕吐者，加用紫苏、生姜解毒止呕；食用豆制品而呕吐者，加用生萝卜汁消食止呕。

（3）痰饮内阻证

1）症状表现：呕吐清水涎沫，或心下痞满，头目昏眩，或心悸。舌淡，苔白腻，脉滑。

2）病机分析：痰饮内停，脾阳亏虚，胃气上逆。痰饮内停，阻滞中焦，升降失司，上逆引发呕吐清水涎沫；斡旋之力不及，可出现心下痞满；痰饮内停，清阳不升，可见头目昏眩，心悸等症。痰饮内停多见舌淡苔白腻，脉滑。

3）治疗方法：温中化饮，和胃降逆。

4）代表方药：苓桂术甘汤加减。茯苓25g，桂枝10g，炒白术15g，甘草10g。

5）随证加减：呕吐严重者，加用半夏、生姜化痰止呕；呕而胸满，头痛，吐涎沫者，可加用吴茱萸、生姜、大枣、党参散寒降逆止呕；若中阳不足，寒饮内盛，干呕或吐涎沫者，加半夏、干姜汤温中降逆止呕；脘腹胀满，舌苔厚腻者，去白术，加苍术、厚朴行气除满；脘闷不食者，加白豆蔻、砂仁化浊开胃；胸膈烦闷，口苦，失眠，恶心呕吐者，去桂枝，加黄连、陈皮化痰止呕；见恶心呕吐，头晕目眩，心悸失眠，加黄连、半夏、竹茹、枳实、陈皮化痰清热、降逆和胃。

（4）肝气犯胃证

1）症状表现：呕吐吞酸，嗳气频繁，胸胁胀满，每于情志刺激而发或加重。舌淡红，苔白，脉弦。

2）病机分析：肝气不疏，横逆犯胃，胃气上逆。情志不畅，肝气横逆犯胃，导致胃气上逆发为呕吐吞酸；肝气不疏，故有嗳气，胸胁胀满之症。肝气不疏可见舌淡红，苔白，脉弦。

3）治疗方法：疏肝理气，和胃降逆。

4）代表方药：柴胡疏肝散加减。陈皮 10g，柴胡 10g，川芎 10g，香附 12g，枳壳 10g，芍药 10g，甘草 6g。

5）随证加减：若气郁化热，症见口干吞酸，口苦，舌边尖红，苔薄黄，可用吴茱萸、黄连、栀子、黄芩清热解郁；呕吐严重者，可加用苏叶、厚朴、半夏、生姜宽中止呕；若胸胁胀满疼痛较甚者，加用川楝子、郁金疏肝解郁；若见胸胁刺痛，舌有瘀斑者，可加用桃仁、红花活血化瘀。

（5）实热积滞证

1）症状表现：食入即吐，吐势急迫，大便燥结。舌红苔黄燥，脉洪。

2）病机分析：实热积滞，腑气不通，气逆于上。实热内停，火热上逆，故有食入即吐，吐势急迫；胃肠积热，热伤津液，大便燥结。舌红，苔黄燥，脉洪均为实热之象。

3）治疗方法：通腑泄热，和胃降逆。

4）代表方药：大黄甘草汤加减。大黄 12g，甘草 3g。

5）随证加减：若见胸闷，咳喘者，加杏仁、瓜蒌宣上通下；若见呕吐酸腐，脘腹胀满疼痛，嗳气厌食，加焦三仙、枳实、厚朴、半夏消痞导滞、健脾化湿。

（6）脾胃阳虚证

1）症状表现：呕吐频频，胸闷脘痞，腹痛喜按，完谷不化，面色萎黄，精神不振。舌淡，苔白，脉细。

2）病机分析：脾胃阳虚，运化失司，胃气上逆。久病之后，或平素脾胃阳虚，中焦运化无力，升降失调，上逆则发为呕吐，下则发为完谷不化；久病体虚，或精微物质生成不足，故出现面色微黄，精神不振；虚证腹痛多喜按。

3）治疗方法：温中健脾，和胃降逆。

4）代表方药：理中汤加减。党参 10g，白术 15g，干姜 10g，甘草 6g。

5）随证加减：若见呕吐甚者，加用砂仁、半夏、生姜降逆止呕；呕吐清水不止者，加用吴茱萸、生姜温暖降逆；若呕吐日久，呕吐物完谷不化，汗出肢冷，加附子、肉桂温补脾肾。

（7）胃阴不足证

1）症状表现：呕吐反复发作，或时干呕，口燥咽干，饥不欲食。舌红少津，脉细数。

2）病机分析：胃阴不足，升降失调，上逆为呕。平素胃阴不足，或反复呕吐伤及胃阴者，升降失司，阴液不足，可见干呕，咽干口燥，饥不欲食。舌红少津，脉细数一派伤阴之象。

3）治疗方法：滋阴养胃，降逆止呕。

4）代表方药：麦门冬汤加减。麦门冬 35g，半夏 5g，人参 15g，粳米 10g，甘草 10g，大枣 5 枚。

5）随证加减：呕吐较甚者，加用竹茹、枇杷叶降逆止呕；胃部可见灼热，或反有消谷善饥之感，加玄参、生地养阴清热；若大便干结者，加玄参、生地、大黄、火麻仁润肠通便；伴倦怠乏力，纳差，舌淡者，加太子参、怀山药健脾益气。

（七）常用药对

1. 黄连、苏叶　主治肺胃不和，胃热移肺，肺不受邪所致之呕吐，症见呕恶不止，昼夜不瘥，欲死者。

2. 生石膏、生赭石　具有清热降逆，主治热病呕吐。

3. 绿豆、灶心土　具有清热解毒，主治中暑呕吐。

（八）名医经验

1. 徐景藩

（1）病因病机：不论饮食因素、外邪因素、情志因素，最终导致的都是脾胃升降失调，失

"升"则清阳之气不能敷布,后天之精不能归藏,失"降"则饮食水谷无法摄入,糟粕无法排出,从而产生各种脾胃病。脾胃气机升降失调,还可致痰、饮、水、湿等病理产物形成或进一步堆积,波及其他脏腑,如心、肺、肝、肾等。脾胃升降失调,临床上多见脾升不及、脾虚下陷、胃降不及和胃气上逆,其中胃气上逆则可见嗳气、反胃、恶心、呕吐等症状。可见徐老认为脾胃升降失调、胃气上逆为呕吐的基本病机。

（2）治法治则:治脾必知其欲升,治胃必知其欲降。升清、降浊为脾胃病治疗的重要大法。就升与降的关系而言,一般以降为基础及前提,同时两者相辅相成,升中有降,降中寓升。胃以降为和,不降则滞,反升则逆,降的功能失常,则气机壅滞,水反为湿,谷反为滞,形成气滞、食积、湿阻、血瘀、火郁等病理因素。降法主要有降气和通腑两类,因腑行不通,气滞往往成为重要的致病因素,故以降气为主,还包括化湿、降火、消食、化瘀等。脾体阴而用阳,喜燥恶湿,得燥而升,以升为健。升法主要有补气升阳及升阳举陷,由于清阳不升,脾易生湿,故适当配用祛风胜湿法,也属升法范畴。升降虽为矛盾的两法,但两者相辅相成。胃降而脾得以升,脾升而胃得以降,升降并用,升中寓降,降中有升,两者相伍,可提高疗效。

（3）基本处方:太子参12g,云茯苓12g,炒白术10g,姜半夏9g,炒枳壳10g,刀豆壳10g,炒陈皮6g,沉香4g,炙甘草3g。

（4）随证加减:食欲缺乏者,加炒麦芽、炒谷芽、神曲健脾开胃;口黏滞,舌苔厚者,加炒苍术、草豆蔻、石菖蒲化湿止呕;嗳气频频,胃部隐痛者,加旋覆花、代赭石、柿蒂降逆止呕。

2. 王新志

（1）病因病机:提出"胃肠是人的第二大脑",故焦虑、紧张等情绪均可引起恶心、呕吐、腹泻等胃肠道症状。《景岳全书·呕吐》曰:"气逆作呕者,多因郁怒,致动肝气,胃受肝邪,所以作呕。"《素问·至真要大论》曰:"诸逆冲上,皆属于火。"王冰曰:"食已即吐,是有火也。"实热壅滞胃肠,阳明腑气不通,故胃气上逆而呕吐,呕吐因火热所成,火性急迫,故食已则吐,稍动即吐。

（2）治法治则:"食已即吐"为大黄甘草汤的绝对适应证,当以此为辨证要点,无论寒热虚实、内伤外感、宿食痰饮,有是证即用是方,不必仅限于阳明胃热腑实之证。仲景方中大黄与甘草比例为4:1。

（3）基本处方:大黄12g,甘草3g,瓜蒌15g,浙贝母15g,枳实10g,槟榔10g,甘草6g,石菖蒲15g,化橘红15g,麸炒白术30g,砂仁6g,茯苓12g,生姜3g。

（4）随证加减:脾虚见便溏,纳差者,加党参、神曲、鸡内金健脾和胃;腹部胀满不适者,加厚朴、王不留行、木香行气止痛;胃部冷痛绵绵者,加干姜、吴茱萸温中止呕。

（九）预防护理

因外邪引起呕吐者,应嘱其随季节变换增减衣物,防止受寒,勿在高温环境下逗留过久,防止中暑;因情志不调而引发呕吐者,应做好心理疏导,调畅情志,嘱其生活积极乐观,多与人交流,增加社交。因寒邪内侵引起的呕吐,应避免食用生冷,防止再度中伤脾胃;因痰饮内停引起的呕吐,应避免食用肥甘厚味,防止滋腻碍胃,再生痰饮;饮食停滞而呕吐者,应培养定时、定量进餐的良好饮食习惯;脾胃虚弱的患者,鼓励少量多餐,饮食清淡而富营养,勿滥进安补;胃阴亏虚的患者,少食辛辣、温燥、煎炸之品,以防愈伤阴液。

（十）现代研究

研究提示小半夏汤治疗化疗后恶心呕吐反应的主要成分有6-姜烯酚、6-姜辣素、黄芩素,其靶点关联的生物过程主要涉及细胞凋亡、细胞增殖、血管生成、炎性反应等方面。复合大承气汤灌肠联合穴位按摩治疗小儿不完全性肠梗阻,腹部胀痛、排气排便、恶心呕吐三方面改善的有效率均达100%。黄连温胆汤对顺铂所致动物胃肠平滑肌影响的实验表明,用药后动物平滑肌运动频率减慢、强度减弱、强直收缩次数及呕吐明显减少;肠平滑肌肌电活动频度、峰电位数和峰电位强度明显降低;胃平滑肌运动频率略有增快,强度增强。本方还能对抗阿扑吗啡、硫酸铜所引起的呕吐,且对中枢有镇静作用。研究发现半夏、生姜、连翘、旋覆花等止呕中药治疗化疗后恶心呕吐反应(CINV)的机制主要是针对5-HT和SP等神经递质,通过阻断5-HT3受体和NK1受体发挥止呕作用。

(袁红霞　吕　林)

第七节　痞　满

(一)定义

痞满以患者自觉胃脘部痞塞不通、胸膈满闷不舒,外无胀急之形、触之濡软、按之不痛为主要临床表现。

(二)源流

本病证在《黄帝内经》中称为痞、满、痞塞等,认为本病的发生与饮食不节、起居不适和寒气为患有关,主要病变脏腑在于脾、胃。如《素问·太阴阳明论》:"饮食不节,起居不时者,阴受之。……阴受之则入五脏,……入五脏则膜满闭塞。"《素问·异法方宜论》:"脏寒生满病。"《证治类裁》云:"脾不能行气于脾胃,结而不散,则为痞。"汉代张仲景在《伤寒杂病论》中对本病证的理法方药论述颇详。如《伤寒论·辨太阳病脉证并治》云:"脉浮而紧,而复下之,紧反入里,则作痞。按之自濡,但气痞耳。""太阳病,医发汗,遂发热恶寒,因复下之,心下痞。"《金匮要略·腹满寒疝宿食证治》云:"夫瘦人绕脐痛,必有风冷,谷气不行,而反下之,其气必冲,不冲者,心下则痞。"拟定了寒热并用、辛开苦降之法,创诸泻心汤,乃治痞满之祖方。

隋代巢元方《诸病源候论·痞噎病诸候》提出"八痞""诸痞"之名,包含了胃痞在内。论其病因有风邪外入,忧恚气积,坠堕内损;病机有营卫不和,阴阳隔绝,血气壅塞,不得宣通。并对痞作了初步的解释:"痞者,塞也。言腑脏痞塞不宣通也。"金代李东垣认为痞满的生成是由于脾胃失健,水湿不化,酿生痰浊,痰气交阻,中焦气机不利,升降失司所致。如《兰室秘藏》曰:"脾湿有余,腹满食不化""或多食寒凉,及脾胃久虚之人,胃中寒则胀满,或脏寒生满病"。其拟定的辛开苦降、消补兼施的消痞丸、枳实消痞丸更是后世治痞的名方。朱丹溪将痞满与胀满作了区分。如《冯氏锦囊秘录》云:"胀满内胀而外亦有形,痞则内觉痞闷,而外无胀急之形者。"《景岳全书·痞满》对本病的辨证颇为明晰,首次将痞满分为实痞和虚痞进行论治。如"痞者,痞塞不开之谓;满者,胀满不行之谓。盖满则近胀,而痞则不必胀也。所以痞满一证,大有疑辨,则在虚实二字,凡有邪有滞而痞者,实痞也;无物无滞而痞者,虚痞也。有胀有痛而满者,实满也;无胀无痛而满者,虚满也。实痞、实满者,可散可消;虚痞、虚满者,非大加温补不可。"清代林佩琴《类证治裁·痞满》将痞满分为伤寒之痞和杂病之痞,把杂病之痞又分作胃口寒滞停痰、饮食寒凉伤胃、脾胃阳微、中气久虚、脾虚失运、胃虚气滞等若干证型,分寒热虚实之不同而辨证论治,对临床很有指导意义。沈金鳌《杂病源流犀烛·肿胀源流》认为痞满病因"有中气不足、不能运化而成者,有食积而成者,有痰结而成者,有湿热太甚而成者",治疗"虚则补其中气(宜调中益气汤);实则消食(宜资生丸);豁痰（宜豁痰丸）；除湿（宜二陈汤加猪苓、泽泻）；有湿热清热（宜当归拈痛汤）而消导之"，但认为本病总的病机为脾气虚及气郁，故"不可用峻剂，致伤元气"。

（三）范围

功能性消化不良、慢性胃炎、胃下垂等。此外，慢性胆囊炎、糖尿病胃轻瘫、术后胃肠功能紊乱、胃癌等引起的痞满，可部分参照该病论治。

（四）病因病机

1. 致病因素

（1）情志失和：多思则气结，暴怒则气逆，悲忧则气郁，惊恐则气乱等，造成气机逆乱，升降失职，形成痞满。其中尤以肝郁气滞，横犯脾胃，致胃气阻滞而成之痞满多见。即如《景岳全书·痞满》所谓："怒气暴伤，肝气未平而痞。"

（2）饮食不调：暴饮暴食，或恣食生冷粗硬，或偏嗜肥甘厚味，或嗜浓茶、烈酒及辛辣、过烫饮食，损伤脾胃，以致食谷不化，阻滞胃脘，升降失司，胃气壅塞，而成痞满。如《类证治裁·痞满》云，"饮食寒凉，伤胃致痞者，温中化滞。"

（3）外邪犯胃：外邪侵袭肌表，治疗不得其法，滥施攻里泻下，脾胃受损，外邪乘虚内陷入里，结于胃脘，阻塞中焦气机，升降失司，胃气壅塞，遂成痞满。如《伤寒论》所云："脉浮而紧，而复下之，紧反入里，则作痞，按之自濡，但气痞耳。"

（4）药物所伤：补气健脾或益气养阴药物久食，碍于脾胃，滋生痰湿，痞塞中焦；或寒凉药物食入过多，损伤凝结脾胃，脾气虚弱，气机不畅导致痞满壅塞。

（5）禀赋不足：先天不足，脾虚胃弱，无力运化，或腐熟无能，致脾虚气滞，痞满自生。

（6）脾胃素虚：素体脾胃虚弱，中气不足，或饥饱不匀，饮食不节，或久病损及脾胃，纳运失职，升降失调，胃气壅塞，而生痞满。

2. 病机　痞满病位在胃，与肝、脾两脏密切相关。基本病机是中焦气机不利、脾胃升降失职。早期多病在气分，以实证为主；病久则兼涉血分，常见虚证或虚实夹杂证。属实者为实邪内阻，如外邪由表入里，食滞中阻，痰湿内郁，气机郁滞，影响中焦气机升降；属虚者为脾胃虚弱，气机不运，升降无力。

（五）诊断与鉴别

1. 诊断　患者自觉心下（胃脘部）痞塞不通，胸膈满闷不舒，外无胀急之形，触之濡软，按之不痛为主要临床表现。对于原发病的检查主要考虑功能性消化不良、慢性胃炎、胃下垂，以及糖尿病性胃轻瘫、胃癌、慢性胆囊炎等部分其他疾病等。在痞满的诊断过程中，可根据报警症状（长期发热、贫血、消瘦、大便发黑或便血、伴疼痛且疼痛性质突然发生改变）的有无，来决定检查的缓急主次，避免延误重要的器质性疾病。

2. 辅助检查

（1）胃镜和病理检查：胃镜是痞满最重要的检查之一，有助于鉴别功能性和器质性消化系统疾病。胃黏膜病理检查，有助于明确慢性胃炎的病理类型。

（2）X线钡餐造影：有助于明确胃下垂的诊断。

（3）腹部B超/CT检查：有助于排查肝、胆、胰、脾疾病，或肝、胆、胰、脾等器官疾病引起的痞满。

（4）其他检查：^{13}C或^{14}C呼气试验有助于明确是否伴有幽门螺杆菌感染；胃排空功能测定、体表胃电图、胃腔内压力测定等有助于明确是否存在胃运动功能障碍；心电图有助于排除心血管疾病。

3. 鉴别

（1）功能性消化不良：功能性消化不良是指位于上腹部的一个或一组症状，主要包括餐后饱胀和早饱感、上腹部疼痛、上腹部烧灼感等，无生化异常，且不能用器质性、系统性或代谢性疾病等来解释。功能性消化不良的诊断采用罗马Ⅳ诊断标准。

1）符合以下标准中的一项或多项：餐后饱胀不适、早饱、中上腹痛、中上腹部烧灼感。

2）呈持续或反复发作的慢性过程（症状出现至少 6 个月，近 3 个月症状符合以上诊断标准）。

3）排除可解释上述症状的器质性疾病（包括胃镜检查）。

（2）慢性胃炎：慢性胃炎是由多种原因引起的胃黏膜的慢性炎症。部分慢性胃炎患者可表现为非特异性消化不良，如上腹部不适、饱胀、疼痛、食欲缺乏、嗳气、反酸等，或同时伴有焦虑、抑郁等症状。慢性胃炎的确诊主要依赖于内镜与病理检查，尤以后者的价值更大（是否伴有 Hp 感染、活动性炎症、萎缩或肠化生）。对慢性胃炎的诊断应尽可能地明确病因，特殊类型胃炎的内镜诊断必须结合病因和病理。

（3）胃下垂：胃下垂是指站立时胃的下缘达盆腔，胃小弯角切迹低于髂嵴连线的病证。轻度胃下垂患者多无明显症状，中度以上胃下垂患者则表现为不同程度的上腹部饱胀感，食后尤甚，伴嗳气、厌食、便秘、腹痛等症状。胃下垂的诊断主要依赖于 X 线钡餐造影检查，并根据站立位胃角切迹与两侧髂嵴连线的位置分为轻、中、重三度。

（4）胃癌：胃癌是发生于胃黏膜上皮的恶性肿瘤。约半数的早期胃癌患者可无任何症状和体征，部分表现为早饱、纳差、中上部腹痛及消瘦等症。胃癌的诊断主要依赖于内镜检查和活检病理。

（5）其他疾病：其他可引起痞满的疾病常见的有冠心病、糖尿病性胃轻瘫、术后胃肠功能紊乱、慢性胆囊炎等，可根据病史、心电图、B 超、腹部 CT 或 MRI 等做出诊断。尤其是冠心病心绞痛发作时，部分患者仅以胃脘痞满为主要症状，临床治疗前一定要注意鉴别。

（六）辨证论治

1. 辨证要点　本病基本病机多为脾虚气滞，脾胃功能减弱，则运化不足，气机壅滞，则郁而致满。本病病位在胃，与肝、脾关系密切。辨证不外虚实两端，初期多为实证，日久由实转虚，同时亦有脾胃虚弱，运化无力而因虚致实者。饮食积滞、痰湿中阻、肝郁气滞者为实，而脾胃虚弱、胃阴不足者属虚。临床上常表现为虚实夹杂、寒热错杂之证。

对特定的患者来说，痞满的辨证论治与辨病论治所得出的证候类型并不一定完全一致，临床处方时宜相互参照，应将病、证、症三方面的情况综合考虑，合理处方。对于辨证分型较为复杂者，可考虑从相对简单的证候要素入手，如病位要素包括胃、脾、肝等，病性要素包括湿、火、食积、气滞、血瘀等，可起到执简驭繁的作用。

2. 治疗原则　治疗以调理脾胃升降、行气消痞除满为大法，实则泻之，虚则补之。实证常以消食导滞、除湿化痰、理气消滞、清热祛湿为主；虚证则重在健脾益胃、补中益气，或养阴益胃。本病临证以虚实互见为多，故常用消补兼施、补消并重之法。

痞满用药宜平和，在理气、清热、燥湿、化瘀时不宜攻伐太过，以免耗伤正气；使用滋阴类药物时，注意补中兼通，以防滋腻碍胃；使用温补类药物时，避免温热太过，燥热伤阴。

3. 证治分类

（1）饮食积滞证

1）症状表现：胃脘满闷，痞塞不舒，嗳腐吞酸，或恶心呕吐，或大便不通，腹满。舌苔垢腻,脉滑。

2）病机分析:饮食停滞,胃腑失和,气机瘀滞,故脘腹痞闷而胀;食滞胃脘,胃失和降,故嗳腐吞酸,呕吐;食滞作腐,气机不畅,故大便不调,臭如败卵。舌苔厚腻,脉滑为饮食停滞之象。

3）治疗方法:健脾和胃,消食导滞。

4）代表方药:保和丸加减。炒山楂20g,焦神曲20g,炒莱菔子15g,姜半夏9g,陈皮10g,茯苓10g,连翘10g。

5）随证加减:食积较重者,可加鸡内金、谷芽、麦芽消食和胃;脘腹胀满者,加枳实、厚朴、槟榔理气除满;食积化热,大便秘结者,加大黄、枳实,或用枳实导滞丸通腑消胀、清热利湿;兼脾虚便溏者,加炒白术、白扁豆,或枳实消痞丸健脾和胃、化湿消痞。

（2）痰湿阻滞证

1）症状表现:脘腹痞塞不舒,胸膈满闷,头晕目眩,身重困倦,呕恶纳呆,口淡不渴,小便不利。苔白厚腻,脉沉滑。

2）病机分析:痰浊阻滞,脾失健运,气机不畅,故见脘腹痞塞不舒;湿邪困脾,清阳不升,清窍失养,故头晕目眩;湿邪困脾,胃失和降,故见困倦,呕恶;气化不利,故小便不利。舌苔白厚腻,脉沉滑为湿邪偏重之象。

3）治疗方法:除湿化痰,理气和中。

4）代表方药:二陈平胃散加减。姜半夏9g,藿香10g,苍术6g,陈皮10g,厚朴10g,茯苓10g,生甘草6g。

5）随证加减:痰湿盛而胀满甚者,可加枳实、瓜蒌,或合用半夏厚朴汤加强化痰理气;气逆不降,嗳气不止者,加旋覆花、代赭石、沉香、枳实降逆下气;痰湿郁久化热而见口苦、舌苔黄者,改用黄连温胆汤清化痰热;兼脾胃虚弱者,加党参、炒白术、砂仁健脾和中。

（3）肝胃不和证

1）症状表现:脘腹痞闷,胸胁胀满,心烦易怒,善太息,呕恶嗳气,呕吐苦水,大便不爽。舌质淡红,苔薄白,脉弦。

2）病机分析:肝气犯胃,胃气郁滞,而致脘腹痞闷;肝气郁结,气机不舒,故心烦易怒,善太息;肝气犯胃,胃失和降,而见呕恶嗳气;胆胃不和,气逆于上,故呕吐苦水;肠胃不和,气机郁滞,故大便不爽。舌质淡红,苔薄白,脉弦为肝气郁滞之象。

3）治疗方法:疏肝解郁,和胃消痞。

4）代表方药:柴胡疏肝散加减。柴胡10g,陈皮10g,川芎10g,香附10g,枳壳10g,白芍10g,炙甘草6g。

5）随证加减:气郁明显,胀满较甚,加郁金、厚朴,或用五磨饮子理气导滞消胀;肝郁化火,口苦而干者,加黄连、黄芩泻火解郁;呕恶明显者,加姜半夏、生姜和胃止呕;嗳气者,加竹茹、沉香和胃降气。

（4）湿热阻胃证

1）症状表现:脘腹痞闷,或嘈杂不舒,恶心呕吐,口干不欲饮,口苦,纳少。舌红,苔黄腻,脉滑数。

2）病机分析:湿热内蕴,困阻脾胃,气机不利,则胃脘痞闷,嘈杂不舒;湿热中阻,气机不利,升降失司,故见恶心呕吐,口干口苦;脾为湿困,纳运失职,而见纳少。舌红苔黄腻,脉滑数为湿热壅盛之象。

3）治疗方法:清热化湿,和胃消痞。

4）代表方药:泻心汤合连朴饮加减。大黄 6g,黄芩 15g,黄连 6g,炒栀子 10g,厚朴 15g,石菖蒲 15g,清半夏 6g,芦根 30g,淡豆豉 15g。

5）随证加减:恶心呕吐明显者,加竹茹、陈皮、旋覆花降逆止呕;纳呆不食者,加鸡内金、谷芽、麦芽开胃导滞;嘈杂不适者,合用左金丸开痞散结;便溏者,去大黄,加白扁豆、白豆蔻、陈皮化湿和胃;寒热错杂者,合用半夏泻心汤苦辛通降。

（5）脾胃虚寒（弱）证

1）症状表现:脘腹痞闷而胀,时轻时重,进食尤甚,喜热喜按,得温则舒,四肢欠温,气短乏力,倦怠懒言,不欲食,大便不实。舌淡苔白,脉沉细。

2）病机分析:脾胃虚弱,健运失职,升降失常,故脘腹满闷,时轻时重;脾胃虚寒,故喜温喜按;脾虚不运,故见纳呆,便溏;脾胃气虚,形神失养,故见神疲乏力,少气懒言。舌质淡,苔薄白,脉沉细为脾胃虚弱之象。

3）治疗方法:健脾益气,升清降浊。

4）代表方药:补中益气汤加减。炙黄芪 30g,党参 15g,炒白术 15g,炙甘草 10g,升麻 10g,柴胡 10g,当归 15g,陈皮 10g。

5）随证加减:胀闷较重者,可加枳壳、木香、厚朴理气运脾;四肢不温,阳虚明显者,加制附子、干姜,或合理中丸温胃健脾;纳呆厌食者,加砂仁、神曲理气开胃;舌苔厚腻,湿浊内蕴者,加清半夏、茯苓,或改用香砂六君子汤加减以健脾祛湿、理气除胀。

（6）胃阴不足证

1）症状表现:脘腹痞闷,嘈杂,恶心嗳气,饥不欲食,口燥咽干,大便秘结。舌红,少苔,脉细数。

2）病机分析:胃阴亏虚,胃失濡养,和降失司,故见脘腹痞闷,嘈杂,饥不欲食;胃失和降,故恶心嗳气;阴虚津枯,津液不能上承,大肠液亏失于濡养,故见口燥咽干,大便秘结。舌红,少苔,脉细数为阴虚之象。

3）治疗方法:养阴益胃,调中消痞。

4）代表方药:益胃汤加减。生地 15g,麦冬 15g,沙参 10g,玉竹 15g,香橼皮 10g。

5）随证加减:津伤较重者,加石斛、天花粉养阴生津;腹胀较著者,加枳壳、厚朴理气消胀;食滞者,加谷芽、麦芽消食导滞;便秘者,加火麻仁、玄参润肠通便。

（7）寒热错杂证

1）症状表现:心下痞满,按之柔软不痛,呕恶欲吐,口渴心烦,脘腹不适,肠鸣下利。舌质淡红,舌苔白或黄腻,脉弦细滑。

2）病机分析:饮食不节,寒温失调,或久病不愈,脾胃内伤,寒热互结于中焦,致使寒热错杂,脾胃气机升降失调,可见脘腹痞满、疼痛;气机上逆,则恶心呕吐;运化失司则纳呆,肠鸣便溏;中焦热甚,则胃脘嘈杂,口干或苦。舌淡,苔黄,脉弦细滑乃寒热错杂之征。

3）治疗方法:辛开苦降,和中消痞。

4）代表方药:半夏泻心汤加减。半夏 9g,黄芩 9g,黄连 3g,党参 15g,干姜 9g,炙甘草 6g,大枣 10g。

5）随证加减:口舌生疮者,加连翘、栀子、丹皮清热凉血;腹泻便溏者,加炒白术、草豆蔻、白扁豆、砂仁健脾化湿;畏寒怕冷,加附子、肉桂温中健脾;痞满较重者,加枳实、佛手行气除满。

（七）常用药对

1. 苏梗、香附（董建华）　具有疏肝和胃,行气消痞的功效,适用于肝胃不和之痞满、胃脘痛等。

2. 瓜蒌、薤白（张泽生）　具有通阳泄浊以消痞、散结、止痛之功,适用于痞满、胃脘痛、便秘等。

3. 白术、鸡内金（朱良春）　具有益胃健脾、消食化积的功效,适用于慢性萎缩性胃炎伴肠化生者。

4. 秦艽、威灵仙（田德禄）　具有化湿通络、行气消痞的功效,适用于胃脘痞满伴见舌质暗、苔腻,关节疼痛等症。

5. 白术、苍术（陈家礼）　具有健脾益气、燥湿醒脾的功效,二药相须,一补一燥,适用于脾虚湿阻之痞满。

（八）名医经验

1. 董建华

（1）病因病机:在本病的认识上以"通降论"为主要指导思想,认为胃在生理上以降为顺,病理上因滞而病,胃气壅滞为基本病机。

（2）治则治法:理气和胃为基本治法,以调理气血为中心,旨在恢复胃的通降功能。

（3）基本处方:苏梗12g,香附12g,陈皮12g,枳壳15g,大腹皮10g,香橼皮12g。

（4）随证加减:脾虚者,加党参、白术、茯苓、甘草益气健脾;湿盛者,加佩兰、厚朴、清半夏、茯苓、滑石健脾化湿;肝郁者,加延胡索、川楝子、柴胡、青皮等疏肝止痛;血瘀者,加五灵脂、生蒲黄活血化瘀;胃阴虚者,加用北沙参、麦冬、石斛养阴和胃。

2. 徐景藩

（1）病因病机:基本病机为脾胃升降失常,认为慢性胃病可分为中虚气滞证、肝胃不和证、胃阴不足证三型;并重视腹部切诊在脾胃病诊疗中的作用。

（2）治则治法:中虚气滞治以调中理气,肝胃不和治以疏肝和胃,胃阴不足治以养胃理气。

（3）基本处方:党参15g,白术15g,炙黄芪15g,山药15g,茯苓15g,鸡内金10g,三棱10g,当归10g,甘草12g,陈皮12g,木香12g。

（4）随证加减:肝郁者,加佛手、绿萼梅疏肝行气;阴虚者,加生地、玉竹养阴生津;血瘀者,加可红花、丹皮、三棱行气活血。

3. 朱良春

（1）病因病机:本病病机错综复杂,既有胃失和降,脾胃湿热,胃阴不足之征象;又有脾胃虚寒,脾失健运,或脾不升清,肝气郁滞的证侯。大致可分为脾虚夹瘀、阳虚夹湿、阴虚木横三型。

（2）治则治法:健脾助阳,滋阴平木。

（3）基本处方:生黄芪120g,莪术60g,党参60g,怀山药60g,鸡内金60g,刺猬皮60g,生蒲黄60g,五灵脂60g,徐长卿60g,三七60g,炮山甲45g（现停用）,玉蝴蝶45g,凤凰衣45g,甘草30g。共碾极细末,每服4g,每日3次,饭前服用。

（4）随证加减:阴虚者,加北沙参、麦冬、生白芍养阴生津;偏阳虚者,加良姜、荜茇、炒苍术温中止痛。

（九）预防护理

饮食因素在痞满的发病过程中起重要作用,进食生冷、辛辣食物是其发生的重要因素。痞满患者应养成良好的饮食习惯,每日定时、定量进餐,避免过食辛辣、热烫、油腻及坚硬难以消化的食物,戒烟戒酒,避免服用对胃黏膜有刺激的药物。人群对不同食物的敏感性存在个体差异,需要临床医生提醒患者注意观察适合自己的饮食谱。

心理因素为痞满的主要诱发因素之一,痞满患者应保持心情愉悦舒畅,避免受到负面情绪的影响,必要时可咨询心理医生,寻求专业治疗;加强对痞满患者的心理疏导对缓解症状,提高其生活质量有一定的帮助。

痞满患者应当避免长期过度劳累;在冬春季节尤需注意生活调摄;宜经常锻炼,但应避免餐后立刻运动,以免增加胃肠负担;传统的中医保健功法,如八段锦、太极拳等对调整胃肠功能有一定的作用。

(十)现代研究

采用柴胡疏肝散为基础方治疗慢性胃炎引起的痞满,中医证候总有效率达88.33%,可有效改善痞满、胃脘痛、嗳气等症状,并有促进胃排空,改善内镜下胃黏膜充血、水肿、出血点及糜烂等情况的作用。对于慢性胆囊炎引起的痞满,以柴胡疏肝汤加减治疗,其影像学、综合疗效总有效率分别为96.67%、93.33%,治疗后中医症状积分明显下降。

研究提示分别以二陈汤、平胃散为基础方,随症加减,均可有效改善功能性消化不良症状,疗效优于多潘立酮。以二陈汤及平胃散合方加减联合西药治疗慢性胃炎,总有效率88.57%,且在改善症状、消除胃黏膜炎症及提高Hp清除率方面均优于西药组。用香砂六君子汤联合辨证治疗慢性萎缩性胃炎,在改善临床症状及胃镜表现及病理组织学评价方面均有一定疗效。益胃汤加减治疗胃阴不足型慢性萎缩性胃炎,可改善临床症状。部分报道显示,治疗Hp相关胃炎在三联疗法基础上加用益胃汤,有快速改善症状的作用。

多项临床研究及系统评价表明,采用半夏泻心汤加减化裁,用治慢性浅表性胃炎、慢性萎缩性胃炎、胆汁反流性胃炎、功能性消化不良、糖尿病性胃轻瘫等均有肯定疗效,在提高临床总有效率、改善胃动力、修复胃黏膜、减少胆汁反流、降低复发率等方面均优于西药组。半夏泻心汤加减也可治疗Hp感染,提高Hp清除率,减少不良反应。

(张声生　唐旭东)

第八节　胃　痛

(一)定义

胃痛以上腹部近心窝处发生疼痛为主要临床表现,又称为"胃脘痛"。

(二)源流

《黄帝内经》最早提出"胃脘痛"之病名。如《灵枢·邪气脏腑病形》:"胃病者,腹䐜胀,胃脘当心而痛。"《灵枢·经脉》曰:"脾足太阴之脉……是动则病舌本强,食则呕,胃脘痛,腹胀善噫,得后与气则快然如衰。"古代文献所称"心痛""心腹痛",多指胃痛。汉代张仲景将胃痛的病变称为"心下",《伤寒论》中涉及有"心下急""心下痛""心下满微痛"等称谓。如《伤寒论》第138条说:"伤寒六七日,结胸热实,脉沉而紧,心下痛,按之石硬者,大陷胸汤主之。"这里的心下痛即是胃痛。晋代王叔和在《脉经》中提及"胃中痛",仍未单列病名。隋唐宋时期虽将胃脘痛称为"心痛""胃心痛"等,但开始在病机、病位上与心经心痛相区别。如隋代巢元方在《诸病源候论·心痛诸病候》论述:"诸脏虚受病,气乘于心者,亦令心痛,则心下急痛,谓之脾之痛也。足太阴为脾之经,与胃合。足阳明为胃之经,气虚逆乘心而痛,其状腹胀归于心而痛甚,谓之胃心痛也。"宋代陈无择在《三因极一病证方论·九痛叙论》中,指出"夫心痛者,在方论则曰九痛,《内经》则曰举痛,一曰卒痛。种种不同,以其痛在中脘,故总而言之曰心痛,其实非心痛也"。至金元时期,医家将胃脘痛作为单独病名提出。张元素在《医学启源·主治心法》首载"胃脘痛"之名。李东垣在《兰室秘藏》中首次将胃脘痛作为独立疾病,单设一门,明确指出胃脘痛的病位在脾胃,并对胃的病机、治则及治法进行阐述。明清时期,胃脘痛已作为单独病名广泛使用,并明确区分胃痛与心痛。

胃脘痛的发生原因,《素问》提出饮食不节、寒冷邪气均能伤胃。如:"饮食自倍,肠胃乃伤""味过于苦,脾气不濡,胃气乃厚""寒气客于肠胃之间,膜原之下,血不得散,小络引急,故痛,按之则血气散,故按之痛止。……寒气客于肠胃,厥逆上出,故痛而呕也""民病胃脘当心而痛,上支两胁,膈咽不通,饮食不下,舌本强,食则呕……病本于脾。冲阳绝,死不治。……澹澹大动,胸胁胃脘不安,面赤目黄,善噫嗌干,甚则色炲,渴而欲饮,病本于心"。隋《诸病源候论》指出胃脘痛乃"足太阴之经与络俱虚,为寒冷邪气所乘故也",揭示了在脾胃经虚弱的基础上,加上寒邪侵袭,而发生胃脘急痛。明《医学正传》列举了胃脘痛的发病原因:"清痰食积郁于中,七情九气触于内。"

胃脘痛的治疗方法,汉代张仲景创大建中汤、附子粳米汤、芍药甘草汤、吴茱萸汤、小建中汤和黄芪建中汤等方,为后世治疗胃脘痛的常用方。宋《圣济总录·心痛门》就记载用荜澄茄丸、沉香阿魏丸及丁香汤等治疗胃心痛。金元时期李东垣在《兰室秘藏》卷二立"胃脘痛"一门,将胃脘痛与心痛相鉴别,拟草豆蔻丸、神圣复气汤、麻黄豆蔻丸三方。明《景岳全书》提出治疗胃脘痛以理气为主,对后世医家影响很深。清《证治汇补》认为胃脘痛多因气滞、食滞,不可骤用补剂,因补之则令气机不通,而使疼痛加重;但病情反复发作,身体虚弱,又当用培补,因脾得补而气机自然运转,随即疼痛缓解。

（三）范围

功能性消化不良、急性胃炎、慢性胃炎、消化性溃疡、胃癌等,其他疾病如胰腺、心脏、胆囊或全身性疾病也可引起类似于胃痛的症状。此外,慢性胰腺炎、慢性胆囊炎引起的胃痛可部分参照该病论治。

（四）病因病机

1. 致病因素

（1）外邪犯胃:外感风、寒、暑、湿、燥、热诸邪均能致病,或为单发或相兼致病,外邪内客于胃,皆可致胃脘气机阻滞,不通则痛。其中尤以风、寒、暑、湿邪犯胃为多。

（2）饮食不节:胃为水谷之海,主受纳和腐熟水谷。如长期过食,或饮酒无节,损伤胃体;或嗜食肥腻炙煿,积滞难消,酿成湿热,均可导致气机阻滞,发生胃痛。过食生冷,耗伤中阳;或偏食辛辣,蕴热伤阴;或饥饱无常,特别是空腹过劳,损伤胃气等,均可引发胃痛。

（3）情志失调:思则气结,怒则气逆,伤肝损脾,肝失疏泄,横逆犯胃,脾失健运,胃气阻滞,均致胃失和降,而发胃痛。

（4）脾胃素虚:素体脾胃虚弱,运化失职,气机不畅;或中焦虚寒,失其温养;或胃阴亏虚,胃失濡养,则均可导致胃痛。

2. 病机　胃痛病位在胃,与肝、脾密切相关,可涉及胆、肾。基本病机为中焦气机阻滞,胃失和降,不通则痛。寒邪、饮食伤胃等皆可引起胃痛,为"不通则痛"。若禀赋不足,加之后天失养,脾气虚弱;或脾阳不足,寒自内生;或胃燥太过,胃失濡养,则为"不荣则痛"。肝气横逆,木旺乘土;或中土壅滞,木郁不达;或肝火亢炽,迫灼胃阴;或肝血瘀阻,胃失滋荣,故胃病多关乎肝。脾与胃同居中焦,互为表里,共主升降,故脾病多涉于胃,胃病亦可及于脾,如劳倦内伤,饥饱无常者,每多脾胃同病。胃痛初病多为实证,久病多为虚实夹杂或虚证,其中虚多为脾胃虚弱,实多为气滞、食积、血瘀,虚实夹杂多见脾胃虚弱夹湿、夹瘀等。

胃痛的病理变化复杂,病机可以演变,产生变证。胃热炽盛,迫血妄行,或瘀血阻滞,血不循经,或脾气虚弱,不能统血,致便血、呕血;大量出血可致气随血脱,危及生命。若脾胃运化失职,湿浊内生,郁而化热,火热内结,可导致胃痛剧烈、拒按;或日久成瘀,气机壅塞,胃失和降,胃气上逆,致呕吐反胃。若胃痛日久,由气分深入血分,久痛入络致瘀,瘀结胃脘,可形成癥积。

(五)诊断与鉴别

1. 诊断　以上腹部近心窝处经常发生疼痛为主证,常伴有上腹胀、纳呆、恶心、呕吐、嘈杂、反酸、嗳气等症状。发病无季节性,具有病因不明、疗程长、反复发作、迁延难愈的特点。

2. 辅助检查

(1)内镜和病理检查:是胃痛最重要的检查之一,有助于明确上消化道疾病引起的胃痛,如慢性胃炎、消化性溃疡、胃癌等。胃黏膜病理,有助于明确慢性胃炎的临床类型、胃癌的病理类型等。

(2)B超检查:有助于诊断肝、胆、脾、胰等器官疾病引起的胃痛。

(3)X线检查:有助于消化性溃疡、胃癌等疾病的诊断。

(4)其他检查:^{13}C呼气试验有助于明确是否伴有幽门螺杆菌感染;血液学检查有助于进一步明确病因;心电图检查有助于排除心血管系统疾病引起的胃痛;CT检查有助于急慢性胰腺炎、胃癌的诊断等。

3. 鉴别

(1)功能性消化不良:功能性消化不良是指存在一种或多种起源于胃、十二指肠区域的消化不良症状,并且缺乏能解释这些症状的任何器质性、系统性或代谢性疾病。功能性消化不良的诊断要点如下。

1)符合以下标准中的1项或多项:餐后饱胀不适、早饱、中上腹痛、中上腹部烧灼感。

2)呈持续或反复发作的慢性过程(症状出现至少6个月,近3个月症状符合以上诊断标准)。

3)排除可解释上述症状的器质性疾病(包括胃镜检查)。

(2)慢性胃炎:慢性胃炎是由多种原因引起的胃黏膜的慢性炎症。部分慢性胃炎患者可无明显临床症状;有症状者主要表现为非特异性消化不良,如上腹部不适、饱胀、疼痛、食欲缺乏、嗳气、反酸等,部分还可有健忘、焦虑、抑郁等精神心理症状。消化不良症状的有无及其严重程度,与慢性胃炎的组织学所见和内镜分级无明显相关性。慢性胃炎的确诊主要依赖于内镜与病理检查,尤以后者的价值更大。对慢性胃炎的诊断应尽可能地明确病因,特殊类型胃炎的内镜诊断必须结合病因和病理。

(3)消化性溃疡:消化性溃疡是泛指胃肠道黏膜在某种情况下被胃酸/胃蛋白酶消化而造成的溃疡,可发生于食管、胃、十二指肠,也可发生于胃-空肠吻合术口附近或含有胃黏膜的梅克尔憩室内。本病的临床表现不一,部分患者可无症状,或以出血、穿孔等并发症为首发症状。上腹部疼痛是本病的主要临床表现,典型的消化性溃疡可表现周期性、节律性的上腹部疼痛,或被进食或服用抗酸药物缓解。胃镜检查及病理活检是确诊本病的主要方法。X线检查如见到龛影等也提示本病。

(4)胃癌:胃癌是发生胃黏膜上皮的恶性肿瘤。约半数的早期胃癌患者可无任何症状和体征,有症状者也无特异性。进展期胃癌最早出现的症状为上腹痛,可伴有早饱、纳差及消瘦等。胃癌的诊断主要依赖于 X 线钡餐检查及内镜检查、病理活检,尤其是内镜检查及病理活检的价值更大。

(5)其他疾病:其他可引起胃痛的疾病常见有冠心病、慢性胰腺炎、急慢性胆囊炎等,可根据病史、心电图、B超等做出诊断。尤其是冠心病心绞痛或心肌梗死,有时会引起类似胃痛的症状,临床治疗一定要注意鉴别。

(六)辨证论治

1. 辨证要点

(1)首辨外感内伤:寒、湿、热等外邪内犯于胃,均可致气机郁滞,其中寒邪犯胃尤多。外感风寒,邪气经表客于胃,症见恶寒发热,或不发热,头身疼痛;脘腹受冷,寒凝胃痛,兼见恶心呕吐,吐后痛减,或口泛清水,大便清稀,恶寒肢冷。外感湿热、暑湿、寒湿之邪,湿邪阻滞,气血壅塞,不通则痛。饮食不节,暴饮暴食,而致食积不化;或因素体胃气虚弱,稍有饮食不慎,食积不化,停于胃腑,胃气阻滞,不通则痛。

(2)再辨寒热:暴食生冷,寒性凝滞,阴寒之邪侵犯,易使经脉气血运行不畅,阻滞不通,不通则痛。外感湿热,阻于中焦,可见身热不扬,或身热汗出不解,胸闷脘痞;湿热蕴伏,清浊相干,可见上吐下泻,心烦躁扰,小便短赤;食积日久,生湿化热,蕴结胃肠,可见呕吐物气味酸腐。

(3)其次辨在气在血:情志不畅,肝气郁结,横逆犯胃,胃失和降,而发胃痛,兼见痛连两胁,嗳气吞酸,不思饮食,甚则呕恶,每因情绪变化而发作;肝郁脾虚,肝脾不调,兼见食少腹胀,神疲乏力,便溏不爽,或大便溏结不调。日久成瘀,瘀血内结,不通则痛,瘀血日久,损伤脉络,血不循经,溢出脉外,而见吐血、便血;情志不遂,肝郁化火犯胃,胃火亢盛,熏灼胃络,迫血妄行,兼见吐血,血色鲜红。如叶天士《临证指南医案·木乘土》所谓:"肝为起病之源,胃为传病之所。"叶天士云:"胃痛久而屡发,必有凝痰聚瘀。"胃失和降,气机阻滞,血行不畅。

(4)最后辨虚实阴阳:脾胃气虚,运化无力,饮食物积聚中焦,气机阻滞,症见脘腹胀痛。肝胃火旺、肝胃郁热,则见急躁易怒,口苦心烦,目赤耳鸣,甚或痛连两胁。脾胃阳虚,失于温煦,阴寒内生,寒凝气机,症见胃脘冷痛,绵绵不休,时作时止,喜温喜按,食后缓解,兼见胃痛泛吐清水,口淡不渴,倦怠乏力,畏寒肢冷。胃阴耗伤,灼伤胃络,症见胃脘隐隐灼痛,嘈杂不舒,痞胀不适,饥不欲食,兼见咽干口燥,五心烦热,盗汗。

2. 治疗原则 治疗以理气和胃止痛为主,审症求因,辨证论治。邪盛以祛邪为急,正虚以扶正为先,虚实夹杂则祛邪扶正并举。正如叶天士所云"通字须究气血阴阳"。属寒邪犯胃,宜用温胃散寒法;属食积胃痛,宜用消导和中法;属肝气郁滞,宜用疏肝理气法;属湿浊蕴胃,宜用化湿和胃法;属肝胃郁热,宜用泄热和胃法;属瘀血郁结,宜用活血化瘀法;属胃阴不足,宜用益胃养阴法;属脾胃虚寒,宜用温补脾胃法。理气止痛法虽为治疗胃痛之总则,不宜单独运用,多与其他方法联合应用,理气法渗透到消导和中、疏肝和胃、活血化瘀、补益脾胃等治法中,而起到和胃止痛作用。

3. 证治分类

(1)寒邪客胃证

1)症状表现:胃痛暴作,拘急冷痛,恶寒喜暖,得温痛减,遇冷痛重,口不渴饮或喜热饮,有感寒或食冷病史。舌淡苔白,脉弦紧。

2)病机分析:外感寒邪,或饮食过冷,寒邪侵犯胃脘,凝滞气机,故胃脘冷痛,痛势急剧;寒邪得温则散,故疼痛得温则减;遇寒气机凝滞加重,则痛势加剧;寒邪阻遏,阳气不能外达,血行不畅,则恶寒肢冷;寒不伤津,故口不渴饮或喜热饮。舌淡苔白,脉弦紧,为阴寒内盛之象。

3)治疗方法:温胃散寒,理气止痛。

4)代表方药:良附丸合香苏散加减。高良姜9g,香附9g,紫苏9g,陈皮6g,炙甘草3g。

5)随证加减:恶寒、头痛者,加丁香、川芎散寒止痛;胃纳呆滞者,加神曲、鸡内金健脾开胃;寒邪较甚,加荜茇、川椒、肉桂温中散寒。

(2)饮食伤胃证

1)症状表现:胃脘胀痛拒按,嗳腐酸臭,或呕吐不消化食物,其味腐臭,吐后痛减,不思饮食,大便不爽,得矢气及便后稍舒,有暴饮暴食病史。舌苔厚腻,脉滑。

2)病机分析:暴饮暴食,食滞胃肠,气失和降,阻滞不通,则脘腹胀满疼痛而拒按;食积于内,腐熟不及,则拒于受纳,故不思饮食;胃中未消化之食物夹腐浊之气上逆,则嗳腐吞酸,或呕吐酸馊食物;吐后宿食得以排出,故胀痛可减;食滞肠道,阻塞气机,则腹胀腹痛,泻下不爽,得矢气及便后稍舒。胃肠秽浊之气上蒸,则舌苔厚腻;脉滑,为食积之象。

3)治疗方法:消食导滞,和胃止痛。

4)代表方药:保和丸或枳实导滞丸加味。山楂9g,神曲9g,半夏9g,茯苓12g,陈皮6g,莱菔子15g,连翘12g,麦芽15g,枳实9g,大黄9g,黄芩9g,黄连6g,白术12g,泽泻9g。

5)随证加减:脘腹胀甚者,加砂仁、槟榔行气止痛;便闭者,加芒硝润燥软坚;胸满痞闷者,加苏叶、荆芥穗行气宽中。

(3)肝胃不和证

1)症状表现:胃脘胀满或疼痛,两胁胀满,每因情志不畅而发作或加重,心烦,嗳气频作,善叹息,或烦躁易怒,不思饮食。舌淡红,苔薄白,脉弦。

2)病机分析:情志不遂,肝失疏泄,肝气横逆犯胃,胃气郁滞,则胃脘、胸胁胀满疼痛;肝性失柔,肝气郁滞,故每因情志不畅而发作或加重;肝失条达,情志失调,则心烦,善太息;气郁化火,则烦躁易怒;胃气上逆,而见嗳气;肝气犯胃,胃不主受纳,则吞酸嘈杂,不思饮食。舌淡红,苔薄白,脉弦,为肝气郁结之象。

3)治疗方法:理气解郁,和胃止痛。

4)代表方药:柴胡疏肝散加味。陈皮6g,柴胡9g,川芎9g,香附6g,枳壳9g,芍药12g,甘草3g。

5)随证加减:嗳气频频者,加沉香、旋覆花降逆止呕;反酸者,加海螵蛸、煅瓦楞子制酸止痛;脘胁胀满、便溏者,加党参、炒白术补气健脾。

(4)脾胃湿热证

1)症状表现:胃脘灼痛,吐酸嘈杂,脘痞腹胀,纳呆恶心,口干不欲饮,小便短黄,大便不畅。舌红,苔黄厚腻,脉滑。

2)病机分析:湿热蕴结中焦,阻碍气机,故胃脘灼痛;湿热壅遏脾胃,受纳腐熟不能,升降失司,故胃脘嘈杂;不消化食物夹腐浊之气上逆,则吐酸;脾胃纳运失司,升降失常,故脘痞腹胀,纳呆呕恶;热势急迫,且湿又为阴邪,易阻气机,故大便不畅;湿遏热伏,郁蒸于内,故口干不欲饮,小便短黄。舌质红,苔黄厚腻,脉濡数,为湿热内蕴之征。

3)治疗方法:清热化湿,理气和胃。

4)代表方药:连朴饮加味。制厚朴6g,黄连3g,石菖蒲3g,制半夏3g,香豉9g,焦栀子9g,芦根30g。

5)随证加减:恶心呕吐者,加竹茹、陈皮除烦止呕;纳呆食少者,加神曲、谷芽、麦芽消食开胃；肢体困倦、舌苔白腻者，加薏苡仁、佩兰醒脾开胃。

（5）寒热错杂证

1）症状表现：胃脘胀满疼痛，遇冷加重，纳呆，嘈杂，恶心或呕吐，肠鸣，便溏，口干或口苦。舌淡，苔黄，脉弦细滑。

2）病机分析：脾胃虚弱，无力运化，致水谷不能濡养于胃，气机升降失调，寒热阻滞于中焦，故胃脘胀满疼痛，纳呆，嘈杂；脾胃失于温煦，胃痛遇冷加重；脾胃升降失常，气机上逆，故恶心或呕吐；脾胃虚弱，失于纳运，故肠鸣、便溏；热盛伤津，胆腑郁热，上蒸于口，故口干或口苦。舌淡，苔黄，脉弦细滑为寒热错杂之象。

3）治疗方法：辛开苦降，和胃开痞。

4）代表方药：半夏泻心汤加味。半夏 12g，黄芩 9g，干姜 9g，人参 9g，炙甘草 9g，黄连 3g，大枣 6 枚。

5）随证加减：湿重、口黏较甚者，加薏苡仁、佩兰醒脾开胃；脘胁胀满者，加佛手、香橼皮行气除满。

（6）瘀血阻胃证

1）症状表现：胃脘刺痛，痛处不移，按之痛甚，入夜加重，甚或出现黑便或呕血，面色黧黑。舌质紫暗，舌体瘀斑，脉弦涩。

2）病机分析：瘀血内积胃脘，气血运行受阻，不通则痛，故胃脘刺痛，痛处不移，按之痛甚；夜间阳气内藏，阴气用事，血行较缓，瘀滞益甚，故入夜加重；血不循经而溢出脉外，则见黑边或呕血；血行瘀滞，则血色变紫变黑，故见面色黧黑。脉络瘀阻，则见舌质紫暗，舌体瘀斑，脉弦涩。

3）治疗方法：活血化瘀，理气和胃。

4）代表方药：丹参饮合失笑散加味。丹参 12g，蒲黄 9g，五灵脂 6g，檀香 3g，三七 3g，砂仁 3g。

5）随证加减：胃脘痛甚者，加延胡索、郁金行气止痛；四肢不温，舌淡脉弱者，加黄芪、桂枝温通经脉；口干咽燥，舌光无苔者，加生地、麦冬益胃生津。

（7）胃阴亏虚证

1）症状表现：胃脘痛隐隐，有时嘈杂似饥，或饥而不欲食，口干渴，干呕，呃逆，大便干结，小便短少。舌红少津或舌裂纹无苔，脉细。

2）病机分析：胃阴不足，虚热内生，胃失和降，则胃脘隐痛，嘈杂不舒；胃中虚热扰动，消食较快，则有饥饿感；而胃阴失滋，纳化迟滞，则饥不欲食；胃阴亏虚，阴津不能上滋，则口燥咽干；胃失和降，胃气上逆，可见干呕，呃逆；不能下润，则大便干结，小便短少。舌红少津或舌裂纹无苔，脉细，为阴液亏少之征。

3）治疗方法：养阴生津，益胃止痛。

4）代表方药：益胃汤合芍药甘草汤加味。沙参 12g，麦冬 15g，生地 12g，玉竹 9g，白芍 12g，甘草 6g，冰糖 3g。

5）随证加减：嘈杂者，加黄连、吴茱萸泻肝开痞；胃脘胀痛较剧者，加枳壳、玫瑰花疏肝行气；大便干燥难解者，加火麻仁、瓜蒌仁润肠通便。

（8）脾胃虚寒证

1）症状表现：胃脘隐痛，喜温喜按，得食痛减，四肢倦怠，畏寒肢冷，口淡流涎，便溏，纳少。舌淡或舌边齿痕，舌苔薄白，脉虚弱或迟缓。

2）病机分析:中阳不足,虚寒内生,寒凝气机,故胃脘隐痛;性属虚寒,故其痛喜温喜按,食后、按压、得温均可使病情缓解;受纳腐熟功能减退,水谷不化,胃气上逆,则食少;阳虚气弱,全身失于温养,则畏寒肢冷,四肢倦怠;阳虚内寒,津液未伤,则口淡流涎。舌淡或舌边齿痕,舌苔薄白,脉虚弱或迟缓,为虚寒之象。

3）治疗方法:益气健脾,温胃止痛。

4）代表方药:黄芪建中汤加味。黄芪 15g,桂枝 9g,白芍 18g,炙甘草 6g,饴糖 30g,大枣 6g,生姜 9g。

5）随证加减:泛吐痰涎者,加白术、姜半夏燥湿化痰;反酸者,加海螵蛸、煅瓦楞子制酸止痛;形寒肢冷、腰膝酸软者,加附子、蜀椒温中散寒。

（七）常用药对

1. 乌药、百合(步玉如)　具有顺气、养胃、止痛的作用,适用于日久不愈之胃脘痛的治疗。

2. 瓜蒌、薤白(张泽生)　具有通阳泄浊,而奏止痛、消痞、散结的功效,适用于胃脘痛、痞满、便秘等。

3. 桂枝、芍药(张泽生)　具有调肝理脾的功效,适用于肝脾不调或气滞血瘀型。

4. 生白术、鸡内金(朱良春)　具有补脾健胃,消食化积的功效,适用于慢性萎缩性胃炎伴肠化生者。若病变较重,配伍刺猬皮和炮山甲(已停用)软坚消结、化散郁积。

5. 生黄芪、莪术(朱良春)　具有益气化瘀、扶正消积的功效,适用于慢性萎缩性胃炎,证属气虚血瘀者。

6. 五灵脂、蒲黄(朱良春)　具有活血、散瘀、止痛的功效,适用于气血瘀阻之胸胁痛、胃脘痛、腹痛等。慢性萎缩性胃炎伴肠腺化生或不典型增生者,宜加用此两味。

7. 黄连、藿香(徐景藩)　具有清热利湿的功效,适用于湿热中阻之胃痛、痞胀、恶心、泄泻等症。

（八）名医经验

1. 徐景藩

（1）病因病机:因外感邪气、饮食失调、情志不遂、久病劳伤等原因,导致脾胃运纳失司,升降失调,气机易阻滞于中焦,或肝失调达,疏泄失常,横逆犯胃,气机阻滞,脾胃亏虚加重,土虚木贼,两者相互影响。中焦气滞,阻塞不通,不通则痛,可见胃脘痞满、胀痛。

（2）治法治则:健脾调中理气。

（3）基本处方:炒党参 10~15g,炒白术 10g,黄芪 10~20g,炒山药 10~20g,云茯苓 15~20g,炙甘草 3~5g,炒陈皮 5~10g,煨木香 10g,红枣 5 枚。

（4）随证加减:如兼有畏寒怕冷、舌淡白、脉沉细,加干姜、肉桂、草豆蔻温脾暖胃;兼腹部坠胀、小溲频而色清、便后脱肛,加炙升麻、柴胡、荷叶升提举陷。

2. 张镜人

（1）病因病机:胃痛多见于慢性浅表性胃炎、慢性萎缩性胃炎。慢性胃炎的发生通常与饮食、情绪变化等有关。无论病因病机、临床表现均与中焦失衡,脾胃升降失司,肝胆气机失疏密切相关。盖脾与胃为表里,同居中焦,共主消化吸收,为后天之本,脾主升则健,胃宜降则和,通过二者的纳运、升降、燥湿作用维持人体正常消化功能,犹如称物之"衡"。而脾胃生理活动又赖于肝胆的疏泄,脾主运化属土,肝主疏泄属木,肝脾二者为木土相克关系,互相影响,如《素问·宝命全形论》"土得木而达",一旦中焦失衡,胃气不降,传化无由,壅滞成病；脾气不升，土轴失运，清浊相混；肝气失疏，克脾犯胃，或胆火上逆，胃失和降，久而胃络瘀滞，脾胃运化乏力，从而"不平则病"，导致慢性胃炎的发生。

（2）治法治则：慢性浅表性胃炎治疗大法为调肝清热。

（3）基本处方：柴胡6g，黄芩9g，杭白芍9g，炙甘草3g，苏梗6g，香附9g，白花蛇舌草30g，徐长卿15g，香谷芽12g。

（4）随证加减：胃痛较盛者，加郁金、延胡索疏肝和胃；伴有舌质瘀暗者，加桃仁、红花活血化瘀；情绪长期不畅、激动易怒者，加玫瑰花、当归、生麦芽疏肝解郁；纳差、食欲减退者，加枳壳、鸡内金、炒神曲、炒麦芽健脾开食。

3. 李振华

（1）病因病机：脾胃病的病机主要为脾虚、胃滞、肝郁。脾均虚证，无实证，虚乃气虚，甚则阳虚，脾无阴虚而胃有阴虚证。脾之升清运化功能来自脾气、脾阳，如脾失健运，升清失职，即是脾虚证，轻则脾气虚，重则脾阳虚。脾虚失运易产生内湿，故水湿停滞，甚者郁而化热，造成局部有形之阴邪、实邪，其乃因虚致实，本虚标实。胃多实证，其实多表现为气、血、食、湿等的郁滞。

（2）治法治则：健脾和胃为主，酌加疏肝之品，肝脾同治。

（3）基本处方：党参15g，炒白术15g，茯苓15g，炙甘草6g，砂仁6g，木香10g，陈皮12g，苍术10g，厚朴15g，枳壳12g，柴胡12g，川芎10g。

（4）随证加减：如腹胀胁痛、肝气郁滞者，加小茴香、乌药、郁金、香附疏肝行气；如脾胃阳虚、中焦寒湿者，加吴茱萸、干姜、桂枝，甚至附子温中散寒；如湿阻气机化热者，去党参、砂仁，加白蔻仁、竹茹、佛手、乌药、知母、黄芩化湿行气；口干渴，加天花粉生津止渴；热盛，加生石膏清热泻火；吐酸水者，加吴茱萸、黄连清肝泻火；嗳气或呃逆者，加丁香、柿蒂降逆止呕。

（九）预防护理

胃痛患者有必要养成良好的饮食习惯，避免过食辛辣、热烫、油腻及含盐过多的食品，戒烟戒酒；宜增加营养，适当高蛋白、高维生素饮食；多进食水果、新鲜蔬菜对慢性胃炎患者可能有一定的益处，但对于脾胃虚弱证患者宜谨慎。避免服用对胃黏膜有刺激的药物。保持心情舒畅，避免不良情绪的刺激，必要时可向心理医师咨询；加强对慢性胃炎患者的心理疏导，对缓解慢性胃炎的发病、减轻症状，提高生活质量有一定的帮助。避免长期过度劳累；在冬春季节尤需注意生活调摄；宜经常锻炼，传统的中医保健功法，如太极拳等对调整胃肠功能有一定的作用。

（十）现代研究

采用黄芪建中汤或其加减方（小建中汤）化裁治疗胃痛脾胃虚寒证，可以有效缓解胃痛症状，改善脾胃虚寒证相关症状。采用柴胡疏肝散为主方治疗胃痛，临床治愈率达60.38%，总有效率达85.85%；其中慢性浅表性胃炎显效率76.47%，总有效率82.35%，消化性溃疡显效率73.91%，总有效率86.96%，功能性消化性不良显效率73.08%，总有效率88.46%；中医证候总有效率为86.79%，可以明显改善胃痛、脘腹胀满、烧心反酸、呃逆嗳气、食欲缺乏、恶心呕吐等的症状。采用半夏泻心汤为主方化裁治疗胃痛，包括慢性胃炎、溃疡病、十二指肠球炎，排除胆囊炎、胆石症、胰腺炎、胃癌、残胃炎及其他不明原因的上腹部疼痛者，对胃脘痛、胃脘压痛、饮食不振、嗳气等症状有明显改善，临床总有效率为88.24%，对胃黏膜有改善作用，对Hp也有一定的清除作用。

慢性萎缩性胃炎萎缩和肠化生的严重程度与胃癌发生存在相关性，可操作的与胃癌风险联系的萎缩评估（Operative Link for Gastritis Assessment，OLGA）和可操作的与胃癌风险联系的肠化生评估（Operative Link on Gastric Intestinal Metaplasia Assessment，OLGIM）系统分期为Ⅲ和Ⅳ期患者的胃癌发生风险显著增加，胃窦和胃体黏膜广泛萎缩也是胃癌的危险因素。据报道，慢性萎缩性胃炎患者的胃癌年发生率为 0.1%~0.25%，肠化生患者的胃癌年发生率为 0.25%；广泛黏膜萎缩患者的胃癌 5 年累积发病率更高，达 1.9%~10%，肠化生患者达 5.3%~9.8%。癌前状态的进展程度同胃癌家族史一样，被认为是胃癌的危险因素之一，对于局限于胃窦的生理性轻中度萎缩性胃炎患者，无需复查胃镜；局限于胃窦的病理性轻中度萎缩性胃炎患者，建议每 3 年复查胃镜；对于单一黏膜部位肠化生伴胃癌家族史，或存在顽固幽门螺杆菌相关胃炎的患者，可考虑 3 年内复查胃镜；对于伴有肠化生的轻中度萎缩性胃炎患者，可每 2~3 年复查胃镜；对于累及全胃的重度慢性萎缩性胃炎伴肠化生患者，则建议每 1~2 年复查高清胃镜。高清染色内镜显示边界不清的胃低级别上皮内瘤变患者，建议每年复查高清染色内镜；边界清晰、未行内镜治疗的胃低级别上皮内瘤变患者，建议每 6 个月复查高清染色内镜。

（黄恒青　卞立群）

第九节　胃　缓

（一）定义
胃缓指以脘腹坠胀为主或有疼痛，食后或站立时为甚等为主要表现的疾病。

（二）源流
最早提到本病的书籍是《黄帝内经》。其中《灵枢·本藏》有记载称："脾应肉，肉䐃坚大者胃厚，肉䐃么者胃薄。肉䐃小而么者胃不坚；肉䐃不称身者胃下。胃下者，下管约不利。肉䐃不坚者胃缓。"因此，现代中医用"胃缓"指代"胃下垂"。因胃缓多有脘腹胀满表现，故该病在古代文献中主要见于"心下痞""痞满""腹胀"等记载。

《素问·太阴阳明论》谓："食饮不节，起居不时者，阴受之……入五脏则䐜满闭塞。"认识到饮食和起居不当会引起腹部胀满。《素问·痹论》指出："饮食自倍，肠胃乃伤。"认为本病乃饮食不节所致。

《难经·五十六难》曰："脾之积，名曰痞气，在胃脘，覆大如盘""肝病传脾，脾当传肾，肾以冬适王，王者不受邪，脾复欲还肝，肝不肯受，故留结为积。故知痞气以冬壬癸日得之"。认为本病的病位在脾、胃，与肝、肾相关。

东汉医圣张仲景在《金匮要略·痰饮咳嗽病脉证并治》云："其人素盛今瘦，水走肠间，沥沥有声，谓之痰饮。"从仲景原文的描述来看，痰饮病的临床表现不仅有心下胀满、痞塞的感觉，而且还有胃有振水音、形体消瘦等症状，符合胃缓的临床实际。因此认为水饮之邪是本病致病因素之一。而关于治疗方面，《金匮要略·痰饮咳嗽病脉证并治》云："心下有痰饮，胸胁支满，目眩，苓桂术甘汤主之。"《金匮要略·水气病脉证并治》有："心下坚，大如盘，边如旋盘，水饮所作，枳术汤主之。"苓桂术甘汤、枳术汤是现代治疗胃缓的常用方剂。

宋代《圣济总录·虚劳门》记载："劳伤之甚，身体疲极。"劳则气耗，气虚则见身体虚弱、纳呆、乏力，气虚不能发挥其护卫、升托之能。如医家言："余知百病生于气也，……劳则气耗，思则气结。"认为劳倦过度者，气虚耗伤，升托失职，可发为本病。

元代《丹溪心法·痞》中有云:"痞者,与否同,不通泰也,由阴伏阳蓄,气与血不运而成。处心下,位中央,膜满痞塞者,皆土之病也,与胀满有轻重之分。"再云:"痞则内觉痞闷,而外无胀急之形者,是痞也。有中气虚弱,不能运化精微为痞者;有饮食痰积,不能施化为痞者;有湿热太甚为痞者。"提出本病的痞满之症乃因"气血不畅、中气虚弱、饮食痰积、湿热伤中"所致。

明代《景岳全书》中指出:"怒气暴伤,肝气未平而痞。"清代叶天士在《临证指南医案》中提及:"气不展舒,阻痹脘中""气闭久则气结"。认为情志不遂者,可发本病。清代《类证治裁》有云:"噎膈痞塞,乃痰与气搏,不得宣通。"再有《张氏医通·诸气门上》云:"肥人心下痞闷,内有湿痰也""瘦人心下痞闷,乃郁热在中焦"。进一步补充"痰气互结"致痞的因素,同时针对个人体质提出"肥人湿痰、瘦人郁热"致痞的观点。再有何梦瑶云:"痞者,……或血瘀不行,皆能致之。"补充了"瘀血"的致病因素。

关于治疗方面,清代多位医家做了进一步的总结与阐释。《证治汇补》云:"大抵心下痞闷,必是脾胃受亏,浊气挟痰,不能运化为患。初宜舒郁化痰降火……久之固中气。"清代医家林佩琴《类证治裁》云:"脾虚则食后反饱(异功散去甘草,加砂仁、谷芽),……脾下陷则升其清阳(举元煎)。"清代叶天士认为"脾宜升则健,胃宜降则和""太阴湿土,得阳始运,阳明阳土,得阴自安,以脾喜刚燥,胃喜柔润也"。指出了脾胃的不同特性、功能及相应治法。叶氏治胃之法,采用"甘平或甘凉濡润,以养胃阴,则津液来复,使之通降"的理论,以沙参、麦冬、扁豆、玉竹、甘草等甘平、甘凉之品濡润胃津、通降胃腑。其所制益胃汤等方,被历代医家广泛应用。

1986年上海科学技术出版社出版的《实用中医内科学》(第1版),首次把"胃缓"定为正式病名,并归入脾胃病证类。

综上,胃缓病名首见于《黄帝内经》,随后各朝代医家对其病因病机进一步总结和完善,在禀赋不足、劳倦过度、情志失调、饮食不节的常见病因基础上,进一步提出了"痰饮、湿热、血瘀"等致病因素;治疗方面,提出健脾益气、宣畅气机、温阳化饮、清热化湿、活血化瘀、滋养胃阴等治疗方法,对现代临床有重要的指导意义。

(三)范围

该病主要对应现代医学之胃下垂。

(四)病因病机

1. 致病因素

(1)情志失调:若情志不遂,忧愁思虑则伤脾,肝脾不和,木郁土壅,而出现肝郁克脾之证;若肝失疏泄,脾失运化,中气虚陷不升,水谷精微不能化生气血,病程日久,致气血不足,气虚则无力载血运行,血虚则无以濡养筋脉,故血脉瘀滞,胃络闭阻,胃体失养弛缓而发为本病。

(2)饮食不节:脾喜燥恶湿,胃喜润恶燥,脾为生痰之源,胃为水谷之海。嗜食生冷,或暴饮过量的水,则损伤脾阳,饮食不节则使脾胃不和,水谷不能化生精微,湿聚为饮,酿湿生痰,痰湿内停更加阻滞气机升降,中气下陷不举而成胃缓。另宿食停滞于胃腑,久而蕴热伤津、暗耗阴液,或过用辛燥升散之药,或过食辛辣之物,或酒热伐脾胃,致使胃阴劫伤,故见胃阴耗伤之胃缓。

(3)先天禀赋:脾胃为仓廪之官,主受纳及运化水谷,互为表里,共主升降。若先天禀赋不足,素体脾胃虚弱,运化失职,气机不畅;或中焦虚寒,失其温养;或胃阴亏虚,胃失濡养,胃体失养弛缓而发为本病。

(4)劳倦过度:劳倦过度,伤及脾胃之气,以致中气不足,升提乏力,蒂固失权,胃体纵缓,形成中气下陷之证。脾主升,胃主降;脾主运化,胃主受纳。脾胃皆为气血生化之源,后天之本,脾胃虚弱则中气无以滋生,虚则下陷,蒂不固而弛不收,发为胃缓。

2. 病机 本病病位在胃,与脾、肝、肾密切相关。基本病机为脾胃虚弱,中气下陷,升降失常。脾胃功能失调,纳食减少,味不能归于形,更使形体消瘦,肌肉不坚,发为胃缓。本病以中气下陷或脏腑虚损为本,以气滞、饮停、食滞、血瘀为标,多呈虚实夹杂,正虚邪实或本虚标实之象。

(五)诊断与鉴别

1. 诊断 胃缓以脘腹坠胀或有疼痛为主症,伴有倦怠乏力、纳食欠佳、恶心嗳气、体瘦肌削等表现。常为逐渐发病,病情时轻时重,空腹时轻,饱餐后重;卧位时轻,立位时重。

2. 辅助检查

(1)X线钡餐造影检查:立位时可见胃体明显下降、向左移位,胃小弯角切迹低于髂嵴连线水平,胃蠕动减弱或见有不规则的微弱蠕动收缩波。根据站立位胃角切迹与两侧髂嵴连线的位置,将胃下垂分为三度:轻度,角切迹的位置低于髂嵴连线下 1.0~5.0cm;中度,角切迹的位置位于髂嵴连线下 5.1~10.0cm;重度,角切迹的位置低于髂嵴连线下 10.1cm 以上。

(2)超声检查:口服胃造影剂可见充盈扩张的胃腔无回声区,站立位时位置降低,胃小弯低于脐水平以下。轻度胃下垂者在脐水平以下 5cm 以内,中度胃下垂者胃小弯在脐水平下 5~8cm,重度胃下垂者大于 8cm。

(3)其他检查:内镜检查有助于鉴别功能性和器质性消化系统疾病;胃排空功能测定、体表胃电图、胃腔内压力测定等有助于明确是否存在胃运动功能障碍;心电图有助于排除心血管疾病等。

3. 鉴别

(1)功能性消化不良:功能性消化不良是指位于上腹部的一个或一组症状,主要包括上腹部疼痛、上腹部烧灼感、餐后饱胀、早饱,还可包括其他症状,如上腹部胀气、恶心、呕吐及嗳气等。功能性消化不良是指具有慢性消化不良症状,但其临床表现不能用器质性、系统性或代谢性疾病等来解释。其诊断标准如下。

1)符合以下标准中的一项或多项:餐后饱胀不适、早饱、中上腹痛、中上腹部烧灼感。

2)呈持续或反复发作的慢性过程(症状出现至少 6 个月,近 3 个月症状符合以上诊断标准)。

3)排除可解释上述症状的器质性疾病(包括胃镜检查)。

(2)慢性胃炎:慢性胃炎是胃黏膜的慢性炎性反应,多数慢性胃炎患者可无明显临床症状,有症状者主要表现为非特异性消化不良,如上腹部不适、饱胀、疼痛、食欲缺乏、嗳气、反酸等,部分还可有健忘、焦虑、抑郁等精神心理症状。确诊主要依赖于内镜与病理检查,尤以后者的价值更大。对慢性胃炎的诊断应尽可能地明确病因,特殊类型胃炎的内镜诊断必须结合病因和病理。临床表现与本病有类似症状,如均可有慢性腹痛与不适感、腹胀、恶心、嗳气,通过内窥镜检查和 X 线钡餐造影不难鉴别。

(3)糖尿病性胃轻瘫:糖尿病性胃轻瘫是糖尿病患者常见并发症之一,临床上主要出现厌食、恶心、早饱、呕吐、腹胀等症状。诊断标准如下。

1)有糖尿病病史。

2)存在持续性嗳气、早饱、饱胀、腹痛、厌食、恶心、呕吐等临床症状。

3)胃镜和钡餐造影检查排除机械性梗阻、胃下垂。

4）同位素标记试验、胃排空试验、实时 B 超、胃压测定术、胃电图（EGG）描记技术提示胃排空延迟。

部分糖尿病性胃轻瘫患者可无临床症状，如果检查证实有胃排空延迟，且排除上消化道、肝、胆、胰等器质性病变和影响胃肠动力药物的因素，糖尿病性胃轻瘫诊断便可成立。

（六）辨证论治

1. 辨证要点

（1）辨虚实：胃缓患者症状表现复杂，应首辨虚实，本病虚实互见，多见本虚标实证。饮食积滞、湿浊中阻、痰饮内停、气机阻滞、瘀血内停等所成之胃缓皆为有邪，有邪即为实证；脾胃气虚、无力运化，或胃阴不足、失于濡养，或阳气虚弱所致胃下垂，则属虚证。实证多见腹胀、腹坠、痞满堵闷不适，疼痛等，甚或拒按，苔腻，脉弦滑或弦紧；虚证多见脘腹坠胀冷痛，喜温喜按，面色萎黄或苍白无华，气短纳呆，精神倦怠，胃肠蠕动减弱，胃肠张力明显低下，脉象濡细或沉细。

（2）辨气血：病初多因气虚下陷，或邪阻经络，气滞不畅，表现以痞、胀、哕等气机失常的病变为主。气滞日久则无力推动血液运行，经络受阻，血运不畅；血瘀经脉，胃络受阻，更影响气机升降，除原有气机病证外，尚有血瘀证表现，故气血瘀阻是病机的一个重要方面，宜相互兼顾。

2. 治疗原则　胃缓治疗以益气升阳举陷、调理脾胃气机为基本原则。在治疗过程中，应当审证求因，辨证施治。根据其虚实分治，实者泻之，虚者补之，虚实夹杂者消补并用。脾胃气虚证者，可用健脾益气之剂治之。凡清阳不能上升，反被湿困，可与升阳化湿之法合用；凡中气下陷，腹胀下坠，大便滑脱或脱肛，可与升提之法；凡脾阳不足而痰饮内停，水走肠间，漉漉有声，可与化饮之法；凡胃阴不足，烦闷不舒，大便干结，舌红津少，可予滋养胃阴之法；凡胃失和降，上逆为呕，或为嗳气不舒，可与降逆之法；凡觉胀闷较甚，嗳气较多，得嗳则舒，常须走动或用手按揉，可与行气之法；凡瘀血阻络，脘腹痛处固定不移，入夜尤甚，舌暗或见瘀斑者，可与活血之法；凡湿热蕴于中焦，以致心下痞满，舌苔黄腻，可与辛开苦降之法。

3. 证治分类

（1）脾虚气陷证

1）症状表现：脘腹重坠作胀，食后、站立或劳累后加重，不思饮食，面色萎黄，精神倦怠。舌淡，有齿痕，苔薄白，脉细或濡。

2）病机分析：脾虚不运，中气下陷，升降失常，故脘腹坠胀，食后、站立或劳累后加重；气血生化乏源，故见面色萎黄、精神倦怠；脾虚运化失司，故不思饮食；舌淡，有齿痕，苔薄白，脉细或濡均为脾虚气陷证表现。

3）治疗方法：健脾益气，升阳举陷。

4）代表方药：补中益气汤加味。黄芪 18g，炙甘草 6g，人参 15g，当归 9g，陈皮 6g，升麻 6g，柴胡 6g，炒白术 9g。

5）随症加减：脘腹胀满者，加木香、佛手、香橼皮行气除胀；大便溏薄者，加山药、白扁豆、莲子健脾化湿；恶心呕吐者，加姜半夏、苏梗、旋覆花和胃止呕；有寒象者，加附子、肉桂补火助阳。

（2）胃阴不足

1）症状表现：脘腹痞满，隐隐作坠疼痛，饥不欲食，口干咽燥，烦渴喜饮，纳呆消瘦，大便干结。舌质红或有裂纹，少津少苔，脉细或细数。

2）病机分析：胃阴不足，胃失濡养，故脘腹痞满，隐隐作坠疼痛；胃失濡养，胃肌松弛，故食后益甚;胃阴亏虚,津不上承,故口干咽燥,烦渴喜饮;阴亏肠道失荣,故大便干结。舌质红或有裂纹,少津少苔,脉细或细数为胃阴不足之征。

3)治疗方法:滋阴润燥,养阴益胃。

4)代表方药:益胃汤加减。北沙参9g,麦冬15g,生地15g,玉竹6g。

5)随症加减:腹胀较著者,加枳壳、厚朴行气除胀;肠燥便秘者,加郁李仁、火麻仁润肠通便;反酸、烧心者,加海螵蛸、煅龙骨、煅牡蛎、珍珠母、煅瓦楞子制酸止痛。

(3)脾肾阳虚证

1)症状表现:脘腹坠胀冷痛,喜温喜按,得食痛减,食后腹胀,遇冷或劳累后加重,畏寒肢冷,倦怠乏力,食欲缺乏,大便溏薄,或完谷不化,腰膝冷痛。舌淡,边有齿痕,苔薄白,脉沉细或迟。

2)病机分析:脾肾阳虚,胃失温养,故脘腹坠胀冷痛,遇冷或劳累后加重;温能散寒,按则助阳,故喜温喜按;肾阳不足,故腰膝冷痛;火不暖土,脾失健运,则久泻不止,完谷不化;脾肾阳虚,温煦失职,故畏寒肢冷。舌淡,边有齿痕,苔薄白,脉沉细或迟,为脾肾阳虚之征。

3)治疗方法:温阳散寒,补益脾肾。

4)代表方药:附子理中汤加味。炮附子6g(先煎),人参15g,干姜6g,白术12g,炙甘草6g。

5)随症加减:胃纳呆钝者,加麦芽、谷芽、神曲、莱菔子健脾开胃;血瘀痛剧,痛如针刺,舌质紫暗者,加莪术、丹参、桃仁、赤芍、蒲黄活血化瘀。

(4)脾虚饮停证

1)症状表现:脘腹坠胀不舒,胃内振水声,或水在肠间漉漉有声,呕吐清水痰涎,头晕目眩,心悸气短。舌淡胖有齿痕,苔白滑,脉弦滑或弦细。

2)病机分析:脾气亏虚,水谷不化,日久湿生,湿聚为饮,气机升降失常,中气下陷不举,故脘腹坠胀不舒;痰饮内停,症见胃内振水声,呕吐清水稀涎,肠间漉漉有声;水饮内停,阳气不升,则头目眩晕;水饮上凌心肺,则心悸气短;舌淡胖有齿痕,苔白滑,脉弦滑或弦细为脾虚饮停之征。

3)治疗方法:健脾和胃,温化痰饮。

4)代表方药:小半夏汤合苓桂术甘汤加味。茯苓12g,桂枝9g,炒白术12g,姜半夏9g,生姜9g,炙甘草6g。

5)随症加减:乏力神疲者,加党参、山药健脾益气;面色无华,口唇色淡者,加当归、熟地黄滋阴养血;失眠多梦者,加夜交藤、酸枣仁、琥珀、茯神安神助眠。

(七)常用药对

1. 苍术、白术 具有健脾化湿作用,适用于湿邪偏重患者。

2. 炙黄芪、枳壳 具有补气行气作用,适用于气虚胃胀为主患者。

3. 升麻、苍术 具有升清降浊作用,适用于痰湿偏盛患者。

4. 升麻、柴胡 具有升阳举陷作用,适用于气虚下陷患者。

5. 柴胡、白芍 具有疏肝健脾作用,适用于肝气偏盛患者。

6. 茯苓、炒白术 具有健脾益气作用,适用于偏于脾虚患者。

(八)名医经验

1. 徐景藩

(1)病因病机:胃缓多与脾(胃)、肝(胆)、肾等脏腑相关,病机以脾胃中气虚弱为基础,而气滞、水湿、痰饮是不可避免的病理因素。另外,肝郁可加重气滞,肾虚水湿痰饮易生,各种因素相互夹杂,终致胃缓。

(2)治则治法:调中理气,疏肝和胃,温肾化饮。

(3)基本处方:黄芪30g,党参15g,炒白术15g,炙升麻6g,山药15g,炙甘草10g,炒枳壳12g,木香6g,炒陈皮12g,大枣10g。

(4)随证加减:若脘腹鸣响甚者,配加防风、藿香醒脾祛风;若呕吐甚者,酌加煅赭石、旋覆花、通草、蛇蜕通利走窜;若性情抑郁,胸闷不畅者,加合欢花、郁金、百合疏肝解郁;若腹胀甚及于小腹者,加乌药、炒小茴香、防风散寒止痛;若神倦乏力,口干欲饮,舌苔薄净,加石斛、乌梅、麦冬、木瓜、枸杞子养阴生津。

2. 李寿山

(1)病因病机:病之根本为中气下陷,多由先天禀赋不足,后天失于调养,或由长期饮食不节,劳倦过度,伤其中气,脾虚气陷,升降失调所致。同时指出,本病的发生不仅与脾胃虚弱、中气下陷有关,还与痰瘀有关,应注意结合舌脉辨证治疗。

(2)治则治法:升陷益胃。

(3)基本处方:黄芪30g,党参15g,升麻10g,葛根10g,炒白术10g,生山药20g,枳实15g,甘草6g。

(4)随证加减:如舌苔滑腻、舌质淡胖边有齿痕,加桂枝、茯苓温脾化湿;若见舌质暗赤有紫气,或舌下络脉淡紫粗长,脉弦或涩者,加当归、芍药、茯苓、泽泻、川芎养血活血。

3. 朱良春

(1)病因病机:病机较杂:有痰饮留伏而致者,有肝气久郁而致者,有湿浊弥漫而致者,有气血困顿而致者,有元气不足而致者,有风木不张而致者,有宗气不振而致者,有火不生土而致者,有金寒水冷而致者等。

(2)治则治法:宣化湿浊,升阳举陷,疏肝解郁。

(3)基本处方:苍术12g,白术15g,黄芪20g,炒枳壳12g,升麻10g,柴胡12g,炒白芍15g,茯苓15g,陈皮12g,甘草6g。

(4)随证加减:水行肠间,漉漉有声,酌加桂枝助阳化气;浊气弥漫、胸痞身困、神气呆滞,加厚朴、槟榔、草果、半夏燥湿行气;原气不足,选加桂枝、附子、巴戟、萸肉补阳益气;症现食少、饭后作胀、烦热口干、少苔、嘈杂易饥、胃脘隐痛,酌加生地、淮山药、萸肉、石斛、太子参益胃生津。

(九)预防护理

胃缓患者需要保持乐观心态,避免不良情绪。饮食有节,忌过饥过饱、偏嗜五味,宜少食多餐,进食富有营养、细软、易消化食物,忌冷硬、辛辣刺激等食物;注意营养均衡,糖、脂肪、蛋白质三大营养物质合理选择,脂类食物可少食用,而蛋白质食物略增加,如鸡肉、鱼肉、瘦猪肉、鸡蛋、牛奶、豆腐、豆奶等;用餐速度要缓慢,细嚼慢咽以利消化吸收,饭后可作30~60min平卧休息,避免食后劳作。加强体育锻炼,运动量从小开始,逐渐加大,不可过度,持之以恒,坚持不懈,忌剧烈运动及重体力劳作。可选择方式有保健体操、太极拳、八段锦、游泳等。

(十)现代研究

采用补中益气汤加减治疗胃下垂效果显著,可有效改善患者的临床症状及下垂程度。采用附子理中汤合补中益气汤治疗胃下垂,能有效改善患者的临床症状及胃下垂严重程度,显著优于对照组,值得临床广泛推广运用。研究发现补中益气汤中"升阳"的升麻、柴胡对脾虚小鼠胃肠推进具有明显的促进作用,减去升麻、柴胡则作用明显降低,其作用机制为升高血浆促生长激素释放素,降低一氧化氮(NO)和血管活性肠肽(VIP)含量。研究发现,补中益气汤、补中益气汤去"升、柴"和补中益气汤倍"升、柴"均能提高脾虚大鼠体质量及脾脏指数和胸腺指数,同时促进大鼠小肠黏膜钠-葡萄糖耦联转运体(SGLT1)、葡萄糖转运体2(GLUT2)蛋白的表达。补中益气汤组对脾气虚证大鼠的调节作用体现在对能量代谢方式、糖代谢、脂肪代谢、氨基酸代谢的调节修正上面,而补中益气汤倍"升、柴",补中益气汤去"升、柴",虽然能一定程度地改善大鼠的三大营养物质代谢,但未能从根本上恢复模型大鼠的能量代谢方式,仍然以无氧呼吸为主。

(柯晓 吕林)

第十节 腹 痛

(一)定义

腹痛指胃脘以下,耻骨毛际以上部位发生疼痛不适的病证。又依据部位不同分别称为"脐腹痛""小腹痛""少腹痛""绕脐痛"。

(二)源流

《黄帝内经》最早提出腹痛的病名,并指出其病因病机。《素问·气交变大论》曰:"岁土太过,雨湿流行,肾水受邪,民病腹痛。"《素问·举痛论》曰:"寒气客于肠胃之间,膜原之下,血不得散,小络急引,故痛。""热气留于小肠,肠中痛,瘅热焦渴,则坚干不得出,故痛而闭不通矣。"指出腹痛常见病因为寒、湿、热等外邪,病机为邪客经脉,气血闭阻,不通则痛。

汉代张仲景开创了腹痛辨证论治的先河。如《金匮要略·腹满寒疝宿食病脉证治》提出了"按之不痛为虚,痛者为实"的辨证要点。对实热内积,气滞不行的腹痛,治以厚朴三物汤;对"腹中寒气,雷鸣切痛,胸胁逆满,呕吐"的阳虚寒盛证,用附子粳米汤;对"呕不能饮食,腹中寒,上冲皮起,出见头足,上下痛而不可触近"的寒邪上冲证,用大建中汤。

隋代巢元方始将腹痛视为独立疾病进行辨证,详细叙述其病因、证候。如《诸病源候论·腹痛病诸候》曰:"腹痛者,由腑脏虚,寒冷之气客于肠胃、募原之间,结聚不散,正气与邪气交争相击,故痛。"

宋代医家丰富了本病的辨证论治内容。如杨士瀛《仁斋直指方论》将腹痛的病因分为寒热、死血、食积、痰饮、虫积等几类,并对不同病因腹痛提出鉴别。如"气血、痰水、食积、风冷诸症之痛,每每停聚而不散,惟虫痛则乍作乍止,来去无定,又有呕吐清沫之可验。"针对不同病因提出不同治则治法:"是寒则温之,是热则清之,是痰则化之,是血则散之,是气则顺之,是虫则杀之,临证不可惑也"。

金代李东垣将腹痛按三阴经和杂病进行辨证论治,强调不同部位的腹痛当用不同的治法。如《东垣试效方》云:"腹痛有部分,脏位有高下,治之者亦宜分之。"

清代王清任、唐容川对腹痛有进一步的认识。唐氏在《血证论》中曰:"血家腹痛,多是瘀血,另详瘀血门。然亦有气痛者,以失血之人,气先不和……宜逍遥散加姜黄、香附子、槟榔、天台乌药治之。"并指出,瘀血在中焦可用血府逐瘀汤,瘀血在下焦治以膈下逐瘀汤,丰富了腹痛的辨证内容。

(三)范围

该病属于现代医学胃炎、胰腺炎、胆囊炎、腹膜炎、阑尾炎、肠梗阻、结肠炎、肠易激综合征等范畴,可部分参照本节内容论治。

(四)病因病机

1. 致病因素

(1)外感时邪:外感六淫,如风、寒、暑、热、湿等邪气入侵腹中,均可引起腹痛。如伤于风寒则寒凝气滞,经脉受阻,不通则痛。《素问·举痛论》曰:"寒气客于肠胃,厥逆上出,故痛而呕也。寒气客于小肠,小肠不得成聚,故后泄腹痛矣。"如伤于暑热,或湿热,或寒邪不解,郁而化热,致湿热壅滞,传导失职,腑气不通而发生腹痛。

(2)饮食不节:暴饮暴食,伤及脾胃,食滞内停;恣食肥甘厚腻、辛辣,酿生湿热,蕴蓄肠胃;误食馊腐,饮食不洁;或过食生冷,寒湿内停等,均可损伤脾胃,气血生化无源,脏腑经络失于濡养,可致腹痛。

(3)情志失调:抑郁恼怒,肝失条达,气机不畅,气滞而痛;或忧思伤脾,或肝郁犯脾,肝脾不和,气机不利,腑气失于通降而发生腹痛;或气滞日久,血行不畅,气滞血瘀于腹中,脉络不通,而致腹痛。

(4)跌仆手术:跌仆损伤,或腹部手术,均可损伤腹部脉络,导致出血,形成瘀血,致气血运行不畅而形成腹痛。

(5)禀赋不足:素体脾阳不振,或过服寒凉之品,损伤脾阳,寒湿内停,渐致脾阳衰惫,气血不足,不能温养脏腑,而致腹痛;甚至久病肾阳不足,脏腑虚寒,失于温煦而致腹痛。正如《诸病源候论·腹痛候》所云:"久腹痛者,脏腑虚而有寒,客于腹内,连滞不歇,发作有时。发则肠鸣而腹绞痛,谓之寒中。"

2. 病机 腹痛的病位涉及肝、胆、脾、胃、肾、大肠、小肠、膀胱等脏腑,足三阴、足少阳、手阳明、足阳明、冲脉、任脉、带脉等经脉。如:胁腹、少腹痛与厥阴肝经关系密切,脐以上大腹疼痛多病在脾胃,脐以下少腹疼痛多属膀胱及大小肠病证。腹痛基本病机为"不通则痛,不荣则痛",成因不外寒、热、虚、实四端。各病因之间常相互联系,或相兼为病。如寒邪客久,郁而化热,可致郁热内结。气滞作痛,日久由气及血,血行不畅,可成瘀血内阻。至于寒热并见,虚实夹杂,气滞血瘀者,亦属常见。外感寒热,内伤饮食、情志,以及跌仆等原因,皆可导致脏腑气机不利,气血运行不畅,经脉阻滞而出现实痛。气血不足,阳气虚弱,则脏腑经脉失于温养,气血运行无力而成虚痛。

(五)诊断与鉴别

1. 诊断 指胃脘以下、耻骨毛际以上范围发生疼痛为主要临床表现的一种病证。需要对内科腹痛、外科腹痛、妇科腹痛进行鉴别。内科腹痛常先发热后腹痛,疼痛不剧烈,压痛不明显,腹部柔软,痛无定处;外科腹痛多先腹痛后发热,疼痛剧烈,痛有定处,压痛明显,伴有肌紧张和反跳痛;妇科腹痛多见小腹疼痛,与经、带、胎、产有关。

2. 辅助检查

(1)影像学检查:包括腹部X线检查、腹部CT检查,以明确胃肠穿孔、肠梗阻、胰腺炎、肿瘤等病症。腹部CT检查有助于排除主动脉夹层疾病。腹部B超检查有助于诊断肝、胆、脾、胰、肾、输尿管、阑尾等引起的腹痛病症,也有助于排除子宫、卵巢病变所致的妇科疾病。

(2)生化检查:血常规和生化检查有助于排除感染性疾病、急性胰腺炎等疾病。

(3)消化内镜检查:胃镜可协助诊断十二指肠降部以上部位病变引起腹痛的疾病;结肠镜可协助诊断结肠病变原因。必要时行胶囊内镜、小肠镜、经内镜逆行胰胆管成像(ERCP)等检查以进一步明确病因。

（4）其他检查：心电图有助于排除心血管系统疾病引起的腹痛；尿液分析可协助诊断泌尿系统疾病；大便检查可协助诊断消化系统疾病。此外详细询问病史、认真查体，有利于鉴别带状疱疹、腹型紫癜、重金属中毒等非常见疾病引起的腹痛。

3. 鉴别

（1）急性胰腺炎：急性胰腺炎是多种病因导致胰腺组织自身消化所致的胰腺水肿、出血及坏死等炎症性损伤，临床以急性上腹痛、血淀粉酶或脂肪酶升高为主要特点。多数病人病情轻，预后好；少数病人可伴发多器官功能障碍及胰腺局部并发症，病死率高。确诊该病应具备下列 3 条中任意 2 条：1）急性、持续中上腹痛；2）血淀粉酶或脂肪酶＞正常值上限 3 倍；3）典型影像学改变。此诊断一般应在患者就诊后 48 小时内明确。

（2）肠易激综合征：肠易激综合征是一种以长期或反复发作的腹痛、腹胀，伴排便习惯和大便性状异常，而又缺乏形态学、细菌学和生化学指标异常的功能性肠病。根据罗马Ⅳ标准诊断肠易激综合征主要基于患者的症状，即反复发作的腹痛，最近 3 个月内平均发作至少每周 1 次，合并以下的 2 项或 2 项以上：

1）和排便相关；

2）发作时伴有排便次数改变；

3）发作时伴有大便性状（外观）的改变。

同时要求诊断前症状出现至少 6 个月，近 3 个月符合以上诊断标准。

（3）粘连性肠梗阻：粘连性肠梗阻是肠梗阻最常见的一种类型，多继发于手术后，或者炎症后。主要症状为阵发性腹痛、腹胀、恶心、呕吐、停止排气排便。查体是可以观察到肠型和蠕动波，有时在梗阻部位可有压痛，肠鸣音亢进。梗阻早期，患者生命体征平稳，随着疾病进展，患者可出现脱水甚至休克表现。

（4）炎症性肠病：炎症性肠病是一组病因尚未完全明确的慢性非特异性肠道炎症性疾病，包括溃疡性结肠炎和克罗恩病，最常发生于青壮年。溃疡性结肠炎临床表现为持续或反复发作的腹泻、黏液脓血便，伴腹痛、里急后重和不同程度的全身症状，如皮肤、黏膜、关节、眼等肠外表现。克罗恩病可有多样化的临床表现，包括消化道表现如腹泻、腹痛、血便等，全身表现则为体重减轻、发热、食欲缺乏、疲劳、贫血等，并发症可见瘘管、肠狭窄、肠梗阻、肛周病变等。

（六）辨证论治

1. 辨证要点　腹痛的病机有寒热虚实之分。实证为寒凝、湿热、食滞等邪气郁滞，腑气通降不利，气血运行受阻，不通则痛。虚证为脏气虚寒，气血不能温养脏腑，以中脏虚寒多见。寒、热、虚、实往往相互转化，相兼为病。寒痛日久，缠绵发作，郁而化热，可致郁热内结。气滞作痛，迁延不愈，可成气滞血瘀或瘀血内阻。热痛日久，过用寒药，中阳受损，可转为虚寒，或成寒热错杂之证。虚痛感邪，正虚为本，邪实为标，本虚标实，虚实夹杂。跌仆、手术，脉络受损，瘀血留着，多兼气滞。若因感邪而痛，复加饮食所伤，往往邪食相兼。

2. 治疗原则　腑病以通为顺，以降为和，治疗腹痛以"通"字立法。但并非限定于通下法。临床辨证论治，根据证候的虚、实、寒、热、气、血、阴、阳遣方用药。

3. 证治分类

（1）寒邪内阻证

1）症状表现：腹痛拘急，急迫剧烈，得温痛减，遇寒痛甚，恶寒身冷，手足不温，口淡不渴，小便清长，大便尚调。舌苔白腻。脉沉紧。

2）病机分析：寒邪入侵，阳气不运，气血受阻，故腹痛暴急，得温而寒散则痛减，遇冷而寒凝则痛甚;中阳未伤,运化正常,大便自可;小便清长、口淡不渴是里无热象。苔白腻,脉沉为里寒之象。

3)治疗方法:温里散寒,理气止痛。

4)代表方药:良附丸合正气天香散加减。高良姜6g,香附10g,陈皮10g,紫苏10g,乌药10g,干姜6g,桂枝6g。

5)随证加减:若腹中雷鸣切痛,胸胁逆满,呕吐,为寒气上逆者,加附子、半夏温中降逆;若寒邪重,痛势剧烈,手足逆冷,脉沉细者,加附子、肉桂辛热通阳,散寒止痛;若腹中冷痛,身体疼痛,内外皆寒者,加乌头、桂枝、生姜温里散寒;若少腹拘急冷痛,属肝经寒凝气滞者,加小茴香、沉香暖肝散寒;若腹中冷痛,大便不通,加大黄、附子、细辛温里通腑;若夏日感受寒湿,伴见恶心呕吐、胸闷、纳呆、身重、倦怠,舌苔白腻者,加藿香、厚朴、苍术、半夏,以温中散寒,化湿运脾。

(2)脾胃湿热证

1)症状表现:腹痛拒按,大便溏滞不爽,肛门灼热,胸闷不舒,渴不喜饮,身热自汗,小便短赤。舌质红,苔黄厚或黄腻,脉滑数。

2)病机分析:湿热内结,气机壅滞,腑气不通,故腹痛拒按,胀满不舒;湿热壅滞,熏蒸于内,故身热尿赤;湿热伤津,传导失常,故烦渴引饮,大便秘结,或黏滞不爽;热迫津液外泄,则汗出。舌质红,苔黄,脉滑数均为湿热内壅之象。

3)治疗方法:通腑泄热,行气导滞。

4)代表方药:大承气汤加减。大黄10g,芒硝10g,枳实10g,厚朴10g。

5)随证加减:若燥热不甚,湿热偏重,大便不爽者,可去芒硝,加栀子、黄芩清热泻火;若痛引两胁,加柴胡、郁金、白芍、青皮疏肝理气、化瘀止痛;若少阳阳明合病,腹痛剧烈,寒热往来,恶心呕吐,大便秘结者,加柴胡、黄芩表里双解、通腑泄热;若小腹右侧疼痛,为肠痈者,加牡丹、桃仁泄热散结止痛。

(3)饮食停滞证

1)症状表现:脘腹胀满,疼痛拒按,嗳腐吞酸,厌食,或恶心呕吐,痛而欲泻,泻后痛减,粪便奇臭,或大便秘结。苔厚腻,脉滑。

2)病机分析:宿食停滞肠胃不得消化,故脘腹满痛,拒按;浊气上逆,故厌食呕恶而嗳腐吞酸;食滞中阻,运化无权,故腹痛而泻,泻则食减邪消,故泻后痛减;宿食腐败,化生湿热,则粪便奇臭;宿食燥结生热,故大便秘结。舌苔厚腻,脉滑为食积之象。

3)治疗方法:消食导滞,理气止痛。

4)代表方药:枳实导滞丸加减。大黄10g,枳实10g,神曲10g,黄芩10g,黄连6g,泽泻10g,白术10g,茯苓10g。

5)随证加减:若腹痛胀满者,加木香、厚朴、槟榔理气消胀止痛;若食滞较轻,脘腹痞闷,用山楂、莱菔子消食导滞;若大便自利,恶心呕吐者,去大黄,加陈皮、姜半夏理气燥湿,降逆止呕;若寒食积滞,腹中冷痛,减去黄连、黄芩,加干姜温中散寒。

(4)腑实热结证

1)症状表现:腹痛剧烈,痞满拒按,大便秘结,矢气频转,恶心呕吐,日晡潮热,口渴引饮。舌质红,苔黄厚腻或燥,脉洪大或滑数。

2)病机分析:饮食不当损伤脾胃,阻滞气机,致脾不化湿,气化不行,郁而化热,湿热久郁,热传肠腑,加之饮食停滞,热邪与积滞蕴结肠道,致腑气闭结,故腹痛剧烈、腹满硬痛拒按、大便干结不通;浊气不泄或上逆,故胸脘痞塞、恶心呕吐、口臭;热灼津液,故见口渴引饮;胃肠燥热内结,日晡潮热。舌质红,苔黄厚腻或燥,脉洪大或滑数为腑实热结之象。

3)治疗方法:清热通腑,内泻热结。

4)代表方药:大柴胡汤合大承气汤加减。柴胡 12g,枳实 12g,半夏 6g,黄芩 10g,生大黄 10g(后下),芒硝 12g(冲),白芍 12g,栀子 10g,连翘 10g,桃仁 6g,红花 6g,厚朴 10g,黄连 6g。

5)随证加减:结胸里实证者,加甘遂宽胸散结;口渴明显者,加生地、玄参滋阴止渴;腹痛剧烈,加蒲黄、五灵脂、延胡索通络止痛;呕吐重者,加苏梗、竹茹除烦止呕;若高热不退,可合用五味消毒饮清热解毒。

(5)气机郁滞证

1)症状表现:腹部疼痛,胀满不舒,痛无定处,攻窜两胁,痛引少腹,时聚时散,得嗳气矢气则舒,遇忧思恼怒则剧。苔薄白,脉弦。

2)病机分析:气机郁滞不通,故腹部胀痛;气属无形,走窜游移,故攻窜两胁,时聚时散;嗳气或矢气后,气机稍得疏通,故胀痛酌减;遇怒则气郁更甚,故胀痛加剧。舌苔薄白,脉弦均属肝郁气滞之象。

3)治疗方法:疏肝解郁,理气止痛。

4)代表方药:柴胡疏肝散加减。柴胡 10g,枳壳 10g,香附 10g,陈皮 10g,白芍 10g,川芎 10g,甘草 6g。

5)随证加减:若气滞较重,伴胁肋胀痛者,加川楝子、郁金理气化瘀止痛;若痛引少腹睾丸者,加橘核、荔枝核、川楝子理气止痛;若腹痛肠鸣,气滞腹泻者,可用防风、白术调理肝脾;若少腹绞痛,阴囊寒疝者,可加乌药、小茴香、巴豆等理气散寒;若肝郁日久化热,两胁肋灼痛,口苦者,加丹皮、栀子、川楝子以清肝泄热。

(6)瘀血阻滞证

1)症状表现:腹部疼痛,部位固定不移,痛势较剧,痛如针刺,腹部包块,经久不愈。舌质紫暗,脉细涩。

2)病机分析:气滞日久,波及血分,瘀血阻滞,则腹部痛势较剧,部位固定不移,痛如针刺;甚则积聚不散而成包块,经久不愈。舌质紫暗,脉细涩均为瘀血之象。

3)治疗方法:活血化瘀,和络止痛。

4)代表方药:少腹逐瘀汤加减。当归 10g,川芎 10g,赤芍 10g,延胡索 10g,蒲黄 10g,五灵脂 9g,小茴香 6g,肉桂 10g,干姜 6g。

5)随证加减:若腹部术后作痛,或跌仆损伤作痛,加泽兰、红花、丹参、王不留行活血化瘀止痛;若下焦蓄血,大便色黑,加桃仁、大黄、芒硝、桂枝活血化瘀通腑;若胁下积块,疼痛拒按,加香附、桃仁、红花、丹皮化瘀通络。

(7)中脏虚寒证

1)症状表现:腹痛绵绵,时作时止,喜温喜按,饥饿、劳累后加重,得食、休息后减轻,神疲乏力,气短懒言,形寒肢冷,胃纳不佳,面色无华,大便溏薄。舌质淡,苔薄白,脉沉细。

2)病机分析:正虚不足,内失温养,故腹痛绵绵,时作时止;遇热、得食、休息则助正胜邪,疼痛稍轻;遇冷、饥饿、劳累则伤正助邪,故腹痛更甚;脾阳不振,运化无权,故大便溏薄;阳气虚衰,则神疲乏力,气短懒言。舌质淡,苔薄白,脉沉细皆为虚寒之象。

3)治疗方法:温中补虚,缓急止痛。

4)代表方药:小建中汤加减。桂枝 10g,饴糖 10g,生姜 10g,大枣 10g,白芍 10g,炙甘草 6g。

5）随证加减：若疼痛不止者，加吴茱萸、干姜、川椒、乌药散寒理气；若腹中大寒痛，呕吐肢冷，加蜀椒、干姜、人参温中散寒；若腹痛下利，脉微肢冷，脾肾阳虚者，加附子、干姜、人参温补脾肾；若大肠虚寒，积冷便秘者，加附子、大黄、芒硝、当归、干姜温阳通腑；若中气大虚，少气懒言，可用黄芪、党参、白术益气补中。

（七）常用药对

1. 黄连、吴茱萸　一寒一温，辛开苦降，肝胃同治。

2. 高良姜、香附　温中散寒、理气止痛甚效，用于治疗寒凝气滞之脘腹冷痛。

3. 苏梗、佛手　调畅气机，理气、宽胸、止痛，用于治疗肝气郁结之胃脘、胸膈胀痛。

4. 白芍、枳实　二药一散一敛，相反相成，有行气和血、破积止痛的功效，用于治疗气血积滞的腹部胀痛、闷痛。

5. 白芍、甘草　二药伍用，酸甘化阴，和逆补脾，肝脾同治，气血双调，共奏缓肝和脾，养血益阴，缓急止痛之功。

6. 枳实、槟榔　加强消积、导滞、破气的功效，用于治疗食积气滞之腹部胀痛、钝痛，伴便秘或排便不畅者。

（八）名医经验

1. 路志正

（1）病因病机：腹痛多为里证，但有在气在血、在脏在腑，及是否兼有表证之别。腹痛归因脏病者，多以虚损，如脾气虚弱、脾阳不足、肾阳虚损等；归因腑者，多以邪实，如饮食停滞、阳明腑实、湿邪壅滞等。病变初起，正虚邪侵，表里俱见；病情日久，由虚致实，可见食滞、痰浊、瘀血，甚至癥瘕积聚。

（2）治则治法：谨守病机，治以温振中阳、培土疏木，配合通泄法、祛寒法、理血法。

（3）基本处方：白术15g，芍药10g，防风10g，陈皮12g。

（4）随证加减：气虚者，加黄芪、五爪龙、党参、太子参健脾益气；阳虚者，加干姜、伏龙肝温中散寒；湿盛者，加佩兰、草豆蔻芳香化湿；气滞者，加生麦芽、八月札疏肝理气。

2. 张文焕

（1）病因病机：脾胃肠腑气滞，不通则痛，不荣则痛。

（2）治则治法：注重小儿娇嫩容易发病、病后易于传变的规律，同时兼顾脏气清灵、易趋康复的特点。做到寒温得宜，攻补适时。针对寒热虚实不同病理因素，以健脾祛湿、消食导滞、理气和胃为法。

（3）基本处方：炙黄芪30g，铁树叶30g，炒白芍20g，川桂枝10g，生蒲黄10g，五灵脂10g，制乳香3g，炙甘草6g。

（4）随证加减：呕吐者，加半夏降逆止呕；泄泻者，加肉豆蔻温中涩肠；腹胀者，加砂仁、枳壳行滞消胀；有疳热或湿热者，加胡黄连、银柴胡清热除疳；食积蕴郁化热、大便秘结不通或泻下不畅者，加大黄、黄芩、黄连泻下攻积；饮食不洁、虫积腹痛，或积滞泻痢者，加槟榔、使君子杀虫消积；情志不畅、气机郁滞者，加香附、枳壳、厚朴、木香、莱菔子疏肝理气。

3. 李振华

（1）病因病机：多因感受外邪、饮食不节、情志失调、阳气素虚，致气血阻滞，脉络痹阻，"不通则痛"；经脉失养，"不荣则痛"。临床常见有寒邪内阻、湿热壅滞、饮食积滞、肝郁气滞、瘀血内停、中虚脏寒等证型。

（2）治则治法：治疗当以"通"为治则，实则攻之，虚则补之，热者寒之，滞者通之，随病机变化,灵活遣方用药。

（3）基本处方:党参 10g,白术 10g,茯苓 15g,泽泻 10g,桂枝 6g,白芍 15g,砂仁 8g(后下),薏苡仁 30g,煨肉豆蔻 10g,诃子肉 10g,炙甘草 6g,干姜 10g,生姜 3 片,大枣 5 枚。

（4）随证加减:中焦虚寒较重,脘腹冷痛,喜揉按者,加吴茱萸散寒止痛;脘腹痛甚者,加川楝子、延胡索、徐长卿除胀止痛;泛酸吐酸者,加乌贼骨、煅瓦楞子制酸止痛;肝气郁滞,痛引两胁者,加青皮、木蝴蝶疏肝理气;饮食积滞,嗳腐吞酸者,加焦六曲、鸡内金健脾消食;胃气上逆,恶心呕吐较重者,加竹茹、姜半夏降逆止呕;气虚血瘀证明显,且病程较久者,加地鳖虫、地龙活血化瘀。

（九）预防护理

饮食上要摄入高营养、易消化、少刺激的食物,避免油腻、生冷、辛辣食物。饮食清洁、有节制,不吸烟,不嗜酒。在医生指导下进行辨证护理,配合食疗方法。如饮食积滞者,生姜 10g,焦山楂 10g,水煎后加红糖 30g,顿服,每日 2~3 次。虚寒腹痛者,可予干姜、肉桂、杏仁、甘草,水煎后加红糖为饮;或者丁香酒蒸热顿服;当归生姜羊肉汤温服。腹痛患者应保持情志平和、心情愉悦,因为过度劳累、过度紧张、精神压力大、焦虑及抑郁均可影响胃肠蠕动功能。适当锻炼有助于气血流通,建议根据个人兴趣及体力情况选用打太极拳、慢跑、登山等活动。

（十）现代研究

一项有关大承气汤治疗急性重症胰腺炎效果的 meta 分析,纳入国内 16 项研究,以常规治疗合用大承气汤对比常规治疗,结果显示大承气汤组的腹痛消失时间短于对照组。一项随机对照实验将 56 例患者分为对照组和观察组,对照组予常规治疗,观察组在此基础上加用大承气汤合大柴胡汤,结果显示观察组患者腹痛缓解时间、体温恢复正常时间、首次排便及血液淀粉酶恢复正常时间均明显提前,观察组疗效优于对照组。以大柴胡汤为基本方治疗粘连性肠梗阻,口服或配合灌肠,40 例患者中痊愈 32 例,好转 7 例,总有效率为 97.5%。采用少腹逐瘀汤联合柳氮磺吡啶口服、康复新液灌肠治疗溃疡性结肠炎 4 周,对比单用柳氮磺吡啶口服治疗,主要症状积分及黏膜病变活动指数积分均明显少于对照组($P<0.01$);总有效率为 93.18%,明显高于对照组 75%($P<0.05$)。

（刘凤斌　胡 玲）

第十一节　腹　胀

（一）定义

腹胀是临床常见症状之一,主要表现为患者感觉腹部的一部分或全腹部胀满,或发现腹部一部分或全腹部膨隆。

（二）源流

腹胀之相关病名最早见于《黄帝内经》。《素问·五脏生成》曰:"腹满䐜胀,支膈胠胁,下厥上冒,过在足太阴、阳明。《黄帝内经素问直解》曰:"腹者,脾之部也,腹满䐜胀,脾土病也。"《灵枢·经脉》曰:"食则呕,胃脘痛,腹胀,善噫。"《灵枢·胀论》曰:"胃胀者,腹满,胃脘痛,鼻闻焦臭,妨于食,大便难。"《素问·脏气法时论》曰:"脾病者,……虚则腹满肠鸣,飧泄。"《素问·阴阳应象大论》"清气在下,则生飧泄;浊气在上,则生䐜胀。"《素问·五常政大论》曰:"备化之纪,……其病否""卑监之纪,……病留满痞塞"。可见早在《黄帝内经》成书期间,腹胀已经有了成熟的中医病名和定义,而且还有对腹胀的病因、病位作了相应的描述。

《黄帝内经》中对腹胀的病因有着全面而严谨地阐述。如《素问·厥论》"若饱以入房,气聚于脾中不得散,酒气与谷气相薄,热盛于中。"《素问·太阴阳明论》曰:"饮食不节,起居不时者,阴受之,……阴受之,则入五脏,……入五脏则䐜满闭塞。"阐明了饮食起居不节,脾胃受损乃是腹胀之主要病因之一。《难经》则将"腹胀满"的病因归咎于脾,其曰:"腹胀满,食不消,体重节痛,怠惰嗜卧,四肢不收。有是者脾也,无是者非也。"《伤寒论》首次提出了医源性因素是腹胀满发生的病因,如"发汗后,腹胀满者""伤寒吐后,腹胀满者",其实这是虚满,乃正气不足所致。此外,《三因极一病证方论》提出"因服冷药过度,心腹胀满",同样强调了药源性因素导致的腹胀满。《内外伤辨惑论》提出"脾胃虚寒,心腹胀满",表明了脾胃虚寒,中土失养,中焦失运,可导致心腹胀满。

腹胀病因繁杂,病机也相对复杂。《素问·厥论》曰:"阴气盛于上,则下虚;下虚,则腹胀满。"提示腹胀满的病机为阴邪上盛,正气下虚,且上下气机不交通。《景岳全书》曰:"太阴所至,积饮痞膈,为中满霍乱吐下。寒气至则坚痞腹满。"太阴属脾,此文提示脾病则生腹满之病。《素问·至真要大论》曰:"太阳司天,民病胸腹满。少阴之胜,腹满痛。太阳之胜,腹满食减。"提示腹满的发病还有天气变化相关。《素问·至真要大论》还指出"诸湿肿满,皆属于脾",说明胀满之症,与脾的功能密切相关。《伤寒论》提出腹胀与失治误治等导致的中焦虚弱、脾胃不运有关。如"发汗后,腹胀满者",此乃正气不足所致的虚满;"伤寒吐后,腹胀满者""动气在下,不可下,下之则腹胀满"。

腹胀的治疗方法在《黄帝内经》中就有详细论述;东汉张仲景开创了辨证论治腹胀的先河,并创立一系列治疗腹胀的经典方药;而在金元时期腹胀的治法又得以进一步完善。《灵枢·癫狂》中曰:"厥逆腹胀满,肠鸣,……取之下胸二胁咳而动手者,与背腧以手按之立快者是也。"提出了用穴位按压法治疗腹胀。东汉张仲景在《金匮要略》中提出外有表邪、内有里虚的腹胀治则,"下利腹胀满,身体疼痛者,先温其里,再攻其表",表明当先扶正,再攻逐表邪。还提出了具体的方药:"温里宜四逆汤,攻表宜桂枝汤""伤寒吐后,腹胀满者,与调胃承气汤"。这些方药在临床中应用广泛,疗效卓著。金元医家李东垣还提出了治疗腹胀的大法和原则。其曰:"中满治法,当开鬼门,洁净府。开鬼门者,谓发汗也;洁净府者,利小便也。中满者,泻之于内。谓脾胃有病,当令上下分消其湿,下焦如渎,气血自然分化,不待泄滓秽。如或大实大满,大小便不利,从权以寒热药下之。"对后人采用多维的方法治疗腹胀提供了思路与借鉴。

(三)范围

常见的引起腹胀的疾病有功能性腹胀、功能性消化不良、慢性胃炎、胃下垂、便秘、不全性肠梗阻、腹腔积液、腹腔巨大肿物等。其他如肝脏、胆囊、胰腺等疾病也可引起类似于腹胀的症状,可部分参照本节内容论治。

(四)病因病机

1. 致病因素

(1)感受外邪:外感寒邪、湿热之邪,均可致使脾胃损伤,纳化失司,气机升降失常,中焦气机不利,发为腹胀。

(2)饮食不节:饮食不节,暴饮暴食,脾胃受损,纳化失常,气机受阻,可发为腹胀;或五味过极,辛辣无度,或恣食肥甘厚味,或饮酒如浆,伤脾碍胃,蕴湿生热,阻滞气机,以致中焦气机阻滞,导致腹胀。故《素问·痹论》曰:"饮食自倍,肠胃乃伤。"

(3)情志内伤:脾胃的受纳运化,中焦气机的升降,有赖于肝之疏泄,《素问·宝命全形论》有云"土得木而达"。忧思恼怒,情志不遂,肝失疏泄,肝郁气滞,横逆犯胃,以致胃气失和,气机阻滞,即可发为腹胀。

（4）脾胃虚弱：脾与胃相表里,同居中焦,共奏受纳运化水谷之功。脾气主升,胃气主降,胃之受纳腐熟,赖脾之运化升清。若素体不足,或劳倦过度,或饮食所伤,或过服寒凉药物,或久病脾胃受损,均可引起脾胃虚弱。脾气虚损,失于运化,食阻湿滞,气机不通,而发腹胀；中焦虚寒,致使脏腑失于温养,亦发生腹胀。若是热病伤阴,或内热火郁,灼伤阴津；或久服香燥理气之品,耗伤阴津,肠腑失于濡养,肠燥津亏,也可引起腹胀。

2. 病机　腹胀病位在大肠,与脾、胃、肝脏腑关系密切,可涉及胆、肾。基本病机分为虚实两端,虚者多为气虚、阳虚致脏腑失养,水湿内蕴,气机阻滞,或阴津亏虚,致肠道失润,腑气不通；实者多为气滞、湿热阻滞或食积,致气机不和,通降失常；亦有虚实夹杂,寒热错杂者,致脾胃失和,运化失司,气机升降失常。

（五）诊断与鉴别

1. 诊断　腹胀是患者自觉腹部的一部分或全腹部胀满,也可以是一种客观上的检查所见,发现腹部一部分或全腹部膨隆。

2. 辅助检查

（1）实验室检查

1）血液检查：肝肾功能、电解质、红细胞沉降率、甲状腺功能和血糖检查,了解有无其他脏器疾病及全身系统性疾病引起的腹胀。

2）大便常规和潜血试验：功能性腹胀患者大便常规和潜血检查均正常。大便常规及潜血对于肠道器质性改变,如肿瘤、溃疡和炎症具有一定的提示意义。

（2）内窥镜检查：电子结肠镜及电子胃镜检查可直接观察结肠、直肠及胃黏膜情况,有助于排除消化道器质性病变。对于年龄在45岁以上,近期出现腹胀,同时伴有消瘦、贫血、黑便、吞咽困难、腹部包块等临床症状和体征患者应作为常规检查项目。另外,如临床高度怀疑乳糜泻,应该进行胃镜和十二指肠黏膜活检。

（3）影像学检查：腹部X线片能显示肠腔扩张积气、粪便存留。消化道钡餐可显示钡剂在胃肠内运行的情况以了解其运动功能状态。腹部超声及CT可以了解腹腔脏器有无感染性疾病导致的影像学改变,如渗出、水肿、脓肿等；有没有占位性病变,如良恶性肿瘤,转移性肿瘤等；有没有畸形、结石、梗阻、狭窄、穿孔、积液等。

（4）肠道动力的检测：结肠传输试验、肌电图检查等有助于科学评估肠道运动功能。

（5）心理状态评测：腹胀患者有可能伴有焦虑、抑郁,需要进行相应评估。

3. 鉴别

（1）功能性腹胀：功能性腹胀是一种以反复出现的腹部胀满为主观感觉的胃肠道功能性疾病。临床特点是腹部胀满,伴有腹部膨胀、隆起的慢性经过。但没有器质性胃肠道疾病的改变,也不符合功能性消化不良、肠易激综合征及其他功能性胃肠病的诊断。

功能性腹胀诊断要点：诊断需符合病程至少在6个月以上,近3个月内平均每周至少有1天反复出现以腹部胀满为主要不适感觉和（或）肉眼可看到腹部膨隆,同时没有足够的证据诊断肠易激综合征、功能性便秘、功能性腹泻或餐后不适综合征等其他功能性胃肠疾病。

（2）功能性消化不良：功能性消化不良是一种常见的功能性胃肠病,常见上腹痛或不适、餐后饱胀、腹部胀气、早饱、嗳气、厌食,恶心、呕吐、烧心、反酸等症状,并且缺乏能解释这些症状的任何器质性、系统性或代谢性疾病。功能性消化不良的诊断要点：①包括下列症状的 1 项或多项,餐后饱胀不适、早饱、中上腹痛及中上腹部烧灼感;②呈持续或反复发作的慢性过程(症状出现至少 6 个月,近 3 个月症状符合以上诊断标准);③排除可解释上述症状的器质性疾病(包括胃镜检查)。

(3)慢性胃炎:慢性胃炎是由多种原因引起的胃黏膜的慢性炎症。部分慢性胃炎患者可无明显临床症状,有症状者主要表现为非特异性消化不良,如上腹部不适、饱胀、疼痛、食欲缺乏、嗳气、反酸等,部分还可有健忘、焦虑、抑郁等精神心理症状。消化不良症状的有无及其严重程度与慢性胃炎的组织学所见和内镜分级无明显相关性。慢性胃炎的确诊主要依赖于内镜与病理检查,尤以后者的价值更大。对慢性胃炎的诊断应尽可能地明确病因,特殊类型胃炎的内镜诊断必须结合病因和病理。

(4)胃下垂:胃下垂是指站立时胃的下缘达盆腔,胃小弯角切迹低于髂嵴连线的病症。多发生在瘦长体形、久病体弱、长期卧床少动者,常伴有其他脏器下垂。凡能造成膈肌下降的因素,如膈肌活动力降低、腹腔压力降低、腹肌收缩力减弱、与胃连接的韧带过于松弛等,均可导致胃下垂。本病一般预后较好,个别患者因体质、慢性疾病影响及治疗不及时可发生胃扩张、胃扭转等。轻度胃下垂多无明显症状。中度以上胃下垂患者则可表现为不同程度的上腹部饱胀感,食后尤甚,并可见嗳气、厌食、便秘、腹痛等症状;腹胀可于餐后、站立过久和劳累后加重,平卧时减轻。此外患者常有消瘦、乏力、低血压、心悸和眩晕等表现。诊断主要依靠 X 线钡餐造影检查。检查可见胃小弯角切迹、胃幽门管低于髂嵴连线水平;胃呈长钩形或无张力型,上窄下宽,胃体与胃窦靠近,胃角变锐。胃的位置及张力均低,整个胃几乎位于腹腔左侧。

(5)便秘:便秘是指排便次数减少、粪便干硬和排便困难。便秘多由不良习惯引起,亦可因多种疾病而起,主要包括胃肠道疾病(肠道神经/肌肉病变、先天性巨结肠、肿瘤、炎症性肠病等)、累及胃肠道的系统性疾病(甲状腺功能减退症、糖尿病、结缔组织病、淀粉样变性、脊髓损伤、帕金森病等)等,以及药物因素(如吗啡类、精神类、钙通道拮抗剂、抗胆碱能药等)等。此外,精神或心理障碍(精神病、抑郁症、神经性厌食)亦可引起便秘。

(6)不完全性肠梗阻:任何原因引起的肠内容物通过障碍统称肠梗阻,不完全性肠梗阻是指肠腔内容物尚可部分通过梗阻点,属于程度较轻的肠梗阻。主要症状有腹痛、腹胀,呈阵发性,还可伴有呕吐症状,高位梗阻呕吐症状发生早,症状显著,低位者呕吐迟。腹胀症状在低位梗阻或麻痹性梗阻中显著且范围广。体征可见肠型及蠕动波,肠鸣音亢进伴气过水声,腹膜炎、压痛及反跳痛等肠绞窄表现等。诊断主要依赖腹部立位 X 片及腹部 CT,可见梗阻点上胀气的肠袢及多数气液平面,梗阻点以下肠腔内可显示少量积气和积液。

(7)其他疾病:其他可引起腹胀的常见疾病有慢性胰腺炎、急慢性胆囊炎、慢性病毒性肝炎、心功能不全等,可根据病史、腹部 B 超及腹部 CT 等检查做出诊断。

(六)辨证论治

1. 辨证要点 首当辨明本病虚实之差异。虚者多为脾胃虚弱,中焦虚寒,肠腑津亏;实者多为实邪内阻,如气结、湿热、寒湿、食积、腑实等。临床以虚证及虚实夹杂之证为多见。再辨明本病寒热之差异。热证者脘腹胀闷,得凉则舒,进食辛辣炙煿则加重,口苦口臭,口干,大便黏腻不爽;寒证者,腹胀遇冷加重,喜热饮,喜热敷,得热则舒,四肢不温,小便清长,大便溏烂。寒与热之间常可相互影响,相互转化,如寒证脾胃运化失司,水湿不化,郁而化热,可转变为热证,或寒热错杂证;而热证失治误治,迁延日久,耗气伤阳,可转变为寒证,或亦表现为寒热错杂证。关于其病机,无论寒热虚实,终因中焦气机不利而致本病,治疗上应以调理中焦气机为指导,根据其寒热虚实的不同进行辨证论治。

2. 治疗原则 本病的治疗以理气消胀为主,需审症求因,辨证论治。首分虚实,虚证应辨别气虚、阳虚、津亏;实证应辨别实热、气滞、饮食停滞。根据"实则泻之,虚则补之"的原则进行治疗。对于虚实夹杂、寒热错杂者,应根据具体临床情况,分清标本缓急、寒热轻重,确定相应的治法。

《临证指南医案》指出:"胃宜降则和,腑以通为顺。"在腹胀的治疗中,可以遵循这一原则,以通降和畅脏腑之气机为治疗总则,但不宜单独运用,多与其他方法联合应用,将此法渗透到消食导滞、疏肝解郁、清热祛湿、补益脾胃、养阴生津等治法中,而起到消除腹胀的作用。

3. 证治分类

(1) 肝郁气滞证

1) 症状表现:腹胁胀满,部位不定,嗳气频作,善太息,每于情志不畅时加重。舌淡红苔薄白,脉弦。

2) 病机分析:情志不遂,或受精神刺激,或因病邪侵扰,阻遏肝脉,致使肝气失于疏泄、条达,导致气机郁滞而发生腹胀;肝经分布于两胁及少腹,肝经气滞,气机不畅,故胁腹胀满;气能走窜,故胀满部位不定;气机不得条达舒畅,其滞在胁腹,故频频嗳气、太息以舒缓气机;情志不畅时,肝气郁结更甚,故症状加重。舌淡红苔薄白,脉弦均为肝郁气滞之象。

3) 治疗方法:疏肝解郁,行气导滞。

4) 代表方药:木香顺气散。木香10g,香附10g,槟榔10g,青皮5g,陈皮5g,枳壳10g,砂仁10g(后下),厚朴10g,苍术10g,炙甘草5g。

5) 随证加减:若胁肋胀痛者,加郁金、延胡索、当归、乌药行气疏肝;有两胁或少腹胀满伴窜痛,急躁易怒,头晕胀疼,面红目赤,口苦咽干,不寐者,可加山栀、黄芩、知母清肝泻火;腹胀且痛,胀痛处固定,舌质暗者,可加三七粉、川芎行气活血。

(2) 脾胃湿热证

1) 症状表现:脘腹胀闷,口苦口臭,大便黏腻不爽,口干不欲多饮,肢体困重。舌质红,苔黄腻,脉滑或数。

2) 病机分析:因脾胃素虚,运化失职,湿从内生,或外湿侵入,内湿与外湿互结郁久而化热,或暴食膏粱厚味,引致湿热内蕴于脾胃,导致气机不畅,脾胃运化升降功能失调而发生腹胀。湿热阻滞中焦,脾胃运化失调,气机升降失司,导致气机壅滞,故而脘腹胀闷;湿热熏蒸于上,故口苦口臭;湿热阻滞于下,故大便黏腻不爽;湿热内阻,郁结不化,脾气不升,津液不布,故而口干,然内湿较甚,故不欲多饮;湿邪阻滞肢体经络,故肢体困重。舌质红,苔黄腻,脉滑或数均为脾胃湿热之象。

3) 治疗方法:清热祛湿,理气消滞。

4) 代表方药:枳实导滞丸加味。大黄10g(后下),厚朴10g,枳实10g,黄连10g,黄芩10g,六神曲10g,白术10g,茯苓10g,泽泻10g。

5) 随证加减:大便不爽者,可加木香、槟榔调气通便。

(3) 饮食停滞证

1) 症状表现:脘腹胀满,或呕吐不消化食物,吐后胀减,厌食欲呕,嗳腐酸臭,口苦不喜饮,不思饮食,大便臭秽不爽,得矢气及便后稍舒。舌淡红,苔厚腻,脉滑。

2) 病机分析:饮食不节,内伤脾胃,或久病体虚,脾胃运化不及,导致饮食停滞,生痰聚湿,升降失常,气机阻滞而发生腹胀。食滞胃腑而不化,物盛满而上溢,故呕吐不消化食物,吐后胀减;食滞胃腑,受纳失司,通降失调,气逆于上,故厌食欲呕,嗳腐酸臭,不思饮食;食滞胃腑,酿生湿热,热与湿同熏蒸于上,故口苦而不喜饮;中焦壅滞,湿浊下注,故大便臭秽不爽,得矢气及便后稍舒。舌淡红,苔厚腻,脉滑均为饮食停滞之象。

3)治疗方法:消食和胃,理气化滞。

4)代表方药:保和丸加减。山楂 10g,法半夏 9g,茯苓 10g,神曲 10g,陈皮 10g,连翘 10g,莱菔子 10g,麦芽 30g。

5)随证加减:若胀满明显者,加厚朴、枳实、大黄行气消积;兼口臭,口干不欲饮,大便黏腻不爽,身重者,加黄芩、黄连清热祛湿。

（4）寒热错杂证

1)症状表现:腹胀,肠鸣,脘腹痞闷,心烦,口苦,恶心,便溏。舌质淡红,苔黄腻,脉弱或沉。

2)病机分析:脾胃损伤而致斡旋升降失调,气机紊乱,中焦痞塞不通,阴阳之气不相顺接,壅滞于内而发生腹胀。上下气机不交通,郁滞脘腹,故腹胀、痞闷不适;实热在上,扰乱心神,故心烦;苦为火之味,热炎于上,故口苦;中焦气机不通,反逆于上,故恶心;虚寒在下,运化失司,水湿内生,故肠鸣、便溏。舌质淡红,苔黄腻,脉弱或沉均是寒热错杂之象。

3)治疗方法:平调寒热,消胀散痞。

4)代表方药:枳实消痞丸加减。枳实 10g,干姜 10g,麦芽曲 20g,茯苓 10g,白术 10g,半夏曲 9g,党参 10g,厚朴 10g,黄连 10g,甘草 5g。

5)随证加减:若腹胀甚者,加陈皮、槟榔行气消胀;大便溏泄,疲倦身重者,白术改为炒白术,茯苓增加至 15g 以增强健脾祛湿之力。

（5）脾虚湿阻证

1)症状表现:脘腹胀满,食少纳呆,大便溏而黏滞不爽,肢体困倦。舌淡苔白腻,脉弱。

2)病机分析:脾胃虚弱,则运化失职,湿自内生,阻碍气机,致气机不畅,发生脘腹胀满。脾失健运,故食少纳呆;脾虚失运,痰湿内生,湿滞下焦,故大便溏而黏滞不爽;脾失升清,肢体失于充养,故困倦乏力。舌淡苔白腻,脉弱均是脾虚湿阻之象。

3)治疗方法:健脾和中,燥湿理气。

4)代表方药:香砂六君子汤合枳术丸。党参 15g,木香 10g(后下),砂仁 5g(后下),陈皮 10g,法半夏 9g,炒白术 15g,茯苓 15g,枳实 15g,炙甘草 5g。

5)随证加减:若腹胀明显者,加厚朴行气消胀;肠鸣泄泻者,加怀山药、煨葛根健脾止泻;大便溏泄者,加山药、炒薏苡仁、炒白扁豆健脾渗湿;腹痛喜温,畏寒肢冷者,加干姜、桂枝温中散寒。

（6）中焦虚寒证

1)症状表现:腹部胀满,遇冷加重,喜热饮,喜热敷,得热则舒,四肢不温,纳食少,神疲乏力,畏寒肢冷,小便清长,大便溏烂。舌体淡胖有齿痕,脉沉。

2)病机分析:脾阳不足,脏腑失于温养,阴寒内生,阻滞中焦气机,发生腹胀。中焦虚寒,温煦不力,故畏寒肢冷;寒得热散,故腹胀得温则减,且喜热饮;脾阳不足,运化水谷精微及水湿作用减弱,水湿不化,清浊不分,故小便清长,大便稀溏;脾阳不足,胃阳亦虚,故纳食减少;气与阳同类,阳气不足,则倦怠神疲。舌体淡胖有齿痕,脉沉均是中焦虚寒之象。

3)治疗方法:温补脾阳,行气消胀。

4)代表方药:理中汤合平胃散加减。党参 15g,干姜 10g,炒白术 15g,苍术 10g,厚朴 15g,陈皮 10g,炙甘草 5g。

5）随证加减：若腹痛者，加木香行气止痛；腹胀明显者，加枳实行气宽中；身体沉重，疲倦畏寒者，加附子温阳散寒。

（7）肠燥津亏证

1）症状表现：腹部胀闷，无腹部疼痛，时伴有大便干燥，口干或口臭，喜饮。舌红少苔或黄燥，脉细或数。

2）病机分析：素体阴亏，或年老而阴血不足，或吐泻、久病、温热病后期等耗伤阴液，或因失血过多，以致阴血津液亏虚，大肠失于濡润，燥屎内结，致使腑气不畅而发生腹胀。津液亏虚，肠腑失于濡润，故大便干燥；津液亏少，不足以外润腠理孔窍，故口干喜饮；津液亏虚，不足以上溉清窍，故头晕；燥屎内结，浊气上攻，故口臭。舌红少苔或黄燥，脉细或数均为肠燥津亏之象。

3）治疗方法：增液养津，清热润燥。

4）代表方药：增液承气汤加减。大黄 10g（后下），枳实 10g，厚朴 10g，玄参 15g，生地 15g，麦冬 15g。

5）随证加减：大便干结显著，口燥咽干者，玄参、麦冬、生地可增至各 20g，以增液行舟；大便秘结多日不排，伴有腹胀，矢气频作者，则加用芒硝（冲服）软坚通便。

（七）常用药对

1. 枳壳、大腹皮（董建华） 具有理气消胀的作用，适用于气滞型腹胀的治疗。

2. 郁金、木香（金洪元） 具有行气理滞作用，适用于胸腹气滞胀满甚者的治疗。

3. 茵陈、山栀（金洪元） 具有清热化湿的作用，适用于胸腹气滞胀满而热重者。

4. 芍药、甘草（谢晶日） 具有和阴柔肝的作用，适用于肝脾不和，气机郁滞，郁而化热之腹胀。

（八）名医经验

1. 董建华

（1）基本病机：脾虚运化无权，胃中水谷、水湿停滞不化，气机壅滞，升降失调而致腹胀。

（2）治则治法："升降并调""运脾即补"。

（3）基本处方：生黄芪 15g，党参 15g，炒白术 15g，炙甘草 6g，升麻 10g，柴胡 10g，当归 15g，陈皮 12g，枳壳 12g，大腹皮 10g，香橼皮 10g，佛手 12g。

（4）随证加减：脾虚夹湿，总是用藿香、佩兰、厚朴、半夏、茯苓、通草、滑石芳香化湿，配山药、扁豆、薏米健脾运中；脾虚夹食，则先用鸡内金、枳壳、陈皮、莱菔子、制大黄、谷麦芽、胡黄连消导化积，再加太子参补脾和中、补中兼通。

2. 梁乃津

（1）基本病机：有形之邪，或脾气虚衰，导致脾胃运化不利，气机不畅而致病。

（2）治则治法：分清虚实，实证者重在疏利兼扶脾；虚实夹杂者，则辛开苦降，补虚泄实，平调寒热；虚证者，重在施以温补兼疏利之法。

（3）基本处方：延胡索 15g，佛手 10g，郁金 12g，厚朴 15g，枳实 12g，木香 6g，白芍 15g，沙参 15g，麦冬 15g。

（4）随证加减：气虚明显者，加党参、黄芪健脾益气；口干口渴者，加玉竹、石斛养阴生津。

3. 冯五金

（1）病因病机：人体阳气不足，脏腑气机失调，即阳虚为本，胀满是标。

（2）治则治法：详审病机，温阳治本；明析病证，通调治标。

（3）基本处方：桂枝 10g,附子 10g,肉桂 6g,干姜 10g,小茴香 6g,吴茱萸 2g,木香 10g,砂仁 6g,乌药 10g。

（4）随证加减：血虚明显者,加生地、当归、白芍养阴补血;腹胀满较盛者,加厚朴、枳实、生槟榔行气除胀。

（九）预防护理

改变不良饮食习惯,饮食均衡。洋葱、生姜、生蒜、薯类、甜食、豆类、面食含有可大量产生氢、二氧化碳和硫化氢等气体的成分,应减少摄入。适当增加膳食纤维的摄入;戒烟忌酒。注意改变生活方式,多运动;养成规律的排便习惯,避免因长期不大便导致肠道产气增多。养成良好的心态,确立积极健康的生活态度,进行有针对性的心理疏导。积极治疗原发病,尽可能减少使用导致腹胀的药物。发现报警症状如贫血、消瘦等,应及时就医,明确病因。

（十）现代研究

大承气汤加味治疗粘连性不全性肠梗阻,配合现代医学一般治疗及抗感染治疗,可有效缓解腹胀、腹痛、呕吐等症状,总有效率达 91.67%。枳实导滞汤治疗肠道湿热证便秘型肠易激综合征,可明显改善患者腹胀症状。保和丸治疗食积停滞证功能性消化不良的胃部饱胀、腹胀或胀痛不适等症状,总有效率达 90%。采用半夏泻心汤加味治疗功能性腹胀,可以有效缓解腹部胀气症状,有效率达 91.9%。香砂六君子汤化裁治疗虚证功能性腹胀,可较好缓解腹胀症状,总有效率达 93.5%。还有研究显示,应用香砂六君子汤可改善脾胃虚弱型功能性消化不良患者腹部胀满不适等胃感觉过敏症状,总有效率达 90.9%。应用理中汤合平胃散加减治疗中焦虚寒夹湿型腹胀,可有效消除腹胀症状,具有较好的临床疗效,总有效率达 90.0%。应用增液承气汤加减治疗胸腰椎压缩性骨折后腹胀便秘,可有效改善患者腹胀、便秘症状,临床总有效率为 91.0%,显著优于口服多潘立酮片的对照组;还有研究显示,应用增液承气汤治疗老年性肠梗阻可有效缓解患者腹胀、腹痛,缩短治疗病程,减少相关并发症发生,降低手术率。

（黄穗平　叶振昊）

第十二节　泄　泻

（一）定义

泄泻是以大便次数增多,粪质溏薄或完谷不化为主要表现的病证。本病也有"鹜溏""飧泄""濡泄""洞泄""注下""后泄""滑泻"之称。

（二）源流

泄泻首载于《黄帝内经》,有"濡泄""飧泄""洞泄""注下""鹜溏""肠澼"等病名。《素问·阴阳应象大论》曰："湿盛则濡泄""春伤于风,夏生飧泄"。《素问·生气通天论》曰："因于露风,乃生寒热,是以春伤于风,邪气留连,乃为洞泄。"《素问·至真要大论》曰："寒清于中,感而疟,大凉革候,咳,腹中鸣,注泄,鹜溏。"《素问·太阴阳明论》曰："饮食不节,起居不时者,阴受之……阴受之,则入五脏……入五脏,则膜满闭塞,下为飧泄者,久为肠澼。"《金匮翼》曰："热泻者,夏月热气乍乘太阴,与湿相合,一时倾泻如水之注,亦名暴泄。"《素问病机气宜保命集》曰："治太阴脾经受湿,水泄注下,体微重微满,困弱无力,不欲饮食,暴泄无数,水谷不化。"

究其病因病机,可因于寒、热、风、湿及饮食不节等多种因素诱发。如寒邪致泻,《素问·举痛论》曰"寒气客于小肠,小肠不得成聚,故后泄腹痛矣";或有感于热,《素问·至真要大论》曰"暴注下迫,皆属于热";或发于湿,《素问·阴阳应象大论》曰"湿盛则濡泄"。情志因素亦可引起泄泻,如陈无择在《三因极一病证方论·泄泻叙论》中提出"喜则散,怒则激,忧则聚,惊则动,脏气隔绝,精神夺散,必致溏泄";《素问·举痛论》曰"怒则气逆,甚则呕血及飧泄"。《难经·五十七难》从脏腑辨证角度提出了五泄的病名,同时指出本病主要与脾、胃、大肠、小肠关系较为密切,谓:"泄凡有五,其名不同。有胃泄,有脾泄,有大肠泄,有小肠泄,有大瘕泄"。又如《素问·宣明五气》曰:"五气所病,大肠小肠为泄。"本病病机多责之脾虚,《素问·脏气法时论》曰"脾病者,……虚则腹满肠鸣,飧泄食不化。《素问·脉要精微论》曰:"胃脉实则胀,虚则泄。"为后世认识本病因病机奠定了基础。

泄泻的治疗方法,张仲景在《金匮要略·呕吐哕下利病脉证治》中将泄泻和痢疾统称为下利,将其分为虚寒、实热积滞和湿阻气滞三型,提出对实热积滞所致的下利,采取攻下通便法,即所谓"通因通用"法。篇中还对湿邪内盛,阻滞气机,不得宣畅,水气并下而致"下利气者",提出"当利其小便",以分利肠中湿邪,即所谓"急开支河"之法,为后世泄泻的辨证论治奠定了基础。至隋代巢元方《诸病源候论》开始,明确将泄泻与痢疾分述。古称大便溏薄而势缓者为泄,大便轻稀如水而直下者为泻。至宋代以后,"泄""泻"合称。《太平圣惠方·治脾劳诸方》云:"治脾劳,胃气不和,时有泄泻,食少无力,宜服松脂圆方。"(《释文》"泄"作"泄")《景岳全书·泄泻》指出"凡泄泻之病,多由水谷不分,故以利水为上策",提出分利之法治疗泄泻的原则。李中梓在《医宗必读·泄泻》提出了著名的治泻九法,即淡渗、升提、清凉、疏利、甘缓、酸收、燥脾、温肾、固涩,全面系统地论述了泄泻的治法,是泄泻治疗学上的里程碑。叶天士在《临证指南医案·泄泻》中提出久患泄泻,"阳明胃土已虚,厥阴肝风振动内起",故以甘养胃、以酸制肝,创泄木安土之法。

(三)范围

现代医学中因消化器官功能和器质性病变而发生的腹泻,如功能性胃肠病、慢性肠炎、腹泻型肠易激综合征、功能性腹泻、急性肠炎、炎症性肠病、吸收不良综合征;内分泌及代谢障碍疾病,如甲状腺功能亢进、糖尿病、系统性红斑狼疮、尿毒症、肿瘤及药物相关性肠炎等,均可参照本病辨证施治。

(四)病因病机

1. 致病因素

(1)外感邪气:外邪以湿、寒、暑、热较为常见,其中又以感受湿邪致泄者最多。脾喜燥而恶湿,外来湿邪,最易困阻脾土,以致升降失调,清浊不分,水谷杂下而发生泄泻,故有"湿多成五泄"之说。寒邪伤脾,因寒邪客肠胃致泄泻,暑热容易与湿邪相合,脾为湿困,运化失职,引起泄泻。《杂病源流犀烛·泄泻源流》曰:"湿盛则飧泄,乃独由于湿耳。不知风寒热虚,虽皆能为病,苟脾强无湿,四者均不得而干之,何自成泄? 是泄虽有风寒热虚之不同,要未有不源于湿者也。"寒、热、湿等内外之邪,以及肝、肾等脏腑所致的泄泻,都只有在伤脾的基础上,导致脾失健运时才能引起泄泻。而外湿与内湿之间常相互影响,外湿最易伤脾,脾虚又易生内湿,互为因果。

(2)饮食不节:饮食过量,停滞肠胃;或恣食肥甘,湿热内生;或过食生冷,寒邪伤中;或误食腐馊不洁,食伤脾胃,化生食滞、湿热、寒湿之邪,致运化失职,清浊不分,而发生泄泻。正如《景岳全书·泄泻》所说:"若饮食失节,起居不时,以致脾胃受伤,则水反为湿,谷反为滞,精华之气不能输化,乃致合污下降,而泻痢作矣。"

（3）情志所伤:情志不遂,郁怒伤肝,肝失疏泄,横逆克脾,脾失健运;或思虑伤脾,脾虚不运,土虚木乘,亦发泄泻;或素体脾虚,逢怒进食,更伤脾土,引起脾失健运,小肠无以分清泌浊,大肠失于传导,合污而下,则发生泄泻。故《景岳全书·泄泻》曰:"凡遇怒气便作泄泻者,必先以怒时挟食,致伤脾胃,故但有所犯,即随触而发,此肝、脾二脏之病也。盖以肝木克土,脾气受伤而然。"

（4）脾胃虚弱:劳倦内伤,久病体虚,致脾胃虚弱,胃失受纳,脾失健运,水湿内停,积谷为滞,致脾胃升降失司,清浊不分,混杂而下,遂成泄泻。如《景岳全书·泄泻》曰:"泄泻之本,无不由于脾胃。"

（5）命门火衰:若年老体弱,肾气不足;或久病之后,肾阳受损;或房室无度,终致命门火衰,脾失温煦,水谷不得腐熟,而致泄泻。如《景岳全书·泄泻》曰:"肾为胃关,开窍于二阴,所以二便之开闭,皆肾脏之所主,今肾中阳气不足,则命门火衰,而阴寒独盛,故于子丑五更之后,当阳气未复,阴气盛极之时,即令人洞泄不止也。"

2. 病机　泄泻的病位在大、小肠,与脾、胃、肝、肾密切相关。基本病机是脾虚湿盛,脾失健运,大肠传导失司,小肠清浊不分,水谷混杂而下,而成泄泻。脾主运化,为制水之脏,喜燥恶湿;胃主受纳;小肠主分清泌浊,大肠主传化糟粕;肝主疏泄,调节脾胃运化功能;肾主命门之火,能暖脾助运、腐熟水谷,且肾司开阖,调节水液代谢。若脾运失职,小肠无以分清泌浊,大肠失于传化糟粕,水反为湿,谷反为滞,合污而下,则发生泄泻;日久脾病及肾,肾阳亏虚,失于温煦,不能腐熟水谷,肾不闭藏,可成命门火衰之五更泄泻。病理因素主要是湿邪,湿为阴邪,易困脾阳,脾受湿困,则运化不健,所谓"湿胜则濡泄",故《医宗必读》有"无湿不成泻"之说。故脾虚湿盛是导致泄泻发生的关键。病理性质分虚实,急性暴泻多属实证,多由外感邪气、饮食不节、情志内伤所致脾胃不和,水谷清浊不分而来;慢性久泻多属虚证,先以脾气虚为主,继而脾阳虚,日久脾病及肾,致脾肾阳虚,而致命门火衰之五更泻。

（五）诊断与鉴别

1. 诊断　本病以大便次数增多,粪质溏薄或完谷不化,甚至泄出如水样为临床特征,是一种常见的胃肠道疾病。一年四季均可发生,但以夏秋两季较为多见。

2. 辅助检查

（1）粪便检查:泄泻重要的检查之一,有助于鉴别感染性和非感染性腹泻,包括大便常规、潜血、细菌培养、粪寄生虫查找等,以便针对性治疗。

（2）超声检查:有助于除外胆囊炎、胆石症、胰腺炎、肝硬化、甲状腺结节等肝、胆、胰系和甲状腺疾病引起的腹泻。

（3）结肠镜和病理检查:查看肠道黏膜情况,除外炎症性肠病、感染性肠病、缺血性肠病、结直肠恶性肿瘤等。肠黏膜病理有助于明确肠黏膜病变炎症程度和类型,除外恶性肿瘤等。

（4）胶囊内镜或小肠镜检查:必要时可行胶囊内镜或小肠镜检查以排除小肠病变引起的腹泻可能。

（5）氢呼气或氢甲烷呼气试验:有助于判断是否存在小肠细菌过度生长。

（6）血液检查:常见有血常规、生化、C反应蛋白、糖化血红蛋白、血清 IgE、血清肿瘤标志物、血淀粉酶和脂肪酶、食物不耐受检测、甲状腺功能等检查,除外有无嗜酸性粒细胞性胃肠炎、慢性胰腺炎、糖尿病、胃肠恶性肿瘤及食物不耐受、甲状腺功能亢进症等疾病引起的腹泻。

3. 鉴别

（1）肠易激综合征（IBS）：肠易激综合征是一种以腹痛或腹部不适伴有排便习惯和粪便性状改变为主要表现的胃肠功能紊乱性疾病，其发病率为 10%~20%。虽然 IBS 不危及患者生命，但是严重影响生活质量，增加患者精神压力和经济负担。遗传易感性、内脏感觉过敏、胃肠运动异常、心理社会压力、脑肠轴相互作用、炎症、饮食因素和肠道菌群改变等多种因素，被认为在 IBS 症状的发生、发展中发挥着重要作用。IBS 诊断标准（罗马Ⅳ）为：在缺乏可解释症状的形态学改变和生化异常基础上，反复发作的腹痛，近 3 个月内发作至少每周1 日，伴有以下 2 项或 2 项以上症状，①与排便相关；②症状发生伴有排便次数的改变；③症状发生伴有粪便性状（外观）改变。诊断前症状出现至少 6 个月，近 3 个月符合以上诊断标准。应使用 Bristol 粪便性状量表进行 IBS 亚型诊断，分为便秘型、腹泻型、混合型和不定型。

（2）功能性腹泻：功能性腹泻是功能性胃肠疾病的一种，罗马Ⅳ诊断标准为：至少 75%的粪便为稀便（糊状便）或水样便，不伴有腹部疼痛。诊断前 6 个月出现症状，在最近 3 个月满足诊断标准。

（3）溃疡性结肠炎：溃疡性结肠炎是一种病变主要在大肠黏膜和黏膜下层，可形成糜烂、溃疡，原因不明的弥漫性非特异性炎症。病变多在直肠及乙状结肠，向上呈连续性非跳跃式蔓延，累及部分、大部分或全结肠。主要临床表现是腹泻、黏液脓血便、腹痛和里急后重。病情轻重不等，多反复发作或长期迁延呈慢性病程。精神刺激、劳累、饮食失调，常为本病的诱发因素。

（4）克罗恩病：克罗恩病是一种原因不明的胃肠道进行性肉芽肿性疾病，可累及整个消化道，好发于回肠末端和邻近结肠。临床表现为腹泻、腹痛、发热，可并发穿孔、窦道、梗阻等。在临床上具有反复发作、迁延不愈的特点，严重影响患者的生存质量。

（5）乳糖不耐受症：当人体乳糖酶缺乏，或乳糖酶活性较低时，乳糖不能被消化、吸收，而是直接进入大肠，经大肠菌群的发酵，产酸产气，从而出现排气多、肠鸣、腹胀、腹痛或腹泻等一系列消化道症状，该症状临床称之为乳糖不耐受症。

（6）感染性腹泻：感染性腹泻是由细菌、病毒、寄生虫等病原体引起的以腹泻为主要临床症状的肠道传染病，全年均可发病，以夏秋季为高峰。患者每天排便 3 次及以上，多为水样便、黏液便、血样便等，严重者会继发脱水、休克等。在我国，除霍乱、痢疾、伤寒、副伤寒以外的其他感染性腹泻为《传染病防治法》规定的丙类传染病。

（六）辨证论治

1. 辨证要点　泄泻首辨虚实。泄泻的发生与湿邪关系最为密切。湿为阴邪，易困脾阳，脾受湿困，运化不利，发为泄泻，并可夹寒、夹热、夹滞。实证泄泻，以感受外湿为主，外感湿邪可夹寒邪直伤脾胃，或湿从寒化，阻遏脾阳，中阳不振，遂成寒湿困脾证，可见肠鸣泄泻；外感暑（热）湿之邪，或湿从热化，湿热伤脾而泄，可见腹痛泄泻，肛门灼热，大便黄褐秽臭，小便短黄；伤食者因宿食内停，谷反为滞，阻碍肠胃，肠道传化失常，可见腹痛肠鸣，泻下粪便，臭如败卵，泻后痛减。慢性久泄、虚证泄泻以感受内湿为主，久病失治，或因体质因素均可造成脾胃虚弱，运化无权，聚水成湿，而致大便时溏时泻，迁延反复；脾胃虚弱，脾失运化，气血生化不足，则纳呆，面色萎黄；脾病日久，可伤肾，或由于其他原因损伤肾阳，脾失温煦，不能腐熟水谷成泻，甚者则出现命门火衰之五更泄泻，症见黎明之前脐腹作痛，肠鸣即泻，泻下完谷，泻后则安，形寒肢冷，腰膝酸软；郁怒伤肝，肝气横逆，乘袭脾土，或素体脾虚，逢怒进食，更伤脾土，引起脾失健运，升降失调，清浊不分，出现每因抑郁恼怒，或情绪紧张之时，发生腹痛泄泻,腹中雷鸣,攻窜作痛,矢气频作。

2. 治疗原则　根据泄泻脾虚湿盛、脾失健运的病机特点,治疗应以运脾化湿为原则。急性泄泻以湿盛为主,重在化湿,辅以分利,再依寒湿、湿热的不同,分别采用温化寒湿与清化湿热之法;兼夹表邪、暑邪、食滞者,又应分别佐以疏表、清暑、消导之剂。慢性泄泻以脾虚为主,当予健脾补虚,辅以祛湿,并根据不同证候,分别施以益气健脾、温肾健脾、抑肝扶脾等法,久泻不止者,尚宜固涩。同时还应注意,急性泄泻不可骤用补涩,以免关门留寇;慢性泄泻不可分利太过,以防耗其阴液;清热不可过用苦寒,以免损伤脾阳;补虚不可纯用甘温,以免助湿。若病情处于寒热虚实兼夹,当随证而施治。

3. 证治分类

（1）寒湿困脾证

1）症状表现:泄泻清稀,甚则如水样,脘闷食少,腹痛肠鸣;舌质淡,苔白腻,脉濡缓。若兼外感风寒,则兼有恶寒发热,头痛,肢体酸痛;苔薄白,脉濡缓。

2）病机分析:内伤湿滞,寒湿中阻,脾胃不和,升降失常,则发为泄泻,质清稀,甚则如水样;湿阻气滞,影响脾胃运化功能,则胸膈满闷,食少,腹痛等;风寒外束,卫阳郁遏,故见恶寒发热头痛,肢体酸痛。

3）治疗方法:芳香化湿,解表散寒。

4）代表方药:藿香正气散加减。藿香10g,半夏曲10g,陈皮6g,白术20g,茯苓20g,大腹皮10g,厚朴10g,紫苏15g,白芷10g,桔梗10g,炙甘草6g,生姜5g,大枣5枚。

5）随证加减:若表寒重者,可加荆芥、防风祛风散寒;若外感寒湿,饮食生冷,腹痛,泻下清稀,可加吴茱萸、肉桂温中止泻;若湿邪偏重,腹满胀鸣,小便不利,可加石菖蒲、苍术燥湿健脾。

（2）湿热中阻证

1）症状表现:泄泻腹痛,泻下急迫,或泻而不爽,粪色黄褐,气味臭秽,肛门灼热,烦热口渴,小便短黄。苔黄腻,脉滑数或濡数。

2）病机分析:湿邪易困遏脾土,导致脾失健运,水谷混杂而下,湿热下注,阻碍气机,大肠传导失司,则腹痛泄泻,泻下急迫,且湿性黏滞,泻而不爽,粪色黄褐,气味臭秽;湿热下注,则见肛门灼热;湿热蕴结脾胃,津不上行,则见烦热口渴;热灼津伤,则见小便短黄。

3）治疗方法:清热利湿,分消止泻。

4）代表方药:葛根芩连汤加减。煨葛根30g,黄芩10g,黄连10g,甘草6g,茯苓30g,生薏米20g,马齿苋15g,败酱草15g。

5）随证加减:若有发热、头痛、脉浮等表证者,可加用银花、连翘、薄荷疏风清热;若夹食滞者,可加神曲、山楂、麦芽消食导滞;若湿邪偏重者,可加茯苓、猪苓、泽泻利水化湿;若在夏暑之间,症见发热头重,烦渴自汗,小便短赤,脉濡数,可加香薷饮、滑石清热利湿。

（3）食滞肠胃证

1）症状表现:腹痛肠鸣,泻下粪便,臭如败卵,泻后痛减,脘腹胀满,嗳腐酸臭,不思饮食,舌苔垢浊或厚腻,脉滑。

2）病机分析:宿食内停,阻滞肠胃,传化失司,则见腹痛肠鸣,泻下粪便臭如败卵,泻后痛减;饮食停滞,浊气上逆,则见嗳腐酸臭;食积较重,脾胃升降失常,则见脘腹胀满,不思饮食。

3）治疗方法:消食导滞,和中止泻。

4）代表方药:保和丸加减。焦山楂18g,神曲6g,莱菔子10g,清半夏9g,陈皮6g,茯苓30g,连翘10g,炒麦芽20g,厚朴10g,白术10g,甘草6g。

5）随证加减:若食积较重,脘腹胀满,可加大黄、枳实推荡积滞;若食积化热,可加黄连、连翘燥湿止泻;若脾虚较重,可加扁豆、山药健脾祛湿。

（4）肝郁脾虚证

1）症状表现:素有胸胁胀闷,嗳气食少,每因抑郁恼怒,或情绪紧张之时,发生腹痛泄泻,腹中雷鸣,攻窜作痛,泻后痛减。舌淡红,脉弦。

2）病机分析:肝为将军之官,主疏泄,若肝失疏泄,肝气郁结,横逆犯脾,脾胃失和,传导失职,升降失调,则小肠清浊不分,大肠传导失司,故腹痛即泻,便后气机得以调畅,则泻后痛减;肝气郁滞,情志不畅,则因抑郁恼怒,或情绪紧张之时加重或诱发;肝气横逆犯脾,脾气虚弱,不能运化水谷,则食少。

3）治疗方法:抑肝扶脾,升清止泻。

4）代表方药:痛泻要方加减。白芍 15g,炒白术 20g,陈皮 6g,防风 6g,茯苓 30g,葛根 10g,升麻 10g,乌梅 10g,炙甘草 6g。

5）随证加减:若胸胁脘腹胀满疼痛,嗳气者,可加柴胡、木香、郁金、香附疏肝止痛;若兼神疲乏力,纳呆者,可加党参、扁豆、鸡内金益气健脾;久泻反复发作者,可加焦山楂、姜炭收涩止泻。

（5）脾虚湿困证

1）症状表现:大便时溏时泻,迁延反复,纳呆食少,食后脘闷不舒,稍进油腻食物,则大便次数明显增加,面色萎黄,神疲倦怠。舌质淡,苔白,脉细弱。

2）病机分析:脾胃为后天之本,脾主运化,以升为健,胃主受纳,以降为和,劳倦过度或久病缠绵等损伤脾胃,脾胃虚弱不能受纳水谷和运化水谷精微,清浊不分,水湿下注肠腑,则见大便时溏时泻,迁延反复;湿滞中焦,气机被阻,则见胸脘闷不舒,纳呆食少;脾失健运,气血化生不足,肢体肌肤失于濡养,则见四肢无力,面色萎黄,神疲倦怠。

3）治疗方法:健脾益气,化湿止泻。

4）代表方药:参苓白术散加减。党参 20g,炒白术 20g,茯苓 30g,炒薏米 30g,山药 20g,白扁豆 10g,莲子肉 10g,桔梗 6g,陈皮 6g,炙甘草 10g,砂仁 6g(后下)。

5）随证加减:若脾阳虚衰,阴寒内盛,可加附子、炮姜温中散寒;若久泻不止,中气下陷,或兼有脱肛者,可加升麻、柴胡、黄芪升阳举陷。

（6）肾阳虚衰证

1）症状表现:黎明之前脐腹作痛,肠鸣即泻,泻下完谷,形寒肢冷,腰膝酸软。舌淡苔白,脉沉细。

2）病机分析:寅卯之交,阴气极盛,阳气未复,命门火衰,火不暖土,则黎明之前脐腹作痛,肠鸣即泻,泻下完谷;阳虚不能温煦全身,腰膝失于温养,则见形寒肢冷,腰膝酸软。

3）治疗方法:温肾健脾,固涩止泻。

4）代表方药:四神丸加减。补骨脂 10g,肉豆蔻 10g,五味子 6g,吴茱萸 3g,茯苓 30g,炒白术 20g,山药 30g,炮姜 10g,炙甘草 10g。

5）随证加减:若脐腹冷痛,可加附子、肉桂温中健脾;若年老体衰,久泻不止,脱肛,为中气下陷,可加党参、黄芪、升麻益气升阳;若泻下滑脱不禁,或虚坐努责者,可加诃子、石榴皮涩肠止泻。

（7）寒热错杂证

1）症状表现:大便时溏时泻,腹胀或肠鸣,口苦或口臭,畏寒,受凉则发。舌质淡,苔薄黄,脉弦细或弦滑。

2）病机分析:素体脾虚,则易生湿,内湿阻遏,从寒化则以畏寒症状为主,大便稀烂,成水样;从热化则以热象为主,大便气味臭秽,颜色偏黄;寒热错杂,浊气不降,清气不升,则出现口臭。

3）治疗方法:平调寒热,益气温中。

4）代表方药:乌梅丸加减。乌梅10g,细辛3g,干姜10g,黄连6g,附子9g,当归15g,黄柏9g,桂枝12g,人参15g,花椒10g。

5）随证加减:若胃脘不适,纳差乏力,可加炒白术、茯苓、陈皮健脾和胃;若怕冷明显,可加吴茱萸、砂仁温中止泻;若口干喜饮,加葛根、天花粉止渴止泻;若肛门重坠,可加升麻、黄芪升阳止泻。

（七）常用药对

1. 生山药、滑石　通药与涩药并举,两者配伍使用上能清热,下能止泻,为治疗暑湿兼泄泻的常用药对。

2. 芍药、甘草　芍药滋肝肾以利小便,甘草调脾胃以固大便,两者配伍用于治疗温热泄泻,周身灼热,小便不利,大便滑泄。

3. 芍药、附子　二者配伍能收敛元阳归于本源,且能分利小便,则泄泻止而灼热亦愈。

4. 干姜、白术　干姜味辛、性热,补助上焦、中焦之阳;白术味苦微甘、性温而燥热,可健脾胃、祛水湿。两药同用补肺、补脾、补肾、止泄泻,用于治疗脾胃寒湿泄泻。

（八）名医经验

1. 董建华

（1）病因病机:多由脾、肝、肾三脏功能失调所致,尤以脾胃功能失调为主。

（2）治则治法:健脾为主,辅以抑肝、温阳。

（3）基本处方:白术15g,山药15g,扁豆15g,茯苓15g,白芍12g,陈皮12g,炮姜10,肉桂6g。

（4）随证加减:食少纳差,脾虚明显者,加党参、莲子肉、砂仁健脾止泻;肠鸣腹痛,肝气乘脾明显者,加防风、木香祛风止痛;形寒肢冷、五更泄泻明显者,加补骨脂、肉豆蔻温中止泻。

2. 朱良春

（1）病因病机:慢性泄泻久治不愈,缠绵难解者,辨证有脾虚气弱的一面,又有湿热滞留的一面,常呈虚实夹杂征象。

（2）治则治法:补脾敛阴,清化湿热。

（3）基本处方:仙鹤草12g,桔梗12g,乌梅炭10g,白槿花10g,炒白术15g,木香6g,炒白芍10g,秦艽6g,炒槟榔10g,甘草6g。

（4）随证加减:气虚明显见乏力者,加党参、生黄芪健脾止泻;肛门灼热者,加黄连、葛根清热化湿;腹痛绵绵者,加炮姜、艾叶温中止泻。

3. 张继泽

（1）病因病机:在脾虚湿盛传统认识基础上,认为久泄多属虚实兼夹、寒热互见,肝脾不调、肝郁脾虚为主要病机。

（2）治则治法:调和肝脾,抑木培土。

（3）基本处方:炒白术15g,白芍12g,陈皮12g,防风10g,醋柴胡12g,枳实12g,川楝子

6g,煨木香 6g,炒建曲 15g,甘草 6g。

（4）随证加减：脾虚明显者，加太子参、茯苓、炒山药健脾止泻；腹痛明显，加延胡索、乌药理气止痛；腹胀者，加厚朴、香橼皮行气除胀；胀甚，则改加青皮、槟榔、大腹皮疏肝理气；久泄不止、肛门作坠者，加煨葛根、炙升麻、桔梗升阳止泻。

（九）预防护理

饮食宜规律、宜清淡、易消化、富有营养；避免生冷滑润之品，勿食生冷瓜果，膏粱厚味及滋腻不易消化之物，更忌暴饮暴食，重伤脾胃。限制产气食物的食用，产气食物进入肠道，肠道细菌分解产生的大量气体，可使肠道扩张、肠蠕动缓慢，引起肠胀气、腹痛、便秘或腹泻。泄泻患者应当避免长期过度劳累；在冬春季节尤需注意生活调摄；宜经常锻炼，中医保健功法如太极拳、八段锦等，坚持每日锻炼 20~30 分钟，对调整胃肠功能有一定的作用。

（十）现代研究

藿香正气散加减方治疗腹泻型肠易激综合征，临床显效率为 72.4%，有效率为 87.9%，优于蒙脱石散。葛根芩连汤加味方联合基础用药治疗肠道湿热型急性感染性腹泻，与单纯西医基础治疗进行对照，疗程 3 天，结果显示治疗组、对照组临床总有效率分别为 94.2%、85.7%，治疗组平均止泻时间短于对照组，粪便镜检白细胞正常率优于对照组。乌梅丸加减治疗肠易激综合征有效率 91.6%。一项 meta 分析显示，以痛泻要方为基本方的中药治疗能够改善肝郁脾虚型腹泻型肠易激综合征的临床症状，总有效率 95%，痊愈率 95%，优于西药治疗。以参苓白术散加减治疗腹泻型肠易激综合征，临床总有效率为 80.8%~98.57%，肠道症状、生活质量、排便情况均有明显改善；此外，在有效改善腹泻、腹痛、排便紧迫感、食欲缺乏、乏力等方面，后期随访记录具有显著优越性。

（温艳东　周正华）

第十三节　便　秘

（一）定义

便秘指粪便在肠内滞留过久，秘结不通，排便周期延长；或周期不长，但粪质干结，排出艰难；或粪质不硬，虽有便意，但便而不畅的病证。

（二）源流

中医学有关便秘的论述，最早见于《黄帝内经》。如《素问·胀论》："胃胀者，腹满，胃脘痛，鼻闻焦臭，妨于食，大便难。"《素问·厥论》："太阴之厥，则腹满䐜胀，后不利。"汉代《伤寒杂病论》则有"阳结""阴结""脾约"之称谓。如《伤寒论·辨脉法》："问曰：脉有阳结阴结者，何以别之？答曰：其脉浮而数，能食，不大便者，此为实，名曰阳结也。……其脉沉而迟，不能食，身体重，大便反硬，名曰阴结也。"隋代巢元方提出"大便秘难"与"秘涩"。《诸病源候论·解散大便秘难候》："将适失宜，犯温过度，散势不宣，热气积在肠胃，故大便秘难也"。《诸病源候论·虚劳秘涩候》："此由肠胃间有风热故也。凡肠胃虚，伤风冷则泄利；若实，有风热，则秘涩也"。宋代朱肱在《伤寒类证活人书》中提出"大便秘"的病名，"问：手足逆冷而大便秘，小便赤，或大便黑色，脉沉而滑。曰：此名阳证，似阴也"。宋代严用和《重订严氏济生方·大便门·秘结论治》提出"秘凡有五，即风秘、气秘、湿秘、冷秘、热秘是也"。清代沈金鳌比较明确地提出"便秘"的名称。《杂病源流犀烛》："若为饥饱劳役所损，或素嗜辛辣厚味,致火邪留滞血中,耗散真阴,津液亏少,故成便秘之症。"

1. 便秘发生的原因　《黄帝内经》认为便秘的形成与热、湿有关,主要是邪热内郁。《素问·举痛论》:"热气留于小肠,肠中痛,瘅热焦渴,则坚干不得出,故痛而闭不通矣。"《素问·至真要大论》:"太阴司天,湿淫所胜,则沉阴且布,雨变枯槁,……大便难。"《伤寒论》提到了亡津液可以导致便秘,如《辨阳明病脉证并治》"太阳病,发汗,若下,若利小便,此亡津液,胃中干燥,因转属阳明。不更衣,内实,大便难者此名阳明也"。胃中有热也可导致便秘,如《金匮要略·消渴篇》"趺阳脉数,胃中有热,即消谷引食,大便必坚,小便即数"。寒邪内结同样可以导致便秘,《金匮要略·腹满寒疝宿食病脉证治》"趺阳脉微弦,法当腹满,不满者必便难,两胁疼痛,此虚寒从下上也,当以温药服之"。《诸病源候论·大便难候》提到肾虚导致便秘,"邪在肾,亦令大便难。所以尔者,肾脏受邪,虚而不能制小便,则小便利,津液枯燥,肠胃干涩,故大便难"。唐孙思邈提出病后便秘,《备急千金要方·脾脏》"有人因时疾瘥后,得秘塞不能,遂致夭命,大不可轻之"。宋陈无择提出外由风寒暑湿,内因脏气不平、阴阳关格,和不内外因脾约导致便秘,《三因极一病证方论·秘结证治》:"人或伤于风寒暑湿,热盛,发汗,利小便,走枯津液,致肠胃燥涩,秘塞不通,皆外所因;或脏气不平,阴阳关格,亦使人大便不通,名曰脏结,皆内所因;或饮食燥热而成热中,胃气强涩,大便坚秘,小便频数,谓之脾约,属不内外因。"宋许叔微提出痔疮之秘《类证普济本事方续集·治诸痔疾》:"治因痔疾阻碍大便秘结。"元危亦林提到药物性便秘,《世医得效方·气秘》"服燥药过大便秘"。元朱丹溪提出风邪致秘,《丹溪心法·燥结》"亦有肠胃受风,涸燥秘涩,此证以风气蓄而得之"。清唐容川《血证论·便闭》中讲:"又有瘀血闭结之证,或失血之后血积未去,或跌打损伤,内有瘀血,停积不行,大便秘闭结。"

2. 便秘的病理特点　《金匮要略·妇人产后病脉证治》:"亡津液,胃燥,故大便难。"《伤寒论·辨阳明病脉证并治》:"趺阳脉浮而涩,浮则胃气强,涩则小便数,浮涩相搏,大便则难,其脾为约。"《重订严氏济生方·大便门·秘结论治》:"多因肠胃不足,风寒湿热乘之,使脏气壅滞,津液不能流通,所以秘结也。"《兰室秘藏·大便结燥门》:"若饥饱失节,劳役过度,损伤胃气,及食辛热味厚之物而助火邪,伏于血中,耗散真阴,津液亏少,故大便结燥。"《丹溪心法·燥结》:"燥结,血少不能润泽。"《秘传证治要诀·大便秘》:"风秘之病,由风搏肺脏,传于大肠,故传化难""冷秘,由冷气横于肠胃,凝阴固结,津液不通,胃道秘塞""气秘,则气不升降,谷气不行,其人多噫""热秘……此由大肠热矣""宿食留滞,结而不通"。

3. 便秘的治疗方法　《伤寒论》提出了峻下热结之大承气汤,轻下热结的小承气汤,缓下热结的调胃承气汤,行气通下的厚朴三物汤,清热润肠的麻子仁丸,以及温里通下的大黄附子汤,并最早提出蜜煎导外用塞肛以通便。《诸病源候论》首次介绍了导引治疗便秘,其引用《养生方·导引法》云:"偃卧,直两手,捻左右胁。除大便难、腹痛、腹中寒。口内气,鼻出气,温气咽之数十,病愈。"《针灸甲乙经》提到运用针灸治疗便秘,"大便难,中注及太白主之。大便难,大钟主之"。《备急千金要方》记载温下寒积的巴豆丸,养血润肠通便的治胀满闭塞不下方,以猪膏、麻油、葵子汁润肠为主的濡脏汤、治大便难方,并首先介绍了"单用豉清、酱清、羊酪、土瓜根汁灌之"的灌肠疗法。明代龚廷贤《济世全书·艮集·大便秘》:"大抵秘结治法:燥则润之,涩则滑之,秘则通之,寒则温之,热则凉之,风则散之,气则顺之。"清代李用粹《证治汇补》:"少阴不得大便,以辛润之;太阴不得大便,以苦泄之。阳结者清之,阴结者温之,津少者滋润之。大抵以养血清热为先,急攻通下为次。"清代陈士铎根据五脏皆与便秘相关的论点,提出从五脏治便秘,《辨证奇闻·大便闭结》:"谁知肾水涸乎……法但补肾水,水足济火,大肠自润""知肝火之故乎……故欲开大肠,必先泄肝火,肝火泄,肝气自平,木不克土,脾胃津液自输于大肠,有水则搬运有路,自无阻滞""抑知心火烧焚乎……法宜急泄心火,但徒泄火,无甘霖之降,仅望肺金露气,恐不足以济大旱。必大雨霖霖,早魃顿除,河渠尽通""谁知肺火旺乎……似宜速解肺火,然肺不禁重治,以轻清下降,少抑其火,庶心胃二火不来助炎,则肺火散,阴液生,大肠自通"。《医宗金鉴》提出了以手握药治便秘的握药方法。

（三）范围

现代医学的功能性便秘、便秘型肠易激综合征、功能性排便障碍等可部分参照本节内容论治。

（四）病因病机

1. 致病因素

（1）六淫侵袭:外感六淫,皆可致秘。外感风邪,搏结肺脏,肺与大肠相表里,肺气失宣,大肠失降而成便秘;风寒邪气,可直中肠胃,寒性收引,气机凝结而成便秘;湿热中于肠腑,湿性黏滞,阻滞气机,以致大便不畅;燥邪侵袭,损阴伤津,大便干结难排;外感热病,津液灼伤,肠道失润,大便干结不通。

（2）内伤饮食:恣食生冷,或过服寒凉,阴寒内结,肠道传导失常,糟粕不行,大便难排;过食煎辣炙烤,邪热内伤,灼津伤阴,肠道失润,粪便干结难下;过食酒肉油腻,酿生湿热,蕴结胃肠,阻滞气机,大便软而难排,欲便而不可得。饮食饥饱失宜,损伤脾胃,脾气虚弱推动无力,或食积阻滞,大便不通。

（3）情志所伤:忧愁思虑,脾伤气结,或抑郁恼怒,肝郁气滞,均可导致腑气郁滞,通降失常,传导失司,糟粕内停,不得下行,或欲便不出,或出而不畅,或大便干结。

（4）病后体虚:因各种疾病后期,耗伤气阴津血,导致脾气亏虚,无力推动,或津血不足,濡润不及,均可导致传输无力而大便困难。

（5）年老体虚:女子七七,男子八八,肝、脾、肾不足,濡润不及,运化无力,肠道失畅,导致大便排出困难。

（6）素体虚弱:因先天不足,或后天失养,久坐不动,形体瘦削,气虚无力,肠道失传而排便困难;因营养不良,或女性月经量过多,阴血不足,肠道失润而大便干结;形体瘦薄,形寒怕冷,素体阳虚,肠道传送无力,以致排便困难。

2. 病机　便秘的病位在大肠,基本病机为大肠传导失常,与肺、脾、胃、肝、肾脏腑的功能失调有关。胃与肠相连,胃热炽盛,下传大肠,燔灼津液,大肠热盛,燥屎内结;恣食生冷,凝滞胃肠,或外感寒邪,积聚胃肠,则肠失传导,糟粕不行;脾主运化,若脾失健运,糟粕内停,则大肠失传导之功;肺与大肠相表里,肺热肺燥,下移大肠,则肠燥津枯;肝主疏泄,若肝郁气滞,或气郁化火伤津,则腑气不通,气滞不行;肾司二便,若肾阴不足,则肠失濡养,便干不行,若肾阳不足,则大肠失于温煦,传运无力,大便不通。

便秘的病性,可概括为寒、热、虚、实四个方面,燥热内结属热秘,阴寒积滞为寒秘,风、气、湿、冷、热郁滞为实秘,气血阴阳不足为虚秘。四者当中,又以虚实为纲,气滞为实,气弱为虚;血瘀为实,血亏为虚;寒凝为实,阳损为虚;热结为实,热浮为虚。而寒热虚实之间,常又相互兼夹或相互转化,如邪热蕴积与气机郁滞同在,阴寒积滞与阳气虚衰并存;如热秘久延不愈,津液渐耗,可致阴津亏虚,由实转虚;气血不足,脾失健运,气血壅滞,可致湿瘀内生,饮食停积,由虚转实。

（五）诊断与鉴别

1. 诊断　临床特征为大便排出困难，排便时间或排便间隔时间延长。其表现或粪质干硬，排出困难，或排便时间、排便间隔时间延长，大便次数减少，一周少于 3 次，每次解大便常需半小时或更长时间，常伴腹胀腹痛，头晕头胀，嗳气食少，心烦失眠等症。

2. 辅助检查

（1）粪便常规及隐血试验：便秘患者的常规检查，可提供结肠、直肠、肛门器质性病变的线索。

（2）肛门直肠指检：肛门直肠指检可确定是否有粪便嵌塞、肛门狭窄、痔病、直肠脱垂、直肠肿块等病变，并可了解肛门括约肌的肌力状况。

（3）内镜检查：可鉴别肛管直肠内的痔核、肥大肛乳头、肠道内各种形态的息肉或肿瘤。

（4）结肠传输试验：判断有无慢传输型便秘；区分出口梗阻型便秘、慢传输型或混合型便秘。

（5）结肠压力监测：通过结肠压力测定，确定有无结肠无力。

（6）球囊逼出试验：判断有无肠道排出障碍。

（7）排粪造影：诊断出口梗阻型便秘的重要检查方法。

（8）盆底肌电图：判断括约肌缺损的部位及范围的检查方法。盆底肌电图通过记录盆底肌肉在静息、排便状态下电活动变化，来了解盆底肌肉的功能状态及神经支配情况。

（9）心理学评估：对伴有明显焦虑、抑郁的患者，应判断心理状态的改变和便秘的因果关系。

3. 鉴别

（1）功能性便秘：功能性便秘是指由于生活规律改变、情绪抑郁、饮食因素、排便习惯不良、药物作用等因素所致的便秘。临床根据动力异常的类型，将其分为慢性传输型便秘、出口梗阻型便秘和混合型便秘。参照罗马Ⅲ诊断标准，诊断前症状出现至少 6 个月，近 3 个月症状必须符合下列 2 点或 2 点以上：至少 25% 的排便感到费力；至少 25% 的排便为块状便或硬便；至少 25% 的排便有不尽感；至少 25% 的排便有肛门直肠梗阻感或阻塞感；至少 25% 的排便需要手法帮助（如用手指帮助排便，盆底支持）；每周排便次数 <3 次。且不适用轻泻药时几乎无松软便；没有足够的证据诊断肠易激综合征。众所周知，功能性便秘与便秘型肠易激综合征的鉴别存在困难，罗马Ⅲ标准也认为这两种疾病的症状经常发生重叠，可能存在共同病理生理机制，若患者有腹部不适但并非疼痛，可作为鉴别要点。

（2）功能性排便障碍：根据罗马Ⅳ诊断标准，功能性排便障碍患者须满足功能性便秘的诊断标准，在此基础上存在反复尝试排便的过程，并至少满足以下 2 条：球囊逼出试验或影像学检查存在排出障碍的证据；测压法、影像学检查或肌电图显示盆底肌肉不协调收缩（如肛门括约肌或耻骨直肠肌），或基础静息状态下括约肌压力松弛小于 20%；测压法或影像学检查发现推进力不足。

（3）便秘型肠易激综合征：肠易激综合征是以腹部不适或疼痛并有排便习惯改变和排便异常为特征的功能性肠病，X 线钡剂灌肠检查或结肠镜检查无病变，也无系统疾病的证据。根据罗马Ⅳ断标准，便秘型肠易激综合征是指首先符合肠易激综合征标准的基本点，即反复发作的腹痛，近 3 个月内平均发作至少每周 1 日，伴有以下 2 项或 2 项以上者：与排便相关；症状发生伴有排便次数的改变；症状发生伴有粪便性状（外观）改变。诊断前症状出现至少 6 个月，近 3 个月满足以上标准。而便秘型肠易激综合征的诊断要点：>25% 的粪便性状是 Bristol 分型的 1 型或 2 型，且 <25% 的粪便性状是 Bristol 分型的 6 型或 7 型。

（4）大肠癌：大肠癌包括结肠癌和直肠癌。大肠癌的早期症状不明显，主要是排便习惯的改变，如便秘、腹泻或两者交替。便血，尤其是排便后出血是大肠癌常见的症状，可有腹部持续性的隐痛，便秘与里急后重常同时存在。诊断要点：40岁以上的患者有以上的临床表现；便潜血持续阳性，而无胃病证据；腹部检查沿结肠部或直肠检查发现肿块；癌胚抗原可升高但无特异性；钡剂造影及肠镜检查是诊断结肠癌的重要手段。

（5）巨结肠症：巨结肠症是指结肠显著扩张，伴有严重便秘或顽固性便秘，可发生于任何年龄。可为先天性或后天获得性的中毒性巨结肠，是暴发性溃疡性结肠炎的一个严重的并发症。常见的有先天性巨结肠、慢性特发性巨结肠、身心性或心理性巨结肠、继发性巨结肠、中毒性巨结肠。诊断要点为均存在腹部X线片显示结肠增宽胀气。

（6）其他疾病：其他引起便秘的疾病包括糖尿病胃肠自主神经功能紊乱、帕金森病性便秘、结肠梗阻性便秘、张力减退性便秘、直肠性便秘、直肠前突、直肠内套叠、耻骨直肠肌综合征、肠梗阻、腹部手术后的肠粘连、急性腹膜炎、铅中毒、卟啉病等。

（六）辨证论治

1. 辨证要点　便秘首辨寒热：粪质干结，排出艰难，多属寒；粪质干燥坚硬，便下困难，肛门灼热，则属热。其次辨虚实：年高体弱，久病，新产，粪质不干，欲便不出，便下无力，心悸气短，腰膝酸软，四肢不温，或大便干结，潮热盗汗，多属虚；年轻气盛，腹胀腹痛，嗳气频作，面赤口臭，多属实。

2. 治疗原则　便秘的治疗以通下为治疗原则。但决不可单纯用泻下药，须正确运用"通法"，审证求因，辨证论治。实证邪滞大肠，腑气闭塞不通，其原则以祛邪为主，据热、冷、风、气、湿、食之不同，分别施以泄热、温阳、祛风、理气、化湿、消之之法，辅以导滞之品，标本兼治，邪去便通。虚证肠失温润，推动无力，治以养正为先，依阴阳气血津液亏虚的不同，选用滋阴养血、益气温阳、生津润肠之法，兼以润通之品，标本兼治，正胜便通；虚实夹杂者，当攻补兼施。

3. 证治分类

（1）实秘

1）大肠湿热证

症状表现：大便不干，排出费力，不尽感明显，大便质地黏腻，马桶冲洗难净，脘痞胸闷，身重，腹胀，口苦，不渴或渴不欲饮，小便短赤。舌质淡，苔黄腻，脉滑。

病机分析：湿热阻滞下焦大肠，湿性黏滞，故而大便黏腻易黏马桶；湿阻气机，故而排便费力，不尽感明显；湿热蕴结胸膈，故脘痞胸闷；湿困全身气机，故身重不适；湿阻津液不上承，故而口不渴或渴不饮，口苦、尿赤提示热重。舌苔黄腻是湿热重要指征。

治疗方法：清热化湿，行气通便。

代表方药：宣清导浊汤加减。猪苓15g，茯苓15g，寒水石18g，晚蚕沙12g，皂荚子9g。

随证加减：腹胀满者，加槟榔、大腹皮理气除胀；口渴者，加芦根、葛根、天花粉生津止渴；苔白，脉迟，寒湿明显者，加花椒、藿香、苍术散寒祛湿；里急后重明显者，加木香、黄连行气散滞；伴有黏液者，加白头翁、秦皮清热解毒。

2）阳明腑实证

症状表现：大便数日不解，粪便干结成粒难排，腹部持续性胀满疼痛，拒按，左下腹部可扪及燥屎，手足心汗出，日晡潮热，或伴心烦、谵语。舌苔黄厚或焦燥起刺，脉沉实有力或洪大。

病机分析：热邪弥漫阳明，胃肠燥热成实，故便干燥屎；腑气不通，津液耗伤，肠道干涩，故燥屎难排；腑气不通，浊毒之气上蒸，扰乱神明，故心烦、谵语。日晡阳明经气盛，故而发热；邪热蒸津,故见手足汗出。苔黄热盛,焦躁起刺,提示热盛灼津;脉实有力为腑实内热之象。

治疗方法:峻下热结,泻下通腑。

代表方药:大承气汤加减。大黄 12g(后下),芒硝 9g(冲服),枳实 12g,厚朴 15g。

随证加减:热盛津伤者,加生地、玄参、麦冬滋阴清热;谵语、神昏者,加连翘、郁金、黄连清心开窍。

3)肠道气滞证

症状表现:大便不畅,欲解不得,脘腹胀闷,胸胁痞满,嗳气频作,情绪不佳时加重。舌质淡红,舌苔薄白,脉弦。

病机分析:肠道气滞,传导失常,故大便不畅;气滞不通,故腹胀满;胃实肠虚,胃虚而肠实,腑气滞,胃气不降,故纳少、嗳气;情志失和,肝胃气结,肠道传导失常,故大便不畅、欲便不得;肝气横逆,气滞不行,故胸胁痞满,情绪不佳时加重;腑气不通,气机郁滞,胃气上逆,故脘腹胀、嗳气。脉弦为肝郁气滞表现。

治疗方法:疏肝和胃,行气导滞。

代表方药:六磨汤加减。木香 9g,乌药 9g,沉香 3g,枳实 15g,槟榔 15g,大黄 9g(后下)。

随证加减:口苦,夜寐不安,舌红者,加黄芩、栀子泻火除烦;头眩、目赤者,加菊花、牛膝、芦荟清肝明目;腹部胀痛甚,加厚朴、柴胡、莱菔子行气止痛。

4)寒积里实证

症状表现:大便坚硬,排出涩滞不畅,腹痛拘急,胀满拒按,胁下疼痛,呃逆呕吐,手足不温。舌淡舌苔白腻,脉弦紧。

病机分析:阴寒内盛,凝滞胃肠,故而大便坚硬;寒性收引,故排便涩滞、腹痛拘急;寒凝经脉,故胁下偏痛;阴寒阻滞,胃气不降而上逆,呃逆呕吐;舌淡苔白腻,脉紧为寒凝之征。

治疗方法:温里散寒,泻下攻积。

代表方药:大黄附子汤加减。大黄 9g(后下),炮附子 12g(先煎),细辛 3g。

随证加减:便秘腹痛,加枳实、厚朴、木香行气通下;若腹部冷痛,手足不温,加肉桂、干姜、小茴香温中散寒;舌苔白腻,四肢关节疼痛,怕冷,加生白术、炙甘草益气通便。

(2)虚秘

1)脾虚气弱证

症状表现:虽有便意,但排便困难,用力努挣则汗出短气,便后乏力,肢倦懒言,面白神疲。舌淡苔白,脉沉细弱。

病机分析:脾气不足,则推动无力,故大便排出困难;用力怒挣更易耗气,故而便后乏力;脾虚水谷不养,故懒言肢倦、面白神疲。舌淡苔白,脉细弱皆为气虚之征。

治疗方法:益气健脾,润肠通便。

代表方药:补中益气汤合黄芪汤加减。黄芪 15g,生白术 30g,陈皮 6g,升麻 6g,柴胡 6g,人参 9g,当归 6g,炙甘草 3g,蜂蜜 15g,火麻仁 15g。

随证加减:腹胀明显,大便不通,加枳实、厚朴行气导滞;大便干结,加柏子仁、郁李仁润肠通腑;腰膝酸软,年老体弱者,加锁阳、肉苁蓉温阳润肠。

2)血虚燥结证

症状表现:大便干结,面色无华,头晕目眩,心慌心悸,咽干唇淡。舌淡苔少,脉细弱。

病机分析:血虚津少,不能滋润肠道,以致大便干结;血虚不能上荣,故面色无华;血虚心无所养,故心慌心悸;血虚不能滋养清窍,故头晕目眩。唇舌淡,脉细弱均为阴血不足之征。

治疗方法：养血润燥，润肠通便。

代表方药：润肠丸加减。大黄15g（后下），当归15g，羌活15g，桃仁30g，火麻仁30g。

随证加减：倦怠、乏力者，加黄芪、麦冬、五味子益气养阴；大便干结者，加柏子仁、胡麻仁、肉苁蓉润肠通便；腹痛便涩者，加白芍、炙甘草缓急止痛。

3）津伤肠燥证

症状表现：大便干结，排出困难，口干明显。舌质红，舌苔黄燥或薄少，脉沉有力。

病机分析：阳明热盛或热病伤津，津液亏乏，大便不润，故大便干结难排；阴津亏虚，津不上承，故口干舌燥。津伤则脉沉，热炽则有力。

治疗方法：养阴生津，滋阴通下。

代表方药：增液汤加减。玄参30g，麦冬20g，生地20g，五味子15g，蜂蜜15g。

随证加减：大便干结者，加芒硝、大黄软坚泻下；腹胀腹痛者，加枳实、厚朴、大黄行气通腑；口干明显者，加石斛、知母、天花粉养阴生津；汗出、乏力者，加西洋参、北沙参益气养阴。

4）脾肾阳虚证

症状表现：大便艰涩，排出困难，腹中冷痛，或腰膝酸冷，小便清长，四肢不温，喜热怕冷，面色㿠白。舌淡苔白，脉沉迟。

病机分析：阳气虚衰，阴寒内盛，肠道传送无力，故而大便排出艰涩；阴寒内盛，气滞阻滞，故而腹中冷痛；阳气不足，温煦无权，故四肢不温，腰膝酸冷，小便清长。舌淡苔白脉沉迟，均为阳虚内寒之象。

治疗方法：温阳补肾，润下通腑。

代表方药：温脾汤合济川煎加减。炮附子9g（先煎），桂枝9g，干姜9g，大黄6g（后下），厚朴12g，炙甘草6g，肉苁蓉9g，牛膝6g，当归15g，升麻2g，枳壳3g，泽泻5g。

随证加减：小腹痛者，加锁阳、小茴香温阳止痛；倦怠、乏力者，加人参、白芍补气养血；大便干结者，加芒硝、火麻仁软坚润肠。

（七）常用药对

1. 生白术、瓜蒌　大剂量生白术健脾助运，瓜蒌疏肝郁、润肝燥。同时调燮肺脾二脏，使肺金制木，肝木疏土，则全身气机升降如常，糟粕自下。

2. 蒲公英、马齿苋　蒲公英清热化滞，缓泻通便而不伤胃；马齿苋化湿泄浊、清热解毒，两药合用治疗热秘。

（八）名医经验

1. 路志正

（1）病因病机：腑气不通，运化不行。

（2）治则治法：和胃降逆，导浊下行；温胃散寒，行气导滞；运中有降，通中有润；降中有通，通中寓法。

（3）基本处方：姜半夏9g，广木香5g，乌药10g，九香虫12g，沉香6g，百部10g，炒莱菔子20g。

（4）随证加减：气血不足者，加西洋参、生黄芪、生白术、当归、白芍益气养血；阴津不足者，加首乌、生地、女贞子、麻仁、玄参、沙参、玉竹滋阴润通；阳虚者，加肉苁蓉、补骨脂、升麻、胡桃肉补阳温通；气滞者，加香附、青皮、佛手理气通滞；血瘀者，加桃仁、泽兰、姜黄、水红花子活血祛瘀；湿热者，加虎杖、土大黄、土茯苓、茵陈、晚蚕沙、萆薢、六一散等清利湿热；湿浊者，加藿香、藿梗、荷叶、荷梗、苏梗、苍术、佩兰、炙酥皂角子、晚蚕沙等芳化湿浊。

2. 熊继柏

（1）病因病机：邪滞大肠，腑气不通，或肠失温润，推动无力。

（2）治则治法：气虚便秘，补气生津润肠；血虚便秘，养血润肠；阴虚便秘，滋阴润肠通便。

（3）基本处方：西洋参 15g，玄参 12g，生地 20g，麦冬 15g，当归 10g，大黄 6g，甘草 6g。

（4）随证加减：热秘，加生石膏、全瓜蒌、杏仁泻下通便；瘀血便秘，加桃仁承气汤化瘀通下；口干、口渴者，加天花粉、瓜蒌、北沙参滋阴通便；面上少华之血虚者，加川芎、熟地黄、白芍养血润肠。

3. 刘学勤

（1）病因病机：热积肠道，耗伤津液。

（2）治则治法：泄热通便，兼以濡润肠道。

（3）基本处方：全当归 10g，生白芍 10g，嫩黄芩 10g，川黄连 6g，酒大黄 6g，焦槟榔 12g，广木香 6g，马齿苋 10g，瓜蒌仁 12g，麻仁 15g，炒莱菔子 15g，郁李仁 15g，桃仁 6g，杏仁 6g。

（4）随证加减：肝肾阴虚者，加肉苁蓉、生何首乌滋阴补肾；年老气虚者，加生黄芪、生白术、广陈皮、太子参、升麻、软柴胡益气养阴。

（九）预防护理

合理膳食、多饮水、适度运动、建立良好的排便习惯是慢性便秘的基础治疗措施，推荐摄入膳食纤维 25~35g/天，饮水量 1~2L/天。饮食上注意进食粗粮、杂粮及多食含纤维素多的蔬菜，如油菜、小白菜、韭菜、芹菜、地瓜等促进肠蠕动；可有意多食含脂肪多的食品，润肠利道，如核桃仁、花生米、芝麻；此外也建议长期食用蜂蜜、大枣等。建立规律的饮食模式，避免暴饮暴食及两餐间隔过长；进食宜坐位，细嚼慢咽。每日睡前和起床之前，取仰卧位，将左手平放于脐上，再将右手按于左手背上，按顺时针方向，自脐部开始，渐向全腹旋转按摩，约 10 圈为一遍，反复 10 遍，共 10 圈，对于老年性便秘有良好的作用。此法亦适于呃逆或消化不良。

（十）现代研究

麻子仁丸治疗慢性便秘、小儿便秘、老年功能性便秘、便秘型肠易激综合征、化疗后便秘的总有效率分别为 94.1%、91.9%、92.5%、91.11% 和 93.3%，可以明显缩短患者首次排便时间、排便间隔时间、每次排便时间并减轻患者排便困难程度，同时无明显的头晕、头痛、腹部不适等不良反应。六磨汤主要治疗气机郁滞证、肝脾不调证等便秘，涉及的疾病包括麻痹性肠梗阻、便秘型肠易激综合征，总有效率分别为 94.29%、95.8%。黄芪汤治疗慢性便秘、产后便秘的总有效率分别为 93.33%、94.7%。济川煎治疗老年功能性便秘、缺血性脑卒中恢复期便秘总体治疗效果较酚酞片等药物缓解情况更好，可有效地控制患者的复发率。润肠丸治疗帕金森病便秘、老年功能性便秘的总有效率分别为 93.3%、88.33%。

（魏玮　骆云丰）

第十四节　痢　疾

（一）定义

痢疾是表现为腹痛、腹泻、里急后重、下痢赤白脓血的一种疾病。

（二）源流

该病在《黄帝内经》中称为肠澼、赤沃，认为感受外邪和饮食不节是致病的重要环节。

《难经》称之为"大瘕泄"。《伤寒论》《金匮要略》中将痢疾与泄泻统称为"下利"。《诸病源候论·痢病候》将痢疾分为"赤白痢""脓血痢""冷热痢""休息痢"等21种痢病候,并在病机方面提出"痢由脾弱肠虚""血痢者,热毒折于血,血渗入大肠故也",强调了热毒致病。宋代严用和《济生方·痢疾论治》首次启用"痢疾"之病名,"今之所谓痢疾者,古所谓滞下是也"。金元时已认识到本病能互相传染,普遍流行而称"时疫痢"。朱丹溪在《丹溪心法·痢病》论述"时疫作痢,一方一家之内,上下传染相似",并认为痢疾的病因以"湿热为本"。至明清时期,各医家对痢疾的认识更趋深入,进一步阐发了痢疾的病因病机。提出痢有伏积,所谓"无积不成痢""痢起夏秋,湿热交蒸,本乎天也;因热求凉,过吞生冷,由于人也。气壮而伤于天者,郁热为多;气弱而伤于人者,阴寒为甚。湿土寄旺四时,或从火化,则阳土有余,而湿热为病;或从水化,则阴土不足,而寒湿为病"。尤其清代林佩琴《类证治裁·痢症》认为:"症由胃腑湿蒸热壅,致气血凝结,挟糟粕积滞,进入大小腑,倾刮脂液,化脓血下注。"切中痢疾的发病机理,且接近西方的解剖学。

在治疗方面,汉代张仲景用白头翁汤清肠解毒治热痢,以桃花汤温中涩肠治虚寒痢。金代朱丹溪提出"通因通用"的治痢原则,创制香连丸、木香槟榔丸治疗痢疾。刘完素提出"调气则后重自除,行血则便脓自愈"的治则,并拟芍药汤治疗痢疾,至今仍属治痢之常法。明代张景岳特别强调,治疗痢疾"最当察虚实、辨寒热"。而明代李中梓《医宗必读·痢疾》指出:"至于治法,须求何邪所伤,何脏受病。如因于湿热者,去其湿热;因于积滞者,去其积滞;因于气者调之;因于血者和之。新感而实者,可以通因通用;久病而虚者,可以塞因塞用。""然而尤有至要者,则在脾肾两脏",认为"在脾者病浅,在肾者病深",开后世治痢用补脾肾之法门。清代喻嘉言《医门法律》提出"逆流挽舟法",创活人败毒散治疗痢疾初起。《顾松园医镜》提出治痢四忌"忌温补、忌大下、忌发汗、忌分利小便"。这些治疗原则,一直指导着今天的临床。

(三)范围

主要指现代医学溃疡性结肠炎,其他引起类似临床症状的疾病有细菌性痢疾、阿米巴痢疾、肠道血吸虫病、肠结核、结肠癌、克罗恩病、缺血性结肠炎、放射性结肠炎、淋巴瘤等也可以参照该病治疗。

(四)病因病机

1. 致病因素

(1)感受外邪:《黄帝内经》即强调本病与感受外邪有关。《素问·至真要大论》有言:"岁少阳在泉,火淫所胜,则焰明郊野,寒热更至。民病注泄赤白。"《诸病源候论》中认为风、寒、热邪侵袭可形成水谷痢、冷痢和赤痢。其中湿热、疫毒之邪是导致痢疾发病的重要因素,夏秋季节,暑湿秽浊、疫毒易于滋生,人处湿热熏蒸之中。若起居不慎,劳作不休,暑湿之邪,侵及肠胃,湿热郁蒸,气血与暑湿毒邪搏结于肠之脂膜,化为脓血,可成为湿热痢;疫毒之邪侵及阳明气分,进而内窜营血,甚则迫下焦厥阴、少阴,而致危重之疫毒痢。

(2)内伤饮食:李杲在《脾胃论·论饮酒过伤》中载"或因气伤冷,因饥饱食,饮酒过多,……大便频,后重迟涩,久痢赤白,脓血相杂",表明痢疾的发生与饮酒过多有关。《景岳全书》对痢疾的发病过程,也有较详细论述,"痢疾之病,多病于夏秋之交,……因热贪凉者,……过食生冷,所以致痢",提出因热贪凉、过食生冷是导致痢疾的重要原因。若平素嗜食肥甘厚味,酿生湿热,在夏秋季节内外湿热交蒸之时,再饮食不洁,或暴饮暴食,湿热毒邪,直趋中道,蕴结肠之脂膜,腐败化为脓血,则成痢疾。若湿热内郁不清,易伤阴血,形成阴虚痢。若其人平素恣食生冷瓜果,伤及脾胃,中阳不足,湿从寒化,寒湿内蕴,如再贪凉饮冷或不洁食物,寒湿食积壅塞肠中,气机不畅,气滞血瘀,气血与肠中腐浊之气搏结于肠之脂膜,化为脓血而成寒湿痢。脾胃素弱之人,屡伤寒湿,或湿热痢过服寒凉,克伐中阳,每成虚寒痢。

(3)内伤七情:陈无择将疾病病因分为外因、内因和不内外因,其认为痢疾尚能由情志内伤所致,"古方有五泄,因脏气郁结,随其所发,使利脓血"。此处所说的"脏气郁结"主要指肝气郁结,由情志不舒致肝失疏泄,或肝气横逆乘脾,脾失健运,湿浊内生,日久化热,湿热下注大肠,而成痢疾。

(4)脏腑虚损:痢疾一证,既有病势急迫之类,又有延绵不休之势,但总不离脾肾虚损之本。《严氏济生方·大便门·痢疾论治》专篇提出:"今之所谓痢疾者,……则脾胃不充,大肠虚弱,而风冷暑湿之邪,得以乘间而入,故为痢疾也。"可见,脏腑内伤在先,后复感外邪而致痢疾。尽管痢疾以肠胃受损为主要表现,然其发病根本在脾肾。《医宗必读·痢疾》中云:"痢之为证,多本脾肾,脾司仓廪……肾主蛰藏……二脏根本之地。"故脾肾虚损、胃肠不和,均可导致水湿运化失常,湿邪夹寒热等下迫大肠,而成痢疾。

2. 病机 本病病位在大肠,与肝、脾、胃、肾关系密切。基本病机为湿热、寒湿、食滞和疫毒之邪内蕴肠腑,气血凝滞,致肠腑脂膜血络受损,肠道传导失司。肠腑脂膜腐败化为脓血,而见痢下赤白黏冻;肠道传导失司,气机阻滞,腑气不通,故腹痛、里急后重。病理因素有湿热、寒湿、疫毒、食积,以湿邪为主。病理因素有虚、实、寒、热不同,且演变多端。痢疾早期多属实证,后期多虚实兼夹、寒热错杂。

(五)诊断与鉴别

1. 诊断 表现为腹痛、腹泻、里急后重、下痢赤白脓血的一种疾病,是一种肠道慢性非特异性炎症性疾病。

2. 辅助检查

(1)结肠镜和病理检查:结肠镜下病变多从直肠开始,特征表现为持续的、融合的、分界清晰的结肠炎症和直肠受累,重度患者表现为黏膜质脆、自发性出血和深溃疡形成。组织病理学特征如下。①结构特征:广泛的隐窝结构改变和黏膜萎缩;②上皮异常:黏蛋白损耗,潘氏细胞化生;③炎症特征:伴基底浆细胞增多的弥漫性黏膜全层炎细胞浸润,急性炎症导致的隐窝炎和隐窝脓肿。

(2)影像学检查:钡剂灌肠主要改变为,①黏膜粗乱和(或)颗粒样改变;②肠管边缘呈锯齿状或毛刺样改变,肠壁有多发性小充盈缺损;③肠管短缩,袋囊消失,呈铅管样。目前钡剂灌肠用于诊断已经很少,肠道 CT 和 MRI 的应用越来越广泛。结肠 CT 检查表现:呈连续、对称、均匀、浆膜面光滑的肠壁增厚(>4mm);病变区的肠管出现肠腔狭窄、肠管僵直及缩短等,同时伴有结肠袋、半月皱襞的变浅或消失;病变区肠系膜密度增高、模糊,同时伴有肠系膜血管束的边缘不清等。结肠 MRI 检查表现:溃疡性结肠炎急性期由于黏膜和黏膜下层增厚,使 T1WI 和 T2WI 都呈高信号改变,可能和活动性病变的肠壁内出血有关。疾病慢性期,结肠壁在 T1WI 和 T2WI 均呈低信号。因此 MRI 可以作为判断活动与否的检查手段。

(3)其他检查:粪钙防卫蛋白检测有助于病情程度的判断;大便培养有助于排除感染性疾病,如细菌性痢疾、阿米巴痢疾、慢性血吸虫病等;艰难梭菌毒素 A 和毒素 B 检测有助于鉴别假膜性小肠结肠炎;T-SPOT 检查有助于鉴别肠结核;巨细胞病毒 DNA 检测有助于鉴别巨细胞病毒感染等。

3. 鉴别

(1)溃疡性结肠炎:溃疡性结肠炎临床表现为持续或反复发作的腹泻、黏液脓血便,伴腹痛、里急后重和不同程度的全身症状,病程多在 4~6 周以上。可有皮肤、黏膜、关节、眼、肝胆等肠外表现。结肠镜下溃疡性结肠炎病变多从直肠开始,呈连续性、弥漫性分布。轻度炎症的内镜特征为红斑、黏膜充血和血管纹理消失;中度炎症的内镜特征为血管形态消失,出血黏附在黏膜表面、糜烂,常伴有粗糙呈颗粒状的外观及黏膜脆性增加(接触性出血);重度炎症内镜下则表现为黏膜自发性出血及溃疡。

(2)急性感染性肠炎:多见于各种细菌感染,如志贺菌、空肠弯曲杆菌、沙门菌、产气单胞菌、大肠埃希菌、耶尔森菌等。常有流行病学特点(如不洁食物史或疫区接触史),急性起病常伴发热和腹痛,具有自限性(病程一般为数天至 1 周,不超过 6 周);抗菌药物治疗有效;粪便检出病原体可确诊。

(3)阿米巴痢疾:有流行病学特征,果酱样粪便,结肠镜下见溃疡较深、边缘潜行,间以外观正常的黏膜,确诊有赖于从粪便或组织中找到病原体,非流行区患者血清阿米巴抗体阳性有助于诊断。高度疑诊病例采用抗阿米巴治疗有效。

(4)肠道血吸虫病:有疫水接触史,常有肝脾大。确诊有赖于粪便检查见血吸虫卵或孵化毛蚴阳性。急性期结肠镜下可见直肠、乙状结肠黏膜有黄褐色颗粒,活检黏膜压片或组织病理学检查见血吸虫卵。免疫学检查有助于鉴别。

(5)溃疡性结肠炎合并艰难梭菌或巨细胞病毒感染:重度溃疡性结肠炎或在免疫抑制剂维持治疗病情处于缓解期的患者出现难以解释的症状恶化时,应考虑合并艰难梭菌或巨细胞病毒感染的可能。确诊艰难梭菌感染可行粪便毒素试验(酶联免疫测定毒素 A 和毒素 B)、核苷酸 PCR、谷氨酸脱氢酶抗原检测等。确诊巨细胞病毒性结肠炎可予结肠镜下黏膜活检行 HE 染色找包涵体,免疫组织化学染色和巨细胞病毒 DNA 检查实时荧光定量 PCR,特征性的内镜下表现和外周血巨细胞病毒 DNA 检测实时荧光定量 PCR>1 200copies/ml 时。临床上要高度警惕巨细胞病毒性结肠炎。

(6)其他疾病:如肠结核、真菌性肠炎、抗生素相关性肠炎、缺血性结肠炎、放射性肠炎、嗜酸性粒细胞性肠炎、过敏性紫癜、胶原性结肠炎、肠贝赫切特综合征、结肠息肉病、结肠憩室炎和人类免疫缺陷病毒(HIV)感染合并的结肠病变。还需注意结肠镜检查发现的直肠轻度炎症改变,如不符合溃疡性结肠炎的其他诊断要点,常为非特异性,应认真寻找病因,观察病情变化。

(六)辨证论治

1. 辨证要点 首先重视辨证与辨症的结合。①辨脓血便、黏液便:脓血便多是湿热内蕴肠腑,壅阻气血,气血相搏,脂膜血络受损,血败肉腐为疡,腐败化为脓血。黏液便,脓白如冻属寒,脓色黄稠属热;黏液清稀属虚、属寒,色黄黏稠属有郁热。治疗时白多赤少,重在治湿、治气;赤多白少,重在治热、治血。对黏液便除治湿、治痰外,还应重视调肺和运脾。②辨血便:血色鲜红多属热;若久病气亏、气不摄血,多血色淡稀;血黯多属瘀;急性期湿热酿毒可入络成瘀,多血色紫黯凝块腥臭,久病脾肾阳虚,运血无力,可气虚为瘀,或寒凝为瘀,多血色淡黯。③辨腹痛:便前腹痛,便后则缓,肠鸣腹胀,多属脾虚肝旺,病在气分;痛处固定,缠绵反复,多为瘀血入络,病在血分;病久而腹痛隐隐,多属气虚血瘀。

其次重视湿、热、瘀、毒与病情活动的关系。湿性黏滞,可使脾胃传导失职,升降失调,以致水湿内停,气血凝滞,与肠中腐浊之气相搏,发生泄痢,导致病情缠绵。瘀热阻滞,郁而化热,血败肉腐,内溃成疡,迫血妄行,便血下溢。瘀热又可致水湿停滞,湿瘀不尽,伏于肠间,互为因果,经久而愈衍愈重。瘀血不去,新血不生,瘀血越甚,气血愈虚,病程迁延,缠绵难愈。湿热壅盛,酿生热毒,迫血妄行,便下鲜血,可出现重症。

2. 治疗原则　首先注重补肺、宣肺。肺与大肠相表里,除健脾化湿外,也要重视宣通肺气。其次是补脾、运脾。一则不宜过于温补,以防耗伤阴液,出现阴血亏虚之象;二则不宜壅补,以防阻碍气机,使病邪留恋;三则不可骤补,宜徐徐缓图,冀正气恢复,病可渐愈。临床以健脾益气之剂结合运脾化湿、升清疏利之品,使脾胃之气调和,升清降浊,肠络清疏,传化如常,方可达到补而不滞、脾健余邪清的治疗效果。然后是疏肝、柔肝。肝气疏泄失职,影响脾胃健运,而缓解期脾气虚衰,肝木极易乘侮,可兼见少腹胀痛、大便或干或溏、肠鸣矢气。最后是补肾、固肾。久病及肾,临床兼见泻下不止,腰膝酸冷,畏寒怕冷,喜热饮,治宜温补脾肾。肾阳虚弱,不能助脾运化水谷,腹泻难止,治宜固肾止泻。

3. 证治分类

（1）大肠湿热证

1）症状表现:下痢赤白脓血,腹痛,里急后重,肛门灼热,身热不扬,口干口苦,小便短赤。舌质红,苔黄腻,脉滑。

2）病机分析:湿热之邪留恋肠道,与气血相搏结,腐败化为脓血,故下痢赤白脓血;肠道气机阻滞,不通则痛,故见腹痛;湿热夹积,欲从肠道排出,而气机不畅,反不欲出,故里急后重,窘迫难忍;湿热下注,故见肛门灼热、小便短赤。其舌红苔黄腻,脉滑亦为湿热之象。

3）治疗方法:清热化湿,调气行血。

4）代表方药:芍药汤加减。黄连5g,黄芩10g,木香6g,炒当归10g,炒白芍15g,肉桂3g（后下）,甘草3g。

5）随证加减:大便脓血较多者,加白头翁、槐花、地榆清热止血;大便白冻、黏液较多者,加苍术、薏苡仁健脾祛湿;腹痛较甚者,加延胡索、乌药理气止痛;身热甚者,加葛根、金银花、连翘清热解毒。

（2）热毒炽盛证

1）症状表现:起病急骤,痢下鲜紫脓血,腹痛剧烈,里急后重,壮热口渴,头痛烦躁,恶心呕吐,甚者神昏惊厥。舌质红绛,舌苔黄燥,脉滑数或微欲绝。

2）病机分析:疫毒邪盛,则见发病急骤,壮热不寒,热扰于胃,胃失和降,故见恶心呕吐;疫毒灼伤肠道,损伤气血,故见痢下鲜紫脓血;肠道气机逆乱,故见腹痛剧烈,里急后重;热盛动风,故可见惊厥;热毒蒙蔽清窍,致神志昏蒙或神志不清。其舌质红绛、苔黄燥,脉滑数为热毒炽盛之证;脉微欲绝为阴亏阳脱之证。

3）治疗方法:清热解毒,凉血除积。

4）代表方药:白头翁汤合芍药汤加减。白头翁15g,黄连5g,黄柏10g,秦皮12g,炒白芍15g,甘草6g,木香6g,槟榔6g。

5）随证加减:高热、大便血多者,可加金银花、地榆、丹皮凉血活血,解毒止痢;腹中满痛拒按,大便滞涩,臭秽难闻者,加大黄、枳实、芒硝通腑泄浊,消积下滞;神昏谵语,甚则痉厥,舌质红,苔黄糙,脉细数,加犀角地黄汤、紫雪丹清热解毒、凉血开窍;痉厥抽搐者,加羚羊角、钩藤、石决明息风止痉;面色苍白,汗出肢冷,唇舌紫黯,尿少,脉微欲绝者,应急服独参汤或参附汤,或加用参麦注射液回阳救逆。

（3）寒湿内蕴证

1）症状表现:腹痛拘急,痢下赤白黏冻,白多赤少,或为纯白冻,里急后重,口淡乏味,脘胀腹满,头身困重。舌质或淡,舌苔白腻,脉濡缓。

2）病机分析：寒湿滞留肠中,伤及肠腑脂膜血络,故下痢赤白黏冻,白多赤少,甚则纯为白冻;腑气失和,传导失司,气机不畅,故见腹痛,里急后重;寒湿中阻,运化失司,故头身困重,脘腹胀满。其舌苔白腻,脉濡缓为寒湿之象。

3）治疗方法：温中燥湿,调气和血。

4）代表方药：不换金正气散加减。藿香10g,苍术10g,半夏9g,厚朴10g,炮姜6g,陈皮10g,大枣10g,甘草6g。

5）随证加减：后重明显者,加木香、枳实理气导滞;痢下白中兼赤者,加当归、芍药调营和血;食欲缺乏者,加白术、神曲健脾消食;腹痛,痢下滞而不爽,加大黄、槟榔,配肉桂通腑导滞、温脾止痛。

（4）脾虚湿阻证

1）症状表现：大便稀溏,有少量黏液或脓血,腹部隐痛,食少纳差,腹胀肠鸣,肢体倦怠,神疲懒言,面色萎黄。舌质淡红或有齿痕,苔白腻,脉细弱或细滑。

2）病机分析：多见于久痢或素体脾胃虚弱之人感邪病痢,其脾胃虚弱,水谷不化故见食少纳差;气血生化乏源,故见面色萎黄,神疲懒言;脾胃运化失常,湿浊内阻,气机不畅,故见腹胀肠鸣;虽虚而余邪未清,蕴滞肠道,故见大便稀溏,夹有少量黏液或脓血。其舌质淡红或有齿痕,苔白腻,脉细弱或细滑亦为脾虚湿阻之象。

3）治疗方法：健脾益气,化湿止泻。

4）代表方药：参苓白术散加减。党参15g,茯苓15g,炒白术10g,桔梗6g,山药20g,白扁豆15g,莲子肉9g,砂仁3g(后下),炒薏苡仁20g,甘草3g。

5）随证加减：便中伴有脓血者,加败酱草、黄连、地榆;大便夹不消化食物者,加神曲、山楂;腹痛畏寒喜暖者,加炮姜;寒甚者,加附子;久泻气陷者,加黄芪、升麻、柴胡。

（5）寒热错杂证

1）症状表现：下痢稀薄,夹有黏冻,肛门灼热,腹部冷痛,喜温喜按,口腔溃疡,四肢不温。舌质红,苔薄黄,脉弦或细弦。

2）病机分析：久痢伤及厥阴,厥阴病则寒热错杂,病愈之机全赖一阳来复。火热上炎,则可见口腔溃疡;热邪下注,故见肛门灼热;又因下焦有寒,故见腹部冷痛,喜温喜按;下焦阳气虚,阴寒盛,不能外达于手足,故四肢不温,下痢稀薄并夹有黏冻。舌质红,苔薄黄,脉弦或细弦为寒热错杂之象。

3）治疗方法：温中补虚,清热化湿。

4）代表方药：乌梅丸加减。乌梅10g,黄连5g,黄柏10g,桂枝6g,干姜6g,党参15g,炒当归10g,制附子6g(先煎)。

5）随证加减：大便伴脓血者,加秦皮、生地榆清热凉血;腹痛甚者,加徐长卿、延胡索行气止痛。

（6）瘀阻肠络证

1）症状表现：腹痛拒按,痛有定处,泻下不爽,下利脓血,血色暗红或夹有血块,面色晦暗,腹部有痞块,肌肤甲错。舌质暗红,有瘀点瘀斑,脉涩或弦。

2）病机分析：久痢不愈,时发时止,肠之脂膜反复被损,又有伏邪积垢不去,蓄积而为瘀血,故下痢色暗红或夹有血块;瘀血内阻,使气血运行受阻,不通则痛,故疼痛有痛有定处、拒按的特点;积瘀不散而凝结,久之腹部可形成结块。其面色晦暗、肌肤甲错,舌质紫暗或有瘀斑,脉涩弦,皆为瘀血内阻之象。

3）治疗方法：活血化瘀，理肠通络。

4）代表方药：少腹逐瘀汤加减。当归10g,赤芍10g,红花10g,蒲黄10g,五灵脂10g,延胡索10g,小茴香6g,乌药10,肉桂5g（后下）。

5）随证加减：腹满痞胀甚者，加枳实、厚朴理气消胀；肠道多发息肉者，加皂角刺、莪术消癥散结；腹痛甚者，加三七粉（冲）、白芍活血化瘀，缓急止痛；晨泄明显者，加补骨脂温肾止泻。

（7）脾肾阳虚证

1）症状表现：痢下赤白清稀，无腥臭，或为白冻，甚则滑脱不禁，肛门坠胀，便后更甚，腹部隐痛，缠绵不已，喜温喜按，形寒肢冷，食少神疲，腰膝酸软。舌淡苔薄白，脉沉细而弱。

2）病机分析：久痢不愈，脾肾俱损，寒湿留滞肠中，故见痢下赤白清稀，无腥臭，或白冻；阳气不振，气机不畅，故见小腹隐痛，喜温喜按，形寒肢冷；中气下陷，固摄无权，故滑脱不禁；脾肾俱虚，阳气不展，运化失司，故见食少神疲，腰膝酸软。其舌淡苔薄白，脉沉细而弱均为脾肾阳虚之象。

3）治疗方法：温补脾肾，收涩固脱。

4）代表方药：桃花汤合真人养脏汤加减。党参15g,炒白术10g,干姜6g,肉桂5g（后下）,粳米30g,炙甘草6g,诃子10g,肉豆蔻6g,赤石脂12g,当归6g,白芍15g,木香6g。

5）随证加减：若下利不爽，则加枳壳、山楂、神曲消导化积；若少气脱肛，可加黄芪、柴胡、升麻益气补中、升清举陷；腹痛甚者，加荜茇、延胡索行气止痛；小腹胀满者，加乌药、小茴香、枳实理气除满。

（8）阴血亏虚证

1）症状表现：大便干结，夹有黏液便血，排便不畅，腹中隐隐灼痛，形体消瘦，口燥咽干，虚烦失眠，五心烦热。舌红少津或舌质淡，少苔或无苔，脉细弱。

2）病机分析：阴血亏虚，湿热稽留，邪滞肠间，故见大便干结，夹有黏液便血，排便不畅，腹痛隐隐；阴虚内热，故见形体消瘦，口燥咽干，虚烦失眠，五心烦热。舌红少津或舌质淡，少苔或无苔，脉细弱，为阴血亏虚之象。

3）治疗方法：滋阴清肠，益气养血。

4）代表方药：驻车丸合四物汤加减。黄连5g,阿胶9g,干姜3g,当归10g,熟地黄15g,白芍15g。

5）随证加减：大便干结者，加玄参、麦冬、火麻仁、瓜蒌仁；脓血便者，加白头翁、地榆、地锦草。

（9）正虚邪恋证

1）症状表现：下痢时发时止，迁延不愈，常因饮食不当、受凉、劳累而发，发时大便次数增多，夹有赤白黏冻，腹胀食少，倦怠嗜卧，甚则形体消瘦。舌质淡苔腻，脉濡软或虚数。

2）病机分析：病久不愈，耗伤正气，脾胃虚弱，湿热留恋不净，故每因饮食不当、受凉、劳累诱发，正气恢复时则病轻痢止；湿热转盛时，则下痢赤白黏冻，里急后重；脾气不足则食欲缺乏，倦怠嗜卧；化源不足，气血虚少，故形体消瘦。舌质淡苔腻，脉濡软或虚数为正虚而湿浊不化之证。

3）治疗方法：温中清肠，调气化滞。

4）代表方药：连理汤加减。党参15g,白术10g,干姜10g,茯苓10g,甘草6g,黄连6g。

5）随证加减：痢疾发作时，可加枳实、木香、槟榔理气导滞；若久痢脱肛，神疲乏力，少气懒言，则加黄芪、升麻益气升陷；若久痢见下痢无度，手足不温，加肉桂、附子、吴茱萸、五味子、肉豆蔻温肾暖脾、固肠止痢。

（七）常用药对

1. 仙鹤草、桔梗（朱良春） 具有健脾化痰、排脓止痢的作用,适用于脾虚湿热型久痢的治疗。

2. 黄连、补骨脂（徐景藩） 具有温肾助阳、清热止痢的作用,适用于久病及肾,本虚标实的久痢。

3. 葛根、升麻（马贵同） 具有升清止痢的作用,适用于正亏而后重不除,气郁坠胀者。

4. 救必应、败酱草（劳绍贤） 具有清热解毒、利湿止泻、消肿排脓的作用,适用于大肠湿热型久痢,口服与灌肠均可应用。

5. 地锦草、辣蓼（莫燕新） 具有祛风散瘀、解毒消肿的作用,适用于久痢急性发作时的治疗。

6. 石榴皮、安乐菜（莫燕新） 具有收敛止泻、清热解毒的作用,适用于久痢缓解期的治疗。

（八）名医经验

1. 董建华

（1）病因病机:初期证候属湿热者多,久痢之后属虚寒者多。

（2）治则治法:强调辨证论治,制定了如下治法。调肝理气,扶脾助运法;芳香化湿,燥湿泄浊法;清热利湿,理肠导滞法;活血化瘀,通络止痛法;健脾益气,升阳止泻法;温肾暖脾,涩肠固脱法。

（3）基本处方:柴胡12g,白芍15g,香附12g,青皮10g,陈皮12g,炒白术15g,茯苓15g,藿香12g,佩兰12g,厚朴12g,清半夏9g,通草6g。

（4）随证加减:肝火盛,加龙胆草、山栀、黄芩清肝泻火;腹痛甚,加乌药、川楝子疏肝止痛;湿邪重,加生薏苡仁、白豆蔻健脾化湿;暑热,加清豆卷透表解暑;口干明显,加芦根生津止渴;血瘀疼痛剧烈,加乳香、没药活血化瘀;触及积块,加三棱、莪术破血消积;大便鲜血较多,加蒲黄炭、陈棕炭收敛止血;阳衰寒甚,加附子、干姜温中散寒。

2. 朱良春

（1）病因病机:脾气虚弱,湿热滞留。

（2）治则治法:补脾敛阴,清化湿热。

（3）基本处方:仙鹤草12g,桔梗12g,乌梅炭10g,白槿花6g,炒白术15g,木香6g,炒白芍15g,秦艽10g,炒槟榔12g,甘草6g。

（4）随证加减:肝郁脾滞,湿热蕴结,加柴胡疏肝清热;失禁不固,加诃子肉、石榴皮涩肠止泻;腹痛甚,倍白芍柔肝止痛;气虚甚,加黄芪、升麻健脾益气;无白槿花,代以藿香、紫苏、地锦草清热利湿。

3. 李乾构

（1）病因病机:活动期属脾胃虚弱,大肠湿热;缓解期属脾肾两虚,湿邪留滞。

（2）治则治法:活动期治以健脾助运,清热化湿;缓解期健脾补肾,除湿导滞。

（3）基本处方:白头翁10g,红藤12g,黄连6g,广木香6g,虎杖10g,六一散10g,焦四仙各20g,生黄芪20g,生薏苡仁15g,生白术15g。

（4）随证加减:血瘀出血者,加刘寄奴、地榆炭、三七粉化瘀止血;脾肾阳虚者,加附子、干姜温补脾肾。

（九）预防护理

避免红肉、加工肉类、动物脂肪和胆固醇，以及高糖食物的摄入，同时戒酒，可以增加富含鱼油或亚麻油食物的摄入。湿热体质患者慎食牛羊肉和烧烤等温性食品；虚寒体质患者避免进食生冷食物，如海鲜、冷饮、冷菜、冷饭等。同时可配合食疗，脾虚证可服用山药莲子粥，阴虚者可用槐花百合粥，湿热体质可服用薏苡仁马齿苋粥等。

久痢反复发作，迁延终身，并有癌变风险，需要长期随访。该病严重影响了患者的生存质量，给患者带来严重的心理负担，而且会导致疾病的复发和加重，临床上多见以焦虑和抑郁为主的心理障碍。因此需要保持心情舒畅，避免不良情绪刺激。平时可以少量运动以减轻压力，缓解抑郁，恢复肠道功能，如太极拳、太极剑、气功等传统非竞技体育项目，还可以尝试放松和呼吸练习、瑜伽、冥想以及催眠等方法；必要时向心理医师咨询，提高生活质量。

（十）现代研究

久痢热毒炽盛证多属于重症，临床上多采用中西医结合治疗方法，采用白头翁汤加减方化裁治疗配合西药可以取得较好的临床疗效，能有效缓解腹痛、腹泻和黏液脓血便等症状，可以明显提高本病的临床缓解率并降低其手术率和死亡率。参苓白术散加减治疗久痢能更好地诱导疾病缓解，同时对腹痛的改善程度优于西药对照组。参苓白术散联合西药美沙拉秦在改善临床症状，诱导病情缓解的同时，还可以降低炎症因子 IL—17、TNF—α、IL—23、C 反应蛋白的水平。参苓白术散加减单独使用，或者参苓白术散联合西药治疗久痢，具有更好的临床疗效和安全性。乌梅丸加减单独使用，或者乌梅丸联合西药治疗久痢，具有更好的临床疗效和安全性，同时还可以改善肠镜下表现。

（沈 洪 李军祥）

第十五节 吐 血

（一）定义

吐血是指血从食管、胃及十二指肠中，经口腔呕出或吐出，血色多为红色、咖啡色或暗紫色，或夹有食物残渣等胃内容物，或伴有胃脘疼痛不适、恶心等症状的病证。

（二）源流

早在《黄帝内经》中便有关于吐血的记载。《素问·厥论》："太阳厥逆，僵仆、呕血、善衄""阳明厥逆，喘咳身热，善惊、衄、呕血"。《素问·举痛论》："怒则气逆，甚则呕血。"提出了呕血与阴阳之气厥逆及肝气上逆有关。吐血之名首见于汉代《金匮要略·惊悸吐衄下血胸满瘀血病脉证治》，"吐血不止者，柏叶汤主之""心气不足，吐血、衄血，泻心汤主之"。虽然没有症状描述，但已提出了具体的治疗方剂。

隋代巢元方在《诸病源候论·吐血候》言："夫吐血者，皆由大虚损及饮酒、劳损所致也。……上焦有邪，则伤诸脏，脏伤血下入于胃，胃得血则闷满气逆，气逆故吐血也""伤胃者，是饮食大饱之后，胃内冷，不能消化，则便烦闷，强呕吐之，所食之物与气共上冲蹙，因伤损胃口，便吐血，色鲜正赤是也"。首次提出了吐血的病位在胃，其病机为"因伤损胃口"，病因为饮食不节，或劳倦损伤，或受他脏影响，导致胃络损伤，血随气逆而出。另外《诸病源候论·呕血候》也明言："夫心者，主血；肝者，藏血。愁忧思虑则伤心，恚怒气逆，上而不下则伤肝。肝心二脏伤，故血流散不止，气逆则呕而出血。"指出了心、肝二脏与呕血的密切关系。

唐代孙思邈在《备急千金要方·吐血》篇中记载了25首治疗吐血的方剂,其中包括犀角地黄汤和生地汁、大黄末等著名方药,此类方药仍为现今治疗吐血所广泛使用。严用和在《济生方·吐衄》中讲道:"夫血之妄行也,未有不因热之所发。盖血得热则淖溢,血气俱热,血随气上,乃吐衄也。"认为吐血的病机为血热妄行,血随气上。金代刘完素也指出了热盛在吐血发病中的重要作用。如《素问玄机原病式·热类》所言:"心火热极,则血有余,热气上甚则为血溢。"亦认为血因热迫,妄行于上而至吐血。而朱丹溪从"阳常有余,阴常不足"的理论阐述了吐血的病机为"阳盛阴虚,故血不得下行,因火炎上之势而上出",提出了阴虚火旺所致出血的病机特点及"补阴抑火,使复其位"的治疗原则。张介宾在《景岳全书·血证》中则认为"血本阴精,不宜动也""血动之由,惟火惟气耳""盖动者多由于火,火盛则逼血妄行;损者多由于气,气伤则血无以存",归纳了以火盛迫血妄行及气伤无力摄血为主的吐血病机,同时在治疗上更是提出了"惟补阴抑阳,则火清气降,而血自静矣""但宜纯甘至静之品培之养之,以完固损伤,则营气自将宁谧,不待治血而自安矣"。

明代缪希雍在《先醒斋医学广笔记·吐血》中提出了著名的治吐血三要诀,"宜行血不宜止血,宜补肝不宜伐肝,宜降气不宜降火",从气血、气火的关系及肝气补泄的角度阐述了治疗吐血的要点。行血乃使血液循经,防止气血瘀滞;补肝则补肝之体,使肝不虚而藏血;气有余便化为火,因此降气便可降火,使火从气降,血热自安。李梴在《医学入门·血》中论述了胃气在治疗吐血中的重要作用,如"血病每以胃药收功,胃气一复,其血自止",并依据"血随气行,气行则行,气止则止,气温则滑,气寒则凝"的特点,提出了"凉血必先清气,知血出某经,即有某经清气之药,气凉则血自归经,若有瘀血凝滞,又当先去瘀而后调气,则其血立止"的吐血治疗原则。

清代唐容川在《血证论·吐血》中提出吐血责之于胃,认为"血之归宿,在于血海,冲为血海,其脉隶于阳明,未有冲气不逆上,而血逆上者也""阳明之气,下行为顺,今乃逆吐,失其下行之令,急调其胃,使气顺吐止,则血不致奔脱矣"。唐氏认为吐血之时,"惟以止血为第一要法。血止之后,其离经而未吐出者,是为瘀血,既与好血不相合,反与好血不相能。……必亟为消除,以免后来诸患,故以消瘀为第二法。止吐消瘀之后,又恐血再潮动,则须用药安之,故以宁血为第三法。邪之所凑,其气必虚,去血既多,阴无有不虚者矣。阴者阳之守,阴虚则阳无所附,久且阳随而亡,故又以补虚为收功之法。四者乃通治血证之大纲。"提出了"止血、消瘀、宁血、补虚"的治血四法,对临床治疗吐血具有重要的借鉴意义。

(三)范围

本病包含了现代医学中导致上消化道出血的疾病,其中以消化性溃疡出血、急性胃黏膜糜烂出血、肝硬化所致的食管胃底静脉曲张破裂出血及胃癌最多见,也见于其他食管、胃、十二指肠、胆道疾病和全身性疾病如血液病、尿毒症等引起上消化道出血的疾病。

(四)病因病机

吐血的病位主要在胃,与肝、脾密切相关,基本病机为胃络受损,血不循经。胃为水谷之海,乃多气多血之腑,当感受外邪、饮食不节、情志不畅日久、劳倦内伤,或他脏犯胃,均可导致胃络受损,或气不摄血,血溢脉外,随胃气上逆从口中而吐出。

本病多见胃热壅盛、肝火犯胃、气虚血溢、瘀血阻络、阴虚火旺等证。临证当首辨急缓虚实,再辨寒热。急病吐血,一般以火热实证为多见,症见胃脘部热痛,出血量多,血色较红或紫黯,夹有血块,苔黄脉数。久病可耗气伤阳耗阴,而见气阴两虚或阴虚火旺或脾胃虚寒之虚证,症见胃脘隐痛绵绵或不痛,吐血色淡或紫黯不鲜,舌淡脉弱等。

火热迫血妄行,或火热灼伤胃络而致的吐血,一般多见心烦、面红、血色较红、脉数等表现。有火者,大多属实证,或虚中夹实,此时又当辨实火虚火。实火多见于胃火壅盛、肝火犯胃等证,虚火多见于阴虚火旺证。无火者即气虚,多有中气虚弱或气血亏虚的症状。

(五)诊断与鉴别

1. 诊断 血经口呕出或吐出为吐血的特征性表现。吐血可有黑便或血便表现,如出血量大且急,在幽门以上者可表现为吐血,部分十二指肠及胆道出血量大者也可表现为吐血。呕吐物一般为咖啡色或暗紫色,或夹杂有血块,或混合有胃内容物。如出血量大,未与胃内容物混合即呕出,呕吐物可为鲜红色或暗红色。如出血量少或缓,可见黑便,若出血量多可见暗红色或鲜红色大便。急性呕血量大时会出现失血性周围循环衰竭,表现为头晕、心慌、乏力、肢体厥冷、心率加快、血压偏低,甚至晕厥等。长期慢性出血可导致贫血,表现为疲倦乏力、头昏、动则心慌、不欲食、面色无华等。

2. 辅助检查

(1)胃镜检查:胃镜是明确上消化道出血原因的首选方法。一般主张在出血后 24~48 小时进行,必要时行内镜下止血治疗。常用胃镜和超声胃镜。

(2)实验室检查

1)血常规及网织红细胞计数:出血的早期,血红蛋白浓度、红细胞计数与血细胞比容可无明显变化,一般 3~4 小时以上才出现贫血表现,如血红蛋白、红细胞和红细胞压积下降,红细胞体积正常,网织红细胞计数升高。

2)大便常规、隐血:上消化道少量出血时即可大便隐血阳性,但需要排除药物饮食引起的假阴性,大量出血时大便可见红细胞。

3)肾功能:尿素氮升高,随着补液及出血停止逐步恢复正常。

(3)胸腹 CT 或 MRI 检查:胸腹部 CT 或 MRI 可明确有无食管、纵隔及胃、肝、胆、胰腺肿瘤,门静脉高压,食管胃底静脉曲张,胆道疾病,纵隔脓肿,主动脉瘤等引起出血的疾病。MRI 对胆道疾病诊断更清楚。

(4)血管造影:选择性血管造影适用于内镜无法确诊或无法内镜检查者,主要对活动性出血或者血管性病变的诊断有重要意义,常根据胃、胆管、胰管的不同,选择肝动脉、肠系膜上动脉造影。出血速率 >0.5ml/min 时,可发现造影剂在出血部位外溢,定位价值较大。

(5)腹腔探查:对上述各项检查仍无法明确出血原因,需要进行外科手术腹腔探查。

3. 鉴别

(1)咳血:呕血与咳血均为血液从口而出,但两者有明显区别。咳血病位多在肺与气道,血色多鲜红或脓血,常伴有泡沫痰液,咳血前多伴有咳嗽、胸闷、胸痛、发热等症状,血常随咳嗽而出,常有呼吸系统病史,一般无胃脘不适症状。呕血病位多在胃与食管,血色多暗红、鲜红或紫黯,常混有食物残渣,常伴有胃部不适、恶心等症状,血随呕吐而出,可有黑便或暗红色血便,常有消化系统病史。

(2)消化性溃疡:通常有典型的周期性、节律性上腹部疼痛。胃溃疡表现为餐后疼痛,1~2 小时后缓解;十二指肠溃疡表现为餐前饥饿痛,进食后缓解。当溃疡出血逐渐增多后,血液与胃酸混合成咖啡色样混合物。

(3)食管静脉曲张破裂出血:有肝硬化病史患者,在失代偿期,出现门静脉高压症表现,食管胃底静脉曲张破裂后,大量静脉血快速聚集在胃中,呕血程度较重者表现以鲜血为主。

(4)黏膜下恒径大动脉破裂出血:黏膜下恒径大动脉破裂出血病患者胃短动脉分支进

入胃黏膜肌层后保持恒定的直径,因而称为恒径动脉,由于 Wanken 纤维束将动脉和黏膜固定,形成特定的黏膜易损区。因大量饮酒、吸烟、胆汁反流均可引起胃黏膜糜烂;其次胃蠕动时恒径动脉受压、拉长,蠕动时产生的切割力或机械性损伤亦可引起血管破裂,导致突发性大出血,主要症状是反复发作性呕血和柏油样大便,出血前无明显上腹部不适和疼痛。

(六)辨证论治

1. 辨证要点 首先辨轻重。仅表现为吐血或便血,无心悸、头晕、自汗、四肢厥逆等症状,无意识障碍、脉沉迟细、气短等表现者,病情多较轻,预后较好;如不仅表现为吐血,也有上述气随血脱的表现者,一般病情较重,预后相对较差。

其次辨虚实。火热亢盛、湿热、瘀血内阻等属于实证,而气虚、阳气虚、阴虚内热属于虚证。凡胃脘痛甚,胀满不舒者多属实证;胃脘隐痛或不痛者多属虚;出血量多势猛,血色较红者属实;出血势缓,血色较淡者属虚;舌红苔黄,脉数有力者属实;舌淡苔白,脉虚弱无力属虚;病程短者,多属实证;而病程较长者,则多属虚证。因饮食不节,嗜食肥甘厚味,或饮酒过度,或过食辛辣炙热之品而诱发,血中夹有食物残渣,伴口臭便秘者,多为胃热壅盛,热伤胃络,迫血妄行。因情志不遂而诱发,吐血色红或紫黯,口苦胁痛,心烦易怒者,多属肝火犯胃。因素体体虚,劳累后引发,吐血缠绵不止,血色暗淡,伴神疲乏力,心悸气短者,多属气虚不摄,血溢脉外。久病迁延者,或病气入络,脉络瘀阻致血不循经而吐血紫黯,伴胃脘刺痛,舌质紫或紫暗,脉涩者,多属瘀血阻络。或久病气阴损耗,虚火内生,灼伤胃络,而吐血量多色红,伴面色潮红,口渴引饮,烦躁不安,舌红少苔,脉细数者,则多为阴虚火旺。

2. 治疗原则 吐血一证,往往病情较急,尤其是出血量多者,有时会危及生命,因此治疗时应当首辨疾病的轻重缓急。急则治其标,采用各种方法以止血为要,急性出血期根据病情需要给予相应的西医治疗,严格禁食期间暂不使用中药治疗,随后可根据证候的不同,审证求因,辨证施治。针对其主要病机,治疗以清火降逆、凉血止血、化瘀止血、益气摄血为主要治则。吐血初起,以热盛所致者多见,当以清火降逆为主,但应注意治胃、治肝之别;吐血量较多时,极易导致气随血脱,此时宜急用益气固脱之法;气虚不摄者,则当应用大剂健脾益气方药以复统摄之权;吐血之后及日久不止者,需补养心脾、益气生血。

3. 证治分类

(1)胃热壅盛证

1)症状表现:脘腹胀闷,嘈杂不适,甚则作痛,吐血色红或紫黯,常夹有食物残渣,口臭,便秘,大便色黑。舌质红,苔黄腻,脉滑数。

2)病机分析:嗜食辛辣肥甘之品,燥热蕴结于胃,热伤胃络,迫血妄行,血不循经,而致呕吐血色红,若有瘀结,则血色紫黯;热壅于胃,致气机升降失司,胃气不降,饮食难化,故见脘腹胀闷,嘈杂不适,甚则作痛;胃热熏蒸则口臭,便秘。舌质红,苔黄腻,脉滑数均为胃热壅盛之征。

3)治疗方法:清胃泻火,凉血止血。

4)代表方药:泻心汤合十灰散加减。黄连 6g,黄芩 10g,大黄 6g(后下),生地 15g,侧柏炭 12g,白茅根 15g,茜草炭 15g,丹皮 12g,白及 12g,棕榈炭 15g。

5)随证加减:见恶心呕吐者,可加代赭石、竹茹、枇杷叶和胃降逆止呕;胃脘疼痛者,加三七粉、云南白药化瘀止痛;口渴欲饮者,可加麦冬、石斛、天花粉养胃生津。

(2)肝火犯胃证

1)症状表现:吐血色红或紫黯,口苦胁痛,心烦易怒,寐少梦多。舌质红绛,脉弦数。

2)病机分析:情志不遂,肝气郁结,郁而化火,或恼怒伤肝,肝火横逆犯胃,损伤胃络,则吐血色红,若有郁结,则血色紫黯;肝胆之火上逆,则口苦胁痛;肝火扰乱心神,则出现心烦易怒,多梦少寐。舌红绛,脉弦数均为肝火上逆耗伤胃阴之象。

3)治疗方法:清肝泻火,凉血止血。

4)代表方药:龙胆泻肝汤合泻心汤加减。黄芩10g,栀子10g,黄连6g,熟大黄6g,生地15g,知母12g,侧柏炭12g,青黛9g,甘草6g,白及12g,丹皮12g。

5)随证加减:胁痛甚者,加郁金、制香附、川楝子、青皮解郁止痛;血热妄行,吐血量多者,加水牛角、赤芍清热凉血止血;吐酸者,加吴茱萸清泻肝火。

(3)气虚血溢证

1)症状表现:吐血缠绵不止,时轻时重,血色暗淡,神疲乏力,心悸气短,面色苍白。舌质淡,脉细弱。

2)病机分析:劳倦过度,或饮食不节,饥饱失常,脾胃受损,脾气虚弱统摄无权,血无所主而妄行于外,故见吐血绵绵不止,血色暗淡;中气虚弱,气随血去,气血不足,则见神疲乏力,心悸气短,面色苍白。舌质淡,脉细弱均为气血亏虚的表现。

3)治疗方法:健脾益气,固摄止血。

4)代表方药:归脾汤加减。党参15g,白术12g,茯苓15g,黄芪30g,当归12g,龙眼肉15g,木香6g,仙鹤草15g,炙甘草6g。

5)随证加减:若见肤冷、畏寒、便溏者,加干姜、艾叶、炮姜炭温中止血;若见胁肋疼痛、情绪烦躁者,加佛手、郁金、柴胡疏肝解郁,行气止痛。

(4)瘀血阻络证

1)症状表现:胃脘疼痛,痛有定处而拒按,痛如针刺或刀割,吐血紫黯。舌质紫或紫暗,脉涩。

2)病机分析:气滞日久,或久病伤络,而致瘀血阻滞,故可见胃脘隐痛或刺痛,面色黧黑,或见赤丝蛛缕,痛有定处而拒按;瘀血阻络,血行不畅,血不循经,溢于脉外,胃气失和,升降失司,血随胃气上逆,则吐血紫黯。舌质紫,脉涩为血行不畅之象。

3)治疗方法:活血化瘀,理气止痛。

4)代表方药:血府逐瘀汤加减。生地15g,当归12g,桃仁10g,红花6g,赤芍12g,川芎10g,茜草12g,三七粉2g(冲服),川牛膝15g,甘草6g。

5)随证加减:胃痛甚者,加延胡索、乳香、没药增强行气止痛之力;若冷痛便溏者,加艾叶炭、炮姜炭温中散寒;若便秘,赤溲者,加大黄、虎杖泄热通便;兼乏力易疲者,酌加黄芪、党参益气化瘀。

(5)阴虚火旺证

1)症状表现:胃痛隐隐,吐血量多、色红,面色潮红,盗汗,口渴引饮,烦躁不安,心悸头晕,耳鸣,少寐多梦,便黑或干黑。舌红少苔,脉细数。

2)病机分析:热病之后或气郁化火,阴津灼伤,以致胃失濡养,故胃痛隐隐;阴虚火旺,灼伤胃络,则见吐血色红;津少上承,则口渴引饮;虚火内扰,则潮热盗汗,烦躁不安,心悸头晕,耳鸣,少寐多梦;肠道失于濡润则大便干燥。舌红少苔,脉细数均为阴虚火旺的表现。

3)治疗方法:滋阴清热,凉血止血。

4)代表方药:玉女煎加味。石膏30g(先煎),熟地黄15g,生地15g,墨旱莲12g,丹皮12g,知母10g,麦冬12g,牛膝12g。

5)随证加减:若兼乏力易疲、纳呆食少,加党参、太子参益气生津;若两颧红赤,五心烦热,夜热早凉者,加龟甲、玄参、地骨皮、青蒿、鳖甲、白薇养阴清热。

（七）常用药对

1. 白及、乌贼骨 两药合用收敛止血,适用于胃、十二指肠溃疡之呕血。

2. 蒲黄、五灵脂 两药合用活血化瘀止血,适用于出血并见血瘀心腹疼痛者。

3. 白及、三七 两药合用止血力强而不留瘀,适用于各种呕血。

（八）名医经验

1. 熊继柏

（1）病因病机:吐血分虚实,实者是胃火,虚者是中气虚,气不摄血。①胃热壅盛:症见吐血势猛、量多,伴呕吐,口渴,胃中嘈杂,大便秘,舌苔黄,脉数有力。②肝火犯胃:症见呕血暴出,甚至喷射性,伴心烦多怒,口苦,目赤,头胀痛,甚或出现神智症状,舌红,苔黄,脉弦数。③中焦虚寒:症见吐血量少,色淡暗,吐血多年不愈,反复发作,有慢性胃炎、胃溃疡病史,经常胃痛,胃中不适,伴食少,便溏,疲乏,畏冷,口淡不渴,舌淡,苔薄白,脉细缓。

（2）治法治则:出血患者,凡出血严重者,应直接治标,急速止血,而止血最要紧的一步就是降火。

（3）基本处方:生大黄10g,厚朴10g,枳实10g,炒五灵脂10g,蒲黄炭15g,白茅根20g,三七粉20g(冲服),竹茹10g。

（4）随证加减:胃热壅盛,见吐血鲜红,口干口渴盛者,加黄连、黄芩清降胃火;肝火犯胃,见胸胁胀满,胃脘疼痛,加栀子、水牛角、白芍、丹皮清肝和胃;中焦虚寒,见吐血势缓,得温则减,加柏叶、干姜、艾叶温中止血。

2. 裘沛然

（1）病因病机:吐血多为火盛、气虚导致,若日久反复发作,迁延不愈,导致阳气亏虚,阳虚则统血无权,胃络受损,血溢胃外,血随大便排出而见便血。

（2）治法治则:常采用治火、治气、治血之法。在运用清热、温补效果不佳的情况下,可采用逆从法。如在治疗热盛火炎病证的寒凉方剂中加入些温通之品,在治疗阳微病证的温热重剂中加入少量苦寒之药,体现相反相成之意,反能取得较好的效果。

（3）基本处方:大黄6g,黄连6g,黄芩10g,制附子10g(先煎),白及3g,三七粉3g(冲服),浙贝母10g,海螵蛸15g。

（4）随证加减:疲倦乏力,加太子参、山药益气养阴;胃脘灼热者,加知母、天花粉、丹皮滋阴降火。

3. 朱良春

（1）病因病机:急性吐血多为火盛导致;反复吐血则气血亏虚多见;而肝病患者则多兼见气虚失摄,瘀血阻络,血不归经,可兼见便血;气虚日久,导致脾肾阳虚,阳虚则统血无权,夹之胃络瘀阻,导致反复血溢脉外,反复出血不止。

（2）治法治则:便血(呕血)之治,寒者温之,热者清之,肝虚者柔润之,脾虚者温运之,惟仲景黄土汤一方兼具刚、柔、温、清之长,用药"温不伤阴",温阳摄血为主,权衡护阴为辅。

（3）基本处方:制附子9g,红参10g,生白术18g,炮姜炭10g,炙甘草8g,灶心土60g(包煎),三七粉5g(冲),乌梅20g,阿胶15g。

（4）随证加减:舌黯红,加熟大黄清热化瘀;腹部怕冷,四肢凉,加艾叶炭温阳化瘀;胃痛如刺,加延胡索、五灵脂通络止痛。

（九）预防护理

积极治疗原发病,如溃疡合并幽门螺杆菌感染应积极根除治疗,肝硬化积极降低门静脉压力,并避免使用对胃黏膜损伤大的药物。

平素饮食有节,防止暴饮暴食,忌食难消化及过于辛辣刺激之品。急性吐血患者应根据情况判断是否禁食,开放饮食后,从流质逐步至半流质及软食,注意食物无渣、易消化吸收,如米粥、面片汤等,避免进食干硬粗糙、生冷,如坚果、油炸油煎食物及生冷瓜果等;另避免食物过油腻。

起居有常,不妄作劳,适当运动,增强体质。在吐血发生时,应保持情绪安定,消除恐惧及忧虑。

(十)现代研究

研究发现化瘀清热中药(裸花紫珠 30g、凤尾草 30g、黄芪 30g、山稔子 15g、党参 15g、白术 15g、茯苓 15g、当归 15g、益母草 15g、三七粉 6g)联合内镜钛夹夹闭术治疗消化性溃疡出血的作用机制是使 6-酮-前列腺素 F1α(6-Keto-PGF1α)水平均显著降低,血红蛋白水平、胃液 pH、颗粒膜蛋白 140(GMP-140)水平及凝血 NFDA3 烷 B2(TXB2)水平均显著提高。研究提示,清热凉血、收敛止血、补虚是非静脉曲张性上消化道出血的基本大法。补益药中用的较多的是白术、黄芪、白芍、党参、炮姜、阿胶及当归等。清热泻火凉血药较多的是大黄、栀子、丹皮、生地、黄芩等,其中大黄使用频次最多。大黄提取物有泻下、抑菌、止血、促进胆汁分泌作用,对消化系统有导泻、利胆、保肝、抗十二指肠溃疡、兴奋肠管平滑肌的作用。大黄素具有良好的收敛、止血作用,能增加纤维蛋白原,缩短凝血时间与复钙时间,促进骨髓制造血小板,使毛细血管致密,改善脆性,减少创面体液渗出,促进血凝而止血。而其富含的没食子酸、α-儿茶素等成分,则能收缩胃肠道局部受伤血管,同时促进血小板的黏附与聚集功能,增加血小板数、纤维蛋白酶原含量,降低抗凝血酶活性,从而达到止血目的。研究证明,炒炭后由于大黄的主要成分尤其是大黄酚含量下降,其止血作用增强,且其止血机理与纤维蛋白溶解活性无关,而是通过激活内源性和外源性的多种凝血因子促进凝血酶原和凝血活酶的生成。

(李延萍 沈 洪)

第十六节 便 血

(一)定义

便血系胃肠脉络受损,出现血液随大便而下,或大便呈柏油样为主要临床表现的病证,又名"血便""下血""肠风""脏毒"等。

(二)源流

便血之名首见于《黄帝内经》,"结阴者,便血一升,再结二升,三结三升"。《金匮要略》称"下血",并依下血与排便之先后,提出"远血"和"近血"的名称。后世医家又以下血色之清浊,立肠风、脏毒之名。《秘传证治要诀》云:"血清而色鲜者为肠风,浊而黯者为脏毒。"

便血的病因,以宋代严用和《济生方》的论述较为全面,"夫大便下血者,多因过饱,饮酒无度,房室劳损,荣卫气虚,风冷易入,邪热易蕴,留注大肠则为下血"。元代朱丹溪在《丹溪心法》中指出本病的病位"独在胃与大肠",符合现代理论。明代张介宾《景岳全书·血证》对血证的内容做了比较系统的归纳。书中云:"虽血之妄行由火者多,然未必尽由于火也。故于火证之外,则有脾胃阳虚而不能统血者,有气陷而血亦陷者,有病久滑泄而血因以动者。"将引起出血的病机提纲挈领地概括为"火盛"及"气虚"两个方面。其中亦记载了便血与肠澼的鉴别诊断，"便血之与肠澼，本非同类。盖便血者，大便多实而血自下也；肠澼者，因泻痢而见脓血，即痢疾也"。

在便血的治疗方面，汉代张仲景《金匮要略》已将便血分为远血、近血论治，"下血，先便后血，此远血也，黄土汤主之""下血，先血后便，此近血也，赤小豆当归散主之"，至今仍对临床有指导意义。《济生方》对于便血的治疗，提出"风则散之，热则清之，寒则温之，虚则补之"的原则，为临床所用。《血证论》对各种血证的病因病机、辨证论治均有许多精辟的论述，该书所提出的"止血、消瘀、宁血、补虚"的治血四法，为通治血证之大纲，临床亦借鉴用于便血的治疗："惟以止血为第一要法。血止之后，其离经而未吐出者，是为瘀血，既与好血不相合，反与好血不相能。……必亟为消除，以免后来诸患，故以消瘀为第二法。止吐消瘀之后，又恐血再潮动，则须用药安之，故以宁血为第三法。邪之所凑，其正必虚，去血既多，阴无有不虚者矣，阴者阳之守，阴虚则阳无所附，久且阳随而亡，故又以补虚为收功之法。"

（三）范围

现代医学之胃肠道的炎症、溃疡、肿瘤、息肉等，肝硬化食道胃底静脉曲张破裂出血、痔疮出血均属可部分参照本节内容论治。

（四）病因病机

1. 致病因素

（1）酒食不节：过食辛辣醇酒致热积于胃，胃络受损；或恣食肥甘厚味，酿湿生热，蕴结胃肠，灼伤胃肠血络；或饥饱无度，饮食不节，损伤脾胃，脾气虚弱，失于统摄。总之，热灼血络，或气不摄血，均可致血溢脉外，下渗大肠而成便血。

（2）情志不畅：情志过极，肝疏泄失司，肝气郁滞，久则气滞血瘀，瘀血阻滞脉络，血不循经，下渗肠道而为便血；或气郁日久化热，横逆犯胃，灼伤胃络以致血溢肠中而为便血。

（3）感受湿热：感受湿热之邪，或湿浊蕴积，日久化热，蕴结肠道，肠道脉络受损，血液外溢而致便血。

（4）劳倦过度：劳倦伤脾，或久病体虚，脾胃虚弱，气虚不能摄血，血无所归，离于脉道，溢于肠中而成便血；若脾胃亏损较甚，气损及阳，则不仅脾胃气虚，而且阳气虚弱以致成脾胃虚寒之便血。

（5）病后诱发：久病热病之后，一则可使阴津耗伤，阴虚火旺，火迫血行而致出血；二则由于正气损伤，气虚失摄，血溢脉外而致出血；三则久病入络，瘀血阻滞，血难归经，因而出血。

2. 病机　各种原因导致出血，其共同的病机可以归结为火热熏灼、迫血妄行及气虚不摄、血溢脉外两类。正如《景岳全书·血证》说："血本阴精，不宜动也，而动则为病。血主营气，不宜损也，而损则为病。盖动者多由于火，火盛则逼血妄行；损者多由于气，气伤则血无以存。"本病病位主要在胃和肠，与肝、脾有关。病性有实有虚。实证以胃中积热或肝胃郁热为多，瘀血阻络亦常见；虚证则多为脾胃虚弱，也有虚实并见者。热邪灼伤胃肠脉络及瘀血阻络所致之便血，一般发病较急；因气虚、阳虚所致便血，则发病多较缓慢。反复出血不止者，可导致气血亏虚，甚则气随血脱之危候。便血属实证、热证者，若迁延不愈，耗血伤气，则可成虚实夹杂之证；脾胃虚弱之便血，可因气损及阳，而致脾胃虚寒。诸因所致便血，日久不愈均可致瘀血阻络，从而致热、湿、虚、瘀相兼为犯，缠绵难愈。出血量大者，可导致气随血脱之危象。

（五）诊断与鉴别

1. 诊断　便血多见于下消化道出血，有明显血便，结合临床及必要实验室检查，配合结肠镜全结肠检查,或者选择性腹腔动脉造影;若上述检查结果阴性,则选择胶囊内镜或/及双气囊小肠镜检查;出血不止危及生命者行手术探查,探查时可辅以术中内镜检查。应常规行胃镜检查除外上消化道出血。

2. 辅助检查

（1）实验室检查

1）血常规及网织红细胞计数:出血的早期,血红蛋白浓度、红细胞计数与血细胞比容可无明显变化,一般3~4小时以上才出现贫血,出现血红蛋白、红细胞和红细胞压积下降,红细胞体积正常,网织红细胞计数升高。

2）大便常规、隐血:大便可见红细胞,或大便隐血阳性。

3）肾功能:尿素氮升高,随着补液及出血停止逐步恢复正常。

（2）内窥镜检查

1）结肠镜检查:结肠镜检查是诊断大肠及回肠末端病变的首选检查方法,其诊断敏感性高,可发现活动性出血,结合活检病理检查可判断病变性质。

2）胶囊内镜或双气囊小肠镜检查:十二指肠降段以下小肠病变可通过胶囊内镜、双气囊小肠镜检查,适用于常规内镜检查不能确定出血来源的不明原因出血,出血活动期或静止期均可进行。

（3）选择性腹腔动脉造影:必须在活动性出血时进行,主要用于内镜检查（特别是急诊内镜检查）和X线钡剂造影不能确定出血来源的不明原因出血。对持续大出血患者则宜及时作选择性腹腔动脉造影,在出血量>0.5ml/min时,可以发现造影剂在出血部位溢出,对于某些血管病变如血管畸形和血管瘤、血管丰富的肿瘤兼有定性价值。螺旋CT血管造影是一项新技术,可提高常规血管造影的诊断率。

（4）腹部CT或MRI:可用来诊断肠道炎症及肿瘤,CT或MRI对大小肠炎症及肿瘤诊断均有确切指征,具体影像学表现参考影像学内容。

（5）手术探查:各种检查不能明确出血灶,且持续大出血危及患者生命,必须手术探查。有些微小病变,特别是血管病变,手术探查亦不易发现,此时可借助术中内镜检查帮助寻找出血灶。

3. 鉴别

（1）内痔出血:主要表现为出血和痔核脱出。间歇性便后鲜血为内痔的出血特点,部分患者可伴有排便困难,行肛门指检触及痔核。

（2）肛裂出血:肛裂临床表现为疼痛、便秘、出血。疼痛多剧烈,有典型的周期性,排便时感到肛管烧灼样或刀割样疼痛,称为排便时疼痛,便后数分钟可缓解称为间歇期,随后因为肛周肌肉收缩再次感觉疼痛,称为括约肌挛缩痛,直至肛周肌肉放松后疼痛缓解。出血特点为在粪便表面或便纸上见到少量血迹或滴血。

（3）结肠息肉:结肠息肉泛指结肠黏膜隆起性病变,按照病理分型,有腺瘤样息肉（管状腺瘤、绒毛状腺瘤、管状绒毛状腺瘤）、炎性息肉、错构瘤型息肉。临床上典型表现是间断性便血或大便表面带血,多为鲜红色,很少出现大出血;当继发炎症感染时,可伴有大量的黏液或黏液血便,出现里急后重、便秘或便次增多,位于肛门附近的长蒂息肉可见其脱出肛门,较大的结肠息肉会导致肠套叠、肠梗阻,引起腹部绞痛。

（六）辨证论治

1. 辨证要点　便血首辨病势缓急轻重,次辨寒热虚实,再辨病变部位。火热之证,有实火与虚火的不同,实火为火热亢盛,虚火一般由阴虚火旺导致。虚证一般由脾虚统血无权导致的便血。此外,初病多实,久病多虚,而久病入络者又为虚中夹实。先血后便者为近血,病变部位在肛门及大肠;先便后血者为远血,病位在小肠。《三因极一病证方论》云:"病者大便下血,或清或浊,或鲜或黑,或在便前,或在便后,或与泄物并下。……亦妄行之类,故曰便血。"便血为其主要临床表现,可发生在便后或血便混下,色鲜红、黯红或紫红,或色黑如柏油。

2. 治疗原则　治疗便血,应针对便血的病因病机的不同,结合证候虚实及病情轻重而辨证论治。《景岳全书·血证》说:"凡治血证,须知其要,而血动之由,惟火惟气耳。故察火者,但察其有火无火;察气者,但察其气虚气实,知此四者而得其所以,则治血之法无余义矣。"此段论述所提出的治疗原则,亦可用于对便血的治疗,概而言之,可归纳为治火、治气、治血三个原则。

（1）治火:火热熏灼,湿热内蕴,损伤脉络,是便血最常见的病机,应根据证候虚实的不同,实火当清热泻火,虚火当滋阴降火,并应结合便血性状的不同,分别选用适当的方药。

（2）治气:气为血之帅,气能统血,血与气休戚相关。故《医贯·血证论》说:"血随乎气,治血必先理气"。对实证当清气降气,虚证当补气益气。

（3）治血:《血证论》说"存得一分血,便保得一分命",要达到治血的目的,适当的选用凉血止血、收敛止血或祛瘀止血等的方药。

3. 证治分类

（1）胃热壅盛证

1）症状表现:便血色黑呈柏油色,气味臭秽,甚至兼有吐血,脘腹胀闷,嘈杂不适,口臭,喜凉饮。舌质红,苔黄腻,脉滑数。

2）病机分析:饮食不节,酿湿生痰,郁久化热,热伤胃络,血溢脉外,随胃气上逆而吐血,随糟粕而下见便血;胃中积热,胃失和降,气血不和,故胃脘胀闷嘈杂。舌质红,苔黄腻,脉滑数为内有积热之象。

3）治疗方法:清胃泻火,凉血止血。

4）代表方药:泻心汤合十灰散加减。黄芩 9g,黄连 9g,大黄 6g,丹皮 9g,栀子 9g,侧柏叶 12g,茜草根 12g,白茅根 15g,棕榈皮 12g,大蓟 15g,小蓟 12g。

5）随证加减:若恶心呕吐者,可加代赭石、竹茹、旋覆花和胃降逆;若口渴、舌红而干、脉象细数者,加麦冬、石斛、天花粉养阴生津。

（2）肝火犯胃证

1）症状表现:便血暗红或油黑,伴有大量呕血,血色鲜红,口苦胁痛,腹胀食少,心烦易怒,寐少梦多。舌质红绛,脉弦数。

2）病机分析:情志不遂,恼怒过极,导致肝气郁结,肝火亢盛,横逆克脾,火热熏灼胃肠脉络,血溢脉外,随胃气上逆而吐血,随糟粕而下见便血;肝火上炎,则口苦胁痛、易怒;热扰心神,故心烦、寐少梦多。舌质红绛,脉弦数为肝火亢盛之象。

3）治疗方法:清泻肝火,凉血止血。

4）代表方药:犀角地黄汤加减。水牛角 15g,生地 15g,丹皮 12g,赤芍 12g,仙鹤草 15g,地榆炭 15g,血余炭 10g,大黄炭 6g,三七粉 3g(冲服),旱莲草 12g,白茅根 15g,藕节 9g。

5）随证加减:若头痛目赤,耳鸣咽干,可加龙胆草、黄芩、栀子清肝泻火;若口臭口烂、齿龈肿痛,加黄芩、黄连清胃泻火。

（3）胃肠瘀血证

1）症状表现：胃脘腹痛如刺，便血黯黑，面色无华或青紫，渴不欲饮。舌质紫暗或有瘀斑、瘀点，脉涩。

2）病机分析：情志不舒，胃病日久，气机阻滞，而致瘀血阻滞胃肠络，迫血外溢；气血运行不畅，肌肤失养，而见面色无华或青紫。舌质紫暗或有瘀斑、瘀点，脉涩为瘀血之象。

3）治疗方法：活血化瘀，通络止血。

4）代表方药：少腹逐瘀汤加减。小茴香 6g，干姜 9g，延胡索 12g，没药 5g，当归 9g，川芎 12g，肉桂 3g，赤芍 12g，蒲黄 6g（包煎），五灵脂 9g。

5）随证加减：若少腹胀甚，加木香、青皮行气止痛；乏力者，加党参、炒白术健脾补虚。

（4）肠道湿热证

1）症状表现：便血色红黏稠，大便不畅或稀溏，或有腹痛，口苦。舌质红，苔黄腻，脉濡数。

2）病机分析：湿热蕴结肠道，肠道脉络受损，血溢肠道；肠道传化失常则大便不畅或稀溏；湿热阻滞气机，不通则痛，故见腹痛。舌质红，苔黄腻，脉濡数为内有湿热之象。

3）治疗方法：清化湿热，凉血止血。

4）代表方药：地榆散合槐角丸加减。地榆 15g，茜草 12g，槐角 12g，栀子 9g，黄芩 9g，黄连 9g，茯苓 15g，防风 9g，枳壳 12g，当归 9g。

5）随证加减：若便血日久，伴肛门肿痛者，加赤芍、生地清肠止血。

（5）肠风侵袭证

1）症状表现：便下鲜血，血下如溅，大便干结或溏泄。舌红苔黄，脉弦。

2）病机分析：外风从经脉而入里，侵入肠胃，或内风因肝木过旺而下乘，致肠道脉络受损，血溢脉外。

3）治疗方法：祛风安肠，凉血止血。

4）代表方药：凉血地黄汤加减。黄柏 12g，知母 12g，青皮 9g，槐子 9g，熟地黄 15g，当归 9g，桃仁 12g，熟大黄 9g，卷柏 9g。

5）随证加减：若出血量较多，加白茅根、侧柏炭、小蓟以凉血止血。

（6）气虚不摄证

1）症状表现：便血色红或紫黯，时轻时重，食少腹胀，体倦乏力，面色萎黄，心悸，失眠少寐。舌质淡，或有齿痕，苔薄白，脉细弱。

2）病机分析：中焦脾气亏虚，气虚无力摄血，以致血液外溢，故时有反复，时轻时重；脾气本已虚衰，加之反复出血，气血亏虚，心失所养，则心悸气短；血虚不能上荣于面，故见面色萎黄。舌质淡，或有齿痕，苔薄白，脉细弱为气血亏虚之象。

3）治疗方法：健脾益气，固摄止血。

4）代表方药：归脾汤加味。黄芪 30g，党参 15g，白术 15g，茯苓 15g，当归 9g，酸枣仁 30g，远志 9g，龙眼肉 15g，木香 12g，阿胶 9g（烊化），槐花 9g，地榆 15g，仙鹤草 15g。

5）随证加减：若肛门下坠，甚至脱肛，神疲气短，加柴胡、升麻以升阳举陷。

（7）脾胃虚寒证

1）症状表现：便血紫黯，甚则黑色，腹部隐痛，喜热饮，得温则舒，面色不华，神倦懒怠，形寒肢冷，便溏乏力。舌质淡，脉细沉。

2）病机分析：脾胃虚寒，中气不足，统血无力，血溢肠内，随大便而下，故血色紫黯；中虚有寒,寒凝气滞,健运失司,故腹部隐痛,喜热饮;脾胃虚寒,气血不足,故面色不华,神倦懒怠,舌质淡,脉细沉。

3）治疗方法:健脾温中,养血止血。

4）代表方药:黄土汤加味。灶心土15g,炮姜9g,白术15g,附子9g(先煎),熟地黄15g,阿胶9g(烊化),黄芩9g,白及9g,乌贼骨30g,三七粉3g(冲服)。

5）随证加减:若阳虚较甚,畏寒肢冷者,去黄芩之苦寒,加鹿角胶、艾叶温阳止血。

（8）气随血脱证

1）症状表现:面色苍白,四肢厥冷,汗出不止,心悸乏力,甚至出现神识不清,呼吸低弱。脉细微欲绝。

2）病机分析:气血相依,出血量大,或失血日久,气无所依,导致气随血脱,气脱阳亡,不能上荣于面,故面色苍白;不能温煦四末,故四肢厥冷;不能温固肌表,故汗出不止;神随气散,神无所主,故神志不清。脉细微欲绝为失血亡阳气脱之象。

3）治疗方法:益气固脱,回阳救逆。

4）代表方药:大剂参附汤加味。人参30g,附子15g(先煎),肉豆蔻6g。

5）随证加减:若汗出不止,可加用煅龙骨、煅牡蛎敛汗固脱。

（七）常用药对

1. 地榆、槐花　两药相配具有清热凉血止血、收敛止血作用,适用于下焦血热便血。

2. 生姜、艾叶炭　两药合用具有祛寒温中、温经止血作用,适用于虚寒性便血。

3. 生地、侧柏叶　两药相配收敛凉血止血、养阴清热,适用于血热便血。

（八）名医经验

1. 熊继柏

（1）病因病机:对于各种出血病证,辨证关键有两方面。一要辨虚实,血证无外乎虚实两端,实证为火盛迫血妄行,虚证为气虚不摄血。二要辨病位,尽管血证复杂,但是根据出血的部位,我们可辨清脏腑的病变部位,便血和肠、胃有关,在肠是湿热,在胃则是中焦虚寒。

（2）治法治则:治疗出血患者,凡出血严重者,应直接治标,急速止血,而止血最要紧的一步就是降火。凡是用于止血的药物一定要炮制,首需炒炭,可以加大止血作用。

（3）基本处方:灶心土30g,炒白术30g,附子12g,生地30g,阿胶12g,黄芩15g,甘草9g。

（4）随证加减:出血势缓,腹痛绵绵者,加艾叶炭、棕榈炭收敛止血;瘀血较重者,加蒲黄、五灵脂活血化瘀;口黏口苦,舌苔黄厚者,加炒苍术、炒栀子、草果清热燥湿。

2. 颜德馨

（1）病因病机:脾为后天之本,为气血生化之源;又主统血,运行上下,充周身四体,五脏皆受气于脾。若脾气虚弱则不能统摄,而血或注陷于下,或渗溢于外,故见便血、尿血或漏下。

（2）治法治则:温脾止血。凡血证善后,必须以胃药收功,常用黄芪、党参、升麻、苍术、白术等,参和诸法,补脾滋化,气血双补,方为王道。

（3）基本处方:伏龙肝30g,淡附片9g,黄芩炭9g,阿胶珠9g,白术9g,熟地15g,炮姜1.5g,甘草3g。

（4）随证加减:气虚乏力者,加党参、黄芪补气摄血;畏冷明显者,加肉桂、巴戟天温中散寒;瘀血明显者,加三七粉、花蕊石活血止血。

3. 李辅仁

（1）病因病机:便血之证,多与火热内盛、阴虚内火、脾虚失统有关;且部位不同,如分病在上、中、下三部,其辨证侧重不同。

(2)治法治则:治疗血证,当辨其部位,血病在上则下行,血病在下则升提;又嘱治血先治气,治疗大出血患者,首先固脱益气,气充则血摄。

(3)基本处方:党参15g,炒白术15g,茯苓15g,陈皮12g,炙甘草6g,法半夏9g,荷叶5g,炒槐花10g,阿胶珠10g,炒地榆10g。

(4)随证加减:口干口渴者,加麦冬、丹皮凉血生津;血虚明显者,加当归、阿胶补血活血。

(九)预防护理

便血患者禁忌葱、蒜、辣椒、生鱼蟹等生冷辛辣之品,慎食各种冷饮,戒烟酒。饮食上,一要杜绝暴饮暴食,二要清淡,多食易消化、富于营养的食品,可根据病情进食流质、半流质或无渣饮食。对胃痛、腹痛及肝病等疾病的及时治疗,有助于预防便血的发生。伴有胃痛者,一旦疼痛加剧,不易缓解时,要注意粪便颜色以防出血。此外,避风热燥邪等外感,保持大便通畅,避免过度劳累与紧张,保持情志舒畅。热病久病之后,尤当及时调补阴津,气候转变时,注意保暖。

(十)现代研究

研究发现加味补中益气汤治疗Ⅲ度内痔减少便血的分子生物学作用机制是提高肛梳部位组织 *Fibulin-5mRNA* 与 *Fibulin-5* 蛋白表达,降低血清纤维蛋白原、D-二聚体含量,减少凝血酶时间、血浆凝血酶原时间。研究证明,生地榆中鞣质含量达14.7%,炮制后鞣质含量呈显著下降趋势;生地榆中没食子酸含量为2.38%,炮制后含量随制炭程度加重先增加后降低,炮制适中时较高;而生地榆中鞣花酸含量最低,为3.71%,其含量随炮制程度的加重而增加,地榆炭中含量增加至7%左右。凝血作用以炮制适中的地榆炭为最佳。地榆鞣质中增强止血作用的鞣质主要是逆没食子酸鞣质,在炒炭炮制以后含量增加的主要也是逆没食子酸鞣质。炒炭后地榆中具有止血作用的鞣质的含量明显增加,同时与凝血关系密切的钙离子含量也大幅度增加,从而缩短了大鼠出血的时间,从而增强了止血作用。生槐花、炒槐花、槐花炭及其提取物芦丁、槲皮素、鞣质均具有止血作用。槐花制炭后能显著缩短正常大鼠出血时间和血浆复钙时间,作用强于生品,提示槐花制炭后止血作用显著增加。槐花含有血凝素,对红细胞有凝集作用,能缩短凝血时间,制炭后促凝血作用更强。槐花生品、炭品能显著缩短正常大鼠出血时间(BT)和血浆复钙时间(RT),其中炭品作用强于生品。

(迟莉丽 吕 林)

第三章　拓　展　篇

第一节　现代胃肠病防治相关脾胃理论集锦

脾胃理论是指导脾胃病诊治的基石。脾虚理论、湿热理论、胃脘痛理论、通降理论、调中复衡理论及脾胃"新八纲"是传承并充实历代脾胃学说、形成现代脾胃理论的重要组成部分。本篇从其理论源流、常用治法方药、临床应用,及现代研究进展进行系统整理,既有理论概括,又不乏临床治验,有助于中医临床医师、研究者及院校师生对于脾胃理论的学习及临床实践。

一、脾虚理论

（一）概述

脾为藏象学说的核心。脾虚理论是中医脾藏象理论的重要组成部分,理论核心为脾主运化,生理上脾主运化中焦,病理上脾失健运则生湿,治疗以健脾为主。随着现代研究进展,"脾虚"成为一个功能与结构的综合性概念,相当于消化不良、营养吸收不足、能量代谢低下、抗病能力下降和各组织功能衰退的一组比较集中反映"脾主运化、升清、统血"等各种生理功能不足的症候群。深入探讨脾虚理论源流及内涵,有助于识别脾虚证病机本质,并指导临床实践。

（二）源流

脾虚理论的源头可追溯至《黄帝内经》,随着历代医家在临床实践中的不断总结,在金元时期发展达到顶峰,尤其是以李东垣的《脾胃论》的问世为标志,其创立的"补土学派"将脾虚的治疗推向了新的高度。此后,在明清时期,又提出"脾为后天之本",促进脾胃学说的发展。近现代对脾虚证的科学内涵进行了系列研究,提出唾液淀粉酶负荷试验和D-木糖排泄率成为脾气虚证的辅助诊断指标。

1. 起源于秦汉时期　"脾虚"一词最早见于《黄帝内经》。《黄帝内经》及《伤寒论》对脾虚证的认识具有创始性与指导性作用,奠定了脾虚理论的证治体系基础,如"脾气虚则四肢不用,五脏不安""七十岁,脾气虚,皮肤枯""诸湿肿满,皆属于脾""湿胜则濡泻"等,对脾虚致病的病因病机及临床表现进行了详细记载。同时,《黄帝内经》提出了诸多脾虚不足的治疗原则,如"脾苦湿,急食苦以燥之""脾欲缓,急食甘以缓之""用苦泻之,甘补之"等。《伤寒论》提出著名观点"四季脾旺不受邪",指出脾气健旺则外邪不易入侵。

2. 规范于隋唐时期　隋唐时期,脾脏象理论和对脾虚证的病证研究逐渐得到规范。隋代巢元方首创从证候角度研究脾胃病,《诸病源候论》有专门"脾胃病诸候"篇,也有论述"呕哕病诸候""宿食不消病诸候"等章节。唐代孙思邈尤其重视脾胃在五脏中的重要作用,提出"五脏不足,求于胃"的著名论点。

3. 成熟于金元时期　金元时期,脾胃学说发展迅速,产生了众多创新性理论,对脾虚证的认识及其演变规律进行了全面的升华。其中以李东垣创立的"脾胃内伤则百病由生"理论影响最为深远:"元气之充足,皆由脾胃之气无所伤,而后能滋养元气。若胃气之本弱,饮食自倍,则脾胃之气既伤,而元气亦不能充,而诸病之所由生也。"由此说明脾胃之气对人体的生命活动具有重要意义。同时,李东垣还主张"阴火论",提出的"益气升阳""甘温除大热"治法沿用至今,其创立的"补土学派"系列学说对后世影响深远。

4. 完善于明清时期　对脾虚证的认识与证治在明清时期得到进一步充实和完善。明代李中梓在《医宗必读》中明确提出"脾为后天之本"。张景岳明确指出脾主运化和脾主统血,并提出"五脏中皆有脾气,而脾胃中亦有五脏之气"。缪希雍在《神农本草经疏》中言:"若脾虚,渐成腹胀,夜剧昼静,病属于阴,当补脾阴",首先对脾阴虚的临床表现进行了详细阐发。叶天士《临证医案指南》提出了"太阴之土,得阳始运,阳明阳土,得阴自安"的治疗思路,指出脾阴是诸脏灌溉的源泉,脾阴虚是脏腑失于濡养、功能受损的疾病,治疗脾胃阴亏时,不单重视胃阴一门,而是兼顾脾阴,辨证论治。张锡纯《医学衷中参西录》中明言:"治阴症者,当以滋脾阴为主。脾阴足,自然灌溉诸脏腑也。"这些都进一步推动了脾阴虚理论的发展。

5. 发展于现代　西方科学研究思想进入中医领域后,中医学者对脾虚理论进行了广泛深入研究,主要集中在脾虚证诊断标准的研究、脾虚证本质研究和脾虚理论的基础研究等方面,先后制定了脾虚和脾气虚证的诊断与程度分级。20世纪90年代修订脾虚证诊断标准时,唾液淀粉酶负荷试验和D-木糖排泄率成为脾气虚证的辅助诊断指标。此外,对于脾虚动物模型建立的探索和健脾复方疗效作用机制的研究也逐步在深入。

（三）内涵

脾虚理论的核心理念是脾主运化,包括生理上脾主运化旺中焦和病理上脾失健运则湿生两方面。

1. 生理上脾主运化旺中焦　脾为后天之本,气血生化之源,正如《灵枢·营卫生会》所云"中焦如沤"。脾位于人体中焦,主运化,把饮食物转化为人体所需的营养物质,并将这些对人体有用的营养物质吸收、输送到需要部位。按照运化的对象来分,包含运化水谷和运化水液两个方面。运化水谷,是指脾对饮食物的消化吸收、对营养物质的转运输布作用。饮食物经胃的初步消化后,下送小肠继续消化,在小肠泌别清浊的作用下,其精华部分由脾吸收,并经脾的散精作用而上输于心肺,布散全身,以滋养其他脏腑和全身各部。运化水液,亦可称作"运化水湿",是指脾具有运化水湿之功,促进水液的环流和排泄,以维持机体水液代谢平衡的生理作用。水饮入于胃,并经初步消化后,其津液由脾上输于肺,经肺的宣发和肃降作用,内而灌养五脏六腑,外而滋润肌腠皮毛;其浊者,一部分化为汗液而外泄,一部分经肾下达膀胱为尿。

按照功能划分,"脾主运化"分为"脾主运"和"脾主化"。《康熙字典》中记载,运,"转也,动也""行也,用也""行之不息也""转输也";《说文解字》中"运,移徙也";《广雅》中"转也"。故"运"指促进运动,亦指物质的移动或传输。"脾主运"是指脾气促进胃的蠕动,将饮食水谷转化为精微物质,并将其源源不断地转输至全身各处。"脾主化"反映为将吸收的水谷精微化生为精、气、血、津液以利于营养全身(即物质间的转化及物质转变为能量)。脾主运是脾主化的前提和基础,脾主化是脾主运的目的和归宿,两者相辅相成,运化相济,密不可分。《康熙字典》中记载,化,"天地阴阳运行,自有而无,自无而有,万物生息则为化,又泛言改易,亦曰变化",又"能生非类曰化"。故"化"可表述为物质的消化、吸收,亦指物质的生成、消散、转变等。《素问·经脉别论》云:"饮入于胃,游溢精气,上输于脾,脾气散精,上归于肺,通调水道,下输膀胱,水精四布。""化"即"脾气散精"和"水精四布"过程。食物经胃和小肠的消化、吸收进入体内后,水谷精微必须在脾气的推动以及其他脏腑的协同作用下,转化为精、气、血、津液,才能内养五脏六腑,外养四肢百骸、皮毛筋肉,这就是"脾主化"的过程。现代研究则聚焦于胃排空功能,及消化酶水平、促胃动力相关肽类等"运"方面的研究,以及糖类、脂肪、蛋白质等的吸收利用、能量代谢,胃肠道水通道蛋白、肠道微生态相关的肠道黏膜功能等"化"方面的研究。

2. 病理上脾失健运则湿生　《素问·金匮真言论》:"腹为阴,阴中之至阴,脾也。"脾虚失运和脾虚失化生理上相辅相成,病理上也密不可分,二者都是脾主运化功能减退的表现。"运"是生理功能的表现,即从胃"上输于脾"的消化吸收过程,"不运"是病理状态的表现,"脾虚不运"首先涉及是胃。"脾虚不化"则造成吸收水谷精微能力下降,同时化湿能力减弱,出现大便溏泄、偏瘦、乏力等症。水液代谢失常,则出现痰、饮、水、湿等病理产物滞于体内。"脾不化",则化湿能力减弱、吸收能力降低。

《素问·至真要大论》云:"诸湿肿满,皆属于脾"。脾秉湿气,属阴之体,要有阳化之用,才能成为有生命之活土。正如《临证指南医案》所说:"太阴湿土,得阳始运"。土气通于脾,脾为阴脏,脾能生成津液,又为精、气、血生化之源。脾在活动过程中不断化生精、气、血、津液,均是脾的物质基础。《伤寒论浅注补正》指出:"湿者,脾之本气也,土之有湿则为膏壤,脾秉湿气是生膏油。"是脾主化之表现。凡饮食不节,或过服消导克伐之剂,以及情志失和,思虑太过,或禀赋素虚,或过于劳倦,或久病失养,皆可损伤脾气,使其运化水谷、运化水湿以及化生气血的功能减退,从而导致脾气虚衰。脾虚产生内湿,内湿又致脾失健运,津液不布,水湿凝聚,形成湿浊困阻,痰饮凝聚,而产生多种病证。脾虚失化,水湿不行,易招致外湿侵袭。《金匮要略心典·痉湿暍病脉证治》概括其发病规律:"中湿者,亦必先有内湿而后感外湿。"湿邪导致脾气虚后,"脾运失司"则造成胃受纳饮食水谷能力降低,以及胃动力障碍导致的浊气在上之腹胀、嗳气等消化不良症状,如早饱、胸膈满闷、饮食减少、得食则胀、嗳气则舒等症;"脾化失司"则造成吸收水谷精微能力下降,同时化湿能力减弱,出现大便溏泄、偏瘦、乏力等症。正如《黄帝内经》所言:"清气在下,则生飧泄;浊气在上,则生䐜胀。"

(四)治则治法

"脾虚理论"指导下脾不运化的治则主要遵循一个基本原则,两个治疗要点。

1. 一个基本原则:补脾气　脾胃健运与饮食水谷精微的消化吸收和人体正常的生命活动密切相关。脾气虚弱是脾失健运的基础病理变化,根据脾虚发生的病因大致可分为两种情况,即脾胃先天素虚和后天失养,前者是因为先天禀赋不足所致,后者则是因为外邪、饮食、起居、情志等因素致脾胃气机失调,继而产生气郁、痰湿、食积、瘀血等病理产物,脾胃受损导致脾胃虚弱。"百病皆由脾胃衰而生也",脾虚则运化失司,饮食水谷精微不得正常消化吸收,气血津液不得正常输布运行,则导致以脾气虚弱为病理基础的多种病证,因此治疗脾不运化当以健脾益气为大法,在此基础上根据脾不运和脾不化的不同,给予健脾运、促脾化的具体治疗措施。

同时,临床上以脾不运化为背景病机,常伴随出现脾虚湿困证、脾气下陷证、脾不统血证、脾阳虚证、脾阴虚证等证型,针对以上不同病证在健脾益气基础上给予健脾化湿、益气升阳、补气摄血、温阳散寒、滋阴补脾。又根据疾病过程中出现的夹湿、气滞、热郁、血瘀等,分别治以化湿、理气、清热、活血。

2. 两个治疗要点:健脾运与促脾化　健脾运,为恢复并增强脾脏促进胃肠运动、转运饮食水谷精微物质的生理功能;促脾化,则为增强水谷精微化生为精、气、血、津液,并布散荣养周身的生理功能。其中,脾虚失运病位多在胃,临床表现多在脾虚基础上兼有饮食水谷、水湿运转传输不利,常见早饱、胸膈满闷、饮食减少、得食则胀、嗳气则舒或水湿泛溢肌肤等症;治则上以健脾理气、利水渗湿为法,以恢复脾运为目标,配合芳香化浊、消食导滞之品随证治之。脾虚不化病位多在肠,临床表现多在脾虚基础上兼有水谷不化、精微不收及化减湿浊、痰饮等功能障碍,常见小肠吸收功能下降导致的羸弱无力,及水湿蕴结大肠引起的大便稀薄甚至完谷不化等表现;治则上以健脾除湿、温中培土为法,以重建脾化为目标,配合益气温阳、渗湿止泻之品随证治之。

方从法出,在脾虚证的病机基础上,以上不同证型的治法各自对应不同的代表方剂,常见证型及代表方剂用药如下。

(1)脾气虚证:治以益气健脾,代表方剂为四君子汤(《太平惠民和剂局方》),药用党参、炒白术、茯苓、炙甘草。《医宗金鉴·名医方论》解释该方:"气虚者,补之以甘。参、术、苓、草,甘温益胃,有健运之功,具冲和之德,故为君子。"脾胃气虚,受纳与健运不利,故纳呆或食后甚;湿浊内生,脾胃运化不利,故便溏或大便不实;脾胃气虚,四肢肌肉无所禀受,气血生化乏源,不能荣于面,故神疲乏力,面色淡白或萎黄;脾虚湿盛,泛溢肌肤,则浮肿;湿聚成痰,痰浊内生,则见肥胖;湿浊下注,则见白带清稀量多。方中人参为君药,甘温益气,健脾养胃;白术为臣,苦温燥湿,加强益气助运之力;佐以甘淡之茯苓,健脾渗湿;炙甘草益气和中,调和诸药。

(2)脾虚湿困证:治以健脾渗湿,代表方剂为参苓白术散(《太平惠民和剂局方》),药用党参、炒白术、茯苓、山药、白扁豆、莲子、薏苡仁、炙甘草、陈皮、砂仁、桔梗、大枣。脾虚失化,津液失常,湿自内生,饮食不化,"清气在下,则生飧泄",故见大便稀溏或泄泻。党参、炒白术、茯苓、甘草补气健脾;辅以山药、莲子,助党参益气补脾;扁豆、薏苡仁助茯苓、白术健脾止泻;佐以陈皮、砂仁,醒脾理气宽胸;使以桔梗载药上行,宣利肺气,借肺宣发,使水谷精微得以充养全身。诸药合用,能补虚除湿,行滞调气,诸症自愈。

(3)脾气下陷证:治以益气升提,代表方剂为补中益气汤(《内外伤辨惑论》),药用黄芪、党参、炒白术、炙甘草、当归、陈皮、升麻、柴胡、生姜、大枣。秉《黄帝内经》所云"劳者温之""损者益之",李东垣针对气虚所生之热创立"甘温除大热"之法,此方大补元气的同时,并用升提之药升发下陷之气,可治疗气虚下陷之证。此方加减可得举元煎、升陷汤等,均为治疗中气下陷之方。举元煎重在补脾益气,配升麻以升举元气,用治因气虚所致的血崩、血脱之亡阳重证;升陷汤是重用黄芪补胸中大气,以升、柴举下陷之气,治疗气息短促、脉沉迟。

(4)脾不统血证:治以益气固脱,代表方剂为归脾汤(《正体类要》),药用炒白术、当归、茯苓、黄芪、远志、龙眼肉、酸枣仁、党参、木香、炙甘草。脾胃后天之本,气血生化之源,脾虚不能吸收水谷精微、化生气血,气血不足,形神失养,故面白无华或萎黄,倦怠乏力,神疲少气;脾气亏虚,统摄无力,血液不能循于经内,溢于脉外,可见出血。方中人参、黄芪、白术、甘

130

草甘温之品补益脾气,化生气血;当归、龙眼肉补血养心;茯苓、酸枣仁、远志宁心安神;木香辛香而散,理气醒脾,以防滋腻碍胃,使补而不滞,滋而不腻;姜、枣调和脾胃,以资化源。

（5）脾阳虚证:治以温中健脾,代表方剂为理中丸(《伤寒论》),药用党参、干姜、炙甘草、炒白术。脾阳亏虚,温运无力,故纳呆腹胀,大便清稀溏薄,或完谷不化;形体失于温煦,则畏寒肢冷;神失温养,故神疲;阳虚,功能减退,故倦怠乏力;阳虚寒盛,津液不能上乘,故口淡不渴;阳虚,脘腹失于温煦,故腹痛喜暖喜按;脾阳不足,水湿运化无力,溢于肌肤,故浮肿;小便化源不足,故小便短少;寒湿下注,可见白带清稀量多。方中干姜为君药,温脾胃,助阳化湿;人参益气健脾;白术健脾燥湿;甘草缓急止痛,益气和中。全方温中焦阳气,祛中焦寒邪,健中焦运化。

（6）脾阴虚证:治以滋阴润燥,代表方剂为益胃汤(《温病条辨》),药用沙参、麦冬、生地、玉竹、冰糖。脾阴不足,失于濡润,脾运化不利,故不思饮食,食后腹胀,大便溏薄;精微不布,形神失养,因而形体消瘦,精神疲惫;阴虚津亏,失于濡润,则口干便干;阴虚火旺,虚热内扰,可见五心烦热。方中沙参、麦冬、玉竹、生地皆为滋阴之品,甘凉清润,清而不寒,润而不腻,补脾阴,生气血。

脾为中土,以灌四傍,若影响他脏,导致肝郁脾虚、肝肾不足、心脾两虚、肺脾气虚等,则根据所涉脏腑和病证的不同,进行辨证论治。需要注意的是,治疗脾虚的药物选择上应以补脾温中、升阳利湿为主,慎用大热大燥,忌用苦寒,对不思饮食的患者可加醒脾开胃药物。

（五）研究进展

在针对以脾虚理论为核心的病证进行治疗时,主要是以健脾为治疗原则,恢复脾的健运,改善其生理功能。关于脾虚的科学内涵研究,主要是从营养物质的吸收、能量代谢,肠道菌群等角度,也是基于脾虚的功能和特性入手。

1. 脾虚与证候指标　研究结果表明,脾虚证小鼠的胃黏膜血流量、D- 木糖血清浓度、血清肌酸激酶、淀粉酶活性及胃泌素含量明显降低。并且随着症状分级的加重,木糖排泄率逐渐下降,木糖排泄率的变化规律能较好地反映脾虚证的特异性;唾液淀粉酶的活性比值在酸负荷刺激前后的变化可部分反映脾虚患者的病理生理改变。故唾液淀粉酶负荷试验和 D- 木糖排泄率均成为脾气虚证的辅助诊断参考指标。

2. 脾虚与能量代谢　研究发现脾的功能与线粒体功能极为相似,脾虚患者表现为线粒体数目减少,胃黏膜细胞线粒体结构和功能失调、线粒体肿胀、嵴断裂,经过健脾益气治疗,上述现象得到改善。亦与神经内分泌免疫网络等的改变密切相关,多数脾虚患者表现有自主神经功能和胃肠激素分泌紊乱及免疫功能的低下。脾能够消化和吸收营养物质供给全身能量,现代研究证明糖是人体维持生命活动的最主要能量来源,机体糖代谢与"脾"有密切关系,脾气虚证大鼠会出现糖代谢障碍。同时中老年人脾虚与血脂紊乱关系密切,胆固醇从外周细胞逆向转运至肝脏的过程依赖于脾的运化和转输,脾虚气弱则脾失健运,胆固醇逆向转运途径受阻。还有研究证明,四君子汤可影响脾虚证大鼠体内的代谢过程,可能途径有甘油磷脂代谢,线粒体中的脂肪酸延长,酮体的合成和降解,脂肪酸代谢,鞘脂代谢,萜类骨架的生物合成,缬氨酸、亮氨酸和异亮氨酸降解以及丁酸酯代谢等,为深入研究脾虚的本质和脾虚理论的运用提供了科学依据。

3. 脾虚与水液代谢　研究发现,脾虚模型组大鼠出现腹泻、少食、消瘦等表现,水通道蛋白8($AQP8$)的 mRNA 表达及蛋白含量均比正常对照组减少。健脾药可提高脾虚泄泻模型大鼠结肠黏膜组织中的 $AQP4$、$AQP8$ 的表达水平,促进水分的吸收,亦可以通过上调钠氢交换器 3 编码基因(*SLC9A3*)的表达促进 Na⁺ 吸收,形成浓度梯度后上调 *SGLT1*、*GLUT2* 的表达,增加机体对葡萄糖的吸收,同时抑制 Cl⁻ 的分泌,达到健脾止泻的作用。

4. 脾虚与胃肠运动 研究发现脾虚患者存在胃肠道运动功能的障碍,健脾药能促进细胞产生内源性胃动素,加快正常小鼠胃排空液体和固体的速度,降低胃内残留量;减少脾虚大鼠腹泻次数及腹泻量;提高阿托品和多巴胺所致胃轻瘫小鼠的胃排空能力,降低胃内固体残留率,从而改善胃排空固体的功能障碍。四君子汤能促进脾虚大鼠肠上皮细胞更新、胃排空,调整其胃和十二指肠肌电活动。

5. 脾虚与肠道菌群 脾虚小鼠肠道厌氧菌数量异常低下且部分需氧菌数量显著增加,参苓白术散能扶植厌氧菌并抑制需氧菌,从而一定程度调整其菌群失调。也有研究从参苓白术散对脾虚型功能性腹泻在肠道微生态相关的肠道黏膜屏障破坏、肠道炎症激活,以及脑 - 肠 - 菌轴失调三方面发挥的作用进行研究,证明调节肠道菌群可能是中药治疗脾虚型功能性腹泻的作用靶点。

(六)小结

脾虚理论的核心为脾主运化,生理上脾主运化中焦,病理上脾失健运则生湿,治疗以健脾为主。虽然脾虚理论的研究取得了显著进展,但仍有些许不足。若能在充分认识和深刻把握脾虚证相关理论自身科学内涵的前提下,细化脾气(阳)虚、中气下陷、脾不统血和脾阴虚概念的内涵,使其保持相对独立,并根据中医学术自身的要求从临床辨证思维和过程出发,构建相应的证候标准,则可能会使相关研究结论更加趋于合理和有价值。同时根据五脏相关理论进一步探讨脾虚与他脏的关系也势在必行。总之,我们应该深入推进脾虚的研究,将会取得更有实用价值的科学结论,并有望成为具有时代特色脾胃学说理论体系的重要组成部分。

(吕 林 马祥雪 唐旭东)

二、调升降与"持中央,运四旁"理论

(一)概述

路志正教授是我国著名中医学家,首届国医大师,精通中医理论,崇尚脾胃学说和温病学说,从医七十余载,擅长中医内科、针灸,对妇科、儿科、外科等亦很有造诣。擅长针药并用,圆机活法,因证而施,对慢性萎缩性胃炎、眩晕、胆石症、风湿性和类风湿性关节炎等疑难病症均有自己的独到见解,临床疗效显著。他提出"持中央,运四旁,怡情志,调升降,顾润燥,纳化常"的调理脾胃学术思想,在国内学术界产生广泛影响。在此对调升降与"持中央,运四旁"理论进行整理和阐释。

(二)源流

1. 萌芽阶段 路志正教授出生于河北省藁城,相距金元四大家李东垣的家乡真定县(即现今正定县)不远,当地医生大都把李东垣的著作作为启蒙读物,东垣学术著作如《脾胃论》《内外伤辨惑论》《兰室秘藏》对其影响深远。路志正教授幼承家学,1934 年入伯父路益修创办的河北中医学校学习,并拜山西盐城名医孟正已、王步举先生为师。1937 年日本全面侵华致学校停办,开始跟伯父及孟先生伺诊,他们都习惯用李东垣的脾胃学说指导临床,喜欢用李东垣的补中益气汤等方剂。那时的社会环境与金元时期有类似之处,对路志正教授后来处方用药影响很大。

2. 早期阶段 路志正教授 1973 年由卫生部中医司调入中医研究院(现为中国中医科

学院)广安门医院内科工作。1981年和赵金铎等组建内科研究室,进行痹证临床和研究工作。1984年以后从事心肺疾病、风湿病、中医疑难病的研究。1976年一个患者因冠心病先后反复多次住院。路志正教授看患者胸中满闷痞塞,不能饮食,舌质淡,舌苔厚腻,脉细小滑;认为是痰湿中阻,中虚气滞,气机升降失常,就给患者开了一张化痰祛湿、健脾和胃、调畅气机的方子。患者三天后病情缓解,一周后出院,此后未再复发住院,路志正教授因此萌发了调理脾胃以治疗胸痹心痛的念头。

3. 形成阶段　路志正教授从1976年开始收集中医"胸痹心痛"资料,发现《金匮要略》中瓜蒌薤白白酒汤、瓜蒌薤白半夏汤、人参汤、枳实薤白桂枝汤等治疗胸痹心痛的方剂都是从脾胃入手,又查阅了《黄帝内经》将厥心痛分为肝心痛、肾心痛、肺心痛、脾心痛、胃心痛五种并进行了论述,另外还有真心痛等。1981年组建内科研究室为研究调理脾胃治疗胸痹心痛提供了条件和契机。历经十余年,"路志正调理脾胃法治疗胸痹经验的继承整理研究"于1995年获国家中医药管理局中医药基础研究二等奖,也标志着以胸痹心痛为切入点调理脾胃学术思想的形成。其中总结出了五种治法,进行了病因病机和病例研究。

4. 发展阶段　1995年以后路志正教授开始研究脾胃与慢性重大疾病的关系,脾胃与湿、浊、痰、瘀等之间的关系,其间出版了代表性的著作有《中医湿病证治学》《实用中医心病学》《实用中医风湿病学》等,发表了《"北方亦多湿"论》等学术论文,借助国家973项目"化浊祛湿通心方配伍规律及其作用机理研究"进行系统的整理研究,路志正教授的学术思想在许多方面得到了加强和发展,更趋成熟、系统和完善。

(三)内涵

路志正教授提出"持中央,运四旁",与《素问·玉机真脏论》"脾脉者土也,孤脏以灌四傍者也"及《素问·太阴阳明论》"脾者土也,治中央,常以四时长四脏"有同工异曲之妙。他重视脾胃升降,"调升降"是其调理脾胃学术思想理论层面的高度概括。

1. 持中央,运四旁

(1)"持中央":"中央"是一个方位或时空的概念。从地理方位而言,东西南北,加上中构成五方;从空间立体而言,上下左右,加上中构成五面;从季节而言,春夏秋冬分属四季,加上长夏,构成四时五季;从气候而言,风热燥寒,而湿居其中;从五脏而言,心主火属南,肾主水属北,肺主金属西,肝主风属东,脾主湿属中央;从五色而言,肝青,心红,肺白,肾黑,而脾黄。这就是中医"四时五脏阴阳"和"藏气法时论"的概念。此处"中央"主要是指脾胃。"持中央"之"持"是立足、掌握、把握、固守的意思;"持中央"就是立足于中央、掌握中央,始终围绕中央脾胃的特性和生理功能治疗与脾胃有关的各种疾病。

(2)"运四旁":"运"是灌溉、通达、运输、运送的意思。"四旁"是一个相对的概念,其他脏腑、四肢、经络、筋脉相对于"中央"脾胃比较,统称为四旁。路老指出,脾胃为后天之本,运化"水谷、水液和精液"三类物质,化生气、血、营、卫、精、髓、骨、脉等,将营养物质输送到各个脏腑、组织、器官等,所以说"运四旁"。因此"运"不仅有运送的概念,也有通道、枢纽、中枢的意思。

2. 调升降　调理脾胃要注意脾胃特性和生理功能——升降。"调升降"的关键在一个"调"字。"调"是理顺、调理、调畅、协调、调整、恢复正常生理功能或状态的意思,"调"要不偏不倚,含有"中庸""中正"的含义。"调升降"主要针对中焦脾胃升降失常而设,使脾气上升,清阳得升,胃气下降,浊阴得降,中焦气机不致壅滞,升降有序,生理功能自然恢复;不是指单纯的补气或升提,也不是指单纯的行气或降气,而是升中有降,降中有升,升降并用,或以升为主,或以降为主,或升降等同。调理脾胃升降的同时,不忘祛除湿、浊、痰、瘀、热、毒、食、虫诸病邪;除了调理脾胃升降外,不忘兼顾其他四脏,方可收到满意效果。

3. 调升降和"持中央运四旁"的关系

(1)持中央为调升降之核心:阴阳升降,心在上,肾在下,上下相交,中焦为枢纽。心肾失交者,坎离交通之道阻隔,遂致水火不济;欲交通心肾,必以中焦脾胃为媒介,乃可通其枢纽以成水火既济。路老常运用"久病不愈从脾治,上下交损取其中"治法。这是对持中央法的最深刻解释,其中虽未言及升降之法,而升降之理尽矣。

(2)运四旁为调升降之手段:"运四旁"即转运四旁之意,就是五脏中存在着能量、物质、信息的流动和交换,通过良性疏导而达到动态平衡。四旁者,左右上下也。左右应肝胆,上下言心肾。四旁得运,升降既调;四旁运滞,升降失职。临诊时路老强调体会病之所在,强调脾胃为升降之枢纽,全身气机之调畅皆与肝、脾相关,当肝脾同治、身心俱调。所谓使心火下趋而不苦,肾水上润而不咸,肝木直升而不酸,肺金从降而不辛,故运四旁即所以调升降。

(四)临床运用

1. 辨证辑要

(1)升降失常:脾胃气机升降失调,则清阳之气不能敷布,后天之精不能归藏,饮食水谷无法摄入,废浊糟粕无法排出,继而可变生多种病证。脾胃病的基本病理变化有升降不及、升降太过和升降反常三类病证。

1)升降不及:脏腑虚弱,或气机阻滞,则升降不及,脾气不升,中气下陷,则腹泻、便溏、内脏下坠、虚坐努责、头昏、尿浊等,此即"中气不足,溲便为之变";中焦气机阻滞,则胃痛、脘痞、腹满、腹胀;大肠以通降为顺,如腑气虚弱,失其传导,则糟粕停滞而为便秘。

2)升降太过:是指脏腑气机的升降运行虽与其主导趋势一致,但其程度已超出正常生理范围的病理现象。胃、小肠、大肠均以通降下行为顺,若通降太过,就会出现久泻、滑泻不止、脱肛等症状。

3)升降反常:是指脏腑气机的升降运行与其正常趋势相反的病理现象,即当升不升,反而下陷;当降不降,反而上逆。脾气不升,中气下陷,发生泄泻、脱肛、阴挺;胃气不降,反而上逆,而为呃逆、嗳气、呕恶、反胃等症。

机体外因寒温不适,内因劳倦过度、饮食失节及七情所伤,导致脏腑不和,脾胃损伤,均可引起清浊升降紊乱。其证候表现为:清阳下陷为头晕、胸闷、少气、肢倦;浊热上攻为面肿、牙痛;浊气上逆为呕、为呃、为嗳;痰饮、湿浊乘胸为胸痞;痰瘀交阻搏结于胃口,阻塞清阳浊阴升降之路,则为噎膈;中焦痞塞,升降失司,则生"五疸水气、妇人血臌";浊气在上则生䐜胀;清浊相混,乱于胃肠为痛、吐、泻交作;中气不足,脾土卑监,则溲、便为之变等。湿浊下流为带、为浊、为小便不利;清气在下,脾阳不升,大小肠传导、泌别失职,则为泄、为痢等。

(2)虚实夹杂:在脾胃病中,单纯的虚实寒热容易区分,但相对较少;虚实夹杂较多,较难区别,可以以虚为主,或以实为主,或虚实互见,或虚实均等,病情显得复杂多变。一般在胃(肠)为实,在脾为虚;胃(肠)之实可以转化为脾虚,脾虚亦可以转化为胃(肠)之实。《素问·太阴阳明论》有"阳道实,阴道虚"之论,后世有"实则阳明,虚则太阴"之说,都指出了阳明胃病多为实证,太阴脾病多为虚证的病理特点。因为阳明胃腑主降,推送糟粕下行外出,病则浊气不降,糟粕不行,且阳明阳土,易于停滞化热,故病则多为实证、热证;太阴脾脏主运化、升清,病则水谷精微不能布运化生,清阳不升,且湿易伤脾阳,故病多虚证、寒证。在脾胃升降失常中虚实互见,亦可夹食、夹滞、夹浊、夹痰、夹湿、夹郁、夹瘀,故治疗颇为棘手,补虚有碍去实,去实又反伤中气,有碍补虚。

(3)寒热错杂:脾胃升降失常中寒热错杂证也多见,其病因病机与脾胃本身的生理特性有关,在临床上或寒重热轻,或热重寒轻,也可以寒热并重。同时,寒邪可以兼见脾虚,或兼夹痰、湿、食滞、瘀血,病情复杂,久治不愈,脾胃渐弱,形体日渐消瘦;热邪又可伤阴耗气,可兼见脾气虚弱或胃阴不足,进食热性食物则口腔溃疡、牙龈肿痛、便带脓血、口干心烦,饮食稍凉又出现腹痛、大便稀溏,甚至滑脱不禁或脱肛,形体瘦弱,纳食减少,容易感冒,至为难疗。

2. 治法方药　调理脾胃用药时要注意脾胃并治,升降并用,虚实同调,消补合一,润燥适中,内外兼顾,兼顾痰、湿、浊、寒、热、食。

(1)脾胃并治:理脾不忘调胃,调胃不忘理脾,称为脾胃并治。

胃宜通降,以通为补,通中有补。胃多实证、热证、滞证、逆证,实证用泻,热证用清,滞证用通用行,逆证用降。故胃病喜用通药、凉药、行药、降药。胃主降有理气以降(包括利气以降、通气以降、行气以降、破气以降、宽中以降、舒肝以降),和胃以降(包括止酸以降、消食以降、导滞以降、通便以降),清胃以降多种方法。治疗胃病不宜使用过补,即使出现脾虚要缓补、慢补、行补,要补中有行,其他慢性病需要补药者,也须先治疗胃病,或须适当加入和胃理气药,以防补药壅滞,补而碍胃。

脾宜升,以运为健,健中有行。脾多虚证、寒证、下陷证,虚证应补,寒证应温,下陷证应升。故脾脏用药多以补药、温药、升药为主。脾主升,临床上有益脾气以升、温脾阳以升、养脾阴以升、补中气以升、健脾气以升多种方法,补气有峻补和平补之分。黄芪、党参、太子参、生炒薏仁、茯苓、生炒白术、炒山药、炒扁豆、莲子肉等为健脾益气的主要药物。黄芪、党参不仅健脾,而且具有升提作用;生炒薏苡仁、茯苓、生炒白术、炒扁豆不仅健脾,而且有祛湿的作用。路志正教授喜用甘平淡渗健脾的药物,尤其是太子参、生炒薏仁、炒扁豆、炒山药和莲子肉等经常使用;升麻、柴胡、葛根、桔梗等升提药,可作为佐药与健脾药相配伍,一般选用一两味。他认为在补脾升提的同时,一定要佐以理气行气的药物,最好是降气的药物,不然会补而太过,补而胀满,有升无降,影响疗效。

(2)升降并用:根据脾胃病理特点,提出辛甘入脾,辛苦入胃;治脾当用温升,治胃宜用苦降的用药规律。同时强调升脾兼顾降胃,降胃佐以升脾。脾胃同治,当温升与苦降并用而有主次之分。脾虚运化无力,易积湿生浊,而致胃气不降,受纳失常。具体应用可在益气升脾方药(如黄芪、党参、太子参,如四君子汤)中,少佐顺降开泄之半夏、陈皮、枳实之类,疏通湿浊之壅塞,迅利脾气之运行。治胃当用通降,降胃亦需佐以升脾。胃失通降,常与脾不运化、积湿生浊有关。如枳实导滞丸,在消导通降方药中加一味白术,一方面可助脾之运化,促使积滞排出;另一方面可防止消导通降太过而损伤脾气,有预防矫枉过正之弊。而单纯降胃之剂,多因病情需要,非急速下达不能解患者之危,但中病则止,不可过剂,过则易致脾气不升而泄泻。

(3)虚实同调:现代人所患疾病纯虚者少,纯实的也少,主要与生活方式有关,特别是与饮食生活不规律、冷热不调、饥饱不调有关。所以要虚实同调,补虚不忘治实,治实不忘补虚,补虚不要峻补,治实不要孟浪,要掌握二者的轻重缓急。所以路志正教授临床上多用平补、淡补的药物,如太子参、南沙参、北沙参、炒薏苡仁、山药、茯苓等;由于白术偏于壅滞,一般用炒薏苡仁、山药、茯苓代替。

(4)消补合一:现代人肥胖、血脂异常者越来越多,故往往重用行气、消导药物,如炒枳实、焦槟榔、丹参、瓜蒌等。这些药物容易耗气,可佐以太子参等补气之品,熔消补药物于一炉。

（5）润燥兼顾：慢性萎缩性胃炎、高血压、冠心病等疾病都可以出现胃阴、肝阴、心阴、肾阴耗伤，同时兼夹痰湿浊邪，则养阴有碍祛邪，燥湿又可伤阴，实属两难。养阴应选用太子参、麦冬、南沙参、北沙参、玉竹、女贞子，不用滋腻之品如生地、熟地；燥湿化湿一般用藿梗、苏梗、厚朴花、白蔻仁、杏仁以芳香化湿、醒脾和胃，祛湿而不过燥，一般不取苍术、砂仁、陈皮、厚朴等，以免温燥伤阴。

（6）兼顾内生邪气：朱丹溪提出气、血、痰、湿、热、食六郁学说，很值得我们借鉴，尤其现代疾病，纯虚纯实、纯寒纯热等很少，往往是湿、浊、痰、郁、瘀互现，寒热并存，食滞与脾虚共存，内伤外感皆有，上下同病，治疗颇为棘手。所以，路志正教授常将诸法熔为一炉，太子参、南沙参、北沙参、炒杏仁、炒薏苡仁、茯苓、姜半夏、炒枳壳、醋香附、石见穿、炒谷芽、炒麦芽、藿梗、苏梗出现在一张方子当中。

3. 调脾胃治五脏疾病　路志正教授认为脾胃居中为枢，交通上、下而灌溉四旁，脾胃功能正常则诸脏安和。脾胃不足，则诸脏不荣，上下交乱，百病丛生。故治疗心肾失交、肺肾同病、心肝同病、肺肝同病时，多取中治。上下同病取其中，是治疗复杂病证的较好方法，也是其调理脾胃以治疗疑难病证的具体体现。

（1）心肾失交，调补中气：心肾功能失调，心火亢于上，肾水亏于下，则可出现心肾不交、火水失济的病变。此时治宜交通心肾，使水火相济，精血互生。中州脾胃化生精血，上可养心，下可滋肾，故交通心肾，调补脾胃至为重要。如三才封髓丹（天冬、熟地黄、人参、黄柏、砂仁、甘草），降心火，益肾水，治疗心肾不交之证。黄柏入肾滋阴，砂仁入脾行滞，以甘草少变天冬、黄柏之苦，俾合人参建立中气，以伸参两之权。

（2）肺肾同病，调补中州：肺肾在水液代谢、呼吸出入活动中相互配合，共同调节人体的水液代谢，完成吐故纳新、升清降浊等活动。在水液代谢和气机升降过程中，肺、脾、肾三脏相互协作。水肿的发生与肺、脾、肾功能失调及三焦、膀胱气化不有关，以肾为本，肺为标，脾起重要作用。治疗应"以实土为先务"（喻昌《医门法律》），使用异功散和五苓散（王九峰）治中虚，补脾胃，培土制中。喘出自肺、肾，与脾关系密切。治疗喘促之证，以补脾益气、温运中州为主，兼顾肺肾，在补脾之中寓培土生金、助肾纳气之义。

（3）心肝同病，调理脾胃：心与肝在血液运行与神志活动中起重要作用。思虑过度则伤脾，脾虚失统则心肝血虚，可见心神不定，魂魄失所。故心肝同病，脾胃可因之失和，治疗心肝之病，亦可从调理脾胃入手。治疗心悸少寐、呕吐清水、咽痛、腹胀之症，多脏同病，虚实兼见，寒热夹杂，从"专治其胃"立论，燮理中焦。用药包括党参、白术、茯苓、半夏、枣仁、扁豆、陈皮、怀山药、秫米等，使胃和则卧能安，升降调而转输得所，生长之机自复。

（4）肺肝同病，健脾补中：脾胃在肺、肝之气机升降过程中起协调作用，肺肝同病，可通过调理脾胃达到治疗作用。如治疗抑郁伤肝，肝火犯肺之证，症见咳逆频作、声音不扬、精神萎靡困顿、饮食减少、大便溏泻、脉弦细而数，拟补土生金泻肝法，药用百合、黄芩、扁豆、山药、冬瓜子、川贝、陈皮、桔梗、枇杷叶、人参、糯稻根须、白术、茯苓、甘草。方取四君子汤加山药、扁豆等健脾补中，生化气血，而上润肺金、下养血柔肝，使肺、肝升降相谐而诸症缓。

（五）研究进展

中医的脾胃不仅指脾胃本身的消化功能，还包括胰腺、小肠的功能，胰腺具有内分泌和外分泌两种功能，内分泌主要分泌胰岛素、胰高血糖素、生长激素以及生长激素抑制激素等，参与人体能量代谢,与《难经》所说"温五脏"相似;胰腺外分泌主要产生多种消化酶,通过管道排入小肠,参与消化,与脾主运化功能相似。其次,胃肠道的消化功能也归属于脾,胃肠道含有许内多分泌细胞,其细胞总量超过任何一种内分泌腺体,胰岛分泌的激素与胃肠道分泌的激素之间,在结构、功能等方面均有共同规律,并互相影响,存在肠 - 胰对话,即肠 - 胰岛轴,这些激素合称为胃肠道激素,包括胃泌素、抑胃素、肠血管活性肽、胃动素等。胃肠道激素以消化功能为主,并参与糖、蛋白质等代谢过程以及血液循环系统。因此,脾胃不仅与消化、吸收功能有关,还与胃肠道运动功能、胃肠内分泌功能、免疫功能、自主神经功能、能量代谢、血液生化以及微循环、微量元素都有密切关系,为"调升降""持中央、运四旁"提供了有力佐证。

（六）小结

路志正教授勤求古训,结合多年临床实践,形成了有别于张仲景的行气通腑、叶天士的滋养胃阴、李东垣的升补脾气及周慎斋的滋养脾阴诸法的独树一帜的临证心得,"调升降""持中央,运四旁"是对路志正教授调理脾胃学术思想的高度概括。调理脾胃的关键在于"调理"二字,用药讲究"平和稳妥",缓慢图之,促使脾胃功能逐渐恢复;药性不偏不倚,于平淡中收奇功;剂量贵在轻灵活泼,切中病机,始终以顾护脾胃生机为第一要义。全面统筹,运筹中州,步步为营,脾胃同调,升降并用,纳化并施,润燥兼顾,上下合一,内外同治,缜密周到,方能万全恢复脾胃功能。

（选摘自路志正国医大师学术经验整理系列论文）

三、湿热理论

（一）概述

"湿热理论"是脾胃学说的重要组成部分,其肇始于《黄帝内经》时代,历代间有论述,但以外感湿热为主,内伤所论不多。杨春波国医大师自 20 世纪 80 年代开始,系统总结研究内伤脾胃湿热理论体系,成为其主要学术思想之一,经过不断的临床验证及学术传承传播发展,在消化、呼吸、泌尿、肝胆、神经、血液、内分泌、风湿免疫、骨关节等各系统疾病中广泛应用,在消化系统疾病如慢性胃炎、功能性消化不良、肠易激综合征、消化性溃疡、胃食管反流病、慢性病毒性肝炎、炎症性肠病、功能性腹泻等治疗中发挥了十分重要的作用。

（二）源流

湿热理论肇始于秦汉时期。《素问·生气通天论篇》云"因于湿,首如裹。湿热不攘,大筋软短,小筋弛长",《素问·六元正纪大论》"四之气,溽暑湿热相薄,争于左之上,民病黄瘅而为胕肿"。唐宋时期,《银海精微》的连翘药中,载有"解脾胃湿热",明确提出"脾胃湿热"一词。该时期对脾胃湿热的病因、病机认识,有"热气郁蒸""因湿致热"之不同,也出现了相应治法和方剂。金元时期,刘完素在《素问玄机原病式》提出"辛苦寒药,能除湿热怫郁痞隔"之论,创有名方天水散（即六一散）。李东垣在《脾胃论》则认为"皆由饮食劳倦,损其脾胃,乘天暑而病作也",引入内伤湿热理论。金元时期医学流派蜂起,在病因方面,明确指出有内因、外因;在病机方面,有"因热致湿""湿热共致"和"湿热伤气"诸说;在治疗方面,立三焦分治,制有旷古名方,进一步充实了脾胃湿热证的理论。明清时期,脾胃湿热理论进一步发展,各医家对湿热的治疗有进一步发挥。如张景岳主张清利,伤阴则忌;吴又可创清热化浊、疏利育阴之法,制方达原饮;叶天士主分解湿热,而祛湿为先,重视宣通气机,制清热祛湿名方甘露消毒丹;薛生白亦主分解湿热,但需分"湿多热少、湿热俱多、湿热化燥"而治,立有芳香宣透、清开肺气、辛开苦泄、苦温燥湿、清热利湿、清营凉血、生津养液、补气益阴等法;吴鞠通创立三焦分治,立有新加香薷饮、三仁汤、黄芩滑石汤、薏苡竹叶散、清络饮等名方。20世纪80年代,以杨春波国医大师、劳绍贤教授等一批脾胃病名家为核心,先后对历代脾胃湿热理论及常用方药进行了整理和系统,创造一系列卓有疗效的方剂,并开展了一系列的临床和实验研究,推动了脾胃湿热证诊断共识的形成,建立起完备的脾胃湿热理论体系。

(三)内涵

湿热既可作为一种外感邪气直犯中焦,影响脾胃功能;又是脾胃功能异常的病理产物,可反作用于脾胃,脾虚则不化湿,湿郁化热,内伤脾胃湿热多缘于此。脾胃湿热的致病特点是黏滞、郁热,其致病可以阻气滞络、损阴伤阳,能上蒸、下渗、旁达而弥漫三焦。对于湿热的治疗关键在于祛湿,湿去则热无所附。如叶天士所言"渗湿于热下,不与热相搏,势必孤矣",近代温病大家赵绍琴亦言"湿郁不化,热无去路"。

1. 病性上黏滞、郁热,有热湿偏胜之别 湿为阴邪,其性重浊黏腻,在临床上常有黏滞的诸多表现,如肢体困重、头昏目瞀、身热不扬、汗出如油、口黏不渴、大便黏滞不爽等,其病程多迁延难愈亦属湿热黏滞之体现。与湿相合的热邪,因湿性的黏滞无法外达而呈郁热的状态,湿裹热郁,热在湿中,热因湿阻,而成郁热。湿遏热伏,热蒸湿动,临床常表现为目瞀、咽痛、喉肿、口舌溃疡、口干口苦、心烦意躁、烘热汗出、烧心、泛酸、尿赤肛热、舌质红、苔黄腻、脉濡数。因湿热为阴阳二邪合体,故有湿偏胜、热偏胜、湿热俱胜之别。薛生白言"湿多热少,则蒙上流下,当三焦分治,湿热俱多,则下闭上壅,而三焦俱困矣""有湿无热,止能蒙蔽清阳"。

2. 病理上阻气滞络、损阴伤阳,可弥漫三焦表里 湿热证因其病邪黏滞,常阻滞气机、瘀滞血络,出现胸痞脘闷、呕恶嗳气、胃脘隐痛、大便不爽、里急后重等表现。湿为阴邪,常能伤阳;热为阳邪,郁热伤阴。如《温病条辨》言:"伤脾胃之阳者十常八九,伤脾胃之阴者十居一二。"伤阳耗气,则倦怠、乏力、食少、痞满、便溏;伤阴损津,则口渴不饥、目涩、舌红、苔现裂纹、脉细数。湿性重浊趋下,故而湿热常下注大肠、膀胱、子宫,而见大便黏滞不爽、小腹闷胀、带下黄白等症;又因湿中有热,湿因热蒸而扰窍、蒙神、熏肺,出现头重、昏蒙、胸闷、咳嗽等症候;外达筋节肌肤,而有湿疹、着痹等症;湿热横逆旁达肝胆,而生黄疸。虽湿热可以蒙上流下,弥漫表里三焦,因湿为阴邪,不论湿热偏胜,皆当于中焦求之。

3. 治疗上以祛湿为要务,宣畅气机,兼以清热 湿为阴邪,其性重浊黏腻,法当温化;热为阳邪,治应苦寒。但若徒治其湿而用温燥,则易助热;徒治热过用苦寒,则湿又不易化,湿不化则热不能清。故而湿热之治,重在于宣化去湿,三焦通畅则湿有去路,湿去则热不能独存。对于祛湿的方法,虽有三焦分利之说,但因太阴为湿土之脏,湿邪最易困阻太阴,故而治疗重点仍在中焦,辛开苦降、分消走泄是基本治法。至于热偏重、湿偏重、寒化、热化、伤阴、伤阳皆需临证巧思,或未病先防先安未受邪之地,或见微知著以防微杜渐,或亡羊补牢及时截断救弊,全在详察形候,临证灵变。

(四)临床运用

1. 辨证辑要 辨证应以三焦病位、湿热偏胜、脾胃虚实为纲。

(1)辨三焦病位:三焦辨证是温病学,尤其是湿温病重要的辨证方法之一。对于脾胃湿热,虽以中焦脾胃为主,但因湿热具有上蒸下注、上壅下闭的病理特点,又因病位不同,治法用药亦异,故临证仍需辨别上、中、下三焦部位。上焦出于胃上口,以肺为主,包括心、胸、毛窍。湿热困表,则汗出而黏、周身困重;邪扰清窍,则头重如裹、耳鸣、目眵、咽痛、喉肿、口舌溃疡;湿热熏肺,则呕恶、咳嗽、昼夜不宁;邪闭清阳,则脘中微闷、知饥不食;邪滞胸膈,则胸膺满闷、眼欲迷闭、懊恼心烦;邪闭心包,则神识呆蒙、昏则谵语、醒则神呆、昼轻夜重。中焦湿热是指湿热邪气郁阻脾胃,导致脾胃运化功能异常、气机升降失常,而出现脘腹胀闷、食少纳呆、口渴少饮、恶心欲呕、便溏不爽、面色萎黄晦暗、舌质红、苔黄腻、脉濡数等;旁及肝胆,可有口苦胁胀、小便不利、身目黄疸。下焦湿热以膀胱、大小肠病变为主,以大小便不通或排出不畅为主要表现。临床中常见两焦、三焦同病者,临床需详查细审。

（2）辨湿热偏胜:湿热为两邪合体,且阴阳异性,故而临床必有湿胜、热胜之偏颇。其湿重于热者,以湿邪为主,湿邪郁热,亦有外湿内热,湿裹热聚;热重于湿者,以热邪为主,热兼湿邪;湿热并重,乃湿热郁蒸,难解难分的一种证候。临证中湿热并重,见脘腹胀闷、食少纳呆、便溏不爽、肢体困重、身热不扬、口渴少饮、恶心欲呕、舌质红、苔黄腻、脉濡数;湿重于热,见脘腹胀闷、头身重痛、便溏不爽、恶心欲呕、身热不扬、口黏不渴、舌质淡红、苔白腻微黄、脉滑或濡略数;热重于湿,见脘腹胀满、口干、口苦、大便干结或便溏臭秽、心烦多梦、恶心欲呕、小便短赤、舌质红、苔黄腻偏干、脉滑数。

（3）辨脾胃虚实:脾胃同属中焦,然太阴阳明,一阴一阳,一升一降,一润一燥,相反相成。湿热蕴结中焦,有在脾（太阴）在胃（阳明）的不同,这涉及虚实从化、病证预后,需要临床详辨。吴鞠通有言"彼此混淆,治不中款,遗患无穷,临证细推,不可泛论"。就虚实而论,"湿热病,属阳明、太阴经者居多。中气实则病在阳明,中气虚则病属太阴",因此在胃多实,在脾多虚。就阴阳从化而言,阳明多实,从阳易化火;太阴多虚,从阴湿泛。从预后而言,素体胃阳旺盛者,预后良好,"不挟内伤,中气实者,其病必微";若有素体脾虚,"先因于湿,再因饥劳而病者,亦属内伤挟湿",其病缠绵。

2. 治则治法　湿热证治当宗三焦分利,辨治应别湿热偏胜,祛湿可参分消走泄。

（1）三焦分利:始见于《温病条辨》湿温治疗,脾胃湿热可上蒸下注,故而临床治疗仍可宗此治法。盖肺为水之上源,又主一身之气化,上焦为病,气化为先,气化则湿亦化,故而湿在上焦者治应轻宣,重宣肺气化湿;脾胃阴阳异性,升降有别,润燥不同,故而湿在中焦者治应求衡,重辛开苦降,分解湿热;膀胱、大肠重阴所属,湿性又重浊趋下,在其下者,引而竭之,故而湿在下焦者,重甘淡渗下,通利水道。

（2）脾胃湿热有湿偏胜、热偏胜之区别:对于湿重于热者,以湿为主,湿为阴邪,水之类也,其性重浊黏腻,法当温化,治宜辛温开郁、苦温燥湿之法,辛开苦降,以宣畅中焦,通利三焦,如半夏、陈皮、厚朴、草豆蔻、大腹皮、苏叶、藿香叶。对于热重于湿者,以热为主,热为阳邪,是熏蒸之气,治应苦寒以清之,故宜苦寒清利燥湿之法,如黄芩、黄连、龙胆草。对于湿热并重者,治疗宜燥湿、清热并举,选用辛温、苦温、苦寒药物相配伍。

湿热合邪,如油入面,难解难分,热以湿为依附,湿不去则热难清,湿去则热不能独存,因此湿热治疗的关键在于治湿,"渗湿于热下,不与热相搏,势必孤矣"。而对于祛湿的方法最常用有芳香化湿、苦温燥湿、清热化湿、健脾利湿、淡渗利湿五法。芳香化湿,是用辛香芳化,轻扬宣透之品,以宣发肺气,如藿香、白芷、苏叶、香薷、佩兰等;苦温燥湿,是用辛苦温的药物,辛温开郁,苦温燥湿,如半夏、厚朴、草果、大腹皮、苍术、豆蔻;清热化湿,是用苦寒或甘寒的药物,寒清其热,苦燥其湿,甘淡渗湿,如黄芩、黄连、龙胆草、滑石、芦根;健脾利湿,是应用药物恢复脾运,而能够运脾化湿,如白术、茯苓、白扁豆;淡渗利湿,是渗利湿邪,使湿热从小便外泄,如薏苡仁、猪苓、泽泻、茯苓、通草等。

因湿性流动,常弥漫三焦,常常两焦同治或三焦同治,如上焦湿热常留滞中焦,则配伍辛温燥湿之品;中焦湿热因湿热常弥漫上、下二焦,配伍芳香化湿、淡渗利湿之品;下焦湿热常弥漫中、上二焦,配伍燥湿、健脾、芳香化湿之品。

3. 遣方要点

(1)化湿热须佐调气舒络:湿性重浊可以滞气阻络,影响气机升降出入,胃气不降则脘闷、嗳气、恶心、呕吐,脾气不升则便溏、纳呆、神倦、肢懒、乏力,因此在化湿中要注意调气,"气化则湿化"。而气血关系密切,湿阻气滞,必然带来血络的郁滞,导致胃脘痛、舌暗、面部褐斑等,在行气药基础上加入一点活血通络药物,瘀散则气畅,郁除则热退,有画龙点睛、锦上添花之妙。

(2)除湿热当辨寒化热化:《湿热病篇》"湿热病属阳明、太阴经者居多,中气实则病在阳明,中气虚则病属太阴。"患者身体盛壮,阳明火盛之体,湿热易从阳热化,而出现口干、口苦、苔黄、便秘,甚至壮热烦渴,可用黄芩苦寒直折,或滑石甘寒清热,或大黄釜底抽薪,或连翘清解郁热。而对于面白形瘦太阴虚之人,湿热易从虚湿化,出现乏力、便溏、形寒、怕冷、口淡不渴等症状,临证中可加白扁豆、炒白术、白豆蔻、益智仁等温中除湿之品,温而不燥,补而不滞,寓泻于补,标本兼治。

(3)清湿热尤恐耗气伤津:吴鞠通在《温病条辨》中言湿"有伤脾阳,有伤脾阴,有伤胃阳,有伤胃阴,有两伤脾胃。伤脾胃之阳者十常八九,伤脾胃之阴者十居一二"。提示湿热本可伤阴损阳。再加之香燥、苦寒、渗利药物应用,难免出现耗气伤阳、伤津损阴之弊端。故化湿需时时警惕药物的副作用,预防药源性耗气伤津,可仿达原饮用白芍、甘草,酸甘化阴,既不助邪,又防伤正;或用甘寒生津之品,如芦根、天花粉、猪苓等,清热、养阴、利湿兼备,所谓的祛邪不伤正是也。

4. 用药特点 湿热用药常按三焦定位,依据脏腑特点选药。其在上者,因而越之,用药多依据肺气特点,选用轻清宣透药物,"盖肺主一身之气,气化则湿亦化也""上焦如羽,非轻不举",故多选花叶轻清之品,如薛生白上焦方之藿香叶、薄荷叶、鲜稻叶、鲜荷叶、枇杷叶、佩兰叶等;其在中者,畅而达之,治中焦如衡,用药当平衡升降、寒热、阴阳,辛开苦降并用以调升降,寒温同调以平寒热,补泻同施以衡虚实,如半夏、草果、厚朴、黄芩、黄连、白芍、甘草等;湿热下注下焦,则需引而竭之,治下焦如权,以清热利湿为主,兼以通下泻浊,如黄柏、薏苡仁、萹蓄、通草、槟榔、大黄、蚕沙等。

(五)研究进展

1. 临床研究 杨春波国医大师通过临床调查发现脾胃湿热证涉及中医 7 个系统的 43 种病,其中以脾胃系统疾病占首位,其次是肺系、肾系、肝胆、津液、经络肢体、心系等病。有学者统计近 35 年来现代文献发现脾胃湿热证最常见于消化系统疾病(86.41%),还可见于皮肤病(5.83%),消化系统中最常见病种是慢性胃炎、功能性消化不良、肠易激综合征、消化性溃疡、胃食管反流病、慢性乙型肝炎等。

对于湿热的症候研究,福建省的临床调查发现有 29 个症状。常见的为:胃脘闷痛、食欲缺乏、小便异常(淡黄、红、浊)、大便异常(溏软、干)、口苦黏、口渴(不喜饮、喜饮)、头重如裹、右肋胀痛、咳嗽、嗜睡、胸闷、耳鸣、身重、咽痛喉肿、吐水沫、泛酸、多痰、畏冷发热、关节重痛、小腹胀、黄疸、带下黄白、目眵、肛门灼热、水肿、呕血、便血、湿疹疱疹、口舌生疮等。对于湿热证的舌象表现,杨春波国医大师最早提出黄腻苔是湿热证的金标准,实际临床调查中涉及湿热舌象有 9 种,分别为黄腻苔、淡红舌、偏红舌、偏淡舌、夹瘀舌、偏胖舌、偏瘦舌、齿痕舌、正常舌,其中黄腻苔临床症候调查比例高达100%。2017年脾胃湿热的诊断标准也采纳该意见,将舌象作为湿热证诊断的必备标准。对于湿热脉象,早在清代薛生白即言湿热证脉无定体,这一观点与临床调查结果基本相符,调查中最常见的湿热脉象有滑、弦、细数、缓、涩、结、代、促等。另外,针对脾胃湿热证最常见的慢性胃炎,吕文亮教授通过数据挖掘发现慢性胃炎脾胃湿热证最常见的临床表现为口苦、胃脘痞满、尿黄、胃脘胀痛、口臭、恶心、胃脘灼热、纳呆、大便溏;最常见的脉象为滑数、濡数、弦、弦滑、濡缓、数;最常见的舌象为舌质红或舌边尖深红,苔黄腻或黄厚或腻。2017年中华中医药学会脾胃病分会公布《脾胃湿热证中医诊疗专家共识意见》:①湿热并重。主症为脘腹胀闷,食少纳呆,便溏不爽;次症为肢体困重,身热不扬,口渴少饮,恶心欲呕;舌质红,苔黄腻,脉濡数。②湿重于热。主症为脘腹胀闷,头身重痛;次症为便溏不爽,恶心欲呕,身热不扬,口黏不渴;舌质淡红,苔白腻微黄,脉滑或濡略数。③热重于湿。主症为脘腹胀满,口干口苦,大便干结或便溏臭秽;次症为心烦多梦,恶心欲呕,小便短赤;舌质红,苔黄腻偏干,脉滑数。主症2项,次症2项,舌象必备,即可诊断。

关于湿热证的治疗,唐代主要是利水渗湿、补气、清热燥湿、理气、解表及芳香化湿;明清时期主要集中在利水渗湿、补益、清热、理气几个方面。近代杨春波教授赞同古人"湿与热合,则如油入面,难解难分"的观点,认为治疗湿热的重点在祛湿,因湿有形而热无形,祛其湿则无形之热无所依附,热势孤而易解。杨春波教授提出清化、芳化、燥化、渗化四化相合祛湿,清热化湿药采用茵陈、扁豆,芳香化湿多用白豆蔻、藿香、草果等,苦寒燥湿选黄芩、黄连,淡渗利湿多用薏苡仁、通草。劳绍贤教授主张分解湿热,常以祛湿和清热药合用,清热化湿之中尤重祛湿,因湿性黏腻停滞,易滞留体内胶着不化,使病势缠绵不解;同时也因热处湿中、湿蕴热中,湿热交混遂成蒙蔽,湿不开则热无由达,湿开则热易透。临床若为湿浊内盛而苔不燥,当先开泄其湿而后清热,切不可妄投寒凉之品以闭其湿。祛湿常将芳香、苦温、淡渗三法综合运用,芳香化湿常用藿香、白豆蔻、菖蒲;苦温燥湿以法半夏、厚朴为宜;淡渗利湿则用猪苓、薏苡仁,茵陈既可祛湿又能清热。对于湿滞三焦,劳教授常选辛苦温之品,以苦温燥湿以温运脾阳使湿邪得运,辛开理气通过肺与三焦之气化使湿浊之邪能从下焦之膀胱下渗,从而三焦同调。

对于湿热证常用的方药,统计发现,明清时期治疗湿热证最常用的五个方剂为茵陈五苓散、半夏泻心汤、平胃散、香连丸和六一散;近35年脾胃湿热证治疗常用的处方是平胃散、藿朴夏苓汤、三仁汤等清热祛湿类处方,最常用于慢性浅表性胃炎脾胃湿热证的方剂为藿朴夏苓汤、连朴饮、四逆散、半夏泻心汤。自20世纪60年代以来,以杨春波、劳绍贤教授为代表的脾胃名家,在临床中不断实践总结,认为脾胃湿热的治疗清热祛湿、理气健脾为基本大法,创建一系列脾胃湿热新方。如清化饮:茵陈、生扁豆、黄连、佩兰、厚朴、白豆蔻、薏苡仁、赤芍等;功用清热祛湿,理气舒络;治疗慢性浅表性胃炎脾胃湿热证患者症候愈显率占61.54%,退苔有效率为71.39%。清浊安中汤:白蔻仁、藿香、佩兰、茵陈、黄芩、薏苡仁、法半夏、厚朴、乌药、佛手、郁金等;功用化湿,清热,行气;治疗慢性浅表性胃炎本证症候愈显率占56.6%,且能显著降低 $AQP3$、$AQP4$ 基因表达水平。

2. 脾胃湿热的动物模型 证候动物模型是深入探讨中医理论,和观察方药药效、药理作用的重要途径之一。目前已经有外湿型、里湿型、胃病湿热型、肠病湿热型四种动物模型造模方法。如张六通教授通过调节造模箱的温度、湿度,造成外湿、寒湿、湿热、寒冷、温热等与外湿有关的模型。吴仕九教授以饮食、气候环境、致病生物因子的综合方法造成温病湿热证大鼠模型。吕文亮教授在温病湿热模型的基础上,加苦寒药灌胃复制白兔本证模型,使湿热的病位主要确定在脾胃,且用燥湿蕴脾汤进行复健。刘冬梅教授模拟了饥饱失常、过食肥甘及居住环境潮湿等病因,复制出本证模型,在光镜下可见大鼠胃黏膜呈炎性改变。劳绍贤教授立足于脾胃湿热证的病因与发病学,制定出湿热环境 + 高脂高糖饮食 + 白酒的造模方法;慕澜教授采用饮食、气候环境、致病生物因子的方法,制造了具有便溏、舌苔黄腻或白腻以及大肠有明显病理改变的大肠湿热模型。

3. 脾胃湿热证黄腻苔的现代研究　黄腻苔是脾胃湿热证的重要体征,被视为脾胃湿热证诊断的必备金标准,对它的探求不仅可以了解形成的机理,还能揭示与病的相关性和临床意义,进而为中医"脏窍"理论的研究提供借鉴。研究发现,慢性浅表性胃炎舌苔的脱落细胞呈中度细胞片型;细胞周期 G1 期减少、S 期最多;与脾气虚组、正常对照组比较,舌上皮细胞凋亡指数增加,CDK4 和 CDK6 在本证舌苔脱落细胞保持高表达。胃炎患者的本证舌苔中,细菌、炎细胞及脱落上皮细胞数量明显增多。慢性浅表性胃炎、慢性泄泻本证舌苔中,均呈革兰氏阳性杆菌、革兰氏阳性球菌比显著减少,革兰氏阴性杆菌显著增高;菌群密集度、菌群多样性升高等微生态失调。肝病黄腻苔中,锌、铜、铁均低于正常人,而血清中无变化。

4. 脾胃湿热方剂现代作用机制研究

(1)古方:①白虎加苍术汤。白虎加苍术汤可能通过调节血浆胃泌素和胃动素浓度、刺激胃酸分泌、促进胃肠黏膜生长和胃肠胰蛋白质、RNA、DNA 合成,从而维持胃肠正常生理功能;通过 AQP2 实现调节细胞内外体液平衡功能。其清热祛湿作用可能与热休克蛋白(HSP70)表达增强,有助于保持细胞结构完整、维持细胞正常作用相关。②王氏连朴饮。王氏连朴饮可能通过调节脾胃湿热证模型大鼠胃黏膜白介素 2(IL-2)、白介素 6(IL-6)、核因子 κB(NF-κB)、P53 基因、Bcl-2 基因及 COX-2 蛋白的表达,以及调节血清 IL-1β、NO 的含量,减少炎症反应,调节细胞增殖与凋亡失衡,进而促进胃黏膜损伤的修复,恢复机体免疫功能。清热祛湿的机制可能与其参与调整下丘脑 - 垂体 - 肾上腺轴(HPA)功能状态相关。③三仁汤。三仁汤可提高模型大鼠胸腺、脾脏指数、肾上腺指数,降低血浆促肾上腺皮质激素释放激素(CRH)、促肾上腺皮质激素(ACTH)、血清皮质醇、白介素 2(IL-2)、β 内啡肽水平,降低血清醛固酮和抗利尿激素(ADH)水平。调节 Th1/Th2 平衡,诱导大鼠胃黏膜上皮细胞凋亡,上调 Fas 分子以及抑制 Bcl-2 的表达,抑制机体炎症反应,保护和修复大鼠胃肠道黏膜细胞。通过调节胃黏膜蛋白质的差异表达,改善能量代谢障碍和应激反应,降低慢性胃炎脾胃湿热证大鼠血液胃泌素、胃动素水平,以改善慢性胃炎脾胃湿热证大鼠胃黏膜炎症症状及体征。

(2)新方:①清香散(香薷、地胆草、丹皮、赤芍、柴胡、黄芩、茯苓、白术、郁金等)。能有效调节血浆胃泌素,刺激胃酸分泌,促进胃肠黏膜生长和胃肠胰蛋白、RNA、DNA 合成;显著提高血清胃泌素、D- 木糖水平,促进胃肠消化吸收功能;提高胃窦 P 物质、生长抑素含量;提高红细胞 SOD 活性,抗氧化作用以及退热作用;提高大鼠血清 NO 含量,血清 Zn、Se、维生素 E、NO 含量及 GSH-Px 活力明显升高,降低铜含量,恢复抗氧化能力和谷胱甘肽过氧化物活力;抑制胃黏膜 Bcl-2、P53 蛋白的异常表达,促进细胞凋亡趋向正常;改善大鼠结肠病理损害,降低肠组织 N- 阿片受体含量,具有抗炎作用;抑制湿热证肝纤维化大鼠氧化过程和抗细胞凋亡,抑制肝纤维化组织结缔组织生长因子(CTGF)和肝组织转化生长因子 β1 及 Smad4的表达,改善肝组织纤维化。②灭幽汤(黄芩、蒲公英、三七、白及、青皮、陈皮、乌贼骨)。通过抑制 Hp 相关性胃炎脾胃湿热证小鼠 Toll 样受体 TLR2、TLR4 和 NF-κB65、IL-6、IL-8、

TNF-α 表达，降低胃黏膜炎症；上调 *HSP70* 表达，降低 *AQP4* 表达，促进胃黏膜修复。③清化饮（茵陈、生扁豆、黄连、佩兰、厚朴、白蔻、薏苡仁、赤芍等）。调控血清 IL-10、NO、GAS 及血浆 MTL 的表达失衡，逆转慢性萎缩性胃炎大鼠胃黏膜病变；抗 Hp 感染、减轻活动性炎；调节胃黏膜蛋白表达，减轻症状，改善胃镜及病理表现；通过升高 IL-4 水平或增强 IL-4 活性，降低血清 TNF-α 水平，刺激 B 淋巴细胞活化、增殖，调节脾胃湿热证机体的免疫反应。④清浊安中汤（白蔻仁、藿香、佩兰、茵陈、黄芩、薏苡仁、法半夏、厚朴、乌药、佛手、郁金）。调节细胞凋亡和 Bcl-2、COX-2 蛋白表达，调节胃泌素、胃动素分泌，改善脾胃湿热证慢性胃炎证候或胃黏膜表现。

5. 脾胃湿热的现代病理基础研究

（1）炎症：湿热证慢性胃炎患者胃黏膜充血、水肿明显，活动性炎症占 83.3%，重度浅表性胃炎占 81.3%，显微镜下炎细胞浸润的范围和深度均较重。湿热证结肠慢性炎症广泛且程度重，肠黏膜单核细胞明显增多。溃疡性结肠炎初发型为多，且以黏膜溃疡为主。

（2）胃黏膜防御能力：湿热证慢性胃炎患者胃黏膜的保护因子如非蛋白巯基物质（NPSH）、谷胱甘肽过氧化物酶（GSH-Px）、超氧化物歧化酶等降低；胃窦黏膜内表皮生长因子（EGF）、三叶因子家族（TFF）表达亦低，胃黏膜血循环流速减慢。消化性溃疡患者胃液中前列腺素 E2 降低，而血液中升高。

（3）细胞代谢：湿热证慢性胃炎患者基础和胰岛素刺激后的红细胞膜 Na^+-K^+-ATPase 活性、红细胞内 ATP 含量均增高，红细胞膜 Ca^{2+}-Mg^{2+}-ATPase 活性、红细胞内游离 Ca^{2+} 含量也增高。浅表性胃炎患者胃窦黏膜细胞增殖明显。结肠炎黏膜生长因子表达高，抑制因子表达低。

（4）基因表达：慢性胃炎湿热证和脾气虚证患者的基因表达存在差异。主要是营养物质消化吸收运输、物质能量合成代谢、细胞周期增殖分化、免疫反应等相关基因；湿热证与人类白细胞抗原Ⅱ类等位基因相关，其中 *DQA130103* 基因型可能是本证的易感基因，而 DQA13050 可能是本证的保护性基因。

（5）胃肠功能：湿热证慢性胃炎、十二指肠溃疡患者胃排空功能减弱、张力低、空腹胃潴留液增多；胃窦、十二指肠消化间期移行性运动复合波（MMC）Ⅲ相的收缩频率、波幅增大，胃窦、十二指肠收缩增强，甚至亢进紊乱；胃动素水平明显升高。

（6）胃肠微生态：湿热证慢性胃炎、消化性溃疡、功能性消化不良中 Hp 感染率高；血清 CagA、VacA 抗体阳性率及增殖指数（LI）升高。慢性腹泻患者肠道需氧菌肠杆菌、肠球菌、B/E 比值及厌氧菌双歧杆菌、乳杆菌均升高；腹泻型肠易激综合征患者肠道革兰氏阳性杆菌比例明显下降，而革兰氏阴性杆菌及革兰氏阳性球菌比例明显上升。

（7）血微循环：湿热证慢性胃炎患者血流变学呈高黏（全血比黏度、血浆血黏度）、高凝（纤维蛋白原）和高血细胞压积状态；缩血管物质（血浆内皮素）升高，扩血管物质（降钙素基因相关肽）降低，且胃黏膜血循环流速减慢。慢性非特异性结肠炎中也存在血液流变浓、黏、凝、聚状态。

（8）免疫功能：慢性胃炎患者的胃黏膜组织 T 淋巴细胞亚群（CD3、CD4、CD8）及 CD4/CD8 比值、树突状细胞、抗体（IgG、IgA、IgM）和循环免疫复合物（CIC）均升高；外周血中 CD8 下降，CD4/CD8 比值升高，IgG、CIC 升高；另发现 IL-8、TNF-α、SigA 升高，提示湿热证局部的细胞免疫和体液免疫均增强。溃疡性结肠炎的红细胞免疫黏附功能下降、血小板活化标志物升高、唾液蛋白含量升高。

（9）神经内分泌：湿热证慢性胃炎患者卧立、立卧试验呈迷走神经兴奋性增高为主；血清中多巴胺-β-羟化酶活性增加；组织胺、5-羟色胺含量增高，胃泌素、胃动素升高明显；24小时尿17-羟皮质类固醇含量正常。

（10）微量元素：湿热证患者血清 Zn、Fe、Se 含量下降，Cu 升高。认为血清 Cu 与实证有一定关系；口苦、口酸为体内缺锌所致。

（六）小结

湿热理论是脾胃经典理论中的重要组成部分，是脾胃功能异常的最直接、最常见的病理体现。其肇始久远，起于秦汉，发展于明清，完善规范于当代。随着地球气候的转暖、生活水平的提高、饮食结构的变化和药物的滥用，脾胃湿热的发生已呈上升趋势，成为脾胃系疾病中不可忽略的因素。

因脾胃湿热独特而矛盾致病特点，导致该疾病的发生，可弥漫三焦，广涉五脏，累及表里内外、气血阴阳，病机矛盾复杂，病情迁延繁复，临证非详察细审不可为，用药非精思巧配不为功。

脾胃湿热的现代研究提示，该证是机体对病因应答而呈现出的一种亢进性、失调性、代偿性反映。可以是全身整体反应，也可以是躯体局部变化，涉及基因、细胞、循环、免疫、能量代谢等诸多病理基础，总体呈一种慢性炎症性改变，这在当前慢性疾病转化中，如慢性胃炎的炎癌转化中，起到重要作用，成为热门研究课题。

（骆云丰 柯晓）

四、胃脘痈理论

（一）概述

"胃脘痈理论"是由我国著名中医脾胃病专家、首届国医大师李玉奇教授于20世纪80年代首先提出"以痈论治慢性萎缩性胃炎"理论，逐渐形成完整的"胃脘痈"理论体系和辨证方案。国医大师周学文教授根据"胃脘痈"的病因特点，提出"毒热"病因学说，使"胃脘痈理论"从涉及慢性萎缩性胃炎扩展到胃溃疡、胃息肉及残胃炎和胃癌前病变等多种疾病，得到进一步丰富和完善。其中理论核心包括"以痈论治慢性萎缩性胃炎"和"胃溃疡活动期'毒热'病因"理论。

（二）源流

"胃脘痈"这一病名最早见于《黄帝内经》。《素问·病能论》："黄帝问曰：人病胃脘痈者，诊当何如？岐伯对曰：诊此者当候胃脉，其脉当沉细，沉细者气逆，逆者人迎甚盛，甚盛则热；人迎者，胃脉也，逆而盛，则热聚于胃口而不行，故胃脘为痈也。"《灵枢·脉度》中有"六府不和，则留为痈"之记载。随后医圣张仲景则提出内痈这一概念，包括"肺痈""肠痈"等疾病在内。《圣济总录》中也明确提出"胃脘痈者，由寒气隔阳，热聚胃口，寒热不调，故血肉腐败。"将胃脘痈独立成病，并详细论述其病名、发病机制、诊断依据、治疗方案的是沈金鳌之《杂病源流犀烛》，且同时代的《医宗金鉴》也对胃痈进行了详细阐述。李玉奇教授发现上述论述与现代医学中慢性萎缩性胃炎的症状一致，提出"以痈论治"慢性萎缩性胃炎的理论，认为"胃痈之为病，乃胃阳之气不得宣发而受遏抑。所谓胃阳遏抑，亦可视为胃之表证，即寒气隔阳；胃的里证乃热聚于胃口。故慢性萎缩性胃炎是因脾胃俱病而出现的寒热交错诱发的瘤痈。"由此可见，将慢性萎缩性胃炎以"痈"论治，可谓有理有据。周学文教授在"以痈论治"的基础上，创立"毒热"病因新说，并认为"毒热"病邪的重点在于"毒"。外邪伤中,或胆火、或情志犯脾夹胃,致脾胃气机升降失司,气机郁滞,邪气不解,日久则郁而化热,即病由毒起,热由毒化,日久而成"毒热蕴胃证",导致血败肉腐而成胃脘痈。总之,胃脘痈理论已经成为中医脾胃病理论体系的重要组成部分,在指导临床实践中发挥了重要作用。

（三）内涵

1. 国医大师李玉奇提出"以痈论治"慢性萎缩性胃炎　李玉奇教授根据慢性萎缩性胃炎的致病机制、症状特点,创新性地提出"以痈论治"思想,并将此理论形成完整的治疗体系和辨证方案,进而融合成一套独创的学术理论,在遣方用药上取得了较好的治疗效果。李玉奇教授认为:在发病机制上,胃脘痈多因胃腑受到寒冷直接刺激,或因胃内食物积聚不化,或因胃火炽热,或因瘀血阻络,或因气机不疏,或因痰湿聚集,从而导致脾胃遏阻,升降失和,胃失所养,进而通调、腐熟不利,水谷精微化生有障,久而久之血腐肉败,胃腑壅滞,难以同"脾"共济,因此胃气日渐衰弱。正所谓"胃气旺则易治,胃气败则难治"。现代医学所说的慢性萎缩性胃炎在症状上与上述中医胃痛相关症状有较高的一致性,因此许多医家以"胃脘痛"的治疗方法治疗慢性萎缩性胃炎,但结果却不尽如人意。李玉奇教授为寻求此病的治验之法,既遵循经典之论述,又不拘泥于句下,据几十年从医经验,开创性地提出以"胃脘痈"论治慢性萎缩性胃炎的学术观点。他认为,胃脘痈之为病,从病机角度主要可归纳为胃阳亏虚与胃阴不足两大类,胃阳虚病于气分,胃阴虚则病于血分。从临床经验观察上看,胃阳亏虚型胃脘痈多在浅表性胃炎阶段发生,而胃阴不足型胃脘痈多为慢性萎缩性胃炎发展过程中出现。

2. 国医大师周学文教授创新"毒热"病因,丰富胃脘痈理论　周学文教授认为,胃溃疡活动期与外科疮疡有明显的相似性。第一,在病因上主要责之于脾胃虚弱、饮食不节、情志不调、外邪侵袭等因素,这与外科疮疡的主要病因基本一致。第二,病机上亦有相通之处。胃乃五脏六腑之大源,主腐熟和受纳水谷,若因以上病因导致胃的功能失常,则腐熟水谷不利,胃和降功能失司,气机不通而致胃痛。在病机转化过程中,可能出现气病及血、虚实夹杂、寒热互化的病机转变。而外科疮疡也是主要由于气血、寒热、虚实互化导致气血瘀滞,或痰凝于经脉,从而肉腐成脓以生痈疡。第三,借助现代医学手段,胃镜下观察溃疡面,其黏膜水肿充血,周围环绕红晕,常有伴随糜烂出血的特征,与外科痈疡之病,皮肤红肿热痛、腐化溃烂、出血化脓等类似。第四,借助外科治疗疮疡的方法治疗胃脘痈,行之有效。在此基础之上,周学文教授创新提出"毒热"理论,将"从痈论治"思想提高到一个新的高度。病因方面,将"毒邪"分为"内毒"和"外毒"。其中"内毒"之形成与脏腑功能失调,气机不畅,血运不通密切相关,气血瘀滞,毒由内生,蕴结体内;或由外邪侵袭,从口入胃,或情志所伤,或胆汁不循常道,逆上反流;亦可为药物所伤,或治疗不当,或诊治过度;或因病致郁,忧思伤脾,进而重伤于胃,以上种种因素均可导致邪气结于胃中长期不解,进而使得胃腑失养,血凝气滞,形成"热毒"。正如《灵枢·痈疽》云:"热盛则肉腐,肉腐则为脓。""外毒"之形成不外乎外感六淫,邪气过盛,或温热毒疫由外侵入人体,王冰于《素问·五常政大论》中提出"夫毒者,皆五行标盛暴烈之气所为也"。无论内毒、外毒,均非完全对立,在特定条件下,二者可同时存在,相互为患,久之则溃糜渐成。治疗方面,周学文教授继承了李玉奇教授提出的"内痈"学说,并以"毒热"为立足点,创立"毒热"病因学说,认为"虚实夹杂,实中夹虚"是最为基本的病机特点,而最基本的证候则为"胃毒热盛","以痈论治"作为基本治疗原则,将胃溃疡活动期的中医临床治疗提高到一个新的高度。

（四）临床应用

1. 辨证辑要

（1）慢性萎缩性胃炎辨证辑要：①望诊。形体消瘦，面容苦楚，面色苍白，且灰垢少华，舌体多薄瘦，舌质周边多绛，呈条状白苔，根部白腻苔。宿食吐出物呈咖啡色。癌变形成初期舌苔弥漫白腻，而晚期舌质全绛少苔，甚或无苔。②闻诊。呼出口气多腐腥臭。③问诊。素有消化不良，或吸烟酗酒，嗳气呃逆，胃脘不舒。定时（尤以子夜为多）出现阵发性不适，其状难言，似痛非痛，痛在上脘；似胀非胀，胀在中脘。有的表现钝痛而灼热，口干而不欲饮，喜素食、喜酸食、恶油腻，空腹时胃肠鸣响，大便溏或秘结，嘈杂、苦水多，食后胃痛，若宿食停留时间过长，偶有吐食。④切诊。脉多细或弦细，晚期反弦实有力。

（2）胃溃疡活动期辨证辑要：主症为①胃脘灼痛；②泛酸；③急躁易怒。次症为①嘈杂；②口干；③口苦；④舌质红；⑤苔黄或腐或腻、黄腻。脉象弦、弦数或弦滑数。诊断需具备主症2项，次症1项；或主症1项，次症2项。临床检验参考指标有Hp感染、胆汁反流、炎症因子增高、胃肠激素分泌异常和胃镜病理等。

2. 治则治法

（1）慢性萎缩性胃炎"以痈论治"主要治法：李玉奇教授针对慢性萎缩性胃炎的演变转化趋势，提出了治疗本病的四大法则，即升阳益胃、生津救阴、解毒除湿、祛腐生新。

（2）胃溃疡活动期"毒热"病因理论指导下的"以痈论治"的主要治法：周学文教授针对胃溃疡的病机演化特点，根据胃溃疡的"以痈论治"理论，确立清热解毒、消痈生肌治法。将胃溃疡分为初期、中期、后期三阶段。在胃溃疡初起阶段，采用消法，即清热解毒法。疾病中期采用托法，扶助正气，托毒外出。胃溃疡如邪盛而正气未衰，可治以清热解毒，毒去而肿消痛减；如正气虚衰，当顾及正气，在清热解毒之时加用扶助正气之品。后期采用补法，应用补益药物补其正气和体虚，助其生肌，使破溃愈合。气血虚弱者应补益气血，脾胃虚弱者宜理脾和胃，损及肝肾当补益肝肾。

3. 用药特点

（1）慢性萎缩性胃炎用药特点：国医大师李玉奇根据慢性萎缩性胃炎的病因病机特点，选取黄芪、苦参、白及、白蔹、三棱、莪术等组成基础方。黄芪、苦参两味药为君药；白及、白蔹、三棱、莪术四味药为臣药。黄芪、苦参，二药一甘一苦，一湿一寒，一补一消，甘温可补后天，泻阴火，除燥热而无留邪之弊；苦寒可直降燥热，清脾湿，荡胃热又无伤胃之虞。二药相辅相成，直入中焦，共达脾胃，一则通过强健脾胃之气渐渐消磨开散胃内壅滞；二则清除胃内壅滞日久而产生的湿热邪气。白及、白蔹相须为用，取其苦泄、辛通之性，以除胃内壅滞之邪热；三棱、莪术相须为用，行气化瘀而散结。四味药合用，既可收"苦以泄热、辛以散结"之效，又顾及本病脾虚为本之特点，取其甘缓能和而入脾之性，使其泄热而不伤阴，散结而不耗气。此外又随证选用健脾益气、清热活血之药为佐使，共同组成方剂，临床取效较显著。

（2）以痈论治胃溃疡活动期的用药特点：周学文教授根据胃溃疡活动期的病因病机特点，选取黄芪、黄连、苦参、海螵蛸、浙贝、三七粉、白及、蒲公英、白蔹、砂仁、白豆蔻、炙甘草等组成基本方。方中以黄芪、黄连为君，蒲公英、苦参、浙贝、海螵蛸为臣，白及、白蔹、砂仁、白豆蔻、三七为佐，甘草为使。黄芪补气血，壮脾胃，生血生肌，排脓止痛，是疮疡长久不愈的治疗要药。黄连泻肠、胃、脾之湿热，解诸般热毒，秽毒及疮疡肿毒，还可调胃、厚肠、长肉止血，实为治疗"毒热"疮疡的要药。蒲公英具有清热解毒、散结消肿之效。苦参解热毒、消肿毒、消痰毒、消痈解毒，配合黄连以治"毒热"之疮疡。浙贝母清热化痰、散结消肿。海螵蛸制酸止痛、收湿敛疮。白及收敛止血、消痈生肌,能消散痈肿、吸收创面渗出物、保护创面、促进愈合,故有祛腐生肌之功,不论已溃、未溃痈疮肿毒均可治疗。白蔹清热解毒、敛疮生肌。砂仁、白豆蔻行气止痛、除胀消满,治疗毒热蕴结所致脾胃气机升降不利之胀满,与黄芪配伍,托中有消,可防止黄芪之壅滞。三七止血散瘀、消肿定痛,又有止血而不留瘀、化瘀而不伤正的特点。甘草味甘性平,气和性缓,可升可降,益气补中、缓急止痛、泻火解毒、调和药性,主治脾胃虚弱、痈疮肿毒等。

（五）研究进展

1. 病因学研究

（1）慢性萎缩性胃炎病因研究:对117例经胃黏膜活检病理确诊为胃黏膜上皮异型增生、不完全性结肠型肠化生患者的发病诱因进行调查,结果显示,饥饱失调82例,占70.01%;忧思恼怒77例,占65.81%;烟酒过度82例,占70.01%;过度劳累33例,占28.21%;气候变化39例,占33.33%。发病诱因以饥饱失调、忧思恼怒及烟酒过度为主。慢性萎缩性胃炎之发生发展多是两种或两种以上病因同时作用,提示病因复杂多变。饥饱失调,致脾胃功能受损、运化失调,日久可出现脾胃气虚之证,如面色萎黄、胃脘痞满不适、纳呆食少,大便不调等;烟酒太过,或恣食肥甘厚味,则致中焦蕴热、湿热停滞,可见胃脘灼热、唇干口臭、泛酸嘈杂等;长期忧思恼怒,或脾虚运化无力,气机运行不畅,日久可出现气滞血瘀之证,可见胃脘胀痛或刺痛等症。本病病程较长,缠绵日久,在其病理演变过程中各种病因相互影响,互为因果。如脾胃气虚,运化无力,日久气机运行不畅,阻滞中焦则可化热成瘀;中焦郁热,既可耗气伤阴而致脾胃益虚,又可热壅胃络,气血运行不畅而致瘀血内停;反之,胃络瘀血阻滞可导致气机运行不畅,日久可郁而化热,进一步发展可消烁阴液而耗气伤脾,可见本病乃虚实夹杂、脾虚胃热、气滞血瘀并见之证。

（2）胃溃疡活动期"毒热"病因研究:系统整理1 000部中医药古代文献中胃脘疾病病因、病机、症状、证候、治则、治法、中药、方剂等,录入《中医胃脘病病因要素的古代文献数据仓库系统》,研究发现,胃脘病的病因前十位依次是痰饮（11.36%）、饮食不节（10.53%）、发怒（9.56%）、饮食偏嗜（8.95%）、外寒（8.87%）、食积（8.5%）、思（5.42%）、风（4.74%）、热火（4.29%）和瘀血（3.31%）。胃脘部疾病中"毒热"病因的提出见于明代孙志宏《简明医彀·口渴内溃》,"口渴者,因毒热攻冲,致胃火上炎,口作大渴也。内溃者,胃脘溃烂,穿出胸背而死,惨伤莫此为甚。群书皆谓风寒外袭,腠理固密,壅塞不通,阳气挟同毒火,内攻而溃"。症状表现与胃溃疡有所不同。

2. 基础研究

（1）理论本质科学内涵

1）胃癌前病变与脾虚、血瘀:从现代医学角度看,胃癌前病变多由慢性浅表性胃炎、慢性萎缩性胃炎或其他慢性胃病发展而来,病程绵长,迁延反复难愈,这种长期的病理过程本身就为内伤、外邪等诸多因素导致血络瘀阻奠定了基础。胃癌前病变病因病机复杂,在其病理演变过程中,各种病因相互影响,互为因果。脾胃居于中焦,乃气机升降出入之枢纽,脾胃升降有序,周身气血得以通畅。然各种致病因素直接或间接损伤脾胃可致气虚,中焦之气不展,则运化无权,可致胃内血脉壅滞而成瘀。正可谓"凡气既久阻,血亦应病,循行之脉络自痹"（《临证指南医案》）。研究显示,86例胃癌前病变患者胃镜下的黏膜像主要表现为黏膜颗粒样或结节状隆起45例（52.30%）,糜烂9例（10.47%）,溃疡9例（10.47%）,黏膜变薄、苍白、血管显露41例（47.67%）,充血发红水肿24例（27.91%）、出血斑8例（9.30%）。根据王清任"结块者,必有形之血也"的观点,胃黏膜颗粒样或结节状隆起可用"瘀"来解释,瘀血内阻于胃腑脉络,其黏膜才出现隆起样病变;瘀血日久,黏膜失养,故见黏膜糜烂、溃疡等;血不循脉络而外溢,故见出血点和出血斑;脾气虚弱,气血不能濡润和滋养黏膜,故出现黏膜变薄苍白、胃壁蠕动减弱等表现。就胃癌前病变临床表现而言,胃脘疼痛明显,固定不移,是患者最常见的主诉,而舌质紫暗或暗淡或有瘀斑是最常见的舌象。表明胃癌前病变,无论是宏观辨证,还是微观辨证,都具有血瘀的特征。为了证实脾虚血瘀与胃癌前病变的关系,我们开展相关实验研究发现胃癌前病变大鼠有如下改变:①脾虚血瘀的外在表现:大鼠精神萎靡、懒于活动、被毛松散无泽、食量较少、形态消瘦、拱背、大便溏泻、肛周污秽。②脾虚与 P 物质(SP)、血管活性肠肽(VIP):实验研究证实,脾虚证大鼠胃窦部电、机械活动减弱,SP、VIP 含量均减少;十二指肠电、机械活动亢进,SP、VIP 含量均增高;空肠电、机械活动减弱,SP、VIP 含量均增高;回肠起始段 SP 含量增高,VIP 含量减少。③血瘀与血栓素 B2(TXB2)、6-酮-前列腺素(6-K-PGI2)、血小板颗粒膜蛋白(GMP-140):实验结果显示,胃癌前病变大鼠血浆内 TXB2、GMP-140 均显著高于正常对照组,而 6-K-PGI2 则显著低于正常对照组。从而使血小板活化功能亢进,导致血管收缩性增加、血流不畅、微循环障碍形成,提示有血瘀表现。

2)"毒热"病邪是导致胃溃疡活动期的生物学基础:复制乙酸胃溃疡实验大鼠模型,胃黏膜出现溃疡面红肿,常有血色苔状物覆盖,周边隆起,具有"毒热"表征信息。具体表征如下:①胃溃疡"毒热"大鼠模型组,溃疡部位黏膜上皮缺失,溃疡表面或黏膜下层常见到出血,黏膜下层可见大量炎症细胞浸润;胃黏膜组织促炎因子 IL-8、IL-6,血清中肿瘤坏死因子(TNF-α)含量明显高于模型组;抗炎因子血清前列腺素(PGE2)含量与对照组相比显著降低。②胃溃疡"毒热"大鼠模型组血清胃泌素、胃动素含量与对照组相比显著升高。③胃溃疡"毒热"大鼠模型组胃黏膜组织三叶因子 2(TFF2)mRNA 表达水平明显升高;血清 TFF2 含量明显升高,表皮生长因子(EGF)含量显著降低。④胃溃疡"毒热"大鼠模型组血清 NO 及 NOS 含量明显降低,说明可能有胃黏膜血流调节的异常情况。⑤胃溃疡大鼠模型组血清 Bcl-2 含量显著降低,C-myc 含量显著升高,说明存在诱导细胞凋亡现象。

(2)疗效作用机制:在"以痈论治"的理论指导下,针对阻癌胃泰、消痈溃得康的疗效机制开展了系列研究。

1)阻癌胃泰治疗胃癌前病变脾虚血瘀证疗效机制的实验研究:①预防性给予阻癌胃泰,大鼠胃癌前病变的发生例数分别为轻度异型增生 2 例、中度 1 例、正常 4 例,而造模组其中度异型增生 3 例、重度 4 例、正常 1 例,二者比较有显著性差异(P<0.05)。造模后予阻癌胃泰治疗 3 个月,则可看到阻癌胃泰治疗组胃黏膜异型增生发生例数分别为轻度 1 例、中度 2 例、重度 0 例,造模空白对照组则分别为 1 例、5 例、4 例。可见造模空白对照组病变程度较重,中重度异型增生发生率为 90%,而阻癌胃泰,其正常例数 9 例(60%),异型增生 6 例(40%),而造模空白对照组仅有 1 例正常(9%),异型增生 10 例(91%)治疗组胃癌前病变发生率显著少于造模空白对照组。②阻癌胃泰预防给药和治疗给药组胃窦部 SP、VIP 和 CGRP 的含量均明显增加。③阻癌胃泰可以降低 TXA2 和 GMP-140 血浆内水平,升高 PGI2 血浆内含量,使 TXA2/PGI2 趋近于平衡,因而抑制了血小板的活化功能,使得释放的 5-HT、儿茶酚胺等缩血管物质减少,进而使胃黏膜的血流量增多,胃黏膜缺血、缺氧状态得以缓解,胃黏膜细胞损伤得以修复。④实验发现,无论是预防给药还是治疗给药,阻癌胃泰对 *Bcl-2* 的表达有调控作用,减少 *Bcl-2* 表达,使其抑制细胞凋亡、延长细胞寿命的作用减弱,从

而促使胃黏膜细胞凋亡,阻止胃黏膜细胞过度增生。⑤阻癌胃泰可抑制血管内皮生长因子(VEGF)和 TGF-α 及其受体的过量表达。

2)以痈论治胃溃疡活动期的实验研究:通过实验研究"消痈溃得康"治疗胃溃疡活动期作用机制。具体如下:①通过减少胃酸分泌途径,减轻攻击因素对胃黏膜的损伤;通过降低胃液酸度、抑制胃蛋白酶活性途径,减轻攻击因素对胃黏膜的损伤;能促进溃疡愈合,减少溃疡面积,降低溃疡指数,显著提高溃疡抑制率,提高溃疡再生黏膜厚度。②提高乙酸致胃溃疡大鼠溃疡胃黏膜组织中表皮生长因子(EGF)的含量,可刺激胃黏膜上皮细胞分泌 EGF,增加表皮生长因子受体(EGFR)在溃疡黏膜的表达,促进 EGF 和 EGFR 的结合,加速溃疡的愈合。③可刺激胃黏膜上皮细胞分泌三叶因子(TFF2),促进溃疡的愈合。④通过降低乙酸诱导大鼠胃溃疡模型 IL-6、IL-8 和 TNF-α,抑制局部炎性反应,促进胃溃疡愈合。⑤可降低 GAS、MTL 的含量,减少胃酸和胃蛋白酶分泌,而起到抗溃疡的作用。此外,消痈溃得康也可能通过减少胃动素的分泌,减轻胃黏膜炎症,减缓胃肠道运动,进而减少对胃黏膜的刺激,从而达到抗胃溃疡的目的。⑥消痈溃得康及各拆方均能够抑制水浸-束缚应激引起的大鼠胃黏膜损伤,提高水浸-束缚应激引起的大鼠胃组织及血清中谷胱甘肽(GSH)含量及谷胱甘肽过氧化物酶(GPx)、诱导型-氧化氮合酶(iNOS)活力;降低脂质过氧化物(LPO)含量。

(六)小结

"胃脘痈理论"是在继承中医经典理论基础上,结合现代中医临床实践及胃镜、病理和 Hp 感染等提出的新理论,是中医宏观辨证与胃镜病理微观相结合而产生的。该理论渊源明晰,治则治法清晰,方药体现辨病与辨证相结合,在指导中医脾胃病的临床论治方面具有较强的实用价值。

"胃脘痈理论"是由李玉奇教授提出,周学文教授完善升华,辽宁中医药大学附属医院脾胃病团队经过 50 余年的努力,从理论的提出、病因病机研究、疗效机制探索和临床研究等方面开展了一系列研究,形成了治疗慢性萎缩性胃炎、胃癌前病变、消化性溃疡的一系列协定方、院内制剂和中成药,应用于临床取得了满意的效果。我们将不断完善该理论,进一步广泛地指导脾胃病诊治的临床实践。

(李玉锋 王垂杰)

五、浊毒理论

(一)概述

"浊毒理论"是由国医大师李佃贵教授提出的,最初用于指导慢性萎缩性胃炎伴肠化生、异型增生等疾病的治疗,形成了以"化浊解毒"为特色的理论体系和诊疗方案。此后,该理论不断丰富发展,不仅应用于脾胃、肝胆系疾病,还广泛用于指导内科、外科、妇科、儿科、皮肤科、五官科等多学科疾病的诊疗,它充实了中医证候学,丰富了中医病因病机学。

(二)源流

"浊"与"毒"在《黄帝内经》中已有论述。《黄帝内经》中"浊"的含义多与"清"相对,"浊"既属水谷精微,又指排泄的污浊之物。《素问·阴阳应象大论》曰:"清阳出上窍,浊阴出下窍;清阳发腠理,浊阴走五脏;清阳实四肢,浊阴归六腑。"从生理角度言,"浊"乃水谷运化所生精微中浓浊部分。《素问·经脉别论》云:"食气入胃,浊气归心,淫精于脉。"从病理角度看,《黄帝内经》多称以"气浊""血浊""浊涕",表示病邪或病理产物的秽浊之性。《金匮要略·脏腑经络先后病脉证并治》有"清邪居上,浊邪居下"。《叶香岩外感温热病篇》则有"湿与温合……清窍为之壅塞,浊邪害清也"。现代中医学认为,浊即秽浊,多指分泌物秽浊不清而言。浊与湿同类,湿为浊之轻,浊为湿之甚。"毒",本义指毒草。《说文解字》云:"毒,厚也,害人之草。"在医学中其义更为广泛,或指药物的峻烈之性,或指非时之气,或为病证,或指一些特殊的致病因素。《黄帝内经》认为偏盛之气为毒,如寒毒、热毒、大风苛毒等六淫过亢可成毒,《素问·五常政大论》所述"湿毒""热毒"即为湿邪、热邪偏胜之余所化。《金匮要略心典》曰:"毒者,邪气蕴结不解之谓。"即"毒"是脏腑功能失和,气血津液运化失常,致使湿、浊、痰、瘀等病理产物聚集,以致邪气亢盛,败坏脏腑形体皆可称为毒。因毒集聚所表现的证候为证候之毒。《温病条辨》云:"温毒咽痛喉肿,耳前耳后肿,颊肿。"据证候之毒所立治法,当为以毒攻毒。先贤医家对于"浊"和"毒"均为单独记载,从未将二者作为一个整体进行论述。李佃贵教授在多年临床实践的基础上,结合当代人类生态环境和疾病谱的深刻变革,提出浊毒理论,并不断丰富完善,使之更契合当代人类健康的需要。

（三）内涵

1. 浊毒理论的核心内涵

（1）浊毒的基本含义:浊毒有广义和狭义之分。

1）广义的浊毒:泛指一切对人体有害的不洁物质和不良情志,可分为外浊毒和内浊毒,外浊毒又分为"天之浊毒"和"地之浊毒",内浊毒主要是指"人之浊毒"。①天之浊毒:主要是指污染的空气、噪声、电磁辐射、光辐射以及弥漫于空中的致病微生物等。②地之浊毒:主要是指污染的土壤和海洋、污染的食品、污染的饮用水、滥用的日化品、微塑料等。③人之浊毒:主要是指情志不畅、神志不清、饮食不节（洁）、起居失常以及代谢障碍所形成,又可分为"身之浊毒"和"心（神）之浊毒"。"身之浊毒"指狭义的浊毒,"心（神）之浊毒"主要包括不良的情志和神志。

2）狭义的浊毒:单指"人之浊毒"中的"身之浊毒",它既是致病因素,又是病理产物。常由多种因素导致脏腑功能紊乱、气血运行失常、机体内产生的代谢产物不能及时正常排出,蕴积体内而化生,又可以对人体脏腑经络及气血阴阳造成严重损害。

（2）浊毒理论是时代的必然产物:任何一种学术思想的形成都有其深刻的社会、自然因素。如张仲景所在年间,伤寒肆虐,宗族二百余人,"犹未十稔,其死亡者,三分有二,伤寒十居其七",因此"勤求古训,博采众方",撰写了《伤寒杂病论》;刘完素行医时,恰逢火症大疫流行之际,提出"五运六气有所更,世态居民有所变,天以常火,人以常动,动则属阳,静则属阴,内外皆扰"。理论结合实践,以火热立论,力挽时弊。而李东垣时代,正是金元之交,战乱频仍,饥困劳役,人们怒忿、悲思、恐惧,损伤元气,所以脾胃受困,内伤之病尤多,故而形成了内伤脾胃学说。

随着近代工业文明的兴起和城市的发展,人类在创造巨大财富的同时,也把数十亿吨计的废气和废物排入天地之间。浊毒物质充斥全球每个角落以及人的机体,给人类健康造成巨大威胁。2019年1月,世界卫生组织曾公布了全球十大健康威胁,其中空气污染和气候变化位居首位;而食品安全问题也日益受到世界各国的重视。由于人们生态环境以及生活方式的变化,使得人类疾病谱发生了深刻的变化,心脑血管疾病、恶性肿瘤、代谢性疾病等发病率急剧攀升。这是浊毒理论形成的社会自然背景。

（3）"治未病"是浊毒理论的健康观:未来医学的标准,不是治好病的医学,而是使人不生病的医学；未来医学的研究方向，不应继续以疾病为主要研究领域，而应以人类健康作为医学的主要研究方向；未来医学的目标，应逐步向预防疾病、维护健康、防止损伤调整。而未来医学的标准、方向和目的，归根到底就是《黄帝内经》倡导的"治未病"。"治未病"将引领未来医学发展，其含义包括未病先防、已病防变和既愈防复。但同样是治未病，当下的治未病已经和两千多年前有很大差异，因为人们所处的生态环境、生活方式、疾病谱都发生了很大的不同。正如张元素所言："运气不齐，古今异轨，古方新病不相能也"。浊毒理论赋予治未病思想新的内涵：未病先防——预防浊毒内生和外感；已病防变——及早发现并祛除浊毒；既愈防复——扶正固本，根除浊毒之源。

诺贝尔奖获得者梅契尼科夫曾提出人体自身中毒学说，认为人体自身代谢的垃圾不能及时排出，是导致人类多种疾病和早衰的首要原因。这与浊毒理论的观点不谋而合。而从中医整体观来看，不能忽视外界因素，即天之浊毒和地之浊毒对人类健康的影响。当前生态环境恶化已是全人类健康的公敌，浊毒物质充斥全球，人类已成为时代产物的"浊毒垃圾桶"，而这也是影响人类健康的根源所在。因此，浊毒理论提出新时代的健康观是"净化人体内环境"，这也是浊毒理论的核心思想。即通过人体净化浊毒系统协同作用，使人体清净明亮，健康长寿，并以此指导临床诊疗和养生保健。

（4）"浊毒化"是浊毒理论的发病观：浊毒理论从"浊毒"角度研究疾病发生发展的规律。认为浊毒有内外之分，有轻重之别；有有形浊毒，有无形浊毒；有在经络，有在脏腑；可上犯清窍，可下注二阴。疾病的发生很多都是浊毒病邪胶结作用于人体，导致人体细胞、组织和器官的浊化，即致病过程；浊化的结果导致细胞、组织和器官的浊变，即形态结构的改变，包括现代病理学中的增生、萎缩、化生和癌变，以及炎症、变性、凋亡和坏死等变化。浊变的结果是毒害细胞、组织和器官，使之代谢和机能失常，乃至机能衰竭。浊毒致病有三个特点：黏滞难解，易阻遏气机；入血入络，易伤气阴；气血失调，易瘀易积。

（5）"化浊毒"是浊毒理论的方法论：张从正言"陈莝去而肠胃洁，癥瘕尽而营卫昌"。浊毒的治疗亦是如此，但不是单纯的攻邪，更重要的是"化"，既固本以清源，又解毒以澄流，注重防治结合。并据此提出了"三清三调"。"三清"是指体内浊毒壅盛时，清理体内浊毒的三个法则：透表化浊解毒——从汗液而排；通腑泄浊解毒——从大便而出；渗湿化浊解毒——从小便而去。"三调"是指体内浊毒尚未形成，或疾病缓解期时，扶正以绝浊毒之源的三个法则：宣肺化浊解毒——绝上焦浊毒之源；健脾化浊解毒——绝中焦浊毒之源；益肾化浊解毒——绝下焦浊毒之源。三清三调不是孤立的，而是相辅相成的，临床上当视疾病不同阶段，抓住疾病当下的主要矛盾，或以三清为主，辅以三调；或以三调为主，辅以三清，灵活运用，不可拘泥。

2. 基于"浊毒"论治慢性萎缩性胃炎及胃癌前病变　李佃贵教授创新性提出慢性萎缩性胃炎及胃癌前病变"从浊毒论治"思想，多由平素饮食不节，损伤脾胃；或情志不畅，肝气犯胃；或感受外湿，继而内侵，伤脾碍胃，致胃失和降，脾失健运，谷反为滞，水反为湿。湿积不化而成浊，积而化热，热壅血瘀而成毒，以致气不布津，血不养经，气滞络阻，胃络瘀滞，浊毒不解，胃热阴伤，胃失滋润荣养，胃腑受损，胃液减少，腺体萎缩，黏膜变薄，日久成萎，甚至出现肠化生和异型增生。浊毒内蕴为其关键病机，临床上以化浊解毒贯穿治疗始终。既重视辨症与辨证的有机结合，将本病复杂的临床表现归纳为痛、胀、痞、呆、嗳、烧、酸、泻、秘、烦十症，并分别论治；又重视宏观和微观的结合，参考胃镜、病理等，运用现代中药药理成果综合论治。并通过"主症—次症—舌脉"三个层次对慢性萎缩性胃炎及胃癌前病变证候群进行分析,首次明确了胃癌前病变浊毒证候群,针对浊毒类证进行精准的辨证治疗,提高了临床疗效。

(四)临床应用

1. 辨证辑要

(1)慢性萎缩性胃炎浊毒证辨证辑要

主症:①胃脘胀满、痞闷或疼痛;②面色晦浊;③大便黏腻,排便不爽,或大便干。

次症:①纳呆;②头身困重,倦怠乏力;③口干、口苦、口黏腻;④小便短赤不利;⑤烧心、反酸(胃脘灼热)。

舌脉:①舌质紫、紫红或红绛。②苔腻,或薄或厚,或白或黄,或黄白相间。③脉象有滑象,或弦滑,或细滑,或兼数。

(2)溃疡性结肠炎浊毒证辨证辑要

主症:①大便脓血并重;②里急后重,大便黏腻,排便不爽。

次症:①口干口苦、口黏;②头身困重;③面色秽滞;④小便短赤不利;⑤腹痛。

舌脉:舌质红,苔黄腻,脉弦滑。

2. 治则治法

(1)以"化浊解毒"为特色治疗慢性萎缩性胃炎及胃癌前病变:李佃贵教授基于浊毒内蕴为该病的关键病机,以化浊解毒立法,采用"症证结合"和"宏微结合",拟香连化浊和胃方加减治疗(广藿香、黄连、麸炒白术、白豆蔻、半枝莲、白花蛇舌草、当归、川芎、三七粉、茯苓、麸炒枳实、醋香附、木香、炒白芍、百合、砂仁、全蝎、醋延胡索)。

1)辨症和辨证相结合:李佃贵教授认为治疗该病既要重视辨证,又要重视辨症。前文所述十症可单独出现,也可几症同时出现。以痛为主者,用祛浊解毒止痛方加减治疗,药用延胡索、八月札、白芷、蒲黄、五灵脂、独一味等;以胀为主者,用化浊解毒消胀方加减治疗,药用厚朴、枳实、千里香、苏梗、广木香、炒莱菔子等;以痞满为主者,用散浊解毒消痞方加减治疗,药用瓜蒌、黄连、清半夏、红曲、厚朴、枳实等;以纳呆为主者,用透浊解毒醒脾方加减治疗,药用藿香、佩兰、连翘、红曲、炒鸡内金等;以嗳气为主者,用降浊解毒顺气方加减治疗,药用藿香、清半夏、三叶青、竹茹、丁香、柿蒂等;以烧心为主者,用清浊解毒凉润方加减治疗,药用儿茶、黄连、生地、丹皮、瓦楞子、生石膏等;以反酸为主者,用清浊解毒除酸方加减治疗,药用黄连、鲜龙葵果、乌贼骨、生石膏、余甘子等;以大便溏泄为主者,用渗浊解毒止泻方加减治疗,药用藿香、大腹皮、诃子肉、莲子肉、薏米、扁豆等;以大便秘结为主者,用泄浊解毒清肠方加减治疗,药用海藻、生山楂、槟榔、芦荟、大黄等;以心烦失眠为主者,用化浊解毒除烦方加减治疗,药用刺五加、黄连、炒枣仁、合欢皮、合欢花等。

2)宏观与微观相结合:所谓宏观,即指传统意义上的望、闻、问、切;微观,即是指借助现代的高科技仪器所获取的信息。治疗该病,除了对患者进行传统意义上的望闻问切,还应该参考胃镜、病理等,能更准确地抓住疾病的本质,取得满意疗效。如患者内镜下表现为胃黏膜灰白伴糜烂,有新鲜出血点,加苦参、蒲公英、仙鹤草、三七粉清热燥湿、凉血止血;伴胆汁反流,加白及、蒲公英、苏梗;轻度肠化生者,用白花蛇舌草、半枝莲、半边莲;中度肠化生和异型增生属中度者,用黄药子、白英;不完全型大肠化生和重度异型增生或疑为癌变者,药用三棱、皂角刺、王不留行,甚或用全虫、蜈蚣、虻虫等虫类药防癌抗癌;幽门螺杆菌阳性,予苦参、蒲公英、白花蛇舌草抑菌;病程日久,久病入络,加用全虫、蜈蚣、僵蚕等虫类药;胃黏膜灰白、黏膜变薄、分泌物减少,固有腺体减少,可加当归、丹参、川芎、红花活血止血,改善黏膜血供;无酸者,可加乌梅、五味子、石斛等;胃肠钡餐造影胃张力低下,蠕动缓慢,加枳实、厚朴、瓜蒌、炒莱菔子等。

（2）基于浊毒类证分型论治慢性胃炎:针对慢性胃炎浊毒相干为害的病机,在化浊解毒主方（石菖蒲、郁金、砂仁、茵陈、蒲公英、香附、枳实、茯苓、黄连、延胡索）基础上,将慢性胃炎分为6种类证进行加减。①气滞浊毒证,可酌加青皮、香橼、佛手等。②痰湿浊毒证,可合用二陈汤或三仁汤。③血瘀浊毒证,可合用失笑散、丹参饮等。④气虚浊毒证,加白术、太子参、山药、红景天、薏苡仁等。⑤阴虚浊毒证,可加沙参、麦冬、百合、乌药、石斛等。⑥血虚浊毒证,可加黄精、当归、黄芪、白芍、炒酸枣仁、山萸肉等。

（3）从浊毒论治溃疡性结肠炎:"浊毒"作为溃疡性结肠炎发病之关键,贯穿于疾病发展的始终。浊毒之邪壅滞肠腑,肠道气机受阻,则发为腹痛;清浊不分,夹杂而下可致腹泻;浊毒之邪与气血相搏,胶结日久,脂膜和血络受损,腐败化脓而见里急后重、黏液脓血便。在治疗方面,注重多层次用药,即通过清浊毒、泄浊毒、化浊毒给邪以出路,同时又通过调和五脏,从根本上杜绝浊毒之化生。

（4）从浊毒论治胃疡:胃疡病多源于情志不畅,饮食不节,或外邪六淫,药物刺激等。以上主因皆可导致浊毒内聚,浊毒内蕴胃腑,致使气血凝滞、血络损伤,从而导致胃疡病的发生。李佃贵教授认为浊毒由"气、血、痰、火、湿、食"单一或杂糅而成,并以此为依据提出"散六浊"治疗法则。包括疏气浊解热毒、化瘀浊解热毒、祛痰浊解热毒、清火浊解热毒、利湿浊解热毒、消食浊解热毒。

（5）从浊毒论治新冠肺炎:基于浊毒理论,结合新冠肺炎患者临床表现,阐释了新冠肺炎因为外感浊毒疫疠之邪,基本病理特点为"湿、浊、毒、闭、热、瘀、虚",主要病机为浊毒闭窍,病位主要在肺,牵及他脏、行散诸经。据此确立了化浊解毒、扶正祛邪的治疗总则,强调扶正祛邪贯穿整个治疗过程,祛邪以化浊解毒为要,扶正以补益气阴为法。

（6）从浊毒论治癫痫:从浊毒论癫痫,认为浊毒胶结于体内,在上则扰乱脑府,蒙蔽清窍而神明失用以致痫;在中则阻碍气机,升降失调,肝失条达而横逆以致痫;在下则耗伤元精,水液代谢失衡,元神失养而神机失灵以致痫。治疗以化浊解毒为纲,兼以疏肝理气、通窍定痫,兼顾整体。

3. 用药特点

（1）治疗慢性萎缩性胃炎及癌前病变用药特点

1）喜运脾醒脾,不喜补脾:李佃贵教授认为"脾少真虚,多为湿困",故临床上不喜用人参、党参等纯滋补之品,恐滋腻碍脾,中焦壅滞胀满,反助病邪。而喜用健脾运脾之药,最喜白术、苍术合用,补运相兼;并喜欢砂仁、紫豆蔻合用,芳香化浊,宣通气机。

2）芳香苦寒,合用化浊解毒:李佃贵教授认为浊毒既是该病的致病因素,又是其病理产物,因此化浊解毒是治疗的关键因素。多以芳香与苦寒之药合用,芳香以化浊,苦寒以解毒。芳香之药,如藿香、佩兰等;苦寒之药,喜用茵陈、黄连相伍,二者同归胃经。临床经验证明,茵陈、黄连合用,对脾胃湿热、浊毒内蕴者,疗效确切;对内镜下见黏膜充血、红肿、糜烂、溃疡等,二者合用可使损伤的胃黏膜逐渐得到修复。

3）善用行气理气之药:该病究其根本,多为中焦气机升降失司,痰湿浊毒瘀血蕴结于内,胃失所养所致,所以治疗离不开行气药的运用。行气之药,多辛苦温而芳香,辛能行散,苦能疏泄,香能走窜,温能通行。浊毒之邪,其性黏滞,容易阻遏气机,使气机升降失常,因此浊毒的祛除,离不开气血运行的通畅。故行气之药在治疗中意义重大,一可活血通络,二可化湿消痰,三可通便而泄浊解毒,四可消积消肿,五可解郁安神,六可佐君臣之药使其补而不腻、固而不滞。

4）善用虫类药:虫类药作用有四,一可扶正培元固本,二可活血祛瘀化痰,三可入络攻坚化积,四可以毒攻毒散结。

5）寒因寒用:有部分患者畏寒症状较明显,尤其是胃脘部,每每以热水袋热敷,用姜、桂、附子而不能缓解,观其舌象,舌质多红,舌苔多黄腻,脉象多弦滑。李佃贵教授认为这是浊毒蕴于中焦,阳气不能敷布所致,每用大量苦寒之药,如黄连、黄芩、黄柏等,以清热燥湿,化浊解毒,使阳气得以敷布。

6）通因通用:攻下法是"通因通用"的重要体现,目的在于推陈致新,使机体达到新的平衡状态。而李佃贵教授对于"通"的认识并不拘泥于单纯的"下法",凡能调达气机者皆可为"通"。

（2）从浊毒论治溃疡性结肠炎用药特点:从浊毒论治溃疡性结肠炎,分别采用清浊毒、泄浊毒、化浊毒等以图标本兼治。

1）清浊毒:浊毒蕴结,症见发热、腹痛、腹泻,伴赤白黏冻者,临床选用黄芩、黄连、栀子、凤尾草以清肠化湿、泻火解毒。

2）泄浊毒:浊毒壅盛,症见腹痛、腹胀、腹泻,伴见口臭、里急后重,大便臭秽夹有黏液,舌苔厚腻。运用大黄以通因通用,荡涤肠腑之浊气;黄柏泻下焦相火,除大肠湿浊之邪以止痢;并酌情选用大血藤、败酱草清泄血分之浊毒,儿茶、三七粉、蒲黄以敛疮生肌、凉血止血。

3）化浊毒:予藿香、佩兰芳香辟秽,砂仁、白豆蔻宣通气机,白术、茯苓健脾渗湿,以绝浊毒之源。

（五）研究进展

浊毒理论目前已广泛应用于指导临床实践,尤其多用于治疗消化系统、内分泌系统和泌尿系统疾病,还涵盖了呼吸系统、生殖系统、神经系统、循环系统、免疫系统等,涉及内、外、妇、儿、皮肤、五官等多学科百余种疾病。通过临床及动物实验证实化浊解毒系列方药有如下作用。

1. 促进胃黏膜修复　化浊解毒方(藿香、佩兰、茵陈、砂仁、白花蛇舌草、半枝莲、黄连、半边莲、全蝎、蜈蚣)能显著改善患者血流变指标中的全血黏度、血浆黏度,调节血清炎症因子含量,改善炎症微环境,改善对微量元素的吸收,提高患者血红蛋白含量,改善贫血,提高患者的抗病自愈能力,促进胃黏膜的修复,逆转慢性萎缩性胃炎病理改变。

2. 抑杀幽门螺杆菌　Hp感染能够加重胃黏膜炎症反应,促进慢性萎缩性胃炎的形成并诱发肠化生。化浊解毒方联合标准根除方案可有效根除Hp,还能使黏膜萎缩程度减轻,重度构成比均明显低于对照组。

3. 调节免疫

（1）表皮生长因子（EGF）:是由53个氨基酸组成的小分子肽,与细胞的分化、增殖及癌变关系紧密,可以抑制胃酸分泌,促进上皮增殖、组织修复,具有细胞保护作用。化浊解毒和胃方(茵陈、佩兰、藿香、茯苓、砂仁、黄芩、黄连、半枝莲、白花蛇舌草、石菖蒲、郁金、当归、炒白芍、木香)治疗后,患者血清EGF水平明显降低,表明化浊解毒中药可以下调EGF表达水平,调控胃黏膜的增殖异常,阻断其向胃癌进一步转化。

（2）血管内皮生长因子（VEGF）:可促进血管内皮细胞增殖和新生血管的生成,是最有效的促血管生长因子。研究表明,慢性萎缩性胃炎和胃癌患者各阶段VEGF的表达与疾病的严重程度呈正相关。化浊解毒和胃方能降低 VEGF 的表达,进一步抑制细胞增殖和血管新生,进而阻断或逆转胃癌前病变。

（3）RegI 基因：是再生基因家族的成员之一,在胃癌及胃癌前病变过程中,RegI 蛋白可作为促生长和抗凋亡因子,是目前观测胃癌发生及预后的一个重要基因。胃蛋白酶原（pesinogen,PG）I 是胃黏膜消化腺分泌的一种消化酶前体,能正确反映胃黏膜腺体和细胞的数量及不同部位的分泌功能。由于胃黏膜腺体的萎缩,以及肠化生和异型增生,从而使胃底腺大量丧失,胃黏膜分泌功能降低,PGI 呈现明显下降态势,这是检测本病最灵敏和最特异的指标。小归芍化浊解毒方（冬凌草、猕猴桃根、紫豆蔻、黄连、半夏、瓜蒌、当归、白芍、川芎、茯苓、白术、泽泻）能够明显抑制 *RegI* 基因的表达并升高 PGI 的含量。

4. 影响癌基因和抑癌基因　在胃黏膜癌变或促癌变过程中,细胞正负调控机制意义重大,它是多个癌基因激活和抑癌基因失活协同作用的结果,癌基因（阳）和抑癌基因（阴）不平衡表达导致癌症的发生。在众多调控基因的参与中,癌基因 *Cyclin D1*（阳）和抑癌基因 *PTEN*（阴）的失活日益受到重视。在慢性浅表性胃炎、慢性萎缩性胃炎、肠化生、异型增生和胃癌中,*Cyclin D1* 的表达率逐渐增高,*Cyclin D1* 蛋白的检测可能对于胃癌前病变及早期胃癌的诊断有参考价值。*PTEN* 作为一种具有磷酸酶活性的抑癌基因,在胃癌早期发生过程中发挥着重要的作用。*PTEN* 蛋白表达水平可作为判定胃癌病理生物学行为的客观指标。化浊解毒方能抑制胃黏膜病变组织 *Cyclin D1* mRNA 的表达,激活胃黏膜病变组织抑癌基因 *PTEN* mRNA 的表达。提示其可能通过抑制癌基因的激活和抑癌基因的失活,促进胃癌前细胞凋亡,阻止胃癌前细胞的无限增殖和累积,从而逆转胃癌前病变,防止其向胃癌发展。

（六）小结

"浊毒理论"由李佃贵国医大师提出,并不断丰富、升华,形成了较为完善的系统理论。河北省中医院脾胃病团队经过 40 余年的努力,以浊毒理论为指导,从理论构架、病因病机、治疗方药、作用机制、疗效评估等方面开展了深入研究,形成了治疗慢性萎缩性胃炎及胃癌前病变、溃疡性结肠炎、功能性胃肠病、消化性溃疡、胃食管反流病的系列协定方、院内制剂和中成药,并广泛应用于临床,疗效满意。我们将不断丰富和完善该理论,使其更好地指导脾胃病及其他疾病的临床实践。

（王志坤　杨　倩）

六、通降理论

（一）概述

脾胃"通降理论"是我国著名中医学家董建华院士提出的脾胃病论治方面的核心学术思想之一。自 20 世纪 50 年代提出以来,经过不断的临床验证及学术传承发展,在众多胃肠疾病如胃食管反流病、功能性消化不良、慢性胃炎、功能性便秘等的治疗中发挥了重要的指导作用,在中医脾胃病论治领域产生了重要的影响。

（二）源流

脾胃"通降理论"的源头可追溯至《黄帝内经》。《素问·五脏别论》云："六腑者,传化物而不藏,故实而不能满也。所以然者,水谷入口,则胃实而肠虚;食下,则肠实而胃虚。故曰实而不满,满而不实也。"从总体上对脾胃的动态特征作了说明。金元时期,由于"补土派"兴起,在脾胃升降问题上,特别强调生长和升发的一面,而对"通降"的一面论述较少。明清时期,"通降"的一面在一定程度上得到了重视。《温热经纬》云："盖胃以通降为用"。

《临证指南医案》指出:"腑宜通,即是补""腑病以通为补""总之脾胃之病,虚实寒热,宜燥宜润,固当详辨。其于升降二字,尤为紧要。盖脾气下陷固病,即使不陷,而但不健运,已病矣。胃气上逆固病,即不上逆,但不通降,亦病矣"。董建华院士在长期临床实践的基础上,提出了脾胃"通降理论",既是对传统脾胃通降相关论述的继承总结,也是对传统脾胃学说的重要补充和深化。

(三)内涵

"通降论"以脾胃的动态功能正常为核心,并以脾胃通降失常的病理表现为补充,其主要特点可归纳为生理上以降为顺,病理上因滞而病,治疗上以通祛疾。

1. 生理上以降为顺　胃在生理上以降为顺。如《灵枢·平人绝谷》云:"胃满则肠虚,肠满则胃虚,更虚更满,则气得上下,五脏安定,血脉和利,精神乃居。"而"更虚更满"的特点就是"降",说明了通降是胃腑的特征,是气机顺畅、脏腑功能调和的前提。从生理而言,脾胃共主中州,脾主升清,胃主受纳,是气机升降的枢纽,但胃的通降是脾主升清的前提和基础。现代胃肠动力学理论认为,消化系统的功能包含消化和吸收两个方面,而消化与吸收的过程体现出消化系统分泌的节律性,以及消化道管腔由上而下、系统一致的移行性复合运动的特点,并且消化道管腔的有节律性的向下移行性运动成为食物消化、营养吸收的前提条件,整个消化系统在整体上表现出了高度的协同一致性,这与中医学脾胃"通降理论"的认识是一致的。

2. 病理上因滞而病　脾胃通降失调在病理上主要表现为因滞而病。一方面,人体的正气不足,气血阴阳的亏虚,使脾胃失于温养、濡润或推动;另一方面,各种病理产物的积聚,如痰饮、瘀血、食积等病理产物的存在,影响了脾胃的通降功能。在临床上,脾胃的通降功能失调表现为以下3个方面:①胃气不降,常表现为脘腹胀满、噎膈、便秘等症状;②胃气上逆,常表现为呕吐、嗳气、呃逆等症状;③脾失升清,常表现为腹泻、疲乏、精神倦怠等症状。

3. 治疗上以通祛疾　脾胃"通降理论"在治疗上以通祛疾,强调恢复正常的脾胃通降功能。因此,在治法上不是单纯使用通降攻泄之法,而是审证求因,因势利导,包含了以恢复脾胃的"通降之性"为治疗目标的系列治则治法。病情属实者,以通降为主,专祛其邪,不可误补;病情属虚者,补虚为主,不可妄攻,同时反对误补、漫补;虚实夹杂者,则通补并用,补虚行滞,标本兼顾。

综上,当代脾胃"通降理论"的创立,是在传承传统中医学对脾胃生理病理认知的基础上,结合现代医学对胃肠疾病的认识深化、发展而成。"通"为通畅、无障碍,"降"为和降、下行。脾胃"通降理论"将胃肠道视为一个目标动力系统,认为功能的实现以维持胃肠道的通畅下行为根本,并以此为基础发展出以恢复脾胃通降为目的的系列治则治法及方药体系。

(四)临床运用

1. 辨证辑要　辨证应以辨脏腑、虚实、气血、寒热为纲。

(1)辨脏腑:脾胃系疾病在病位上层次有三,一为胃本腑自病、胃病及脾。初起病位主要在胃,无论外邪、饮食、情志均可导致胃气受损,轻则气机壅滞,重则和降失司;病久则影响及脾,脾胃合病。《素问·五运行大论》说:"气有余,则制己所胜而侮所不胜;其不及,则己所不胜侮而乘之,己所胜轻而侮之。"二为胃(脾)病及他脏。基于五脏五行生克制化体系,胃(脾)病及他脏的证型常见有土虚木乘、土虚水侮、土不生金。三为他脏病及胃(脾)。其证候常表现为心火及胃、肺金及胃、肝木及胃等。以胃脘痛为例,临证时需辨明病位之单纯在胃、在肝、在脾。受寒、冒暑、伤食、积热易伤胃,胃气壅滞,不降反逆;情志不遂,易于伤肝,肝气郁结,横逆犯胃,致肝胃气滞,日久或郁而化热,或久病入络,或耗伤胃阴。久病及脾,可见脾气虚弱,中气下陷,或见脾阳不振。

（2）辨虚实:《素问·调经论》云:"百病之生,皆有虚实。"脾胃疾病的病理特点为胃病多实,脾病多虚;同时因虚致实,因实致虚,虚实夹杂证在脾胃系疾病中尤为常见。故临证时当以明辨虚实、明确邪正盛衰为要点。以胃脘痛为例,《景岳全书·杂证谟·心腹痛》论述:"痛有虚实……辨之之法,但当察其可按者为虚,拒按者为实;久痛者多虚,暴痛者多实;得食稍可者为虚,胀满畏食者为实;痛徐而缓,莫得其处者多虚,痛剧而坚,固定不移者为实;痛在肠脏中,有物有滞者多实,痛在腔胁经络,不干中脏而牵连腰背,无胀无滞者多虚。脉与证参,虚实自辨。"

（3）辨气血:胃为多气多血之腑,以气血调畅为贵,其病证有一个由气及血的演变过程,临证当明辨病证之在气在血。一般气滞在先,血瘀在后。气滞病浅而较轻,未及络脉;血瘀病深而较重,病在络脉。气血两者相互影响。《临证指南医案》曰:"初病在气,久必入血,以经脉主气,络脉主血也。"以胃脘痛为例,初起多病在气,具体表现为胃痛且胀,以胀为主,痛无定处,窜走胸胁,时作时止,聚散无形。胃病日久多病在血,久病入血,临床多表现为胃痛持久而夜甚,胃痛如刺、如刀割,痛有定处,固定不移,舌质紫暗,甚则呕血、黑便。气血之间往往相互影响,气滞可致血瘀,而血瘀内阻,有形之邪阻滞气机,又可造成气滞,临床多见气机阻滞、血络失和。

（4）辨寒热:脾为太阴,其气易虚,虚则生寒;胃为阳明,其性易实,实则生热。寒与热之间常相互影响,相互转化。寒热辨证可将脾胃系疾病分为单纯寒证、单纯热证和寒热错杂证。寒证常以"喜热恶冷、便溏、舌苔白润、脉缓"为审证要点。热证以"烧心、便干、喜冷、苔黄、脉数"为审证要点。脾胃系疾病寒热错杂证尤为常见,其审证要点为寒证和热证交结并见,即患者表现某些寒证,兼见便干、苔黄、脉数等热象;患者表现某些热证,兼见便溏、苔润、脉缓等寒象。其"冷热好恶、大便性状、舌苔颜色、脉象"为审证要点之症状。

在辨脏腑、虚实、气血、寒热纲领的指导下,四诊合参,辨证论治。如情志不遂,肝郁气滞,则胃失和降;饮食不节,饥饱失常,而使胃气壅滞,夹食、夹湿、夹痰者间或有之,总以气滞为关键,症见胃脘作胀,时轻时重,常与情志变化有关者,治以理气通降。胃病久痛入络,以痛为主,痛点固定,属瘀血阻络,治以辛通瘀滞,和络定痛。大便干结,舌红苔黄者,属胃中积热,治宜通腑泄热。胃失通降,胆汁上犯,湿热蕴结,食积阻滞,症见胃脘堵闷疼痛,口苦,舌红,苔黄腻者,属胆胃不和,治宜降胃导滞。症见隐隐灼痛,口干,纳少便干,舌红少苔者,属胃阴不足,治宜滋阴通降。症见胃痛喜暖喜按,饥时痛甚,得食痛缓,舌黯苔薄,脉细弦或沉弦者,属脾胃阳虚,治宜辛甘通阳。症见体瘦纳少,食则不运,腹胀如坠,久久不愈者,属中气下陷,治宜升清降浊。症见胃痛喜暖喜按,得温痛减,舌红苔黄,属寒热错杂,治宜辛开苦降。症见嗳气频作,或恶心呕吐,大便干结,苔腻,属肝胃不和,痰浊内阻,胃气上逆,治宜平肝降逆。胃痛暴作,痛势较剧,喜暖喜按,苔薄白,属寒邪犯胃,治宜温散宣通。

2. 治则治法 "通降理论"指导下脾胃病治则遵循"二点论"和"一轴线"。

（1）二点论:即"脾胃分治"与"脾胃合治"。脾胃同居中焦,在解剖上,"脾与胃以膜相连";在生理上,运纳协调,升降相因,燥湿相济,共同调节饮食物的消化吸收;在病理上,胃病、脾病每多互传,最后形成脾胃同病的转归。因此,临床治疗中,于补脾之剂中辅以开胃之品,常在通降之方中佐以升清之味。健脾益气,佐以理气通降,如四君子汤加砂仁、苏梗、半夏、干姜;或理气降气时,佐以健脾益气升清之品,如香苏散加黄芪、白术。通过"脾胃合治"

而使治法方药更切合胃宜降、以通为补,脾宜升、以运为健的生理特性,利于祛邪愈疾。

脾与胃,二者同中有异。在脾胃合治的同时,要注意脾与胃在生理、病理上的不同之处。脾属脏,藏精气而不泻,胃属腑,传化物而不藏;脾主升,胃主降;脾喜燥,胃喜润,临床上应注意有侧重地区别对待。虚多责之于脾,实多责之于胃。胃之病理环节至要之点乃"郁滞"二字,且胃又为多气多血之腑,故调理气血、行畅气机、疏通血络是对应大法。胃之病理结果及表现为通降失常,甚至及脾,故治疗总以复其通降之性为最终目的。

（2）一轴线:即指调理气血。胃为多气多血之腑,凡情志不遂、饮食不节、冷热失常、劳倦过度等内外因素,均能使胃的气血功能异常而导致气滞血瘀。因此固然治疗胃病有温、清、补、泻等众多治法,但调理气血如同其中的一条中心轴线,贯穿始终。具体治法上视病情证情,或伍温阳刚燥之品,存其温通之性,助气药行气散寒,助血药活血通络;或配清热化湿之剂,以祛热毒灼络之源,解湿阻气滞之因;或佐养阴滋润之味,益胃阴而使润降,和阴血而通络脉;或辅消食化积之药,助运祛积而畅气机,使食积血瘀并消而和胃络。通过清热、散寒、消食、化湿、温阳、养阴而切实达到调和中焦气机、胃腑血络的作用,使脾胃功能恢复正常。

3. 遣方要点　遣方用药应遵循"脾胃合治""脾胃分治""调理气血"的原则。调气以和血,调血以和气,应视证情而决定调气与活血孰轻孰重。

遣方还应注意补虚泻实、寒热并用的方药配伍。虚实夹杂,如一味补益升提,则胃气愈加壅滞;如单用疏理,则脾气愈加虚陷,胃亦随疏随滞。当脾胃同治,升降并调,关键在于掌握升降之分寸。寒热错杂,纯用清热,则胃热未除而中寒更甚;一味温补,则寒邪未散而胃火更炽。故宜寒热互用以和其阴阳,苦辛并进以调其升降。如治疗胃阴不足时,宜甘凉濡润,但又不可过用滋腻,佐以行气化滞之品最为灵通,否则胃阴未复,脾先受困。

4. 用药特点　脾胃为后天之本,后天有病多由气血、寒热、阴阳、脏腑功能失调所致,当先调整,使之归于平衡,非必以滋补为本。《素问·调经论》就论述了虚而有滞的病机:"有所劳倦,形气衰少,谷气不盛,上焦不行,下脘不通。"因此,治疗脾胃病主张用药轻灵流畅,当升者升,当降者降,最忌呆补、漫补、壅补。所谓呆补,是指一方之中,尽设补药,处方呆板;所谓漫补,是指不辨虚实,漫投补剂;所谓壅补,是指补药过量,壅塞气机。胃腑实者,宜消积导滞,专祛其邪,不可误补;胃气虚者,气机不运,虚而挟滞,宜补虚行滞,不可壅补;虚而补之,补亦有度,主要食养,不可漫补。

在治疗上,虽有脾虚,如气滞明显,一味补之则气滞更甚;脾虚夹湿,如过用甘腻,反滋痞满。中气下陷者,在补中益气汤中加枳壳、香橼、佛手、大腹皮之属,使之升中有降;脾虚气滞者,亦先治标,用香附、苏梗、陈皮、香橼、佛手、枳壳、大腹皮等行气通降,反收以通为补之效;脾虚湿浊不化者,常用藿香、佩兰、半夏、薏苡仁、滑石、通草芳化淡渗,湿去则脾运;脾虚食滞者,则先用鸡内金、枳壳、陈皮、莱菔子、制大黄、谷麦芽、胡黄连、吴茱萸等消导化积,食化则纳振。

治疗脾胃病,总是从分析病机入手,从脾胃生理特点着眼,忌呆补、漫补、壅补,以调畅气机为要,用药轻灵流畅。

（五）研究进展

1. 理论研究　脾胃学说是中医理论体系最具生命力的学说之一,其理论源于《黄帝内经》,辨证法于仲景,集大成者则系东垣。"通降理论"是对脾胃藏象学说、补土论、胃阴学说等脾胃相关理论的继承和发展。近年来,以脾胃"通降论"为理论指导,创立了脾胃病辨证新八纲,即以辨脾胃脏腑、气血为中心,结合寒热、虚实的发病特点和机体状态,从而搭建临床辨治脾胃系疾病从理通向法、方、药的桥梁。

2. 临床研究　在针对胃食管反流病、慢性胃炎及胃癌前病变的中医药临床研究时,注重以脾胃"通降理论"为指导,以恢复胃腑的通降特性、改善胃内环境为中心,开展中药复方的疗效评价和作用机制研究。以胃食管反流病为例,治疗上不只专注于抑制胃酸,而是强调脾胃分治,重在降逆和胃、降气导滞。以体现通降胃气代表方香苏饮为基础化裁,由苏梗、香附、陈皮、枳壳、黄连、甘草等中药组成的通降颗粒,对于胃食管反流病(非糜烂性反流病)的随机、双盲、安慰剂对照临床试验表明,通降颗粒可以明显改善患者的烧心、反流等症状,对伴见的嗳气、胃痛、胃胀等症状也表现出了明显的疗效。

另一方面,"通降理论"将脾胃系统视为一个功能整体,认为脾和胃之间相互影响。食管、胃、小肠、大肠之间在病理生理上相互关联,现代医学认识到功能性胃肠病的胃肠症状重叠现象严重。基于"通降理论"对脾胃病的系统认识,开发《慢性胃肠疾病患者报告临床结局量表》,该量表分反流、消化不良、排便状况、心理情绪、全身状况、社会功能6个维度对临床疗效进行评价,具有良好的信度和效度,为功能性胃肠病及其他慢性胃肠疾病提供了全新的、符合中医药认知特点的患者报告的结局指标(PRO)量表,可以较好地反映出中医药复方疗法的疗效优势。

3. 基础研究

(1)理论本质科学内涵:胃肠动力是消化系统重要的生理机能,表现为慢波驱动下胃肠平滑肌有节律的收缩运动。动力异常是引起消化系统疾病的重要因素。现代医学对胃肠动力障碍性疾病的发病机制进行了广泛的研究,认为其与胃肠动力紊乱、中枢神经系统调节障碍、精神心理异常以及内脏高敏感等因素密切相关。中医则认为脾胃运化失司、气机升降失调是胃肠动力障碍性疾病发生的主要病机。

神经递质作为神经传导的重要信息物质,在调节胃肠道平滑肌运动上扮演重要角色。兴奋性神经递质包括乙酰胆碱、P物质等,可引起平滑肌的收缩;抑制性神经递质包括一氧化氮等,可引起平滑肌的舒张。

脑-肠肽是指在脑和胃肠道中双重分布的肽类,能够调节胃肠道的运动。脑-肠肽对胃肠道运动功能的调控形式分为兴奋作用和抑制作用。兴奋性脑肠肽主要包括胃动素、胃泌素、胃促生长素等,其主要作用是促进胃肠平滑肌收缩,推动胃肠道蠕动,从而促进胃肠动力。抑制性脑-肠肽主要包括血管活性肠肽、生长抑素等,其主要作用是抑制胃排空和肠道内容物的转运。

卡哈尔间质细胞(interstitial cell of Cajal,ICC)是胃肠道慢波的起搏细胞,能够启动节律性电活动,具有传导慢波电位、调节神经递质等功能,与多种胃肠道功能障碍性疾病密切相关。胃肠道平滑肌的电活动主要表现为基本电节和动作电位两种形式。慢波决定平滑肌收缩的频率及传导方向,协调胃肠的蠕动。动作电位则叠加在慢波上增强平滑肌的收缩。胃肠道功能性疾病及伴功能改变为主的某些器质性疾病,如功能性消化不良、肠易激综合征、便秘等,其慢波节律异常。

综上,神经递质的正常分泌与释放,脑-肠互动相互协调,胃肠道平滑肌的电活动有序可能是维持正常胃肠动力的生理基础。从上述几个方面进行深入探索,有助于进一步阐释"通降理论"的物质基础与科学内涵。

(2)疗效作用机制:近年来相关实验研究对阐明中药的疗效机制作了许多有益探索。

如对"通降理论"代表处方通降颗粒进行实验研究,从食管动力、食管黏膜屏障、黏膜炎症级联反应多个角度探究其疗效机制,以深入阐释脾胃"通降理论"的科学内涵。

动力方面,通降颗粒具有促进胃排空和小肠推进运动的药效学作用。通降颗粒可以增加反流性食管炎模型大鼠的血浆胃动素、胃泌素的分泌和释放,抑制胆囊收缩素、血管活性肠肽的分泌和释放,降低甲基橙胃残留率,从而调节食管、胃肠的运动。黏膜保护方面,通降颗粒可提高实验性反流性食管炎大鼠的胃酸水平,减少胃酸的分泌量,一定程度上调节胃蛋白酶的活性,从而减轻胃酸对食管黏膜组织的损伤。分子机制方面,通降颗粒可升高反流性食管炎肝胃不和证模型大鼠核因子κB(NF-κB)的激活频率,包括下调 IKK、NF-κB/p65 的表达,降低 Cox-2 的表达水平。同时,调节炎症因子的分泌,包括降低促炎因子水平,升高抗炎因子水平,降低钙敏感受体 CaSR、NOD 样受体家族蛋白 NLRP3、胱天蛋白酶 Caspase-1 表达水平,减小食管糜烂率、细胞间隙,增加紧密连接数量,并发挥相应的治疗作用,改善反流性食管炎肝胃不和证大鼠的生存质量,增加其体重、进食量、饮水量和抓力。在调节胃肠道神经递质方面,研究显示具有解郁理气通降作用的小柴胡汤、四逆散、柴胡疏肝散能够有效降低大鼠胃窦组织中一氧化氮的含量,并同时增加乙酰胆碱的含量,从而促进胃肠运动。枳术汤可以提高脾虚便秘小鼠结肠组织中一氧化氮合酶的表达,表明枳术汤是通过影响抑制性神经递质一氧化氮的表达,从而对胃肠运动起到调节作用。在调节脑-肠肽、胃肠平滑肌运动及其电活动方面,研究显示具有降逆化痰、益气和胃功效的旋覆代赭汤可以提高胃动力低下大鼠血液及胃窦组织中胃动素的水平。枳实可通过促进 ICC 的增殖而促进胃动力。具有柔肝解痉、和营止痛功效的芍药甘草汤可以改善慢传输型便秘模型大鼠便秘症状,机制与增加 ICC 的数量和功能,进而提高肠道平滑肌的运动有关。经典健脾方剂四君子汤可以明显提高脾虚模型大鼠血清中胃促生长素的水平,同时提高脾虚模型大鼠的胃电慢波节律和振幅,从而调整脾虚大鼠紊乱的胃肠电活动。

（六）小结

"通降理论"是在继承脾胃病经典理论基础上,结合现代中医临床实践提出的新理论,其符合现代胃肠动力学的相关理论,在指导中医脾胃病的临床论治方面具有较强的实用价值。要说明的是,"通降理论"是包括脾胃(胃肠道)生理、病理、治疗在内的有机的体系,而不是单纯的理气通降法。它在宏观上围绕恢复胃肠道动力的目标,将虚实、寒热、气血、病理产物等有机统一起来,形成一个完整的体系。

一个新理论的成熟是一个相对缓慢的过程,需要众多的人去验证和完善。从宏观上来说,看一个理论是否对临床有指导作用,关键是该理论指导下的治则、立法及处方在临床上的实用价值。目前在该理论的指导下,研制了一些有临床价值的处方,如治疗胃食管反流病的通降颗粒、治疗肠易激综合征的肠安合剂等,在临床上均有较好的疗效。但对其他消化系统常见疾病如慢性胃炎、功能性消化不良等,有必要进一步加强相关的理论研究,经历"协定方""验证方""优化方"的过程,由粗至精,加强脾胃"通降理论"指导下的系列中药制剂研发。与此同时,应积极开展以通降作用为特征的相关方药的基础研究,探讨这些方药宏观、微观的作用机制,明确相关方药的作用机理,反证"通降理论"的科学性,使其不断地完善,并最终形成完善的、特色明显的中医脾胃病通降理论,进一步广泛地指导脾胃病诊治的临床实践。

（马祥雪　唐旭东）

七、调中复衡理论与脾胃病辨证新八纲

唐旭东教授师承中医学大家、脾胃病名家董建华院士,继承经典脾胃理论,基于临床实践和研究总结,系统整理了董建华院士脾胃通降理论,将其与现代胃肠动力学与病理生理等知识相结合,灵活应用于脾胃病的诊治,并在此基础上精研脾虚与补土理论、脾胃通降理论,提出脾胃病诊疗的调中复衡理论和脾胃病辨证新八纲。认为脾胃升降相因,降在先,通降即为补;纳化相协,调为要,上中下兼顾;脾胃辨治,论分合,燮理有侧重;五脏调理,土为枢,平衡乃关键。调中复衡理论是对董建华院士脾胃通降理论的充实和发展,具有现实的理论指导意义;创立脾胃病辨证新八纲,即脏腑、虚实、气血、寒热,强调脾胃病临证以脏腑、气血为中心,结合寒热、虚实的发病特点和机体状态,明确其病位、病性、病态等,提纲挈领,简明扼要,为脾胃病临床辨证提供了具体的抓手和操作技术路线。

(一)调中复衡理论

1. 概述 "调中复衡"理论是唐旭东教授在继承传统脾胃理论、脾虚理论、补土理论及董建华院士脾胃通降理论基础上,结合长期临床经验提出的治疗脾胃病的学术思想,对于功能性胃肠病、胃食管反流病、慢性胃炎等脾胃病的治疗具有重要的指导作用。

2. 源流 脾胃学说是指导脾胃病诊治的基石,其奠基于秦汉时代的《黄帝内经》《难经》等经典著作中的基础理论,发展于汉末至两宋诸医家在临床实践中对其的不断完善,形成于金元时期李东垣关于独重脾胃理论的系统论述,充实于明清脾阴、胃阴等理论对其的进一步丰富。脾虚理论源于脾胃学说,论述了脾虚的病理特点,并得到后世的广泛应用与研究。补土理论萌芽于古代哲学,肇始于《黄帝内经》,发展于仲景,鼎盛于东垣,充实于后世补土学派,被广泛用于指导各科临床。董建华院士潜心研究传统脾胃理论,结合长期临床实践和脾胃病特点,提出了"通降理论"学术思想,强调胃气通降在维持脾胃生理功能的重要性。五脏生理和病理功能相互联系,早在《素问·玉机真脏论》就有记载,"五脏相通,移皆有次,五脏有病,则各传其所胜","脾脉者土也,孤脏以灌四傍者也",《杂病源流犀烛·脾病源流》云:"盖脾统四脏,脾有病,必波及之;四脏有病,亦必待养于脾。故脾气充,四脏皆赖煦育;脾气绝,四脏不能自生",《药鉴·病机赋》云:"脾为五脏之本",明确指出五脏相关,以脾为本。唐旭东教授精研传统脾虚理论、补土理论及董老"通降理论"学术思想,基于脾胃病临床特点强调脾胃功能的核心地位,又兼顾整体功能的平衡,进一步提出了治疗脾胃病的"调中复衡"理论。

3. 内涵 调中复衡,"调"为斡旋、燮理之义;"中"从定位来讲,为中州脾胃,从病性来讲,"中"又可理解为核心病机;"复"为恢复之义;"衡"为平衡之义,泛指虚实、寒热之性的平和,气机升降的平衡,脏腑功能的平衡,阴阳的平衡。"中"是"调"的对象,"复"是"调"的作用,"衡"是调的目标,"调中复衡"强调了中州脾胃功能的核心作用,正所谓"脾胃为后天之本",同时强调了中焦气机升降功能正常和五脏功能协调的重要性。其核心内涵包含以下几个方面。

(1)升降相因,降在先,通降即为补:强调胃的通降功能正常是脾气升清功能正常、脾胃升降功能恢复正常的前提,治疗主张通降胃腑为先,降中寓升,以斡旋气机升降功能。认为通降之法,并非单纯地通降攻泄,而是审因对症,因势利导。病位单纯在胃,则重点治胃,通降胃腑;若胃病及脾,升降反作,则降胃理脾,二者兼顾。病情属实,则通降为主,专祛其邪,不可误补;虚实夹杂,则通补并用,补虚行滞,标本兼顾。

（2）纳化相协，调为要，上中下兼顾：脾与胃在生理上存在协同作用，胃主受纳、腐熟水谷，脾主运化水谷精微，纳化相协，共同完成食物的消化与吸收，是气、血、津、液生化之源。三焦是气、血、津、液、精生发之所和运行通道，主持诸气，总司全身的气机和气化，为水液运行通道。纳化失常则饮食物消化异常，气血生化不足，气机升降失调，三焦水液输布异常。脾胃"纳化相协，调为要，上中下兼顾"，强调脾胃协同消化水谷精微、化生气血的重要性，纳化失常则三焦气机升降和水液输布异常，治疗要兼顾上、中、下三焦，从消化系统来讲，要兼顾食管、胃和肠的功能协调。

（3）脾胃辨治，论分合，燮理有侧重：基于脾胃生理与病理特点，主张胃病治则上的两点论，强调"脾胃合治"与"脾胃分治"，临床具体运用各有侧重。脾胃同病采用"脾胃合治"之法，治疗以恢复胃之和降、脾之健运为目的。胃病为主者，常在通降之方佐以升清之味，脾病为主者，每于补脾之剂伍以开胃之品。胃实而脾不虚则采用"脾胃分治"之法，强调脾胃病早期单独治胃以恢复胃的通降功能即可，不必补脾。如食滞胃脘所致胃痛，治以消食导滞；胃气阻滞、胃气上逆所致呕吐，治以降气和胃；胃热肠燥所致便秘，治以清胃通腑。

（4）五脏调理，土为枢，平衡乃关键：五脏相关，生理上相生相克，相互促进，相互制约；病理上相乘相侮，出现脏腑功能的克制失衡。脾虚母病及子，则出现肺脾两虚，导致气的生成不足，气机升降失常，津液输布和水液代谢异常；肺气失宣，则影响脾之升清；肺失治节，水道失调，水湿则滞留困脾。心火生脾土，心阳不足则脾阳虚；脾虚气血生化不足，则心神失养。肝失疏泄，气机郁滞，肝气乘脾致脾失健运；脾虚生湿，湿邪郁结，则影响肝之疏泄；脾虚气血生化不足，则肝血不足，肝失濡养。脾虚运化无力，不能化生精微以充肾；肾阳虚则脾失温煦；或肾不主水，肾水泛滥，损伤脾土。脾脏功能正常在五脏六腑功能协调中发挥关键作用。五脏调理，土为枢，平衡乃关键，主张从脾论治以恢复脾胃功能为基础，兼顾其他脏腑，从而恢复气机升降平衡、五脏功能平衡。

4. 临床运用

（1）临证思路

1）本脏虚损，脾失健运，补土当谨守核心病机：脾主运化是脾藏象理论的核心内容，脾虚则脾失运化。脾虚证是脾胃病最主要证候，治疗当从脾论治，临证当明辨脾不运、脾不化和脾虚及他脏的不同。

脾虚以脾不运为主：以胃痞（功能性消化不良）为例，临床表现为上腹部痞满不适，餐后加重，或餐后饱胀，早饱，嗳气，腹胀，大便正常，舌淡红苔薄白，辨为脾虚气滞证，治疗当健脾理气；若同时伴有食欲缺乏，大便黏滞不爽，舌苔白腻，辨为脾虚湿滞证，治疗当健脾化湿（芳香化湿）；若同时伴有脘腹怕凉，喜温喜按，四肢不温，辨为脾阳虚证，治疗当健脾温阳。

脾虚以脾不化为主：以泄泻（功能性腹泻）为例，临床表现为进食不当则腹泻，或大便长期不成形，无腹痛，无便血，辨为脾虚湿阻证，治疗当健脾渗湿；若同时伴有腹部怕凉，四肢不温，辨为脾阳虚证，治疗当温阳止泻。

脾虚及他脏：以泄泻（腹泻型肠易激综合征）为例，临床表现为便前腹痛，腹泻，泻后痛减，每因情志因素诱发，辨为脾虚肝郁证，治疗当健脾柔肝；以便秘（功能性便秘）为例，临床表现为大便质不干，虽有便意，但排便困难，便后乏力，神疲懒言，辨为肺脾气虚证，治疗当健脾宣肺；以泄泻（功能性腹泻）为例，临床表现为长期大便不成形，鸡鸣泻，受凉则加重，脘腹怕凉，四肢不温，脉沉细，辨为脾肾阳虚证，治疗当温补脾肾。

2）胃气不降，或滞或逆，通降须明察气机乖忤：胃生理上以降为顺，病理上因滞而病，治疗上以通祛疾,恢复胃的和降功能。胃的通降异常可分为三个层次,胃气不降、胃气阻滞和不降反升。临证当以脏腑、虚实、气血、寒热为纲辨治胃病,以恢复其通降之性。

胃气不降:胃气不降,则水谷糟粕不得往下传递,其在上者则为噎膈,其在中者则见脘腹胀满,其在下者则致便秘。以噎膈(功能性吞咽困难)为例,胃气不降多因阴伤、气滞、痰阻、血瘀互结所致,属本虚标实,治疗当养阴益胃、疏肝理气、健脾化痰、活血通络。以脘腹胀满(功能性消化不良)为例,胃气不降虚证多因脾胃气虚、胃阴不足,实证多因食积、痰湿、湿热、气滞等实邪内阻,治疗当健脾益气、养阴益胃、消食导滞、化痰除湿、清热化湿、疏肝理气。以便秘(功能性便秘)为例,胃气不降多因胃热津伤、肝脾气滞、阴寒内盛、肺脾气虚、血虚、阴虚、阳虚,治疗当泄热导滞、顺气导滞、散寒导滞、益气润肠、养血润燥、滋阴通便、温阳通便。

胃气阻滞:胃气阻滞,气机不畅,不通则痛,可见胃痛、腹痛。以胃痛(慢性胃炎)为例,胃气阻滞可因寒邪客胃、饮食伤胃、肝气犯胃、湿热中阻、瘀血阻络,治疗当温胃散寒、消食导滞、疏肝理气、清热化湿、化瘀通络。以腹痛(功能性腹痛)为例,胃气阻滞可因寒邪内阻、湿热壅滞、饮食积滞、肝郁气滞,治疗当散寒温里、清热化湿通腑、消食导滞、疏肝理气。

不降反升:胃气不降反升,胃气上逆则出现嗳气、反酸、恶心呕吐。以嗳气为例,胃气上逆多因食积、痰火、气滞,治疗当消食导滞、清热化痰、疏肝理气、健脾益气。以反酸(胃食管反流病)为例,胃气上逆多因肝胃郁热、脾虚湿热、中虚气逆,治疗当疏肝泄热、健脾清热化湿、健脾疏肝。以恶心呕吐(急性胃肠炎)为例,胃气上逆多因外邪犯胃、食滞内停、痰饮内阻、肝气犯胃所致,治疗当解表和中、消食化滞、温化痰饮、疏肝和胃。

总之,胃的气机升降异常与多种因素有关,临床辨证以脏腑、虚实、气血、寒热为纲,明确病位在脾胃,还是其他脏腑;明确病变是虚证还是实证,在气还是在血,是寒证还是热证。

3)脾胃不和,五脏失调,调中须平衡脏腑关系:脾胃同病,则脾胃不和,当脾胃合治,调和脾胃功能,以恢复脾之运化、升清,胃之受纳、通降之性。脾多虚,胃多实,治疗当补脾而不碍胃,清胃而不伤脾,用药升中寓降,降中寓升。若脾胃失调,病及其他脏腑,当基于五脏相关理论治疗,从脾胃论治,兼顾其他脏腑,常用疏肝和胃、疏肝健脾、温补脾肾、补益心脾、健脾宣肺、清肺通腑、肺脾肾同治、肝脾肾同治等法。治疗目的在于恢复气机升降和五脏生克制化平衡。

(2)治则治法:调中复衡理论指导下的治则治法可概括为"健脾八法""八纲通胃法"和"两平衡"策略。"健脾八法"即健脾理气、健脾化湿、健脾温阳、健脾渗湿、温脾止泻、健脾柔肝、健脾宣肺、温补脾肾法。"八纲通胃法"即从脏腑、虚实、气血、寒热八纲论治胃病,以脏腑为纲,具体分为单纯治胃法、脾胃合治法、从他脏他腑调治脾胃法。其中,单纯治胃法,有理气和胃法、化瘀通络法、温胃散寒法、养阴益胃法、清热和胃法、泻下通腑法、降逆和胃法等;脾胃合治法,有温中补虚法、升阳降浊法、化湿运脾法等;从他脏他腑调治脾胃法,有疏肝和胃法、平肝和胃法、柔肝养胃法、清心益胃法、补益心脾法、肃肺通腑法、补火生土法、滋肾益胃法。以虚实为纲,祛实为主,有理气通降法、活血通络法、消导化食法、清热化湿法;补虚为主,有养阴益胃法、甘平养胃法、甘温健中法、补气温中法等。以气血为纲,理气法,有理气和胃法、疏肝理气法、健脾理气法、理气降逆法、理气消食法、理气化湿法、理气通便法、理气降火法、理气散寒法、理气养阴法等;活血法,有温中化瘀法、清热化瘀法、理气化瘀法、化瘀通络法、破瘀散结法等。以寒热为纲,单纯寒证,治以温中散寒法、温补脾阳法、温补肾阳法;单纯热证,治以清胃泻火法、清热化湿法、清热凉血法;寒热错杂证,治以寒热平调、温清并用法。"两平衡"即恢复气机升降平衡和五脏功能平衡。

（3）遣方要点：基于"调中复衡"理论，遣方应以调理脾胃功能为核心，恢复脾之运化、胃之通降，兼顾其他脏腑，恢复五脏生克制化平衡。遣方多遵循古方，方小力专，善于灵活变化。健脾方以恢复脾主运化功能为主，常用六君子汤、黄芪建中汤等以健脾益气，香砂六君子汤、参苓白术散以健脾化湿，理中汤、附子理中汤以健脾温阳，逍遥散以健脾柔肝，四神丸以健脾温肾等。治胃方以降逆和胃、行气和胃为原则，常用益胃汤以养阴益胃，良附丸以温胃散寒，补中益气汤以健脾益气，柴胡疏肝散、四逆散以疏肝理气，导痰汤以健脾化痰，温胆汤以清热化痰，三仁汤、平胃散以健脾化湿和胃，连朴饮以清热化湿和胃，保和丸、枳实导滞丸以消食导滞，旋覆代赭汤以降气和胃，半夏泻心汤以辛开苦降和胃，血府逐瘀汤以活血通络，麻子仁丸、大承气汤以泄热导滞，六磨汤以顺气导滞，温脾汤以散寒导滞，黄芪汤以益气通便，增液汤以滋阴通便，济川煎以温阳通便。特殊情况可根据"八纲通胃法"自拟方治疗。调理五脏，当根据临床具体情况分析五脏生克制化关系，辨证选方，加减变化。

（4）用药特点："调中复衡"理论强调以脾胃为中心，五脏六腑相互统一，临床用药当顺应各脏腑特点。脾喜燥恶湿，胃喜润恶燥；脾主升，胃主降；脾多虚，胃多实。治疗当补脾而不碍胃，清胃而不伤脾；用药升中寓降，降中寓升。病情涉及多脏腑病变，当从整体出发，根据五脏相关理论辨证用药。

脾虚不运以健脾益气、健脾理气、健脾温阳为主，常用党参、黄芪、茯苓、生白术、木香、枳实、枳壳、大腹皮、干姜等，可佐以消食和胃，常用鸡内金、神曲、麦芽等；脾虚不化以健脾化湿、健脾渗湿、温脾补肾为主，常用党参、黄芪、炒白术、茯苓、砂仁、佩兰、炒薏苡仁、车前子、补骨脂、肉豆蔻、附子等。胃腑不通当根据病机特点进行辨治用药，气滞当理气和胃，佐以疏肝，常用苏梗、香附、陈皮、枳壳、大腹皮、香橼、佛手、柴胡等；湿热阻滞当清热化湿，常用黄连、黄芩、滑石、栀子等；寒湿阻滞当芳香化湿，常用藿香、佩兰、白豆蔻、砂仁、薏苡仁、半夏、茯苓等；瘀血阻滞当活血化瘀，常用生蒲黄、五灵脂、延胡索、乳香、没药等；腑气不通而胃气上逆当辨证通腑，或清热泻下，常用大黄、栀子等，或润肠通便，常用火麻仁、玄参、当归等，或温阳通便，常用肉苁蓉、干姜等；胃阴不足当养阴益胃，常用北沙参、麦冬、石斛、白芍等。五脏失调，当在调理脾胃的基础上，谨守病机根据相关脏腑功能特点进行用药，如肺失宣降，常用桔梗、杏仁、枇杷叶等；心阳不足常用党参、桂枝、甘草；肝气不舒常用柴胡、白芍、佛手、香橼皮等；肾阴不足常用生地、枸杞子、女贞子、旱莲草等；肾阳不足常用附子、肉桂、巴戟天等。

5. 研究进展

（1）理论研究："调中复衡"理论整合了传统脾胃理论和董建华院士"通降理论"学术思想，更加符合现代医学对脾胃病的认识，是现代脾胃病诊治的创新理论。"调中复衡"理论的提出将深化脾虚理论、通降理论的内涵研究，推动传统脾胃理论的发展。

（2）临床研究："调中复衡"理论指导脾胃病治疗原则为通过调理脾胃功能，恢复气机升降平衡、五脏生克制化平衡。临床研究显示，从脾论治功能性消化不良和功能性腹泻临床疗效确切，健脾益气、理气可改善早饱、餐后饱胀、上腹痛等消化不良症状，健脾化湿可改善腹泻症状；从肝脾论治腹泻型肠易激综合征，采用健脾柔肝中药复方可显著改善患者腹痛、腹泻症状；从肝胃论治胃食管反流病，采用疏肝清热和胃中药复方可改善大多数患者临床症状。这些临床研究均可体现"调中复衡"理论的指导作用。

胃肠症状重叠是临床普遍现象，功能性消化不良与非糜烂性反流病，功能性消化不良与肠易激综合征，非糜烂性反流病与肠易激综合征，非糜烂性反流病与反流高敏感、非糜烂性反流病与功能性烧心等均可出现胃肠症状重叠。开展从脾胃、肝、肾论治功能性胃肠病胃肠症状重叠的临床研究有利于验证"调中复衡"理论的临床应用价值。

6. 小结 脾胃为后天之本,脾为五脏之本,脾胃功能的核心地位为历代医家所重视。在传承脾胃理论、脾虚理论、补土理论及董建华院士"通降理论"学术思想的基础上,唐旭东教授结合长期临床经验,提出了治疗脾胃病的"调中复衡"理论,倡导脾胃升降相因,降在先,通降即为补;纳化相协,调为要,上中下兼顾;脾胃辨治,论分合,燮理有侧重;五脏调理,土为枢,平衡乃关键。在临床应用方面提出了"治脾八法""八纲通胃法""两平衡"策略。"调中复衡"理论的提出是对传统脾胃学说、董老"通降理论"学术思想的继承和发展,对于脾胃病治疗具有重要的临床指导意义。基于"调中复衡"理论应用研究的开展,将促进其理论内涵的完善。

(张北华　唐旭东)

（二）脾胃病辨证新八纲

中医学的理、法、方、药是一个完整且完善的体系,理是法、方、药之纲,理明法自立,方遵法组成。临床重在理、法、方、药功底深厚及其系统一致,明理乃可准确辨证,识证才能对证用药,所以辨证方法与思维是基础理论与立法、遣方、用药之间桥梁,也是临床医生临证的抓手。

辨证是中医探讨疾病发生发展机理的根本方法,是将四诊所收集的各种症状及检查所得资料加以分析、综合、归纳,从而得出疾病的证候诊断结论的方法。中医的辨证思维,是由此及彼、由表知里、去伪存真、去粗取精的思辨模式,是一种建立在实践论基础上的重要方法论问题。中医学方法论——"辨证思维"的出现,是支撑中医学术和临床疗效成功屹立于世界医林千年不败的中流砥柱。这一核心思辨形式也是中医学与现代西医学的重要差异所在。大匠尚不可废绳墨规矩,医者亦然,失去了辨证思维便是失于规矩,这便是中医辨证思维的重要意义。

1. 八纲辨证

（1）八纲辨证的历史源流:中医辨证分析疾病的方法多种多样,八纲辨证则是各种辨证方法的总纲。其起源于《黄帝内经》,繁衍于汉宋,后经过明清的完善和充实,由近代著名医家祝味菊在《伤寒质难》中明确提出,经历代医家在实践中不断发展和完善。在《黄帝内经》中虽无"八纲"和"八纲辨证"的提法,但对其具体的辨证内容却有散在的论述。如《素问·阴阳应象大论》云:"善诊者,察色按脉,先别阴阳""阳病治阴,阴病治阳"。《素问·至真要大论》云:"谨察阴阳所在而调之,以平为期。"均为强调明别阴阳是辨病的总纲。东汉张仲景的《伤寒论》以《黄帝内经》为基础,将人体外感发热性疾病的演变过程用六经所代表的生理层次划分为不同的病理阶段,成为外感病的六经辨证。而六经病的辨证,无不贯穿着阴、阳、表、里、寒、热、虚、实的八纲辨证思想。如六经病的病性,三阳病多属于热证、实证,概括为阳证;三阴病多属于寒证、虚证,概括为阴证。表里是分析病位的纲领,邪在经络,则出现表证;邪入脏腑,则出现里证。明代王执中《东垣先生伤寒正脉》指出"治病八字,虚、实、阴、阳、表、里、寒、热。八字不分,杀人反掌。"与"八纲"内容已完全一致。孙一奎《赤水玄珠》强调:"凡证不拘大小轻重,俱有寒、热、虚、实、表、里、气、血八个字,苟能于此八个字中认得真切,岂必无古方可循。"方隅《医林绳墨》说:"虽后世千方万论,终难违越矩度。然究其大要,无出乎表、里、虚、实、阴、阳、寒、热,八者而已。"《景岳全书·传忠录》指出:"阴阳为医道之纲领""凡诊病施治,必须先审阴阳""六变者,表、里、寒、热、虚、实也。是即医中之关键,明此六者,万病皆指诸掌矣""明此六变,明此阴阳,则天下之病固不能出此八者"。张景岳这一认识的贡献在于把阴阳两纲置于其他六纲之上,并对表里、寒热、虚实诸纲进行了系统分析。到了清代,八个纲领更为明确,得到医家的普遍应用。程钟龄《医学心悟》有《寒热虚实表里阴阳辨》一篇,阐发颇为精要,指出:"病有总要,寒、热、虚、实、表、里、阴、阳,八字而已。病情既不外此,则辨证之法亦不出此。"而"八纲"一词的明确提出,则始于近代医家祝味菊。《伤寒质难》中曰:"所谓八纲者,阴、阳、表、里、寒、热、虚、实是也。古昔医工,观察各种疾病之征候,就其性能之不同,归纳于八种纲要,执简驭繁,以应无穷之变。"这一学术观点,为中医界所共识,被认为是外感内伤诸疾临床辨证之准绳和大纲。20 世纪 60 年代第 2 版《中医诊断学》教材中,正式将"八纲"列为专章进行讨论,于是八纲辨证的内容得以在全国普及。

（2）八纲辨证基本内容

1）表里辨证:表里辨证,即通过判定病证的在表、在里来分析病变部位外内、浅深以及病势进退。表证,一般指因六淫等外邪经皮毛、口鼻侵犯人体所引起的轻浅证候。临床以发热与恶寒（或恶风）并见、舌苔薄白、脉浮为主要特征,可兼见头痛、四肢关节酸痛、鼻塞流涕、咳嗽等,具有发病急、病程短、病位浅的特点,主要见于外感病的初期阶段。由于体质强弱不同,感受的外邪轻重各异,所以表证的临床表现较为复杂,一般分为表寒证、风袭表虚证、表热证。

里证,泛指病变部位在里,即脏腑、气血、骨髓等受病所引起的证候。与表证相对而言,其概念较笼统,范围较广泛,凡不是表证（及半表半里证）的证候,都属于里证的范畴,即所谓"非表即里"。里证多见于外感病的中、后期及一切内伤病。里证的形成一般有 3 种途径:表证不解,病邪内传入里而成;外邪直接侵犯内脏而成;因情志内伤、劳累过度、饮食不当等引起脏腑气血功能失调。里证病位虽同属于里,仍有浅深轻重之别,一般病变在腑、在上、在气者,较为轻浅;在脏、在下、在血者,较为深重。里证临床表现复杂多样,其具体辨证必须结合寒热辨证、虚实辨证,以及脏腑辨证、气血辨证、津液辨证等进行。

2）寒热辨证:寒热辨证,即通过判定病证属寒、属热以辨别疾病性质,弄清机体阴阳盛衰的辨证方法。寒证,由阴盛或阳虚所产生的,以寒冷表现为主的一类证候。多因感受寒邪,或内伤久病、阳气亏虚,或过服生冷、阴寒内盛所致。临床主要表现为恶寒,或畏寒喜暖,肢冷蜷卧,面白无华,口淡不渴,痰、涎、涕清稀量多,小便清长,大便稀溏,舌淡、苔白而润滑,脉迟或沉细无力等。寒证包括表寒、里寒、虚寒、实寒等证。其具体辨证,必须结合表里辨证、虚实辨证,以及脏腑辨证、六经辨证等。

热证,由阳盛或阴虚所产生的,以温热表现为主的一类证候。多因外感阳热之邪,或寒湿等邪化热,或七情过激、气郁化热,或饮食不节、食积化热,或过食辛辣温热之品,或房事劳伤、阴虚生热所致。临床主要表现为发热面赤,恶热喜冷,口渴喜冷饮,烦躁不宁,尿黄便干,痰、涕黄稠,舌红、苔黄,脉数。热证包括表热、里热、虚热、实热等证。其具体辨证,必须结合表里辨证、虚实辨证,以及脏腑辨证、卫气营血辨证等进行。

寒热错杂证,指在同一患者身上寒象、热象并见,如表热里寒、表寒里热、上热下寒、上寒下热等。治疗时应视症状出现的早晚及部位的不同,根据轻重缓急采用相应的治法。

3）虚实辨证:虚实辨证,即通过判断病证属虚、属实以辨别机体正气与邪气盛衰情况的辨证方法。虚证,是对人体正气不足而产生的各种虚弱证候的概括。具体可分为气虚证、阳虚证、血虚证与阴虚证 4 类。气虚与阳虚两证都源于阳气不足,都有面色淡白、神疲、自汗等症状。区别在于气虚无寒象,以乏力懒言、动辄气短、脉弱等为主,治宜补气;阳虚则表现为形寒怕冷、四肢不温、小便清长、大便稀溏、脉迟等,治宜温阳。血虚与阴虚两证同属阴血不足,都有头晕目眩、心悸失眠、少苔、脉细等。区别在于,血虚无热象,仅表现为面色无华、爪甲不荣、手足麻木、舌质淡、脉虚或芤,治宜养血;阴虚则伴有两颧发红、五心烦热、咽干口燥、盗汗、遗精、舌红少苔或无苔、脉细数等虚热之象,治宜滋阴清热。

实证,是对邪气亢盛,正气未衰,邪正斗争激烈所产生的各种证候的概括。由于病因和累及的脏腑不同,实证临床表现多种多样。如感受外邪往往发病急骤,以发热、吐泻、疼痛、脉实有力为主症;如因内脏功能失常,致使痰饮、水湿、瘀血、食积、虫积等病邪结聚,则表现各有其特点。治疗以祛邪为大法。

虚实夹杂证,即正气不足与邪气过盛同时并见。既可见以虚为主的虚中夹实证,又可见以实为主的实中夹虚证,具体表现为表虚里实、表实里虚、上虚下实、上实下虚等。治疗时须明辨虚实主次、先后缓急,或以攻为主,或以补为主,或先攻后补,或先补后攻,或攻补兼施等。虚证和实证在一定条件下可以相互转化。先为实证,由于失治或误治等原因致使病程迁延,病邪虽已减弱,但体内正气也渐耗伤,此为实证转虚,为临床常见;虚证转实则临床少见,如先为虚证,又感受外邪,或痰饮、瘀血等停滞堆积,出现因虚致实。在病情发展到比较严重的阶段,或病情复杂时,还可能出现真实假虚或真虚假实等情况。

4)阴阳辨证:阴阳辨证是通过判定病证属阴属阳,大致区分病证位置、性质及邪正盛衰状况的辨证方法。阴阳是八纲的总纲,是对表里、寒热、虚实的总概括。临床凡以抑制、沉静、寒冷、晦暗等为证候特征者,属于阴证;相反,凡以兴奋、躁动、火热、光亮为证候特征者,属于阳证。与其他六纲一样,阴证和阳证可随机体状态的变化而相互转化,阳证转为阴证常常表示病情恶化,阴证转为阳证表示病情趋于好转。此外,阴阳辨证还有分析人体阴精阳气虚损不足的功能,阳气亏虚可形成阴寒相对偏盛的阴证;阴液不足,阳气相对有余,又可表现为虚热状态的阳证。

2. 脾胃辨证新八纲　"阴、阳、表、里、寒、热、虚、实"的辨证理论指导临床实践所起到的重要作用是毋庸置疑的,然而,辨证理论与辨证模式应按照中医临床实践的需要而建立。因此,在中医脾胃病辨证论治的过程中,需建立一个符合中医脾胃生理特点、病机特征的辨证纲领,以此为临床中医消化系统疾病辨证提供具体抓手和操作技术路线。

(1)中医脾胃生理特点:胃为水谷之腑,传化物而不藏,以通为用,以降为顺,通降是胃生理特点的集中体现。脾胃为后天之本,腐熟水谷,化生气血,滋养五脏六腑是其主要的生理功能。同时,脾胃同居中焦,在解剖上脾与胃以膜相连,运纳协调,升降相因,燥湿相济,共同调节着饮食物的消化吸收。

(2)脾胃系疾病病理特征:胃肠为市,无物不受,易被邪气侵犯而盘踞其中,邪气犯胃,胃失和降,脾亦不运。一旦气机壅滞,则水反为湿,谷反为滞,形成气滞、血瘀、湿阻、食积、痰结、火郁等相因为患,邪正交结,气道闭塞,郁于中焦,属于实滞。若脾胃虚弱,传化失司,升降失调,清浊相干,郁滞自从中生,属于虚而夹滞。《素问·调经论》云:"有所劳倦,形气衰少,谷气不胜,上焦不行,下脘不通。"即论述了虚而有滞的病机,当升者不得升,当降者不得降,郁滞于中。在临床上,脾胃的通降功能失调表现为以下3个方面:①胃气不降,常表现为噎膈、脘腹胀满、便秘等症状;②胃气上逆,常表现为呕吐、嗳气、呃逆等症状;③脾失升清,常表现为腹泻、疲乏、精神倦怠等症状。胃病多病程缠绵,虚实互见,寒热错杂,但无论虚实寒热,内有郁滞是共同的。所谓寒则凝而不通,热则壅而失降,伤阳者滞而不运,伤阴者涩而不行。《素问·太阴阳明论》提出"阳道实,阴道虚",概括脾病多为阳气不足,以虚证、寒证为多,易为湿困,表现为化生、运化、升清功能减退,出现乏力、眩晕、泄泻、胃痞闷、食欲缺乏等;胃病以实证、热证为多,表现为受纳、腐熟、降浊功能减退,出现口苦、口臭、反酸、烧心、恶心、呕吐、便秘等。正如"清气在下,则生飧泄,浊气在上,则生䐜胀"。

（3）脾胃辨证新八纲要义:基于"通降理论",脾胃以通为用的生理特点及因滞为病的病机特征,建立脾胃辨证新八纲,即以脏腑、虚实、气血、寒热为纲,从四个维度进行问诊和辨证,有助于临证时准确有效的"确定病因、确定病位、确定病性",从而有助于分析复杂的临床案例,使复杂问题简单化。

1）辨脏腑——以明确发病病位为辨证基础:清代唐容川在《血证论》中指出:"脏腑各有所主,各有经脉……业医不知脏腑,则病原莫辨,用药无方。"脏腑功能各有特点,同种病邪侵犯的脏腑不同,发病及症状就不相同。因此,脏腑辨证是疾病定位的重要依据,在中医辨证体系中处于核心地位。

脾胃系疾病在病位上层次有三,一为胃本腑自病、胃病及脾,二为胃（脾）病及他脏,三为他脏病及胃（脾）。初起病位主要在胃,无论外邪、饮食、情志均可导致胃气受损,轻则气机壅滞,重则和降失司。病久则影响及脾,脾胃合病。《素问·五运行大论》说:"气有余,则制己所胜而侮所不胜;其不及,则己所不胜侮而乘之,己所胜轻而侮之。"基于五脏五行生克制化体系,胃（脾）病及他脏的证型常见有土虚木乘、土虚水侮、土不生金;他脏病及胃（脾）的证候常表现为心火及胃、肺金及胃、肝木及胃等。以胃脘痛为例,临证时需辨明病位之单纯在胃,还是在肝、在脾。受寒、冒暑、伤食、积热易于伤胃,胃气壅滞,不降反逆;情志不遂易于伤肝,肝气郁结,横逆犯胃,致肝胃气滞、肝胃郁热。日久,或郁而化热,或久病入络,或耗伤胃阴。久病及脾,可见脾气虚弱,中气下陷,或见脾阳不振。

以脏腑为纲,可将胃病治法分为单纯治胃法、脾胃合治法、从他脏他腑调治脾胃法三类。治胃法,如理气和胃法、化瘀通络法、温胃散寒法、养阴益胃法、清热和胃法、泻下通腑法、降逆和胃法等;脾胃合治法,如温中补虚法、升阳降浊法、化湿运脾法等;从他脏他腑调治脾胃法,如从肝治胃法（如疏肝和胃法、清肝和胃法、柔肝养胃法）、从心治胃法（如清心益胃法、补益心脾法）、从肺治胃法（如宣肺降胃法、肃肺通腑法）、从肾治胃法（如补火生土法、滋肾益胃法）。诚如《金匮要略》所云:"五脏病各有所得者愈,五脏病各有所恶,各随其所不喜者为病。"以脏腑为纲,不仅是明确病位的辨证基础,更是指导治疗的重要手段。

2）辨虚实——以明确病证特性为辨证要点:《素问·调经论》有云"百病之生,皆有虚实"。或饮食不节,或外感受邪,或情志不畅,造成食积、湿邪、气滞等实邪内阻,日久可致脾失健运,气血精微化生不足,出现乏力、畏寒等虚象;中气不足,气机升降失司,又可出现气机阻滞,化痰生湿。由于脾与胃不同的生理特性及病理特点,胃病多实,脾病多虚。同时因虚致实,因实致虚,虚实夹杂证在脾胃系疾病中尤为常见。故临证时当以明辨虚实明确邪正盛衰为要点。

关于虚实辨证之法,以胃脘痛为例,《景岳全书·杂证谟·心腹痛》论述:"痛有虚实……辨之之法,但当察其可按者为虚,拒按者为实;久痛者多虚,暴痛者多实;得食稍可者为虚,胀满畏食者为实;痛徐而缓,莫得其处者多虚,痛剧而坚,一定不移者为实;痛在肠脏中,有物有滞者多实,痛在腔胁经络,不干中脏而牵连腰背,无胀无滞者多虚。脉与证参,虚实自辨。"

以虚实为纲进行辨证,对脾胃虚证、实证,尤其是虚实夹杂证的论治有着重要的意义。通过虚实辨证,可以为治疗的补泻提供基本依据。虚实辨证准确,补泻方能无误,轻重恰当、平衡补泻才不致犯"实实""虚虚"之诫。

3）辨气血——以明确在气在血为辨证中心：《医林改错·气血合脉说》中有"治病之要诀，在明白气血，无论外感内伤，要知初病伤人何物，不能伤脏腑，不能伤筋骨，不能伤皮肉，所伤者无非气血。"指出气血为致病之起因，百病始生皆伤气血。胃为多气多血之腑，以气血调畅为贵，其病证亦有一个由气及血的演变过程，临证当明辨病证之在气在血。

一般气滞在先，血瘀在后。气滞病浅而较轻，未及络脉；血瘀病深而较重，病在络脉。气血两者相互影响。《临证指南医案》曰："初病在气，久必入血，以经脉主气，络脉主血也。"以胃脘痛为例，初起多病在气，具体表现为胃痛且胀，以胀为主，痛无定处，窜走胸胁，时作时止，聚散无形。胃病日久多病在血，久病入血，临床多表现为胃痛持久而夜甚，胃痛如刺、如刀割，痛有定处，固定不移，舌质紫暗，甚则呕血黑便。气血之间往往相互影响，气滞可致血瘀，而血瘀内阻，有形之邪阻滞气机，又可造成气滞，临床多见气机阻滞、血络失和。

以气血辨证运用于临床，对于气病、血病、气血同病而见气虚血瘀或气滞血瘀证候者，治疗时均需注重调气活血。调畅气机以复其通降，既能使气滞消而免生血瘀之变，又可因气行则血行而助血瘀消散。同时，应视证情而决定调气与活血孰轻孰重，或调气以和血，或调血以和气。

4）辨寒热——以明确机体状态为辨证要素：脾为太阴，其气易虚，虚则生寒；胃为阳明，其性易实，实则生热。寒与热之间常相互影响，相互转化。如脾胃运化不及，水湿不化，日久湿蕴生热，或进食辛辣厚重之味使湿热内生，而各种热证失治误治，迁延日久则耗气，可转变为寒证；同样，各种寒证迁延不愈，气机不畅，郁而化热，可表现为寒热错杂证。故而临证需辨明寒热，以明确机体状态。

寒热辨证可将脾胃系疾病分为单纯寒证、单纯热证和寒热错杂证。寒证常以"喜热恶冷、便溏、舌苔白润、脉缓"为审证要点。热证常以"烧心、便干、喜冷、苔黄、脉数"为审证要点。脾胃系疾病寒热错杂证尤为常见，其审证要点为寒证和热证交结并见，即患者表现某些寒证，兼见便干、苔黄、脉数等热象；患者表现某些热证，同时兼见便溏、苔润、脉缓等寒象。其中"冷热好恶、大便性状、舌苔颜色、脉象"为审证要点症状。治疗方面，面对寒热错杂之病证，寒热药物同处一方时，当审寒热之主次、辨寒热之部位、察寒热之真假，以指导处方用药。

3. 辨证新八纲临床运用释要　辨证是基于对疾病病因、病机的认识，结合四诊，进行分析、综合、整理、推理、判断的思维过程，从而明确疾病发展过程中某一阶段的病因、病性、病位、病势，揭示疾病的本质，为论治提供依据。在临床上，辨证是一门非常复杂且灵活的学问，常常需要边诊边断，边断边诊。辨治脾胃系疾病，从脏腑、虚实、气血、寒热四个维度进行问诊和辨证，从而指导遣方用药，纲目分明，每可取得良好疗效。分别以胃食管反流病和溃疡性结肠炎为例，作"新八纲"临床运用释要。

（1）新八纲辨治胃食管反流病释要：胃食管反流病是指胃内容物反流入食管、口腔和（或）呼吸道，引起反流相关不适症状和（或）并发症的一种疾病。烧心和反流是典型症状，常伴上腹痛、上腹烧灼感、嗳气、腹胀、恶心、呕吐等症状。现代医学认为其发病机制与下食管括约肌功能障碍、食管蠕动障碍、胃运动障碍及食管黏膜屏障功能受损有关。胃食管反流病属于中医"吐酸""反胃""嘈杂""胃脘痛"等范畴。中医理论认为，该病的病位在食管与胃，与肝、脾关系密切。脾主运化，升则健；胃主受纳，降则和。肝主疏泄，影响脾胃升降，如《医学心法·吞酸》所云"凡是吞酸，尽属肝木曲直作酸也"。本病以脾胃升降失调为基本病机，胃失和降、气机上逆为病机关键，食积、湿阻、痰浊等相因为患。辨脏腑，按照胃本腑自病、脾胃合病、他脏病及胃（脾）之层次，辨明其在胃，在脾，在肝。询问病程长短，症状的诱发、加重和缓解因素,由情志因素引起的,病位多在肝胃;劳累诱发或加重,常与脾相关。辨虚实,胃之病理特点因滞为疾,又常见虚实夹杂之证,故当辨明实证之气逆、痰结、食积、湿阻、血瘀;虚证或中气不足,或胃阴亏虚。辨气血,当辨明其为气病、血病,亦或气血同病。最后,以"冷热好恶、大便性状、舌苔颜色、脉象"为审证要点,四诊合参,明确寒热之病性与机体状态;又以寒热、疼痛、饮食口味及二便为问诊要点,确定病因。具体来讲,肝气犯胃与情志不遂有关,以胁肋胀痛、口干口苦、脉弦为辨证要点;脾胃湿热常以胃脘灼热、舌红苔黄为辨证要点;食滞胃脘常以胃脘胀满、嗳腐吞酸、呕吐宿食为辨证要点;痰浊中阻可见恶心频作、呕吐痰涎;胃阴不足常以吞咽困难、口干咽燥、舌红苔少、脉细数为要点。同时重视大便之干湿、通畅与否,以明确腑气之通降与否。

基于上述对病机的认识以及辨证的方法与步骤,可确立通降为治疗之大法。根据证型的不同,可确立疏肝理气和胃降逆、化湿清热和胃降逆、消食化滞和胃降逆、理气化痰和胃降逆、益气养阴和胃降逆的治法,进一步遣方用药。腑气通降适度则胃气通降适当,每可取得良好疗效。

（2）新八纲辨治溃疡性结肠炎释要:溃疡性结肠炎是一种原因不明的直肠和结肠慢性非特异性炎症性疾病,病变主要限于大肠黏膜与黏膜下层,临床表现为腹泻、黏液脓血便、腹痛,多呈反复发作的慢性过程。属于中医学"泄泻""肠澼""久痢""滞下""脏毒""休息痢"等范畴。关于本病的病因,历代医家多有论述,大致有感受外邪、饮食所伤、情志失调、脾胃素虚及肾阳虚衰等。关于本病的病机大致可分为如下几个方面。

热蕴肠腑:发病初期,因外感湿邪,或饮食不节,致湿热蕴结大肠,肠道气机不畅,传化失常;湿热熏灼肠道,热盛肉腐,肠络受损,络破血溢,而发本病。

脾虚湿盛:长期饮食失调,劳倦内伤,久病缠绵,导致脾虚失于运化,升降功能失调,不能受纳水谷和运化精微,水反为湿,谷反为滞,清浊不分,混杂而下。

肝郁乘脾:肝喜条达而恶抑郁,素体脾虚,复因情志影响,忧思恼怒,情志不遂,可导致肝气郁结,横逆犯脾,脾失健运,运化功能失常,湿滞肠胃,日久气血壅滞,损伤脉络化为脓血,而便下赤白黏液。

脾肾阳虚:脾肾之阳密切相关,命门之火能帮助脾胃腐熟运化水谷,如久病损伤肾阳;或年老体衰,阳气不足,脾失温煦,运化失常即可发本病。

血瘀肠络:病久入络,湿热、寒凝等邪壅塞肠络,气血与之相互搏结,肠道传导失司,损伤肠络,气滞血瘀而发病。

综上所述,溃疡性结肠炎病位在肠,与脾、肝、肾关系密切;临证有寒、热、虚、实之别;病机则以脾虚为本,湿热为标,气滞血瘀贯穿疾病始终,脾肾虚衰是疾病的必然转归。

该病病因多由夏秋暑湿蕴结,留滞肠腑,平时伏而不作,或因恣纵口腹,或啖腐秽不洁、生冷瓜果,或素体脾运不健,复感湿热毒邪,或情志刺激,肝郁克脾,使脾失健运,湿蕴肠道,郁久化热,使肠腑湿热之邪萌动,蒸变气血,肠腑气血受阻。大肠为阳明多气多血之腑,若湿郁热壅,肠络受损,血败肉腐,即可发为本病。正如《奇效良方》中所说:"诸泻痢皆兼于湿,……湿热甚于肠胃之内,而肠胃怫郁,结而又湿至于否,以致气液不得宣通。"故症见便下脓血,下痢急迫,腹痛腹胀,舌红,苔黄腻,脉滑数。此时邪热散漫于肠腑,为实证、热证,或虚实夹杂以实为主。当病势迁延不愈,耗伤病体之气血,又兼损脾、肾之阳;或施治过用苦寒,戕伐中阳,以致中焦阳虚寒盛,而湿热之邪缠绵未尽。临证可见大便稀溏,白多赤少,里急后重,腹痛拘急,神疲乏力,舌淡胖有齿痕,同时常并见便下黏液或脓血、口苦、苔黄、尿黄等湿热症状。此时虽以虚象为主,但仍有湿热,即形成本虚邪实、寒热错杂之证。治疗上若专事温补,势必会导致火热循经上扰,或致湿热之邪复燃,而导致疾病加重,不易向愈;如若力专清化,重用苦寒,则湿邪不得温化而更缠绵,脾肾之阳更受戕害,则犯了虚虚实实之戒。此时宜辨别寒热轻重,温清并用,平调阴阳,勿使太过,也不致不及。正像《景岳全书》中所说:"凡治痢疾,最当察虚实、辨寒热,此泻痢中最大关系。"《伤寒论》中虽有"热利下重者,白头翁汤主之",但其生姜泻心汤治疗"伤寒,汗出解之后,胃中不和,心下痞硬,干噫食臭,胁下有水气,腹中雷鸣,下利",即为寒热并用的典范。

临床上该病往往病情复杂,详察病因,以脏腑、虚实、气血、寒热为纲进行问诊和辨证,有助于全面正确地认识病机。临证处方时,依据正邪之盛衰,寒热之多少,湿热之轻重,气分还是血分,分别采用清肠化湿解毒、健脾清热燥湿、舒肝实脾清热、温中清肠补肾或化瘀清肠通络等法,可取得理想效果。

(马祥雪　唐旭东)

第二节　脾胃病现代研究概况

在医学高速发展的新时代,中医脾胃病学主动结合现代科学技术方法在理论和实践上变革创新,这对脾胃病学而言既是历史机遇,同时也面临严峻挑战。现代中医脾胃病的研究和治疗,必须借助现代的医学科技方法来不断地发展和完善,才能快速发展和创新,成为适应现代社会和科技发展需求的中医学新学科。本节立足学科发展前沿,对脾胃病领域研究的难点、热点问题,包括幽门螺杆菌感染、胃癌前疾病与癌前病变、功能性胃肠病、炎症性肠病、肠道菌群、病证结合动物模型以及临床评价等方面展开了详细的论述,以期为中医脾胃病现代研究以及脾胃病学科的发展带来启发。

一、幽门螺杆菌感染

(一)幽门螺杆菌感染的定义及流行病学

幽门螺杆菌(Helicobacter pylori,Hp)是一种革兰氏阴性菌,呈S形或弧形弯曲形。它是一种专性微需氧菌,需要依靠含5%~8%氧气的微环境,因此它在大气中和绝对厌氧环境中均不能生长。1982年由Warren和Marshall发现并分离出来。他们在皇家澳大利亚内科学院的会议上,首次报告了这种细菌与胃炎相关。之后人们对Hp的研究得到迅速发展,越来越多的研究阐述其导致胃炎和消化性溃疡的可能致病机理,并逐渐形成规范的治疗方案。两位教授也因为早年发现Hp的功绩,于2005年获得了诺贝尔奖。

目前Hp感染率在不同地区报道不等,总体而言,在全球自然人群的感染率超过50%,发展中国家高于发达国家。我国属于发展中国家,是Hp感染的高发地区。2001~2004年,一项涉及我国20个省(自治区、直辖市)40多个中心的大规模Hp感染流行病学调查显示,Hp感染率40%~90%,平均59%,Hp的现症感染率为42%~64%,平均55%;儿童Hp感染率为25%~59%,平均40%,儿童感染率平均每年以0.5%~1%的速度递增。近年来,随着生活条件的改善和防治措施的普及,Hp感染率呈下降趋势。

(二)幽门螺杆菌的致病机理

Hp对胃黏膜上皮细胞表面的黏附作用,可以说是其致病的先决条件。它们特异的定居在胃黏膜上皮细胞表面和胃黏液的底层,胃窦部较胃底、胃体更为多见。Hp 呈螺旋形,有鞭毛、适应性的酶和蛋白,这些特点使它能在胃内的酸性环境中定植和生存。螺旋状为它的动力提供了基础,鞭毛的摆动也为运动提供了足够的动力,使它可以穿过黏液层,定植在黏膜上。尿素酶和某些蛋白对于抵抗胃酸起着重要作用,Hp 尿素酶分解尿素产生的氨可在 Hp 的周围形成一层"氨云",可中和周围的胃酸,对 Hp 起保护作用。

在正常的胃黏膜上,由黏膜上皮分泌的黏液和上皮细胞以及细胞联结组成了胃黏膜屏障。这种屏障起着防止 H^+ 反向弥散的作用。1988 年 Goodwin 提出了"漏屋顶"假说,比较形象地比喻了 Hp 对胃黏膜屏障损害的后果,他把胃黏膜屏障比喻为"屋顶",保护其下方的黏膜组织免受胃酸("雨")的损伤,当黏膜受到 Hp 的损害时(形成"漏屋顶"),就会造成 H^+ 反向弥散,导致黏膜的损伤和溃疡形成。Hp 产生的毒素和有毒素作用的酶均能破坏胃黏膜屏障,使机体产生炎症和免疫反应,影响胃酸的分泌,最终导致一系列疾病的发生。

(三)幽门螺杆菌感染与临床疾病

Hp 的发现是人们对许多胃肠道疾病重新认识的里程碑。目前已经确认 Hp 与 4 种疾病密切相关:①慢性胃炎;②消化性溃疡;③胃癌;④胃黏膜相关性淋巴样组织恶性淋巴瘤(MALT 淋巴瘤)。另外,Hp 感染不仅涉及消化疾病,还可能与心脑血管、血液、内分泌、免疫、皮肤等其他系统疾病相关。

Hp 是慢性胃炎的主要病因,Hp 相关性胃炎的特点是上皮细胞萎缩、变形,炎症细胞浸润(中性粒细胞、淋巴细胞、浆细胞),常表现为急性炎症和慢性炎症并存,即活动性慢性炎症,炎症较重者可形成淋巴集结、淋巴滤泡形成。反复的黏膜损伤使腺体消失,引起黏膜萎缩,导致黏膜层变薄。随着 Hp 感染时间的延长,萎缩的发生率及严重程度均有所增加。Hp 相关性胃炎是消化性溃疡发生的重要基础,多项研究表明,根除 Hp 可加速溃疡愈合,并减少溃疡复发。胃癌的发生并不是由单一因素引起,而是与多种因素相关,Hp 感染与胃癌的关系已经被全世界学者广泛深入研究。在肠型胃癌的慢性胃炎—胃黏膜萎缩—肠化生—异型增生—胃癌这一演变中,Hp 可能起着先导作用。世界卫生组织将 Hp 列为Ⅰ类致癌原。胃癌高发区(胃癌死亡率 >30/10 万)人群 Hp 感染率为 63.58%,明显高于胃癌低发区的 41.34%,与我国胃癌死亡率的地区分布呈现一致性。2017 年《第五次全国幽门螺杆菌感染处理共识报告》指出:目前认为 Hp 感染是预防胃癌最重要可控的危险因素,胃黏膜萎缩和(或)肠化生发生前实施 Hp 根除治疗可更有效地降低胃癌发生风险。胃原发 MALT 淋巴瘤患者中 Hp 感染率较高,Hp 感染后,原本仅有少量淋巴细胞的胃黏膜内出现大量的淋巴细胞,并可出现淋巴滤泡。这种获得性的黏膜相关性淋巴样组织的出现为淋巴瘤的发生提供了组织学的活跃背景。胃原发低度恶性 B 细胞 MALT 淋巴瘤在根除 Hp 后可以出现消退现象,这是支持二者相关性的又一个强有力的证据。根除 Hp 是局部阶段胃 MALT 淋巴瘤的一线治疗。

目前认为可能与 Hp 感染相关的胃肠道外疾病有:血液系统疾病如特发性血小板减少性紫癜(ITP),缺铁性贫血等;心脑血管疾病如冠状动脉粥样硬化性心脏病、急性冠脉综合征、心房颤动、高血压病、脑血管意外、偏头痛等;皮肤病如玫瑰糠疹、荨麻疹、酒渣鼻等;口腔疾病如口腔异味、牙周病、扁平苔藓等;肝脏病变如慢性肝炎、肝癌、肝性脑病等;代谢性疾病如糖尿病、甲状腺炎等;风湿免疫疾病如干燥综合征等。最新欧洲和中国 Hp 指南将不明原因的缺铁性贫血、特发性血小板减少性紫癜作为根除指征,因此在这些疾病中,也应检测和根除 Hp。

（四）幽门螺杆菌感染的诊断

依据取材有无创伤性，目前 Hp 感染的临床诊断方法可分为两大类。①非侵入性检查：包括血清学方法、^{13}C 或 ^{14}C 呼气试验，粪便抗原等。②侵入性检查：均为胃镜依赖方法，包括细菌分离培养、快速尿素酶试验、病理染色、活检组织 PCR。

其中最准确的方法是病原学检查，只要 Hp 分离培养成菌落后，可用现有的各种鉴定方法进行鉴定，其特异性可达 100%，常作为 Hp 检测的"金标准"。然而体外培养条件要求很高且耗时长，培养成功率有限，该方法一般用于科研，临床上不作为常规检查方法，可用于多次根除失败的患者进行细菌培养及药敏试验。通过对胃黏膜活检后进行包埋切片染色镜检，进行 Hp 检测，对有经验者来说也是诊断 Hp 感染的"金标准"。Hp 可刺激宿主产生免疫反应产生抗体，但这些免疫反应是非保护性的，可作为临床或流行病学筛检感染者的方法。Hp 被根除后，血清中抗体水平虽会下降，但仍可维持阳性一段时间，故血清学抗体检测不能用于药物治疗的效果评价。Hp 粪便抗原检测操作简便、省时，不需要昂贵的机器，文献报告敏感度 90%~98.2%，特异度为 75%~100%。^{13}C 或 ^{14}C 呼气试验准确、快捷，灵敏度和特异度都在 95% 左右，是临床最常用的非侵入性检查方法。^{14}C 有一定的放射性，因此孕妇、哺乳期妇女不适宜。

（五）幽门螺杆菌感染的治疗

Hp 感染的治疗是 Hp 研究领域中的重点。目前推荐的主流治疗方案已经有前瞻性、多中心、大样本、双盲、对照的临床研究，符合循证医学的原则，达成了治疗共识。但治疗上仍然存在很多问题，比如根除失败，不良反应增加等。Hp 根除失败的主要原因是 Hp 对抗生素的耐药，抗生素联合越多，副作用发生的频率越高，经费开支也越大。2017 年《第五次全国幽门螺杆菌感染处理共识报告》推荐铋剂四联（PPI+ 铋剂 +2 种抗生素）作为主要的经验性治疗根除 Hp 方案（推荐 7 种方案，参见表 1）。除含左氧氟沙星的方案不作为初次治疗方案外，根除方案不分一线、二线，应尽可能将疗效高的方案用于初次治疗。初次治疗失败后，可在其余方案中选择一种方案进行补救治疗，如方案中已应用克拉霉素或左氧氟沙星，则应避免再次使用。呋喃唑酮仅被 CFDA 批准应用于难治性 Hp 感染。方案的选择需根据当地的 Hp 抗生素耐药率和个人药物使用史，权衡疗效、药物费用、不良反应和其可获得性。推荐经验性铋剂四联治疗方案疗程为 10 或 14 天，见表 3-1。

表 3-1 推荐的幽门螺杆菌根除四联方案中抗生素组合、剂量和用法

方案	抗生素 1	抗生素 2
	阿莫西林 1 000mg，2 次 / 天	克拉霉素 500mg，2 次 / 天
	阿莫西林 1 000mg，2 次 / 天	左氧氟沙星 500mg，1 次 / 天或 200mg，2 次 / 天
	阿莫西林 1 000mg，2 次 / 天	呋喃唑酮 100mg，2 次 / 天
	四环素 500mg，3 次 / 天或 4 次 / 天	甲硝唑 400mg，3 次 / 天或 4 次 / 天
	四环素 500mg，3 次 / 天或 4 次 / 天	呋喃唑酮 100mg，2 次 / 天
	阿莫西林 1 000mg，2 次 / 天	甲硝唑 400mg，3 次 / 天或 4 次 / 天
	阿莫西林 1 000mg，2 次 / 天	四环素 500mg，3 次 / 天或 4 次 / 天

注：标准剂量（质子泵抑制剂 + 铋剂）（2 次 / 天，餐前半小时口服）+2 种抗生素（餐后口服）。标准剂量质子泵抑制剂为艾司奥美拉唑 20mg，雷贝拉唑 10mg（或 20mg）、奥美拉唑 20mg、兰索拉唑 30mg、泮托拉唑 40mg、艾普拉唑 5mg，以上选一；标准剂量铋剂为枸橼酸铋钾 220mg（果胶铋标准剂量待确定）。

（六）幽门螺杆菌感染与脾胃病

Hp 作为致病因素,属中医"邪气"范畴,多具有邪毒的性质。中医理论认为"正气存内,邪不可干","邪之所凑,其气必虚",强调了宿主的重要性。宿主易感,导致 Hp 有机可乘,进而损伤机体正常生理功能。Hp 感染相关消化病属中医学"胃脘痛""痞满""嘈杂"范畴。李东垣在《脾胃论》中说:"百病皆由脾胃衰而生也",Hp 感染的病因病机主要以脾胃虚弱为病理基础,进而出现寒、热、气、血、痰、湿、热、火等病理变化,为邪气的侵袭提供了依附条件。多为本虚标实,虚实夹杂。

中医的特色是整体观念和辨证论治。因此对待 Hp 感染同样应病证结合,遵循辨证论治的原则,重视机体整体失衡,从相应病机出发进行分析。结合文献,Hp 相关性胃病大体分为脾胃湿热证、肝胃不和证、脾胃虚寒证、胃阴亏虚证、胃络瘀阻证(可作为兼夹证)。有研究结果表明,脾胃湿热证 Hp 感染阳性率为 87.14%,肝胃不和证 Hp 感染阳性率为 42.85%,胃阴亏虚证 Hp 感染率为 54.05%,脾胃湿热证最高,说明湿热是 Hp 感染的主要证候。湿性重浊黏滞,湿热蕴结,火热蒸腾上炎,为细菌滋生提供了环境基础。痰湿阻滞中焦,则升降失司,胃气壅塞,从而引起胃脘部不适、嗳气、胃脘痛、嘈杂等不适表现;脾胃相为表里,胃气不和,则脾运失常,日久脾虚。

目前西医治疗 Hp 感染面临耐药增加、副作用大等诸多挑战,中医运用辨证论治思路,对机体进行整体调节,通过提高患者免疫力,促进机体释放出更多的胃黏膜细胞保护因子,改变 Hp 的胃内生存环境,阻止其定植,间接起到抗 Hp 的作用,并削弱其对机体的损伤。临床可以依据不同病证给予相应治法及方药:脾胃湿热证,予清热祛湿,方以连朴饮加减;肝胃不和证,予疏肝和胃,方以柴胡疏肝散加减;脾胃虚寒证,予健脾温胃,方以理中汤加减;胃阴亏虚证,予益胃养阴,方以沙参麦冬汤加减;胃络瘀阻证,予通络化瘀,方以膈下逐瘀汤加减。但实验研究表明,单纯中药以根除 Hp 为目的则疗效有限,在辨证论治的基础上,联合西药根除的标准方案,中西药合用,对延缓耐药、降低不良反应、防止复发等方面有满意效果。中西医结合治疗 Hp 感染方面,虽显示了中药能协助提高西药根除 Hp 的优势,但仍存在一些问题,比如相关研究多限于临床观察。因此,建立 Hp 感染相关性胃病动物模型,研究中医药治疗 Hp 的作用机理,开展严谨设计的高质量临床研究,中医药治疗 Hp 将会有更好的突破。

（张丽颖 尹晓岚 张学智）

二、胃癌前疾病与胃癌前病变

（一）现代研究进展概要

1. 诊治胃癌前疾病、胃癌前病变的意义　胃癌是世界范围内高发疾病,2018 年全球新发病例约 103 万,其中 73% 发生于亚洲,47% 发生在中国。我国每年预估胃癌新发病例约 67.9 万,死亡病例达 49.8 万,其发病率和死亡率在恶性肿瘤中均高居第二位。胃癌恶性程度高,预后不良,早期胃癌 5 年存活率 85%~100%,进展期仅 5%~20%。我国早期胃癌诊治率(<10%)远低于日本(70%)和韩国(50%)。胃癌的发生是多种不良因素长期作用、多阶段演变的过程,通常遵循"幽门螺杆菌感染 - 慢性浅表性胃炎 - 慢性萎缩性胃炎(chronic atrophic gastritis, CAG)- 肠化生 - 异型增生(又称上皮内瘤变)- 胃腺癌"的演变模式。胃癌发生之前患者长期处于胃癌前疾病和胃癌前病变(precancerous lesions of gastric cancer, PLGC)阶段,尽早发现及有效治疗是预防胃癌发生的有效措施之一。

2. 胃癌前疾病、胃癌前病变的定义 1972年WHO提出胃癌前（状态）疾病和PLGC概念。胃癌前疾病是指一些发生癌变危险性增加的临床疾病，包括CAG、胃溃疡、胃息肉、残胃炎等，其中以CAG最受关注。PLGC是指具有恶性转化可能的胃黏膜病理改变，通常指不完全性结肠型化生和异型增生，以后者最为公认。也有西方学者将萎缩、肠化生和异型增生归类为广义的PLGC。萎缩是指胃黏膜上皮和固有腺体萎缩、数目减少。肠化生是指胃黏膜固有腺体被肠腺所取代。异型增生是指细胞再生过程中的过度增生和分化缺失，为组织学上明确的肿瘤上皮，没有组织浸润的证据。

3. 胃癌前疾病、胃癌前病变的流行病学 CAG患病率在不同国家和地区存在较大差异，这与各地Hp感染率、环境因素、遗传背景、诊断方法的不同有关。胃癌高发地区CAG患病率明显高于低发地区。我国一项全国范围调查显示：内镜诊断CAG比例为17.7%，病理诊断萎缩为25.8%，肠化生占23.6%，异型增生占7.3%。萎缩的程度和范围越大，胃癌发生风险越高，全胃萎缩胃癌风险增加4.5倍。CAG年胃癌发病率为0.1%~0.25%，肠化生为0.25%，异型增生为1.36%。日本研究显示广泛内镜下萎缩患者累积胃癌发病率为1.9%~10%，肠化生为5.3%~9.8%。

4. 发病与危险因素 胃癌前疾病和PLGC是多因素致病，主要包括Hp感染、胆汁反流、免疫因素、遗传因素、饮食因素、年龄因素等。

（1）幽门螺杆菌感染：1994年WHO指出Hp是胃癌的I类致病原，与PLGC的发生密切相关，反复或持续的Hp感染是CAG癌变的潜在高危因子。

（2）胆汁反流：胆汁反流是胃癌和PLGC的危险因素。肠化生患者胃液内胆汁酸浓度显著升高，无论是否感染Hp，胆汁反流均可致萎缩加重和肠化生发生风险升高。

（3）胃癌家族史：10%的胃癌病例存在家族聚集性。胃癌患者的一级亲属是胃癌持续性危险因素，二级亲属发生胃癌的风险也较高，但低于一级亲属。胃癌患者的亲属出现癌前病变，可通过致癌的级联反应更快发展为胃癌。

（4）高盐饮食：长期食用咸肉或高盐饮食肠化生发生风险升高。高盐饮食是40岁以上人群发生PLGC的高危因素，高钠饮食显著升高PLGC向异型增生和胃癌进展的风险，这种相关性在长期Hp感染人群中更为显著。

（5）吸烟：吸烟是肠化生的独立危险因素。长期吸烟者患重度CAG和肠化生风险显著升高。

5. 胃癌前疾病、胃癌前病变的诊断 CAG及PLGC临床表现缺乏特异性，确诊依赖内镜和病理组织学，后者诊断价值更大。

（1）临床表现：部分患者无明显症状，有症状者表现为上腹不适、饱胀、疼痛等非特异性消化不良症状，还可有食欲缺乏、嘈杂、嗳气、反酸、恶心、乏力、消瘦等。上述症状可由饮食不当、情绪波动、劳累和气候变化而诱发。症状的有无及程度与胃镜所见、组织学分级无明显相关性。

（2）内镜诊断：胃黏膜萎缩在内镜下可见黏膜红白相间，以白色为主，皱襞变平甚至消失，部分黏膜血管显露，或伴有黏膜颗粒或结节状等表现。轻度肠化生患者胃黏膜中仅出现少数肠上皮细胞，重者可形成肠绒毛。高清染色内镜及放大内镜可使病灶与周围正常组织界限的对比明显，清晰显示黏膜微血管及腺管开口形态，诊断胃癌前疾病和异型增生的灵敏度和特异度明显优于普通白光内镜，且有助于提高活检阳性率。

（3）病理诊断：病理组织学是诊断PLGC的金标准。《中国慢性胃炎共识意见》（2017

年）明确只要病理活检显示有固有腺体萎缩，即可诊断为 CAG，临床可根据病理结果并结合胃镜所见做出萎缩范围和程度的判断。有异型增生要注明，分为轻度和重度（或低级别和高级别）两级。

为减少分歧，近些年有学者及病理共识建议设立模糊诊断，即"未确定萎缩""不确定的上皮内肿瘤"。黏膜炎症明显、取自溃疡及糜烂边缘、活检组织量不够、组织包埋不当等均可造成萎缩、异型增生诊断困难，可暂时做出模糊诊断，通过重新活检或抗炎后复查、会诊、连切等做出恰当诊断。模糊诊断的设立体现对诊断的谨慎态度，干预研究建议设立此项，以除外炎症影响、客观评价疗效。

（4）其他检查：血清胃泌素 -17、胃蛋白酶Ⅰ和Ⅱ有助于判断有无萎缩和萎缩部位；对腹胀、嗳气、食量减少者可查胃电图以了解胃动力情况；焦虑抑郁者建议专科测评。

6. 胃癌风险监测　常用方法包括血清学监测、内镜木村 - 竹本、OLGA/OLGIM 系统，或结合使用。

（1）内镜木村 - 竹本分类：用于 CAG 预测胃癌风险，萎缩范围越大胃癌发生率越高，强调病变范围。

（2）OLGA/OLGIM 分期分级系统：综合评估萎缩、肠化生程度和范围，是慢性胃炎风险评估中准确性较高的方法，已获广泛认可。

（3）血清学监测：多用于人群筛查和高危人群监测，一般是血清胃蛋白酶原（PG）Ⅰ、Ⅱ、胃泌素 -17 和 Hp 抗体联合检测，不同地区参考界值有所差异。有学者在上述基础上纳入中医证候，探索制定病证结合的风险预测模型。

7. 胃癌前疾病、胃癌前病变的治疗

（1）干预时机和定位：CAG 干预需针对高风险的胃体或全胃萎缩和 / 或肠化生，以逆转萎缩、肠化生为靶向。干预 PLGC 主要对象是轻、中度异型增生，也可纳入不确定性增生。积极根除 Hp 以改善胃黏膜活动性炎症，同时改善患者症状、提高生活质量。近些年胃癌二级预防重心向炎 - 癌边界性病变、炎症前移，治疗模式从生物医学模式向慢病多因素机体调节、胃内微环境调节转变。

（2）现代医学治疗

1）合理解释，加强健康宣教：正确解释病情和健康教育有助于消除恐慌、焦虑，提高患者的防病意识和配合监测的顺从性。根据萎缩、肠化生的程度和部位，结合年龄、家族史等综合判断个体风险，对低危者推荐健康的生活饮食方式，对高危者强调定期监测。

2）对症治疗：上腹饱胀、嗳气、早饱者，可给予促胃动力药、消化酶制剂；上腹隐痛、灼热、反酸者可给予抑酸剂和黏膜保护剂；伴焦虑、抑郁者可抗焦虑、抑郁治疗。

3）采取预防措施，降低癌变风险：①根除 Hp 治疗。根除 Hp 可显著减轻胃黏膜炎症，较长时间随访（5~10 年以上）研究显示可部分逆转萎缩，甚至少部分肠化生也得以减轻或逆转。近年的研究显示根除 Hp 可降低胃癌发生风险，尚未形成 PLGC 的人群获益更大。根除 Hp 对老年人、肠化生或异型增生等较重病变者均有较好的预防胃癌的作用。②环氧合酶抑制剂。环氧合酶抑制剂有助于逆转萎缩，但根除 Hp 后使用环氧合酶抑制剂并没有获益更大。根除 Hp 后塞来昔布治疗 3 个月，异型增生好转率高于安慰剂组，其作用通过抑制诱导凋亡、抑制细胞增殖和血管生成等实现。③补充抗氧化维生素。有关抗氧化预防胃癌的研究结果不一致。有研究证实补充叶酸可改善萎缩、肠化生及异型增生。补充抗氧化剂有助于萎缩和肠化生好转，但根除 Hp 后再给予这些营养素作用却没有增强。

4）定期内镜监测,及时发现早期肿瘤:对 PLGC 内镜随访的重点是判断萎缩、肠化生有无加重,早期发现胃癌。应对 PLGC 进行风险评估后制定随访计划,血清 PG I/II<3.0 者应行胃镜病理检查,OLGA III-IV 期应接受内镜随访。欧洲管理共识建议:广泛萎缩和 / 或肠化生患者每 3 年内镜随访 1 次,胃窦的轻中度萎缩或肠化生患者尚无证据显示需要随访。我国建议单纯 CAG 患者 1~2 年随访 1 次;中 - 重度萎缩或伴肠化生患者每年随访 1 次;伴轻度异型增生并剔除取于癌旁或明显局灶病变者 6 个月随访 1 次;重度异型增生需立即复查,必要时手术或内镜切除。普通内镜下边界不清的低级别异型增生应行高清染色内镜检查并广泛活检,高清染色内镜探查到边界清晰的低级别异型增生,经病理证实后,可考虑内镜治疗。

（3）中医治疗:中医药研究胃癌前疾病、PLGC 已逾 40 年,有大量的临床实践,研究数量众多,干预方法包括辨证方、固定方及中成药。由于研究质量、目标定位、疗效指标等问题,影响了中医优势的体现和疗效的可信度。Meta 分析显示中药复方治疗 CAG 伴异型增生患者在改善症状、逆转异型增生方面优于西药。多个中成药有助于改善 CAG 伴异型增生患者症状及胃黏膜病理情况,但目前大部分研究质量低下,尚缺乏多中心、大样本、长期随访的临床研究证据。2019 欧洲共识引用有关摩罗丹干预 CAG 伴异型增生的 RCT 研究,异型增生消失率达 24.6%,该结果初步显示了中医药的客观疗效。

（4）中西医结合治疗:中、西医在 PLGC 诊治中各有优势和不足,西医内镜诊治技术先进,但内科干预手段有限;中医靶向偏离,诊治欠规范,但有独特的理论体系和干预手段。中西医有机整合,优势互补,将在 PLGC 诊治中发挥更大作用。

1）西医理论,中药治疗:黏膜水肿、糜烂、出血者可选用具有清热消炎、去腐生肌等作用的中药如黄芩、栀子、连翘、黄芪、茯苓、白芍、白及、延胡索、败酱草等;针对腺体减少、肠化生和异型增生等,可选用三七粉、白花蛇舌草、莪术、丹参、半枝莲等活血解毒品,促进病变消退和逆转。

2）中医理论,西药治疗:可按中医"证"的本质内涵给予西药治疗:如针对肝郁的本质系指肝疏泄情志功能障碍可给予心理疏导或应用抗抑郁药;针对痞满气滞的本质系指胃运动功能失调可给予促动力治疗;针对热证本质系指胃黏膜活动炎症、充血、水肿、糜烂明显,或有 Hp 感染,可抑酸、黏膜保护、根除 Hp。

3）病证合参,中西医结合治疗:按中医理论辨证,按症状、内镜病理和实验室检查进行辨病,病证合参确定个体化治疗方案。如肝郁气滞证常有情志变化、胃肠运动失调、胆汁反流等,给予疏肝理气与心理疏导抗抑郁、调节胃肠动力、结合胆汁等相结合的治疗;胃络瘀阻证常见萎缩、癌前病变和陈旧出血,给予理气活血,化瘀止痛与改善微循环、抗癌止血相结合的治疗。

（二）中医脾胃病相关理论、实践的结合点

1. 中医病名认识 本病可归属于中医"痞满""胃脘痛""嘈杂""胃痞"等范畴,1989 年全国第五届脾胃病学术交流会将 CAG 定名为"胃痞",PLGC 由 CAG 发展而来,似应归于"痞结"或称"胃痞恶化",目前多数学者将其归入"胃痞"。

2. 病因病机认识 CAG、PLGC 的病因包括感受外邪、饮食不节、吸烟饮酒、情志失调、禀赋不足等,随着社会发展和生活方式改变,思虑过度、情志不畅、暴饮暴食、烟酒过度等成为主要病因。病位在脾胃,与肝密切相关。病性为本虚标实,本虚以脾胃气虚和 / 或阴虚为主,标实则有血瘀、热毒、湿阻、气滞等,且多呈兼加之势。"因邪致虚、因虚致邪"是病机转化的主要特点。

3. 中医证候诊断

（1）传统中医证候诊断：常见中医证候为脾胃虚寒证、胃阴不足证、肝胃气滞证、脾胃湿热证及胃络瘀阻证。其中，肠化生、异型增生患者以脾胃湿热证、胃络瘀阻证合并气阴两虚证最为多见，癌变趋向程度高。

（2）内镜黏膜的局部辨证：根据胃镜下黏膜色泽、表面形态、分泌物、蠕动、黏膜血管等进行辨证即为镜下辨证。镜下辨证是中医望诊的延伸，属于局部辨证范畴。局部辨证是对传统整体辨证的的发展和补充，也为局部用药提供重要参考。如黏膜色泽苍白或灰白、变薄，黏液稀薄、蠕动减弱者属寒证；黏膜弥漫性或点状、斑状、脊状发红，或伴黏膜肿胀或皱襞肿大，糜烂明显，黏液黏稠混浊者多为热证；黏膜散在褪色，血管透见，分泌物少，皱襞变细或消失，呈龟裂样改变属阴虚证；黏膜散在陈旧性出血点，颗粒状或结节状改变，显露或血管暗红属血瘀证。

4. 中医论治 PLGC 理论及其研究

（1）从脾虚论治：多数 CAG、PLGC 患者有食后胃脘痞胀、纳差、便溏、体倦乏力等表现，胃镜及病理可见黏膜苍白变薄、固有腺体减少等，均为属脾胃虚弱之候。脾虚是 CAG、PLGC 发生、发展过程中的重要因素，且与胃癌发生、发展各阶段病变之间呈等级正相关。"脾旺而不受邪"，脾旺的生物学基础主要由于胃肠黏膜屏障和免疫功能正常。脾气不旺体现为胃黏膜屏障功能减弱、能量代谢及免疫功能低下。

1）能量代谢低下：各类线粒体的退行性病变是脾虚证的病理基础。有学者发现 PLGC 患者线粒体数目降低、ATP 减少、供能不足。电镜下显示脾虚患者胃黏膜上皮细胞、主细胞与壁细胞的线粒体均有不同程度的数目减少，并存在线粒体肿胀、基质变淡、嵴断裂、膜破损及上皮细胞膜破坏、细胞间隙增宽等变化。脾气虚以线粒体肿胀、嵴稀疏断裂等轻、中度损伤最多，脾阳、阴虚则以空泡变的重度损伤多见。胃黏膜细胞代谢异常，细胞凋亡指数下降，健脾治疗可抑制和纠正细胞的异常增殖，诱导 PLGC 细胞凋亡。

2）胃黏膜屏障功能减弱：脾虚胃黏膜屏障功能减弱是导致 PLGC 的重要条件。细胞线粒体退变及胃黏膜血流量、前列腺素 E2 等保护因子含量降低，均可使胃黏膜屏障功能下降、消化功能降低、黏膜萎缩，增加致癌因子的致病机会。保护修复胃黏膜屏障是防治 PLGC 发生、发展的重要途径，补虚健脾可直接改善胃黏膜血供，有效提高 PGE2 水平，保持了微血管完整性，加快胃小凹干细胞增殖移行修复速率，促进胃黏膜屏障恢复。健脾补气在提高胃壁屏障防御机能的同时可逆转黏膜萎缩、肠化生与异型增生。

3）免疫功能下降：脾虚证 CAG、PLGC 伴有不同程度的免疫功能下降。研究证实脾虚患者血浆和胃黏膜细胞 cAMP 明显低于正常人。益气养阴中药可使 cAMP 显著提高。补脾方药有增强免疫功能的作用：四君子汤有较强的促进细胞免疫功能，补中益气汤能增强机体网状内皮系统吞噬功能和提高机体的细胞免疫。人参、党参、黄芪、白术等能增加血液中白细胞数量，促进嗜中性白细胞吞噬功能增强和单核巨噬细胞系统的吞噬功能，提高 T 细胞比值、淋巴细胞转化率及 IgG、IgA 含量等，黄芪还有诱生干扰素的作用。

（2）从胃阴虚论治

1）从胃阴虚论治的理论基础：胃喜润而恶燥，津液充足是胃维持受纳腐熟功能和通降特性的前提条件。若胃阴受损，濡润失职，则其受纳腐熟、通降功能失司，易致胃脘隐痛、痞胀、胃中烧灼等症。胃阴不足为多种证候的病理转归，并随着 CAG 的发展加重而明显，是萎缩向肠化生、异型增生的发展演化的重要病理环节。

2）PLGC 多见胃阴虚表现：PLGC 患者有胃脘痞闷不适或灼痛，饥不欲食或嘈杂等表现，常伴口干、大便干燥、消瘦、食少，舌红少津，苔少脉细等，内镜下见黏膜粗糙不平，变薄变脆，分泌物少，皱襞变细或消失，呈龟裂样改变，或可透见黏膜下小血管网等。临床常见症状和内镜微观征象一定程度上佐证了 PLGC 的"胃阴虚致病说"的理论观点。胃阴虚是 PLGC 常见证候，研究显示胃阴不足占 CAG 证候的 10.58%，随着病变发展加重，胃阴不足证的比例呈增高趋势。有研究认为胃窦部腺体分泌促胃液素对胃黏膜有营养作用，属中医"津液"的范畴。

3）与胃阴虚相关的微观指标异常变化影响着 PLGC 的发生与发展：胃黏膜细胞发生异常时胃癌相关抗原 MG7-Ag 含量明显上升，能间接反映胃黏膜上皮抗原性质的变化和提示癌变的发生发展。PLGC 胃阴不足证患者的 MG7-Ag 含量明显高于其他证候。PTEN 抑癌基因在阴虚内热证 PLGC 患者中阳性表达率较低。CDX2 是诊断肠化生的相对特异指标，阴虚证 PLGC 患者 CDX2 基因表达率（52.17%）明显高于其他证候。胃阴不足证在中、重度异型增生、肠化生及萎缩中发生率相对较高。这些指标的异常表达可能影响 PLGC 的发生发展，改善这些指标可能是养阴益胃法疗效机制。

4）养阴益胃类中药对 PLGC 的作用：国医大师路志正、周仲瑛教授等治疗 CAG 均主张以酸甘化阴立法，常用益胃汤、沙参麦冬汤、百合乌药汤等。研究发现 80% 养阴药含有多糖或糖复合成分，而多糖类药物有免疫调节、抗肿瘤、抗氧化及保护细胞等作用。北沙参、南沙参、黄精、百合、麦冬等均有免疫调节和抗肿瘤的作用。麦门冬汤能促进 CAG 患者胃黏膜组织修复，发挥抗炎作用。养阴益胃汤能显著升高 CAG 大鼠胃黏膜超氧化物歧化酶、谷胱甘肽过氧化物酶活力，降低丙二醛含量，防止脂质过氧化，改善大鼠胃黏膜血流量，保护和修复胃黏膜损伤。益胃化裁方能调节 CAG 大鼠血清和胃组织中生长抑素、前列腺素 E2。以上研究从药理学角度佐证了养阴益胃是治疗 PLGC 的重要方法，一定程度上解释了其疗效机制。

（3）从脾阴虚论治

1）脾阴是脾脏功能活动的物质基础：脾阴是具有消化吸收（运化）功能的消化器官中呈现液态的营养物质，包括脾的营阴、血液、消化液、水谷津液、膏脂等，具有濡养充盛脏腑、机体的作用，是脾阳、脾气的物质基础。

2）脾阴虚病因病机：国医大师徐景藩教授认为脾阴虚多由饮食劳倦、久病虚损，伤及脾胃，体内气血不盛、水谷津液不充，而致脾阴不足，运化失司。脾运失健、不能化生津液及他脏亏虚损伤及脾是脾阴虚证的主要病理机制。

3）脾阴虚临床表现：蒲辅周教授总结脾阴虚临床表现："手足烦热，口干不欲饮，烦满，不思食"。有学者总结脾阴虚表现为：①脾阴不足，运化失常致不思饮食、食少、食后腹胀；②脾津亏虚，气血不能濡养机体而体倦乏力、形体消瘦；③脾阴亏虚，虚火炽盛表现为身热盗汗、手足心灼热、口燥唇焦、舌红少津、脉细数等，迫血妄行可见吐血、衄血。此外可见手指尖边角质化、脉微数或濡、带下色白量多、质稠无异味，或经行腹泻、尿浊、唇炎、视物模糊、毛发脱落等。

4）脾阴虚证的机制研究：脾阴虚证患者存在血浆 cGMP 和红细胞胆碱酶活力升高；而唾液淀粉酶、尿蛋白酶、血浆 cAMPt 活力，血浆胃泌素含量，D-木糖排泄率排泄率，血浆 SP 含量降低。这可能是脾阴虚证"运化失司"所致的机体消化腺的贮备功能、应激能力下降有关。实验研究发现脾阴虚大鼠组织胃动素明显增高，用甘淡养阴方治疗后胃动素水平明显下降。

5）甘淡滋脾治疗慢性萎缩性胃炎：脾阴虚是导致 CAG 的关键病理环节之一。脾阴不足则会出现胃黏膜糜烂充血，胃固有腺体萎缩。脾胃阴虚证型相比于脾胃气虚和脾胃阳虚的胃黏膜的病理更加严重。

《黄帝内经》提出"欲令脾实……宜甘宜淡"的甘淡实脾大法，后世医家将此定为脾阴虚的治疗法则。张锡纯指出"淡养脾阴"的观点，丰富了"甘淡滋脾"理论。养胃阴多用甘凉、甘寒，益脾阴宜用甘淡平。补脾阴多选用山药、茯苓、莲子、扁豆、芡实、粳米等，方剂如吴澄的理脾益营汤、中和理阴汤，陈无择的六神散，胡慎柔的养真汤，喻昌辉的益脾汤等。麦冬多侧重于滋胃阴，养胃阴可选梨汁、蔗浆、生地、藕汁、冰糖、花粉、芦根，方剂如吴瑭的益胃汤、五汁饮、沙参麦冬汤等。岳美中曾指出脾阴虚、胃阴虚用药虽有相似，但是临床不可混淆，山药、石斛偏养脾阴，麦冬则偏养胃阴。此外需佐少量升清之品（桔梗，葛根）助脾升清；少佐干姜等温药，防滋脾凉腻之偏，又鼓脾阳生发之气；强调药食同用，既可使脾阴渐充，又有利脾运的恢复；补脾阴当养阴开胃，还重视滋养肾阴；阴虚大多兼有脾气虚，治疗时要益脾气。

（4）从血瘀论治：血瘀是 PLGC 发病的主要病机，也是发病发展过程中主要的病理产物。血瘀与胃黏膜腺体萎缩、肠化生和异型增生的内镜下表现相关，如胃黏膜花斑、血管扭曲及显露、黏膜色暗或灰暗、树枝样血管，色暗红，黏膜呈颗粒状或结节样增生。

PLGC 的发病存在着血液流变学异常、微循环障碍等相关指标的变化。研究发现 CAG 患者全血高切、低切比黏度，全血还原比黏度，红细胞电泳、纤维蛋白原水平等均高于正常人，且血液流变异常与萎缩程度呈正相关。PLGC 存在甲皱微循环管袢形态、管袢流态、管袢状态等方面异常。PLGC 血瘀证胃黏膜增生和肠化生程度较其他证型为重，Ⅲ型肠化生和异型增生均以血瘀型为最多。可见，血液流变学、微循环障碍等微观指标异常影响着血瘀证候的形成和病机变化，并影响着 PLGC 的发生和发展。血瘀相关微观指标与 PLGC 的相关性为确立活血化瘀的主要治法提供了科学依据。

活血化瘀药可不同程度逆转萎缩与肠化生、异型增生，该类药物具有改善血液流变学和微循环、调节免疫功能、抑制肿瘤、修复血管内皮细胞损伤，有效改善组织缺血缺氧，从而阻止 PLGC 进一步发展。丹皮、赤芍、川芎、五灵脂、延胡索等对免疫系统具有正向调节作用，丹参、益母草、牛膝等则具有免疫双向调节功能；三七能改善 PLGC 大鼠胃液分泌、增加黏膜血流量、对抗氧自由基损伤，亦能对癌基因表达异常有调节作用，并能减弱原癌基因的表达，增强抑癌基因的表达。丹参、赤芍、川芎、莪术能调控 CAG 大鼠胃黏膜细胞核内相关嗜银蛋白、增殖细胞核抗原的增殖、凋亡。此类研究为解释活血化瘀对 PLGC 的分子作用机制提供了新的方法和思路。

（5）从络病理论论治：对络病学说贡献最大者首推叶天士，基于《黄帝内经》络病之说，借鉴张仲景"络病"用药经验，提出了著名的"久病入络"及"久痛入络"论点，强调"初为气结在经，久则血伤入络"，"经年宿病，病必在络"，揭示了疾病由浅入深、由气及血的演变规律。治疗强调运用通络法，创立了辛味通络诸法。

1）从络病理论阐释 CAG 病机演变：胃为多气多血之腑，从现代解剖学角度来看，胃的血供丰富，有丰富的黏膜下血管丛，这与络脉支横别出、逐层细分、迂曲细窄的特点相似。外邪内侵、饮食失节、情志失调、年老体衰等内外因相合致络脉失和，胃腑"经络"不通，起病在腑在气；若病久反复不愈，胃腑络脉受损，必影响及脾脏，日久出现脾胃虚弱，气血化生乏源，络脉失养而络虚不荣,或兼有邪毒、湿热、痰浊、瘀血等阻滞,邪气入深,由气及血,由"经络"及"脉络",病在脏在血。CAG 有从气到血,从"经络"到"脉络",从腑到脏的病机演变过程,与"胃黏膜炎症 - 萎缩 - 肠化生 - 异型增生 - 癌变"的病理演变规律相符。

2)从络病阐释 CAG 的临床特点:①病久或兼痛。叶天士云:"痛为脉络中气血不和",CAG 患者病久入络入血,气血不和,多伴胃脘痛,既有络实不通之痛,也有久病络脉失养络虚之痛。②易滞易瘀易积。各种因素伤及胃络,络气郁滞,络血稽留日久,痰、瘀、毒邪单独或交互凝滞,则易成积,形成包块或癌变,内镜下可见肠化生或异型增生。③难治愈。CAG 病程长,且以正虚及老年人多见,起病隐匿,病久正气渐伤,如治疗不当,愈发难治且缠绵难愈。

3)从络病分期辨治 CAG:有学者认为本病属络虚夹实,其虚以络气虚及阳虚为主,或兼见阴虚,主要是由于久病耗伤,或者长期使用疏肝行气、寒凉清热药物所致,夹实则以络脉气滞不通,湿热、痰浊、瘀血阻络为主。临床上常分期治疗,发作期病在腑在"经络",以治气为主,兼通"络脉";缓解期病在脏在"脉络",以治血为主,兼消积滞,但均需注意扶正祛邪的关系,注意标本侧重与兼顾。

4)治疗上适当配伍辛味及虫类通络药:叶天士提出"络以辛为泄""攻坚垒,佐以辛香,是络病大旨",常用辛药通络,认为辛能散、能行、能通。临床可选用辛温、辛香和辛润药物,如辛温之桂枝、细辛,辛香之降香、砂仁、小茴香,辛润之当归、桃仁等。《临证指南医案》:"考仲景于劳伤血痹诸法,其通络方法,每取虫蚁迅速飞走之诸灵,俾飞者升、走者降,血无凝著,气可宣通,与攻积除坚,徒入脏腑者有间""辄仗蠕动之物,松透病根"。CAG 后期如有顽痰凝瘀痼结之征,寻常草木常不能达效,常配伍虫类药物,如全蝎、蜈蚣、僵蚕、土鳖虫、九香虫等,但虫蚁之品辛散走窜,易耗气伤血,需注意用量及配合补气养血润燥之品。益气活血通络方治疗脾胃虚弱合胃络瘀血型 CAG 中医证候积分、胃镜病理积分及血浆内皮素水平均较胃复春组显著降低。基于络病理论的芪莲舒痞汤可改善 CAG、PLGC 患者症状,Hp 根除率优于胃复春组,同时有助于体内炎性因子的清除。

(6)通降论理论:脏腑气机升降出入是人体生命活动的具体表现。脾胃纳运有度,升降有序,共同完成对水谷的消化吸收。若感外邪、情志失调、饮食失节等可致胃腑失和,日久则气血壅塞中焦,升降失职。脾不升清、胃不降浊、气机不畅壅塞不行乃 CAG、PLGC 的重要病机。

董建华院士传承中医学对脾胃生理病理认识,结合现代医学胃肠疾病研究成果,提出了脾胃"通降理论"。认为脾胃功能的实现以维持胃肠道的通畅下行为根本,并以此为基础,发展出以恢复脾胃通降为目的的系列治则、治法及方药体系(具体见通降理论部分)。

治疗慢性胃炎及 PLGC 时,注重以脾胃"通降理论"为指导,以恢复胃腑的通降特性、改善胃内环境为中心。体现通降胃气为特点的代表方香苏饮为基础化裁,由苏梗、香附、陈皮、枳壳、黄连、甘草等中药组成的通降颗粒,对患者的胃痛、胃胀、嗳气、烧心、反流等症状表现出了明显的疗效,与"通降理论"对胃肠疾病的认知特点相吻合。

(7)浊毒理论:浊毒理论是李佃贵国医大师学术思想的核心,认为 PLGC 的病机关键在于脾胃虚弱、浊毒之邪壅滞中焦。其演变多由肝郁气滞,木旺克土,脾虚湿盛,继而积湿成浊,浊郁化热,热蕴成毒,浊毒之邪深伏胃脉血分,最终形成 CAG、PLGC 等病理改变。治疗上以化浊解毒为主,和胃健脾为辅,标本同治。选用茯苓、猪苓、泽泻等淡渗利湿,健脾助运;黄芩、黄连、黄柏、大黄、龙胆草等苦寒燥湿;砂仁、蔻仁、藿香、佩兰等芳香化浊、悦脾醒脾;大黄、黄连、半夏等降浊。去除毒邪多根据毒之轻重而用药,多选用红景天、半边莲、半枝莲、白花蛇舌草、败酱草、黄连、黄芩、黄柏、大黄、绞股蓝、板蓝根、连翘、银花等活血解毒,对CAG尤其是伴有重度肠化生和异型增生者首先化浊解毒,以防癌变。

(三)小结

胃癌前疾病、胃癌前病变是胃癌二级预防的重要对象,对其进行有效监测和治疗对于降低胃癌发生率和死亡率具有重要意义。现代医学在内镜精细诊断、演变机制探索及根除Hp、补充抗氧化维生素干预方面进行了大量研究,推动诊治技术不断进步和形成共识,但在逆转干预方面尚缺乏公认有效方案。中医药及中西医结合有望在干预方面发挥自身优势实现疗效突破,在病因病机认识、整体辨证及内镜局部辨证诊断、辨证论治及中药复方干预方面均体现一定的优势和特色,多种经典理论如通降理论、脾阴虚理论、血瘀理论、络病理论、浊毒理论等均对临床诊断和治疗用药发挥重要指导作用。今后在证候规范、复方开发、中西医协作、数据库构建、病症结合风险预测、药物干预机制等方面还需要进行深入研究。

(王萍　吕宾)

三、功能性胃肠病

(一)概述

1. 概念　功能性胃肠病(functional gastrointestinal disorders, FGIDs)是一组胃肠道功能性疾病,以慢性、反复发作的胃肠道症状而无器质性改变或生化异常为特征,临床表现主要包括咽、食管、胃和十二指肠、胆道、小肠、大肠、肛门等胃肠道相关症状,如反酸、烧心、恶心、呕吐、腹痛、腹泻、腹胀、便秘等。按照罗马Ⅳ标准,临床上常见的FGIDs有功能性烧心(functional heartburn, FH)、反流性高敏感(reflux hypersensitivity, RH)、功能性消化不良(functional dyspepsia, FD)、肠易激综合征(irritable bowel syndrome, IBS)、功能性便秘(functional constipation, FC)以及功能性腹泻(functional diarrhea, FDr)等。FGIDs临床表现多样,症状繁杂且反复发作或呈慢性迁延状态,病程可达数年至数十年,并可伴有多种精神症状。FGIDs各疾病在症状上常常存在着相互重叠的现象,较常见的如FD与IBS、非糜烂性反流与FD,其相同的症状表现具有共同的病生理机制。由于诊断标准、研究人群的选择和文化背景的不同,重叠现象在不同国家的患病率差异很大,FD-IBS重叠为2.2%~5%。FD与异常酸反流重叠为34%~50%;疾病亚型之间也存在症状重叠,研究发现,50%的患者同时具有上腹痛综合征和餐后不适综合征两种亚型表现。重叠患者较单纯疾病患者的胃肠道症状更严重、焦虑抑郁程度更重。

2. 流行病学　目前,FGIDs发病率呈逐年增高趋势,罗马基金会在2020年的一项覆盖6大洲33个国家/地区流行病学调查,全球约40%以上的人群患有FGIDs,18~30岁青年群体为高发人群,女性发病率较男性更高。根据多项胃食管反流病(gastroesophageal reflux disease, GERD)研究显示,29%的患者为RH。在接受质子泵抑制剂(proton pump inhibitor, PPI)治疗无效的烧心患者中,21%~39%的患者符合FH的诊断标准,有40%为非糜烂性反流(nonerosive reflux disease, NERD),36%为RH,其余24%为FH。FD的全球发病率为5%~11%,在有消化不良症状的患者中,经检查有79.5%可诊断为FD。IBS各国发病率从1.1%至45.0%不等,北美地区约12%,而在亚洲国家为5%~10%,女性患病率约为男性的1.5~2倍。成年人FC发病率超过14%,妇女、老年人或社会经济地位较低人群更为多见。欧美国家FDr发病率明显高于亚洲国家,而我国FDr发病率则高于其他亚洲国家,平均发病率为1.54%,总体表现为女性高于男性,农村高于城市。

（二）发病机制

FGIDs 的确切发病机制尚不清楚,其症状产生有两大传统核心机制-胃肠动力障碍和内脏高敏感(visceral hypersensitivity, VH),目前认为其发病与脑-肠互动紊乱、黏膜免疫异常、肠道菌群失调及精神心理因素等均密切相关。

1. 胃肠动力异常和内脏高敏感在 FGIDs 中的作用 胃肠动力异常是 FGIDs 的重要发病机制,中枢神经系统(central nervous system, CNS)、肠神经系统(enteric nervous system, ENS)、自主神经系统(autonomic nervous system, ANS)及分布在这些系统中的神经递质(脑肠肽)和受体均参与胃肠道动力的调节,在以上因素的相互作用下,胃肠道维持正常的摄食、蠕动和排空功能。当上述神经调节系统中的神经递质、受体等分泌或表达异常引起神经信号传导变化时,胃肠黏膜、平滑肌、血管和腺体的生理功能受到影响,引起胃肠道排空延迟、扩张和传输等运动协调失常,进而发生动力亢进、迟缓或两者交替出现引起相关临床症状,如 PDS、IBS-C、FC 等常以动力低下等症状为主要表现,IBS-D、FDr 等多因动力亢进引发,而 IBS-M 则与肠动力亢进-迟缓协调功能障碍密切相关。

内脏高敏感是指引起内脏疼痛或不适刺激的阈值降低,内脏对生理性刺激产生不适感或对伤害性刺激反应强烈的现象。研究表明,饮食不耐受、胃肠道炎症、胃肠微生态紊乱、精神心理应激等均是引起食管、胃肠等 VH 的重要诱发因素,而中枢及外周神经系统异常敏化、神经传导通路及信号处理异常则是导致 FGIDs 症状发生的直接病理生理环节。目前,详细机制不清。

2. 肠道菌群失调 肠道是一个庞大而复杂的微生态环境,肠道菌群由多种多样的细菌组成,肠道内定植的细菌数量约为 10^{14} 个,超过人体细胞总数的 10 倍。肠道菌群在维持宿主肠道微生态平衡,提高免疫功能,调节肠道动力,影响营养物质的吸收等方面具有重要作用。一旦出现肠道微生态失衡,即可诱发腹部不适和腹胀等菌群失调、肠功能障碍的症状。其中,短链脂肪酸(SCFAs)是肠道微生物重要的代谢物之一,主要由乙酸盐、丙酸盐和丁酸盐组成,在调节宿主代谢、免疫系统和细胞增殖方面具有关键作用。SCFAs 还可以激活免疫,引起炎性因子的释放,引发免疫激活和低度炎症,从而介导 FGIDs 的发生。研究表明,FGIDs 人群中菌群多样性的降低,菌种丰度的改变,同时伴随着代谢产物水平失调及与宿主共代谢紊乱;FD 患者胃液中拟杆菌、酸杆菌和胆汁酸含量异常,IBS-D 患者存在双歧杆菌和乳杆菌等有益菌减少致病菌增加情况,经益生菌治疗后可恢复正常。

3. 精神心理因素在 FGIDs 中的作用 近年来随着生活节奏加快,出现了越来越多的 FGIDs 患者,强烈的应激或情绪波动能够通过肠-脑轴引起整个胃肠道功能紊乱,并且会产生比正常人更为强烈的反应,这在 FGIDs 患者中更为多见。在 FGIDs 患者人群中,50% 的患者以心理精神状态异常为首要表现,该类患者精神心理障碍程度较严重,睡眠障碍情况较普遍。精神心理因素与肠道运动功能障碍和内脏敏感机制密切相关,行为和认知可以通过间接复杂的通路影响胃肠活动,心理异常移速的累加会增加胃肠和非胃肠症状的严重性,并导致患者生活质量的低下。胃肠道是对精神心理因素最敏感的靶器官,机体的生理功能会由于早期的生活环境、遗传因素、长期的应激状态通过脑-肠轴互动影响,最终发展为 FGIDs。

4. 脑-肠互动紊乱 脑肠相互作用的实现依靠脑-肠轴,脑-肠轴作为脑肠互动的双向通信系统,其概念在 20 世纪 90 年代被提出,是连结胃肠道与中枢神经系统的神经-内分泌网络,强调了胃肠道与中枢神经系统之间的双向联系。神经内分泌相互作用是脑肠互动联系的基础,对于保持机体内稳态及介导恶心、呕吐、摄食和饱腹感等症状产生至关重要。在最新罗马Ⅳ标准中,明确指出肠 - 脑互动异常在 FGIDs 发病中起重要作用。

胃肠道是机体内唯一由 CNS、ENS 和 ANS 共同支配的系统,神经系统与胃肠道的互作用被称为脑肠轴。脑肠肽是分布于中枢神经系统、肠神经系及胃肠道内分泌细胞之间的小分子多肽物质,是脑肠相互作用的物质基础,同时也是脑肠轴的重点作用靶点,具有神经递质和激素双重作用,对胃肠功能的调节极为关键,可以直接参与调节胃肠道的感觉和运动,研究表明 FGIDs 尤其是 FD、IBS 的发生与 5- 羟色胺、P 物质、降钙素基因相关肽、血管活性肽等多种脑肠肽水平的紊乱密切相关。

(三)常用检查

FGIDs 由于无器质性病变及生化异常,目前仍以"症状特征 + 排除器质性疾病"作为诊断原则,应根据患者不同的临床表现和诊断倾向(经验性判断)有针对性地选择合理的辅助检查手段,同时对于有报警症状和体征的患者应高度警惕,及时排除器质性疾病的可能。

1. 基础检查

(1)消化内镜检查:对于 FGIDs 相关症状的患者应常规行电子胃镜或电子结肠镜检查,必要时行小肠镜和超声内镜检查,以尽早排除器质性疾病。

(2)胃 - 食管反流监测:可有效区分生理性反流与病理性反流,常用的检查方法有动态食管 pH 监测、动态胃内 pH 监测、24 小时胆汁检测等。24 小时 pH- 阻抗监测食管酸暴露时间对 FH/RH 的诊断及其与 GERD 的鉴别诊断具有重要意义,RH 更强调生理性反流事件诱发症状的证据,即 pH- 阻抗监测到生理性反流可引发症状。

(3)影像学检查:钡餐造影、腹部超声、CT、MRI 等影像学检查能发现消化系统器质性病变,尤其在对消化道肿瘤或腹腔内其他内脏器质性病变如胃癌、胃 - 十二指肠溃疡、克罗恩病、溃疡性结肠炎、结 - 直肠癌等引发的胃肠道症状进行鉴别时具有重要作用。

(4)常规生化检查:三大常规(血常规、尿常规、便常规 + 潜血)、血生化(肝肾功能、血糖、红细胞沉降率、血钙等)、病毒性肝炎血清标志物、肿瘤标志物(必要时)等检测项目等多无异常发现,基础生化检查在 FGIDs 与器质性疾病诊断方面具有鉴别意义。

(5)消化道压力测定:通过对食管 - 胃 - 肠 - 肛管压力测定可发现消化道不同部位对压力的反应性异常,如食管测压术、胃窦十二指肠测压术等检查对 FH、RH、FD、癔球症等的诊断价值较大;气囊排出试验、结肠压力监测等对 FC 具有一定诊断价值;肛门直肠测压术、Oddi 括约肌测压术等对大便失禁、功能性胆道性 Oddi 疾病的诊断有一定价值。

(6)消化道转运时间检测:测定食管 - 胃 - 肠的转运时间可有效了解食管通过时间、胃排空时间、小肠通过时间等胃肠道动力情况,主要检查手段包括放射性核素显像、不透 X 线标志物法、呼气试验、吸收试验、实时超声法等。

2. 其他检查

(1)胃肠激素检测:胃肠激素如胃动素、胃泌素、胆囊收缩素、血管活性肽、降钙素基因相关肽、P 物质和炎症细胞及其介质如 5- 羟色胺等的血清水平,可能涉及 FD 的病理生理机制,可作为诊断参考指标。

(2)幽门螺杆菌检测:通过快速尿毒酶、^{13}C 和 ^{14}C 尿素呼气试验、血清 Hp 抗体、粪便抗原、组织学特殊染色等方法判断是否存在 Hp 感染。

此外,盆底肌电图检测在 FC 的诊断中具有一定意义;乳糖氢呼气试验等检测指标则对排除乳糖不耐受等具有重要意义。

（四）诊断及鉴别诊断

功能性胃肠病诊断时均需符合症状出现的时长,并根据辅助检查进行鉴别并排除相关器质性病变。

1. 食管疾病

功能性烧心（functional heartburn, FH）：FH 是指在无病理性胃食管反流或食管动力或结构异常的情况下,反复发作的胸骨后烧灼感。FH 患者在症状发作时可伴有酸反流,但 24 小时食管 pH 监测食管酸暴露时间正常。

反流高敏感（reflux hypersensitivity, RH）：RH 是指患者在临床表现上有症状（烧心或胸痛）,但内镜检查或 pH- 阻抗监测并无病理性反流的证据,但监测到生理性反流可引发食管症状。此外,真正的 GERD 和反流高敏感可以重叠发生,这类患者表现为 PH- 阻抗监测酸暴露正常,但有持续反流症状,并与反流事件相关。

癔球症（globus）：癔球症是咽喉部持续或间断性非疼痛性哽咽感或异物感,位于甲状软骨和胸骨柄凹之间的中线部位。患者对异物感的其他描述包括有东西滞留的感觉、黏液聚集的感觉、被束缚的感觉甚或窒息感等。症状在餐间更加明显,吞咽时可有症状或症状有所改善。合并有疼痛、体重下降、吞咽痛、吞咽困难等时,需警惕非功能性疾病,应做进一步检查,特别是内镜检查,怀疑食管动力障碍可行食管高分辨测压,反流相关疾病可行 24h 食管 pH 阻抗等进行排除。

功能性吞咽困难（functional dysphagia, FDy）：FDy 指食管源性而非口咽源性吞咽困难,常被描述为有固体或液体黏附于食管或食物通过食管时有异物感,而食管 X 线钡餐检查、内镜检查和食管压力测定排除了病理性胃食管反流、食管癌、黏膜环等疾病。

功能性食管疾病应与具有器质性病变的食管及消化道疾病相鉴别,如：GERD、贲门失弛缓症、食管痉挛、食管癌、食管裂孔疝等,可采用胃镜、X 线钡餐造影、B 超、CT 等辅助手段进行鉴别。

（1）GERD：烧心是 GERD 最常见症状,应行胃镜检查和（或）24 小时食管 pH 监测予以鉴别。GERD 患者食管中下段有红斑、渗出、黏膜变脆、糜烂、溃疡、狭窄等病变,病理活检示基底细胞层增厚,固有膜炎性细胞浸润、糜烂、坏死、Barrett 食管等病变。24 小时食管 pH 监测示 pH<4 的时间在 4% 以上（或超过 1 小时）。

（2）贲门失弛缓症：贲门失弛缓症是由食管神经肌肉功能障碍所致的疾病。临床表现为咽下困难、食物反流和下段胸骨后不适或疼痛。X 线食管钡餐检查示食管中下段扩张,下段光滑变细呈鸟嘴样改变,食管测压示食管下括约肌（low esophageal sphincter, LES）压力升高,可达 417kPa（35mmHg）,在吞咽时 LES 不会松弛。

（3）食管痉挛：是一种高压型食管蠕动异常的食管动力障碍性疾病,以吞咽困难、胸痛为主要表现,部分患者可有烧心症状。食管吞咽 X 线检查示食管下段蠕动波减弱或食管中下段出现强烈的痉挛性收缩。食管测压示食管中下段出现高幅宽大、畸形的蠕动波,其波幅 >20kPa,持续时间 >6s,食管体部蠕动速度减慢,而食管上括约肌（upper esophageal sphincter, UES）和 LES 功能基本正常。

（4）食管癌：典型症状是进行性吞咽困难,多数患者可明确指出梗阻部位在胸骨后,可伴有吞咽疼痛；晚期患者可有食管反流,常为黏液血性或混杂隔餐或隔天食物,食物不能通过贲门部时,呕吐物不呈酸性；食管脱落细胞学检查对早期诊断有重要意义,食管镜或胃镜结合活检组织检查可确定食管癌的诊断。

（5）食管裂孔疝：食管裂孔疝是指腹腔内脏器（主要是胃）通过膈食管裂孔进入胸腔所致的疾病。膈食管裂孔的扩大，环绕食管的膈肌脚薄弱等，致使腹段食管、贲门或胃底随腹压增高，经宽大的裂孔而进入纵隔，进而引起胃食管反流、食管炎等一系列病理改变。表现为胸骨后或剑突下烧灼感，胃内容物上反感，上腹饱胀、嗳气、疼痛等。尤以滑动型裂孔疝多见。X线、胃镜、胸部CT均可帮助诊断。

除与上述疾病鉴别外，存在烧心症状但内镜和活检正常的患者具有很大异质性，随着罗马Ⅳ标准的更新，这类患者可以被诊断为FH、RH或非糜烂性反流病（non-erosive reflux disease，NERD），鉴别要点是动态pH或pH-阻抗监测结果以及是否存在反流相关症状。若酸暴露正常，无反流相关症状者为FH，有反流相关症状为RH；若酸暴露异常，无论有无反流相关症状均为NERD（具体见下图）。此外，GERD患者经标准剂量PPI治疗8周后症状无缓解或部分缓解，2016年亚太共识将此称为难治性胃食管反流病（refractory gastroesophageal reflux disease，RGERD），中国2014年GERD共识意见则将治疗时间定义为至少8~12周。此类患者的共同特点是对PPI治疗效果不佳。

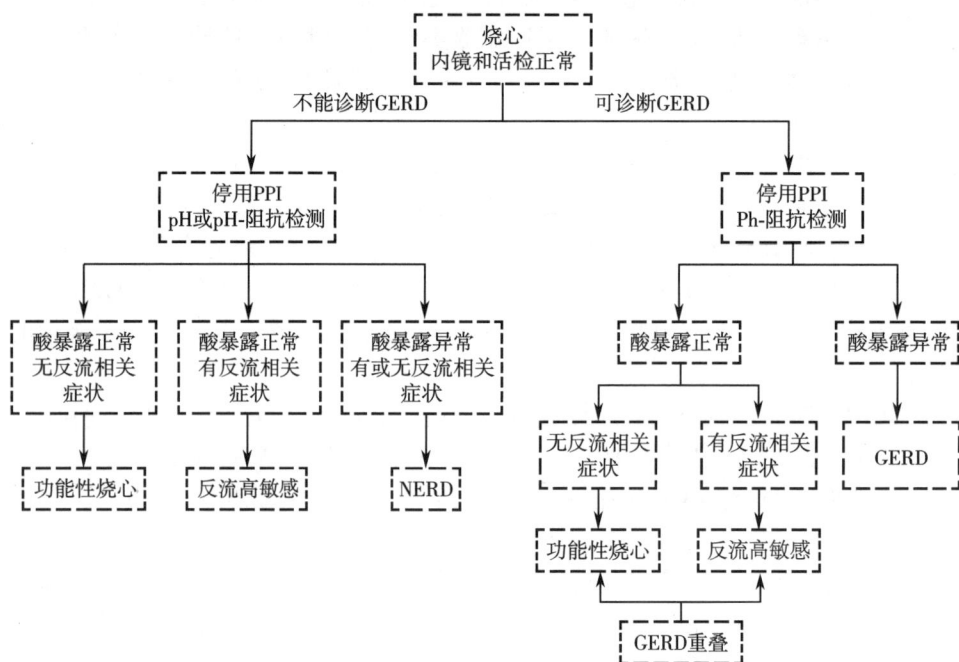

2. **胃和十二指肠疾病**　功能性消化不良（functional dyspepsia，FD）：FD是指一组表现为上腹部疼痛或烧灼感、餐后上腹饱胀和早饱感的症候群，可伴食欲缺乏、嗳气、恶心或呕吐等。分为两个亚型，餐后不适综合征（postprandial distress syndrome，PDS），餐后饱胀不适感，早饱感；上腹痛综合征（epigastric pain syndrome，EPS），上腹痛，上腹烧灼感。

FD应和慢性胃炎、消化性溃疡、GERD、胃癌等疾病进行鉴别，可使用胃镜、血生化检查、CT和核磁等检查进行辅助。

（1）慢性胃炎：FD和慢性胃炎（chronic gastritis，CG）患者多数无特异性症状，内镜下将CG分为慢性非萎缩性胃炎和慢性萎缩性胃炎两大基本类型。慢性非萎缩性胃炎是不伴有胃黏膜萎缩性改变、胃黏膜层以淋巴细胞和浆细胞为主的慢性炎症细胞浸润的慢性胃炎。CG有5种组织学变化分级，即Hp、炎症、活动性、萎缩及肠化生，非萎缩性胃炎无萎缩及肠化生。肠化范围和肠化生亚型对胃癌发生危险性预测有一定价值。慢性萎缩性胃炎只要有病理组织活检显示固有腺体减少或萎缩，即可诊断。

（2）消化性溃疡、胃癌、胃间质瘤：FD 与上消化道器质性疾病鉴别一般不难，通过胃镜检查、上消化道造影及超声胃镜可鉴别。在询问该类患者病史及体格检查时，重点注意有无消瘦、贫血、上腹包块、频繁呕吐、呕血或黑便等报警征象。对年龄大于 40 岁，有肿瘤家族病史的患者更应注意与肿瘤鉴别。

（3）消化道梗阻：幽门梗阻及不完全小肠梗阻可以引起胃排空延迟，出现上腹胀等消化不良症状表现，但幽门梗阻常伴有呕吐隔宿食，查体可见胃型，振水音阳性，行胃镜检查可以鉴别。而小肠梗阻表现为阵发性加重的腹痛，且呕吐较重，查体可见肠型，行腹部立位平片及腹部 CT 可以鉴别。

3. 肠道疾病

肠易激综合征：IBS 是一种常见的慢性肠功能紊乱性疾病，表现为反复发作的腹痛，与排便相关或伴随排便习惯改变。典型的排便习惯异常可表现为便秘、腹泻，或便秘与腹泻交替，同时可有腹胀等症状。分为以下几种类型：IBS 便秘型（IBS-C）、IBS 腹泻型（IBS-D）、IBS 混合型（IBS-M）、IBS 不定型（IBS-U）。功能性便秘（functional constipation，FC）：功能性便秘是一种常见的功能性肠病，表现为持续的排便困难、排便次数减少或排便不尽感，且不符合 IBS-C 的诊断标准。便秘的主观或量化定义包括：①排便费力，粪便硬或呈干球状，有便意但排不出来，便次少或排便不尽感；②每周排便少于 3 次，每日排便量 <35g 或 ≥25% 的时间感到排便费力；③全胃肠或结肠的传输延缓。根据发病机制的不同，功能性便秘又分为三种类型：慢传输型、出口梗阻型及混合型。

功能性腹泻（functional diarrhea，FDr）：FDr 是以持续的或反复发生的、不伴有腹痛或腹部不适的稀便或水样便为特征的综合征。

IBS 分型不同，IBS-C 需与 FC 相鉴别，IBS-D 需与 FDr 相鉴别，IBS 患者不论是腹泻型还是便秘型，均有腹痛与排便相关、便后可缓解的特点；而 FC 与 FDr 无腹痛症状，FC 以排便困难、排便次数减少或排便不尽感为特点，FDr 以排便次数减少，粪质稀薄为特点，根据症状表现特点及肠镜检查可鉴别。以上疾病除互相鉴别外，尚需与溃疡性结肠炎

（1）炎症性肠病：炎症性肠病包括溃疡性结肠炎（ulcerative colitis，UC）和克罗恩病（Crohn's disease，CD）。UC 以腹痛、腹泻、黏些脓血便和里急后重为特征；并可伴有消化道外的反应如结节性红斑、虹膜炎等。病变多位于左侧降结肠和乙状结肠，且呈连续性，可见溃疡及脓性分泌物和假息肉。CD 多为中青年患者，有慢性反复发作性右下腹或脐周痛与腹泻、腹块、发热等表现，X 线或（和）结肠镜检查发现肠道炎性病变，主要在回肠末段与邻近结肠且呈节段性分布。患者大便更稀或水样，常无脓血，病变主要见于回肠末端，可影响结肠，特点为病变不连续，呈跳跃式分布，CD 可伴有肠梗阻表现。肠镜具有较强的诊断价值，临床可综合大便常规、X 线表现予以鉴别。

（2）功能性排便障碍（functional defecation disorders，FDD）：可分为排便推进力不足及不协调性排便。在临床上，排便动力不足者主要表现为排便时排便不尽感，多因腹压、直肠内压增高不足以克服肛管及盆底收缩压，不能顺利排便。

（3）结直肠恶性肿瘤：早期症状不明显，随着肿瘤的增大而表现排便习惯改变、便血、腹泻、腹痛等症状，晚期则表现贫血、体重减轻等全身症状，行肠镜、B 超、CT、核磁等予以鉴别。

4. 其他

嗳气症（belching disorders，BD）：嗳气症是一种常见症状，是指间断地出现气体从食管或胃内逸出，并在咽部发出声音。根据反流气体发生的起始部位，将嗳气分为两种类型：胃嗳气（源自胃）和胃上嗳气（源自食管）。

功能性腹胀/腹部膨胀（functional abdominal bloating/distension，FAB/D）：FAB/D 是指反复发作的腹部胀满感、压迫感或者气体堵胀感（功能性腹胀），和（或）可观测到（客观的）腹围增大（功能性腹部膨胀）。主要症状为腹部胀满不适。腹胀与进食无直接关系，并不表现为早饱感及餐后饱胀，但进食会加重原有腹胀。

中枢介导的腹痛综合征（centrallymediated abdominal pain syndrome，CAPS）：CAPS 是以持续的、近乎持续的或频发腹痛为特征的疾病，通常腹痛程度严重，与消化道功能正常与否不相关，不能用当前检查手段诊断的结构或代谢异常来解释。患者常诉有多部位压痛或广泛压痛，但对压痛的躯体反应与表情反应往往不一致，常表现痛苦和焦虑状。

嗳气可见于消化性溃疡、慢性胃炎、糖尿病胃轻瘫等器质性疾病，应注意鉴别。中枢介导的腹痛综合征不仅应与可引起慢性腹痛的功能性胃肠病（如 FD、IBS、功能性胆道疼痛等）鉴别，而且还要与器质性疾病所致慢性腹痛鉴别，详见表 3-2。

表 3-2 与器质性疾病所致腹痛鉴别

	CAPS	器质性疾病
发病时间	较长	相对较短
疼痛部位	弥散，不固定	大多部位准确、固定
疼痛性质	不确切，常用情绪化语言描述	性质明确，绞痛、锐痛等
既往病史	多有精神刺激、压力过大	可有明确急性炎症或手术史等
腹痛与体位关系	关系不大	腹痛可因体位变化诱发或缓解
伴发症状	多为主观感觉	可伴发热、尿便性状及习惯改变、呕吐、消瘦、皮疹、肝肾功及血象等异常

（五）中医相关理论

脾胃学说在中医学理论中占有极为重要的地位。早在两千多年前的《黄帝内经》中就有了关于脾胃描述的内容，后经过历代医家不断的实践总结，逐步发展成系统的理论体系学说，随着后世对脾胃认识的加深，脾阴、胃阴等内容也被吸收纳入，脾胃学说也日益完善。

1. 脾胃学说

（1）脾胃学说起源：在生理方面，先秦西汉时期的《黄帝内经》有诸多关于脾胃的记载。《素问·灵兰秘典论》曰"脾胃者，仓廪之官，五味出焉"，《素问·六节脏象论》曰："脾胃……者，仓廪之本，营之居也，名曰器，能化糟粕，转味而入出者也"，均指出脾胃的主要功能是消化吸收。

病因方面：《灵枢·小针解》指出：寒温不适，饮食不节，而病生于肠胃。《灵枢·邪气藏府病形》记载："有所击扑，若醉入房，汗出当风，则伤脾。"指出了脾胃疾病的发生和饮食、节气及房劳等因素相关。

治疗原则方面：《素问·脏气法时论》曰："治痿者，独取阳明""中满者，泻之于内；……其实者，散而泻之"。提出治脾和治胃之原则。《难经·七十七难》曰："所谓治未病者，见肝之病,则知肝当传之于脾,故先实其脾气",肯定了脾在治未病中的作用。总之,《黄帝内经》和《难经》对脾胃的属性、发病特点、疾病治疗上作了颇为全面的论述,奠定了脾胃学说的理论基础。

（2）脾胃学说的形成:东汉著名医家张仲景提出"四季脾旺不受邪",强调了脾对人体的重要作用。唐代孙思邈也在脾胃学说形成中提出很多重要观点,如"五脏不足,调于胃",强调饮食应避凉就温以顾护脾胃,并创制食疗方用于临床。金元时期的医家李杲撰写了《脾胃论》,标志着脾胃学说的正式形成,强调:①内伤脾胃,百病由生;②脾胃是气机升降的枢纽;③遣方用药强调升阳益胃。所以在治疗上强调重视脾胃,升阳气。其所创的补中益气汤、升阳益胃汤、升阳除湿汤等诸多方剂,无一不体现了这些思想。

（3）脾胃学说的发展:明代清时期的医家根据脾胃的特点,提出脾阴学说、胃阴学说等,发展了脾胃学说的内容,使其更加完善。

1）脾阴学说:明末著名医家缪希雍提出脾阴学说,认为随着时代变迁,百姓生活习惯的改变,脾胃津液耗劫,脾阴损伤更易出现,提出了"脾阴之说",在治疗上主张除了香燥温补之法外,还当使用甘寒滋润益阴的药物益脾,所用之药以石斛、木瓜、牛膝、白芍、酸枣仁等为主,佐以生地、枸杞子、茯苓、黄柏等品,配以酸甘柔剂作为补脾阴的用药原则。缪氏"脾阴之说"补充了东垣脾胃学说的不足,对叶桂的胃阴学说亦有很大影响,起到了承先启后的作用。

2）胃阴学说:叶天士是清代医家,其所创立的胃阴学说极大地丰富了脾胃学说的理论体系,内容主要包括:①脾胃分治:叶天士强调脾胃一阴一阳、一升一降,一润一燥,当分而治之;②胃宜降则和:对于肺胃津亏的情况所导致的虚痞不食、烦渴不寐、肌燥熇热、便不通爽、舌绛咽干等症,多用降胃之法,并指出过用辛开苦降之药及苦寒下夺之品,易损胃气,治疗时当"甘平或甘寒濡润,常用麦冬、沙参、玉竹之品等,以养胃阴,则津液来复,使之通降而已矣"。

2. 通降理论　通降理论是在20世纪50年代由著名中医学家董建华院士提出,该理论在胃肠疾病的治疗中具有重要的指导意义。主要包括以下几个方面。

生理上以降为顺:胃为水谷之腑,六腑者传化物而不藏,以通为用,以降为顺,通降是胃生理特点的集中体现。脾胃的生理功能正如《灵枢·平人绝谷》所云:"胃满则肠虚,肠满则胃虚,更虚更满,故气得上下,"通降论是在前人认识的基础上,结合胃肠之腑的生理特点而形成。

病理上因滞为病:胃肠为市,无物不受,易被邪气侵犯而盘踞其中。邪气犯胃,胃失和降,脾亦从而不运。一旦气机壅滞,则水反为湿,谷反为滞,形成气滞、血瘀、湿阻、食积、痰结、火郁等相因为患,郁于中焦,属于实滞。若脾胃虚弱,传化失司,升降失调,清浊相干,郁滞自从中生,属于虚而夹滞。所谓寒则凝而不通,热则壅而失降,伤阳者滞而不运,伤阴者涩而不行。

在治疗上以通为法:脾胃"通降理论"强调应针对脾胃通降的生理特性及病理特点,以通祛疾为治疗原则,恢复其正常功能。因此,治法上不宜单纯通降攻泄,而应辨证论治,因势利导。其广义上包含了以恢复脾胃"通降之性"为治疗目标的系列治则治法。实证以通降攻泄为主,专祛其邪,不可误补;虚证以补虚健运为主,不可妄攻;虚实夹杂者,则通补并用,标本兼顾。总之,应以通降为主恢复脾胃的通降功能,或辨脏腑以脾胃合治、脾胃分治、肝胃共调,或辨气血以健脾行气、理气活血,或辨寒热以寒热并调,或辨虚实以虚实论治。

3. 调中复衡理论 调中复衡理论是唐旭东教授在继承传统脾胃理论及通降论学术思想基础上,结合近 40 年临床经验形成,其主要内容倡导脾胃升降,降在先,通降即为补;纳化相协,调为要,上中下兼顾;脾胃分合,论独并,燮理有侧重;五脏相关,土为枢,平衡乃关键。在临床应用方面创立了"治脾八法""八纲通胃法""两平衡"策略。

"调"为斡旋、燮理之义,正如《说文·言部》所载"调,和也",即通过药物治疗斡旋气机升降功能,燮理五脏功能。"中"从定位来讲为中州脾胃,如《黄帝内经》云:"脾者,土也,治中央,常以四时长四脏",通过"调中"以治其他四脏,后世有"调中州,安五脏"理论的临床应用。脾胃居中焦,是升降之枢,如《临证指南医案》云"纳食主胃,运化主脾,脾宜升则健,胃宜降则和",《四圣心源》指出"脾升肝肾亦升,故乙木不郁;胃降则心肺亦降,故金火不滞"。从病性来讲,"中"又可理解为核心病机。

"复"为恢复之义,如《灵枢·九针十二原》云"观其色,察其目,知其散复",复指气血的恢复。"衡"即平衡,指五脏六腑与气机升降的平衡。

(六)治疗

1. 一般治疗 对患者进行健康宣传教育,鼓励进行适度的体育锻炼,并及时调整饮食及生活习惯。如对于 FD、IBS 患者,嘱咐其少量多餐、避免高脂及辛辣饮食、咖啡、酒精、吸烟等;对于 FC、FDD、FAP 患者,嘱咐其要养成良好的排便习惯,避免反复如厕、久蹲、用力排便,多食富含膳食纤维的食物等。

2. 药物治疗 目前,FGIDs 多以对症治疗为主。对于存在早饱、腹胀、便秘等胃肠动力障碍的患者,可适当应用促动力药,如多潘立酮、莫沙必利等;对于存在烧心、胸痛或 RH 的患者,可适当给予抑酸药,如 PPI 和 H_2RA;对于具有肠道菌群紊乱的患者,予调节肠道菌群的药物,如双歧杆菌和乳酸杆菌等制剂;另外,对于焦虑、抑郁较明显的患者,可合用抗抑郁药如阿米替林、氟哌噻吨美利曲辛等。

3. 中医治疗 FGIDs 症状繁杂、胃肠症状重叠现象是国际现代医学诊疗难题,西药单靶点治疗效果不佳,"鸡尾酒式"化药使用模式加重了患者经济负担,中药复方治疗具有独特优势,通过从脾论治可解决症状重叠现象,具有整体调节、多靶点治疗、不良反应少等优势,此外,其他中医药疗法如针灸、推拿、理疗、中医导引术(如太极拳、八段锦等)对于改善FGIDs 患者的症状也有较好疗效。

4. 心理治疗 心理因素是 FGIDs 重要因素之一,经过早期心理干预能够减少或阻止部分 FGIDs 相关症状的产生。目前,相关治疗方法主要有:认知行为疗法、催眠疗法、生物反馈、能量愈合疗法及其他心理疗法。

5. 手术治疗 对于 FGIDs 患者,手术治疗往往在药物、心理治疗等非手术治疗方式无效的情况下所采取的手段。如对于反流高敏感的患者,在 PPI 治疗无效、症状与酸和弱酸反流相关者可行抗反流手术治疗可能有效;对于行为治疗无效的反刍综合征患者予 Nissen 胃底折叠术可改善症状;对于保守治疗、生物反馈无效且影像学检测证实肛门括约肌有缺损的大便失禁患者,可行肛门括约肌修补术、肛门括约肌成形术等。

(王凤云 黄绍刚)

四、炎症性肠病

炎症性肠病(inflammatory bowel disease,IBD)是一组病因不明的慢性非特异性肠道炎症性疾病,包括溃疡性结肠炎(ulcerative colitis,UC)和克罗恩病(crohn's disease,CD)。在

20世纪，IBD以北美、欧洲和大洋洲高发，进入21世纪，亚洲、南美洲及非洲的新兴工业化国家IBD发病率和患病率不断增加，IBD已成为一种全球性疾病。IBD的病因、发病机制及治疗仍有许多亟待解决的问题。对于发病原因，认为与环境、遗传、肠道微生物和免疫等因素有关，但具体发病机制仍不明确。随着研究的深入，其诊治水平取得了很大提高，更加规范，目前提倡多学科联合诊治模式。中西医结合治疗具有临床疗效好、复发率低等优点，成为我国治疗IBD的特色和优势。如何充分发挥中西医结合治疗IBD的优势、解决临床及科研中存在的问题是我们面临的重要研究课题。

（一）炎症性肠病国内外研究进展

1. 现代医学研究进展

（1）流行病学调查：在20世纪，IBD是北美、欧洲和大洋洲的主要疾病。在21世纪之交，IBD成为一种全球性疾病，在亚洲、南美和非洲的新兴工业化国家发病率不断上升。从国内外的流调结果看，IBD发病率和患病率存在明显的地区差异，西方国家高于东方国家，发达地区高于欠发达地区，城市高于农村。以20~30岁为主要发病高峰。西方的调查显示IBD总体发病率与性别无明确关系，在亚洲，男性患IBD风险较高。最新荟萃分析证实，蔗糖、软饮料、麦芽糊精、反式脂肪酸和红肉摄入量高会增加IBD的风险，而纤维和茶的摄入量增加会阻止IBD发展。

（2）病因与发病机制：IBD的病因和发病机制尚未完全明确，已知肠道黏膜免疫系统异常反应所致的炎症反应在IBD发病中起重要作用，目前认为是由多因素相互作用所致，主要包括环境、遗传、感染和免疫因素。

（3）诊断要点

1）UC的诊断：UC诊断缺乏金标准，主要结合临床表现、实验室检查、影像学检查、内镜检查和组织病理学表现进行综合分析，在排除感染性和其他非感染性结肠炎的基础上进行诊断。若诊断存疑，应在一定时间（一般是6个月）后进行内镜及病理组织学复查。

临床表现：UC临床表现为持续或反复发作的腹泻、黏液脓血便伴腹痛、里急后重和不同程度的全身症状，病程多在4~6周以上。可有皮肤病变、黏膜病变、关节损伤、眼部病变、肝胆疾病等肠外表现。

结肠镜检查：结肠镜下UC病变多从直肠开始，呈连续性、弥漫性分布。轻度炎症的内镜特征为红斑，黏膜充血和血管纹理消失；中度炎症的内镜特征为血管形态消失，出血黏附在黏膜表面、糜烂，常伴有粗糙呈颗粒状的外观及黏膜脆性增加（接触性出血）；重度炎症内镜下则表现为黏膜自发性出血及溃疡。

病理组织学：活动期，固有膜内有弥漫性、急性、慢性炎症细胞浸润，包括中性粒细胞、淋巴细胞、浆细胞、嗜酸性粒细胞等，尤其是上皮细胞间有中性粒细胞浸润（即隐窝炎），乃至形成隐窝脓肿；隐窝结构改变，隐窝大小、形态不规则，分支、出芽，排列紊乱，杯状细胞减少等；可见黏膜表面糜烂、浅溃疡形成和肉芽组织。

诊断分层：UC诊断成立后要全面评估病情，明确其临床类型（初发型和慢性复发型）、病变范围（直肠型、左半结肠型和广泛结肠型）、疾病活动性（活动期和缓解期）、肠外表现和并发症（中毒性巨结肠、肠穿孔、下消化道大出血以及癌变）。

2）CD的诊断：CD缺乏诊断的金标准，需结合临床表现、实验室检查、内镜检查、影像学检查和组织病理学检查进行综合分析并密切随访。

临床表现：CD临床表现呈多样化，包括消化道表现、全身性表现、肠外表现和并发症。

消化道表现主要有腹泻和腹痛,可有血便;全身性表现主要有体质量减轻、发热、食欲缺乏、疲劳、贫血等,青少年患者可见生长发育迟缓;肠外表现与 UC 相似;并发症常见的有瘘管、腹腔脓肿、肠腔狭窄和肠梗阻、肛周病变(肛周脓肿等),较少见的有消化道大出血、肠穿孔,病程长者可发生癌变。大约有 1/3 的患者有肛周疾病,高达 50% 的患者表现为皮肤、关节、眼等肠外表现。

结肠镜检查:早期 CD 内镜下表现为阿弗他溃疡,随着疾病进展,溃疡可逐渐增大加深,彼此融合形成纵行溃疡。CD 病变内镜下多为非连续改变,病变间黏膜可完全正常。其他常见内镜下表现为卵石征、肠壁增厚伴不同程度狭窄、团簇样息肉增生等。少见直肠受累和(或)瘘管开口,环周及连续的病变。

病理组织学:典型的组织学表现为上皮肉芽肿,只出现在 15% 的黏膜活检标本里,70% 的手术切除标本里。内镜下黏膜活检的诊断:局灶性的慢性炎症、局灶性隐窝结构异常和非干酪样肉芽肿是公认最重要的在结肠内镜活检标本上诊断 CD 的光学显微镜下特点。外科手术切除标本诊断 CD 的光学显微镜下特点为:透壁性炎;聚集性炎症分布,透壁性淋巴细胞增生;黏膜下层增厚;裂隙状溃疡;非干酪样肉芽肿(包括淋巴结)。

诊断分层:CD 诊断成立后,需要进行全面的疾病病情和预后的评估并制订治疗方案。临床类型推荐按蒙特利尔 CD 表型分类法进行分型,包括确诊年龄(≤16 岁、17~40 岁、>40 岁)、病变部位(回肠末段、结肠、回结肠、上消化道)、疾病行为(非狭窄非穿透、狭窄、穿透)。疾病活动性的严重程度临床常用克罗恩病活动指数(Crohn's disease activity index, CDAI)评价,内镜下病变的严重程度可以通过溃疡的深浅、大小、范围和伴随狭窄情况来评估。同时还要评估肠外表现和并发症。

3)其他诊断:对一时难以区分 UC 与 CD 者,即仅有结肠病变,但内镜及活检缺乏 UC 或 CD 的特征,临床可诊断为炎症性肠病分型待定。而未定型结肠炎(indeterminate colitis, IC)是指结肠切除术后病理检查仍然无法区分 UC 和 CD 者。

(4)治疗规范

1)治疗目标:控制症状发作、维持缓解、减少并发症,实现黏膜愈合,甚至组织学上无炎症。在治疗策略上,也从单纯控制症状向阻断疾病进展(出现并发症、肠道损害和功能障碍)转变。

2)UC 的治疗

活动期:氨基水杨酸制剂(5-ASA)是治疗轻 - 中度 UC 的主要药物,对 5-ASA 制剂无效者,特别是病变较广泛者,可改为口服全身作用激素,达到症状缓解后开始逐渐缓慢减量至停药。对于激素无效或依赖者,选用硫唑嘌呤或 6- 巯基嘌呤。当激素和上述免疫抑制剂治疗无效或激素依赖或不能耐受上述药物治疗时,可考虑使用英夫利昔单抗等生物制剂。重度 UC 在积极对症治疗的基础上,可首选静脉用糖皮质激素,治疗 3~7 天需转换治疗方案,使用环孢素、硫嘌呤类药物、他克莫司、英夫利昔单抗等治疗,若转换治疗 4~7 天无效应及时转手术治疗。

缓解期:治疗目标是维持临床与内镜的无激素缓解。激素不能作为维持治疗药物,常用氨基水杨酸制剂、硫嘌呤类药物、英夫利昔单抗。氨基水杨酸制剂的维持治疗疗程为 3~5 年或长期维持。

外科手术治疗指征:出现大出血、穿孔、癌变以及高度疑为癌变者必须外科手术治疗,内科治疗无效或效果不佳而药物不良反应严重影响生命质量者可考虑外科手术。

3）CD 的治疗

一般治疗：必须要求患者戒烟，加强营养支持，首选肠内营养，不足时辅以肠外营养。

活动期：轻度 CD 主要治疗原则是控制或减轻症状，尽量减少治疗药物对患者的损伤。氨基水杨酸制剂适用于结肠型、回肠型和回结肠型。中度 CD 激素是最常用的治疗药物。病变局限于回盲部者，为减少全身作用激素的相关不良反应，可考虑应用布地奈德，其疗效不如全身作用激素。激素无效或激素依赖时加用硫嘌呤类药物或甲氨蝶呤。激素和免疫抑制剂治疗无效或不能耐受，或激素依赖者可使用生物制剂。沙利度胺对儿童及成人难治性 CD 有效。益生菌和粪菌移植的作用尚需进一步证实。

缓解期：应用激素或生物制剂诱导缓解的 CD 患者往往需继续长期使用药物，以维持撤离激素的临床缓解。激素依赖的 CD 是维持治疗的绝对指征。可用于维持缓解的主要药物包括氨基水杨酸制剂、硫嘌呤类药物或甲氨蝶呤、抗肿瘤坏死因子 α 单克隆抗体。

外科手术指征：CD 出现药物无法治疗的并发症；肠梗阻、腹腔脓肿、瘘管形成、急性穿孔、大出血、癌变；激素治疗无效的重度 CD 或内科治疗疗效不佳和药物不良反应严重影响生命质量者。

4）益生菌在 IBD 治疗中的作用：大量的研究表明益生菌在 IBD 的治疗作用尚需进一步证实。在诱导活动期 UC 缓解方面尚未取得一致的结论，其中益生菌 VSL#3 被证实可有效诱导活动期 UC 缓解，益生菌在预防缓解期 UC 复发方面可能与 5 氨基水杨酸效果一样。益生菌在诱导活动期 CD 缓解、防治缓解期 CD 复发或手术诱导缓解后 CD 复发方面均无益处。大量的研究证实粪菌移植治疗 IBD 患者艰难梭菌感染是有效的，但治疗 IBD 的疗效尚不确定。

（5）疾病转归与监测：起病 8~10 年的所有 UC 患者均应行一次结肠镜检查，以确定当前病变的范围。如蒙特利尔分型为广泛结肠型，则此后隔年行结肠镜复查，起病 20 年后每年行结肠镜复查；如为左半结肠型，则从起病 15 年开始隔年行结肠镜复查；如为直肠型，无需结肠镜监测。合并原发性硬化性胆管炎者，从该诊断确立开始每年行结肠镜复查。结肠 CD 癌变危险性与 UC 相近，监测方法相同。

（6）诊疗模式创新：由于 IBD 可以累及几乎所有的器官和系统，诊断困难、治疗棘手、病变复杂、病程长，而且迁延不愈，需要多学科协作才能诊治这种复杂疾病，多学科协作（multidisciplinary team，MDT）的诊疗模式应运而生。IBD 的诊治涉及消化内科、病理科、胃肠外科、肛肠科、肿瘤外科、放射科、营养科甚至心理科等多个科室，消化内科处于主导地位，IBD 的高手术率使胃肠外科、肛肠科、肿瘤外科医生成为 MDT 的重要角色。

2. 中医药研究进展

（1）中医病因病机认识：中医学并无 UC 和 CD 的病名，根据其临床表现可参照古籍文献记载"痢疾""下利""滞下""肠澼"等病证辨治。

UC 病位在大肠，但病机根本在脾，CD 病位在脾胃、大小肠，二者均与肝、肾、肺三脏密切相关，病理性质为本虚标实，病理因素主要有湿（热）邪、瘀热、热毒、痰浊、气滞、血瘀等。UC 活动期多属实证，主要病机为湿热蕴肠，气血不调，而重度以热毒、瘀热为主，反复难愈者应考虑痰浊血瘀的因素。UC 缓解期多属虚实夹杂，主要病机为脾虚湿恋，运化失健。

临床上应注意区分不同临床表现的病机侧重点，如脓血便的主要病机是湿热蕴肠，脂膜血络受伤。泄泻实证为湿热蕴肠，大肠传导失司；虚证为脾虚湿盛，运化失健。便血实证为湿热蕴肠，损伤肠络，络损血溢；虚证为湿热伤阴，虚火内炽，灼伤肠络或脾气亏虚，不能统血,血溢脉外。腹痛实证为湿热蕴肠,气血不调,肠络阻滞,不通则痛;虚证为土虚木旺,肝脾失调,虚风内扰,肠络失和。难治性 UC 的病机关键主要为脾肾两虚,湿浊稽留,气血同病,寒热错杂,虚实并见。CD 活动期以邪实为主,多责之于肺热移肠,或湿热内蕴,气滞血瘀,湿热壅滞进一步发展,可出现化火酿毒,入营动血。缓解期多为虚证或虚实夹杂,寒热错杂。本虚如为禀赋不足,多脾肾两虚,亦可由脾虚日久及肾,肾阳亏虚,火不暖土,又可加重脾虚。

(2)证候研究:中华中医药学会脾胃病分会 UC 中医诊疗专家共识意见将 UC 辨证分为大肠湿热证、热毒炽盛证、脾虚湿蕴证、寒热错杂证、肝郁脾虚证、脾肾阳虚证、阴血亏虚证。UC 证候要素主要涉及湿热、寒湿、风寒、气滞、气虚、阳虚、阴虚、血瘀,痰湿体质、湿热体质和阴虚体质者更为易感。有调查显示活动期以湿热蕴结大肠为主,兼有阳气不足之象,缓解期以脾肾阳气不足为主,兼有湿邪内阻之象;病程小于 5 年的患者以大肠湿热为主,病程 5~10 年的患者以脾虚湿蕴证多见,病程超过 10 年,则以脾肾阳虚证为主;青年以大肠湿热证为主,中年以脾气虚弱为主,老年以寒热错杂为主。

CD 的中医证候研究较少,尚未形成一致意见。常见证候包括大肠湿热证、脾胃虚弱(寒)证、寒热错杂证、肝郁脾虚证、脾肾阳虚证、气滞血瘀证、阴虚亏虚证。有调查显示 CD 活动期以气滞血瘀证为主,缓解期以脾胃虚寒证为主。青年以大肠湿热、气滞血瘀、寒湿困脾多见,中年以脾虚痰湿、肝郁脾虚多见,老年以脾胃虚弱、脾肾阳虚及气血亏虚多见。在体质方面,以湿热质、痰湿质和血瘀质最为多见。

(3)中医治疗原则:当分活动期、缓解期论治,可根据证型变化采用序贯或转换治疗。UC 活动期的治法主要为清热化湿,调气和血,敛疡生肌。缓解期的治法主要为健脾益气,兼以补肾固本,佐以清热化湿。根据病情轻重程度采用不同的治疗方式。如重度患者应采取中西医结合治疗,中医治疗以清热解毒,凉血化瘀为主;轻中度可用中医方法辨证治疗诱导病情缓解;缓解期可用中药维持治疗。CD 多采用中西医结合治疗,中医治疗总体以扶正祛邪,标本兼顾为原则。活动期以祛邪为主,湿热壅滞者治以清热化湿,肝气郁结者治以疏肝理气解郁,气滞血瘀者以行气活血;缓解期以扶正为主,脾胃虚弱者治以补益脾胃,脾虚肝郁者治以补脾抑肝,肾元亏虚者治以补肾培元。

(4)中药治疗循证证据:中医药治疗 IBD 积累了丰富的经验,分析总结近年来所开展的中医药临床研究,大量的研究表明中医药治疗 UC 是有效的,安全的,中医药治疗 CD 的疗效还需进一步研究,具体表现以下几个方面:

1)中药复方口服:有一项纳入 10 项临床研究的 Meta 分析显示乌梅丸加减治疗 UC 在治愈率、总有效率及复发率方面均优于柳氮磺吡啶口服或加灌肠。多个 Meta 分析结果显示单纯使用白头翁汤加减或联用西药治疗 UC 在改善临床症状和内镜下病变方面均优于单纯常规西药。一项纳入 9 项临床研究的 Meta 分析显示芍药汤加减联合氨基水杨酸制剂治疗 UC 优于单用氨基水杨酸制剂。一项多中心、随机、双盲、双模拟临床研究纳入 320 例中-重度活动性 UC 湿热证患者,试验组 240 例给予复方苦参肠溶胶囊和美沙拉秦肠溶片模拟剂,对照组 80 例给予美沙拉秦肠溶片和复方苦参肠溶胶囊模拟剂,疗程 8 周,临床应答率、临床缓解率及黏膜愈合率率间比较无显著性差异。一项多中心、随机、双盲双模拟临床研究纳入 355 例轻-中度活动期 UC 患者,试验组给予虎地肠溶胶囊,阳性对照组给予美沙拉秦肠溶片、联合用药组给予虎地肠溶胶囊 + 美沙拉秦肠溶片,结果显示试验组和联合用药组在改善脓血便方面优于阳性对照组,联合用药组对于里急后重、肛门灼热、小便短赤的改善优于阳性对照组,虎地肠溶胶囊能够对轻、中度活动期 UC 的症状有改善作用,和美沙拉秦联用效果更佳。总之,中医药治疗 UC 是有效的,中西药联合优于单纯使用西药,仍需进一步开展更多高质量研究证实。

2）中药复方灌肠:一项纳入 28 项临床研究的 Meta 分析显示,中药复方保留灌肠治疗 UC 总有效率显著高于柳氮磺吡啶或美沙拉秦口服。另有一项纳入 6 项临床研究的 Meta 分析显示,锡类散灌肠或肛用治疗 UC 有效率与美沙拉秦口服或灌肠无差异,但不良反应低于美沙拉秦。一项随机、双盲、安慰剂对照研究纳入 30 例难治性 UC,锡类散栓剂肛用辅助治疗 UC 临床缓解率显著高于安慰剂,半年后复发率显著低于安慰剂。另有一项随机、双盲临床研究纳入 35 例轻 - 中度活动性 UC 患者,疗程 8 周,随访 12 周,锡类散灌肠辅助治疗在改善临床、内镜和组织学评分方面与地塞米松灌肠无统计学差异,安全性优于地塞米松。一项纳入 8 项临床研究的 Meta 分析显示,复方黄柏液灌肠联合西药治疗 UC 总有效率显著高于单纯西药组。由此可见中药复方灌肠治疗 UC 也是有效的。

3）单味药或中药单体:一项多中心、随机、安慰剂对照研究显示青黛治疗 UC 明显优于安慰剂,存在剂量依赖性,1.0g/ 日疗效最好,但存在肺动脉高压等不良反应。一项随机、双盲、安慰剂对照临床研究显示:石榴皮水提物(6g/ 日)辅助治疗 UC,治疗 4 周后其临床应答率(41.4%)高于安慰剂(18.2%),但在第 10 周随访时两组无统计学差异。一项 Meta 分析显示:姜黄素辅助治疗 UC 在临床缓解、内镜缓解、内镜改善方面是有效的,大剂量、局部灌肠、特殊剂型和长疗程应用姜黄素具有潜在的优势,没有不良反应报道。另有一项多中心、双盲随机对照临床研究显示:穿心莲提取物 HMPL-004 治疗轻 - 中度活动性 UC 患者(120 例)8 周临床应答率及临床缓解率、内镜应答率及缓解率与美沙拉秦比较无统计学差异。以上研究提示部分单味药或中药单体在治疗 UC 是有效的。

（5）中药作用机制

1）抑制炎症因子及相关信号通路:现代研究表明,促炎细胞因子(IL-6、TNF-α 等)与抑炎细胞因子(IL-4、IL-10 等)之间的失衡会导致机体的免疫异常,这是 UC 发病的重要机制。研究显示白头翁汤可抑制 UC 大鼠模型结肠组织中的 TLR4、NF-κB 表达发挥抗炎作用。黄连、干姜提取物也可通过抑制 TLR4/NF-κB 信号通路的过度活化,降低 UC 小鼠血清 IL-1β、TNF-α 含量。研究显示黄芩汤可通过抑制 IL-6/JAK/STAT3 信号通路的激活,减轻肠道的炎症反应。

2）修复肠黏膜屏障:肠黏膜屏障损伤是 UC 的重要病理机制之一。动物实验研究显示黄芩汤可提高 UC 小鼠模型结肠组织中 Occludin、Claudin1、MUC1、ZO1 蛋白表达量,修复肠黏膜机械屏障发挥治疗作用。另有研究显示芍药汤可提高 UC 大鼠模型肠黏膜中 CD4+T 淋巴细胞及分泌性免疫球蛋白 A 蛋白表达,修复肠黏膜免疫屏障。

3）调节脑 - 肠轴:脑肠肽与 UC 的发病密切相关,研究显示化浊解毒方可提高 UC 患者血清生长抑素(SS)及血浆血管活性肠肽(VIP)水平,降低血浆 P 物质(SP)、血清羟色胺(5-HT)水平达到治疗 UC 的作用。痛泻要方可显著提高 UC 模型大鼠结肠组织中 SP、VIP、5-HT 含量发挥治疗作用。

4）抗氧化应激:在 UC 发生的病理过程中,氧化应激与炎症反应两者之间具有相互促进的作用,炎症可以使氧化应激反应扩大化,氧化应激又可以诱导机体释放大量炎症因子,如此形成恶性循环。超氧化物歧化酶(SOD)、谷胱甘肽过氧化物酶(GSH-Px)是机体氧化系统中两种重要的抗氧化酶,动物实验研究显示黄芩汤可以显著升高机体 SOD、GSH-Px 的含量。姜黄素可升高 UC 大鼠模型结肠组织中的 SOD、GsH-Px 活性达到抗炎目的。

5）抑制血小板聚集和活化：P-选择素在血小板聚集、黏附和血栓的形成中扮演着重要角色。活动期和缓解期的 UC 患者血浆中 P-选择素的水平明显高于正常人,且与疾病活动度成正相关;血栓素 B_2(TXB_2)水平反映血小板活化程度。研究显示,P-选择素和 TXB_2 水平在 UC 大鼠模型血清和结肠组织中升高,白头翁汤可降低 P-选择素和 TXB_2 水平,抑制 UC 导致的血小板聚集和活化,从而改善 UC 缺血、缺氧结肠黏膜的微小血管循环。

6）调节肠道菌群结构：调节肠道微生态平衡是治疗 UC 的治疗策略之一。研究显示参苓白术散可增加脾虚湿蕴型 UC 大鼠模型肠道优势菌种类抑制 UC 进程;四君子汤可增加 UC 大鼠模型肠道双歧杆菌、乳酸杆菌等有益菌数量,降低肠球菌及肠杆菌等致病菌。另有研究显示黄芪多糖、红参和薏苡仁提取物、马齿苋多糖、黄芩苷、姜黄素等中药组分均可提高 UC 大鼠肠道内双歧杆菌、乳酸杆菌等有益菌数量,降低肠球菌及肠杆菌等致病菌数量。

（二）脾胃理论在炎症性肠病中的应用

1. 脾胃理论与 IBD 辨治　大量的临床实践证明脾胃虚弱是 IBD 的发病基础,故 IBD 全程治疗当从脾立论,活动期祛邪为主,兼顾健脾,缓解期以扶正健脾为主,根据脾胃气虚、脾虚气滞、脾虚湿阻、脾虚肝郁、脾肾阳虚的不同分别治以健脾益气、健脾行气、健脾化湿、健脾柔肝、温脾补肾。若进食不当,伤及脾胃,或过劳伤脾,脾虚失健,运化失职,湿浊内生,湿郁化热或化为浊毒,损伤肠络则腹痛,便脓血,治疗当从湿热、浊毒立论。湿热之邪当细辨湿热并重、湿重于热、热重于湿,治以清热化湿,佐以理气、凉血之法。浊毒之邪治以通腑泄浊解毒从大便出,或渗湿利浊解毒从小便出。另外,UC 临床表现与"内痈"有相似之处,可借鉴治痈三法消、托、补,活动期治以清热化湿、凉血化瘀、敛疮生肌,缓解期治以健脾益气活血。

2. 脾胃理论指导 IBD 治疗用药思路

（1）从脾虚论治 IBD 用药思路：IBD 缓解期多属虚实夹杂,以脾虚为本,治疗当从脾论治。脾气虚可用黄芪、党参等配木香,补而不滞;脾虚湿盛,健脾药常配风药,如茯苓、薏苡仁、白术配防风、羌活、白芷、蝉蜕、僵蚕;脾阳虚甚则伤及肾阳可根据症状选用附子、干姜、炮姜、肉桂、补骨脂等;久利伤阴,大便时干时稀,可用滋养脾阴之药,如山药、太子参、白扁豆、黄精等;脾虚气陷,肛门下坠,常用升麻、葛根、荷叶、桔梗;脾虚肝郁,健脾药需配伍柔肝、敛肝之品,如乌梅、木瓜、五味子等。IBD 活动期多用苦寒之品,当注意顾护脾胃,防止苦寒太过伤及脾胃。

（2）从湿热论治 IBD 用药思路：IBD 活动期以标实为主,主要为湿热蕴肠,当从湿热论治。湿热辨证当区分湿热并重、湿重于热、热重于湿三个类型。治疗湿热当用苦寒药,若湿化热化燥当用咸寒、甘寒之品。祛湿可细分为芳香化湿、温中化湿、淡渗利湿和清热化湿。治疗 IBD 若湿热并重,表现为口干不喜饮,舌红苔黄腻,脓血便,治以清热化湿,常用茵陈、黄连、薏苡仁等;若湿重于热,口不干不喜饮,舌淡,苔白腻微黄,大便溏稀有黏液,治以祛湿清热,常用草果、泽兰、苍术等;若热重于湿,口干喜凉饮,小便黄赤,苔黄腻而干,有脓血便,常用清热化湿解毒,凉血止痢,常用白头翁、马齿苋、黄芩等。

（3）从浊毒论治 IBD 用药思路：IBD 活动期湿浊之象较重时,当从浊毒论治,通腑泄浊解毒从大便出,常用姜黄散与小承气汤加减,渗湿利浊解毒从小便出,常用茯苓、猪苓、泽泻、薏苡仁。截断浊毒生成之法：芳香化浊解毒,常用藿香、佩兰、砂仁;健脾除湿解毒,常用白术、茯苓、乌药;祛痰涤浊解毒常用瓜蒌、半夏、黄芩;清热化浊解毒,常用黄芩、黄连、栀子、白头翁;攻毒散浊解毒,常用全蝎、蜈蚣、白花蛇舌草、半边莲、半枝莲。

（4）从痈疡论治 IBD 用药思路：IBD 肠镜下可见黏膜充血、水肿,甚至糜烂或溃疡,与中医外科中疮疡的红肿、成脓、溃烂极其相似,可参照痈疡论治,采用消、托、补三法治疗。IBD活动期以黏液脓血便、腹泻、腹痛、里急后重,肛门灼热为表现,治疗以消法为主,清化湿热,常用芍药汤、白头翁汤及葛根芩连汤加减;缓解期初期患者临床症状好转,肠道黏膜充血、水肿缓解,治疗以托法为主,以党参、山药为主益气健脾,佐以木香、砂仁行气祛湿,辅以金银花清解余毒;缓解期后期,毒邪已消,但正气仍有不足,为防止病情反复,应补脾益肾,常用太子参、黄芪,佐以陈皮、豆蔻使补而不滞,若出现阳虚症状,仍应慎用干姜等温热之品,防止温经动血诱发出血,若出现口燥咽干、低热等阴虚症状,应酌加滋阴之品以防邪恋碍脾。

(三)研究趋势展望

1. 中医治疗方法融入 IBD 综合管理模式　IBD 的诊断、治疗和随访需要多个学科联合,共同参与,动态评估,个体化制定诊疗方案,MDT 逐渐成为 IBD 主流的诊疗模式。但涉及学科都为西医学科,均缺少中医学科及中医治疗方法的参与。另一方面,我国的西医 IBD 诊疗共识意见均未将中医药治疗列为治疗方法之一,说明中医药治疗获得医学界的广泛认同仍有很长的路要走。

随着中西医结合对本病研究的逐渐深入,进一步明确中西医结合治疗的适宜病症和能够提高疗效的治疗方案,选择中西医结合治疗切入的时机,在多学科诊疗模式的基础上,加强中医学科的融入,如把中医辨证与现代医学微观病理变化规律有机结合起来,统一证型和疗效标准;筛选重复性强的方药,研制出高效、安全、使用方便的中药新药;通过大样本、多中心的循证医学研究,搜集高质量的临床证据,提出具体有效的治疗措施,制定可被广泛推广应用的中西医结合临床实践指南,充分发挥中西医结合治疗优势,以提高临床疗效,改变患者的临床结局。

中西医结合治疗 IBD 具有优势的切入点表现在以下几个方面,仍需开展长期研究进行验证。

(1)中西医联合治疗重度 IBD:在使用美沙拉秦制剂、激素和免疫抑制剂联合中医药的治疗,能缩短诱导 IBD 临床症状缓解的时间,减少激素和免疫抑制剂的不良反应,在诱导临床症状缓解后能逐步减少上述药物的用量,甚至停用部分药物。

(2)中西医联合治疗缓解期 IBD:中医药治疗能够明显改善患者的体质,可以逐渐减少甚至停用美沙拉秦制剂;中药的服药频次可以逐步减少,而达到长期的缓解,减少患者的复发率;中药服用可从每天 1 剂,减至 2~3 天 1 剂,甚至 1 周 1 剂维持缓解,减少西药的服用量。

(3)中西医联合预防 CD 术后复发:CD 术后采用中西医方案维持治疗,可提高患者的整体生活质量,减少西药长期使用的不良反应,可延缓或预防 CD 术后复发。

(4)强调中西医结合局部治疗:直肠型 UC 可单独使用中药口服治疗或局部灌肠治疗,如果效果不佳,可加用美沙拉秦栓剂,严重者可局部使用少量激素灌肠治疗;左半结肠型和全结肠型 UC 建议均加用中药灌肠、美沙拉秦栓剂或灌肠液,以求快速诱导临床缓解,提高临床疗效。

2. 分子靶向调控助力中药新药研发　IBD 的发病本质上是多因素叠加导致机体免疫调控网络失衡,炎症的持续存在损伤消化道的黏膜屏障。随着对 IBD 发病机制、治疗靶点的不断深入研究,中药发挥疗效的物质基础和作用机制正在逐步地被揭示。中药治疗靶点和作用机制研究的发展将为中医药多组分、多层次、多靶点的网络调控机制提供清晰的研究思路和方法。

运用高新技术手段探讨方剂作用的物质基础和作用机制是中药新药研究的发展趋势。对于以中医药理论指导组成的复方制剂,单独从某一方面的药效学指标研究,难以从整体上反映处方的疗效和机制。应当充分利用分子靶向网络调控和中药药理药效的研究成果,进行多方面的药理活性及作用靶点的研究,结合传统中医药理论进行分析、整合、比较,确立功能主治,优化处方组成,明确中药发挥调控作用的物质结构,以及有效成分的作用靶点和协同发挥网络调控的内在机制,从而研发出组方合理、成分和机制明确、疗效突出、体现中医药特色的中药新药。

3. 临床医疗需求推动中医创新发展 目前 IBD 仍属于难治性疾病,只能控制疾病的进展,缓解患者的症状,提高生活质量。为了解决发病率高、缓解困难、反复发作等临床实际问题,中医药必须以临床疗效为出发点不断发展创新。

(1)中医理论的创新:目前中医治疗本病的理论和方药多源于传统"痢疾"的治疗经验,有一定的局限性,应该认识到 IBD 和感染导致的肠病在发病机制和治疗上的差异,进行总结和创新,借助中西医结合的思路和方法,深入探讨中医病机认识和现代发病分子机制的内在联系,如湿热和炎症的关系和相关指标,脾虚、肾虚与免疫稳定的关系和调控机制,瘀热与凝血异常、微血管和肠黏膜屏障损伤,肝脾失调与炎症—胃肠神经系统—脑肠肽等调控通路的联系,在丰富和发展中医药理论的同时,应争取在中医药科学内涵相关问题上取得突破,从而指导临床,提高疗效。

(2)疗效评价方法创新:明确中西医结合治疗的目标人群,引入规范的疗效评价指标,如深度缓解、内镜应答、内镜缓解、临床有效、临床缓解等。在突出中医证候疗效评价的基础上,注意应用理化检查等客观指标,如结肠镜检查、Mayo 评分、粪钙卫蛋白、C 反应蛋白、血沉等,同时采用 IBDQ 的评价量表评估患者治疗前后的生活质量变化,客观、全面评价中西医结合治疗疗效。此外,还应根据不同的试验目的和治疗目标,重点评价某些指标。如活动期应主要观察缓解率,缓解期应主要观察复发率。如观察复发情况,可分别观察内科治疗和手术治疗患者的复发率等。建立客观性和可操作性强的疗效评价方法,有助于体现中西医结合疗效优势,更好地为临床服务。

(张北华 沈 洪 王新月)

五、肠道菌群

(一)肠道菌群概述

人类胃肠道内寄居着种类繁多的微生物,包括细菌、真菌、病毒、原虫等,其中细菌占比可达 99% 以上,故肠道内的微生物群又被统称为肠道菌群。据统计,肠道微生物总量已经超过 10^{14} 个,其微生物基因组数量超过人类基因组数量的 100 倍,可在胃肠道内构成一个巨大而复杂的生态系统。

健康的肠道菌群主要由厚壁菌门、拟杆菌门、放线菌门、疣微菌门、变形菌门、梭杆菌门、螺旋体菌门等组成,其中厚壁菌门和拟杆菌门占整个肠道菌群的 80% 以上,厚壁菌门与拟杆菌门之比是反映肠道菌群失调的重要指标。厚壁菌门细菌绝大多数是梭菌纲,其中球形梭菌亚群和柔嫩梭菌亚群为肠道内最为常见的 2 个类群。拟杆菌门主要包括拟杆菌、普雷沃氏菌和卟啉单胞菌,其中拟杆菌为最优势的类群,包括普通拟杆菌、多形拟杆菌、粪便拟杆菌等 10 余种的菌种。

肠道菌群在消化道的不同部位其数量和分布存在差异。从口腔进入胃的细菌绝大多数被胃酸杀灭,剩下的主要是革兰氏阳性需氧菌,胃内细菌浓度 $<10^3$ CFU/ml(CFU 即 colony forming unit 菌落形成单位)。小肠菌群的构成介于胃和结肠之间。近端小肠的菌丛与胃内相近,但常能分离出大肠杆菌和厌氧菌。远端回肠的厌氧菌数量开始超过需氧菌,其中大肠杆菌恒定存在,此外还有类杆菌属、双歧杆菌属、梭状芽孢杆菌属等厌氧菌。自回盲瓣远端开始,细菌浓度急剧上升,结肠中细菌的浓度高达 10^{11}~10^{12} CFU/ml。粪便中细菌的总量几乎占粪便干重的 1/3,其中厌氧菌是需氧菌的 10^3~10^4 倍,主要菌种为粪杆菌属、双歧杆菌属和真杆菌属。链球菌是食管远端、小肠的优势菌属。幽门螺杆菌(helicobacter pylori,Hp)是胃腔中的优势菌,其决定着胃腔中微生物群落的构成。当 Hp 以共生菌的形式存在时,可与链球菌属、韦荣球菌属、罗思氏菌属共生;而一旦 Hp 获得致病表型,胃腔中菌群多样性便会降低。小肠中的菌群包括链球菌、拟杆菌、梭状芽孢杆菌、乳酸杆菌、肠球菌、γ- 变形菌等。大肠中的菌群包括厚壁菌、拟杆菌、空肠弯曲菌、沙门氏菌、霍乱弧菌、大肠杆菌、脆弱拟杆菌等。除纵向差异外,在管腔与肠黏膜表面,肠道菌群的分布还存在横向差异。拟杆菌、双歧杆菌、链球菌、梭状芽孢杆菌、乳酸杆菌、肠球菌和瘤胃球菌主要寄生于管腔中,可于粪便中检测到;梭状芽孢杆菌、乳酸杆菌、肠球菌主要寄生于肠黏膜表面,可在黏液层和小肠上皮隐窝中检测。

肠道菌群作为一个多元化和充满活力的微生物生态系统,其结构和功能是目前生命科学和医学研究的重要目标。肠道菌群依据其数量多少可以分为主要(优势)菌群和次要菌群。主要(优势)菌群:指肠道菌群中数量大或种群密集度大的细菌,包括类杆菌属、优杆菌属、双歧杆菌属、瘤胃球菌属和梭菌属等专性厌氧菌,通常属于原籍菌群。次要菌群:主要为需氧菌或兼性厌氧菌,如大肠杆菌和链球菌等,流动性大,有潜在致病性,大部分属于外籍菌群或过路菌群。其中乳杆菌在数量上归为次要菌群,在回肠中含量较高,但是其具有较为重要的功能,因此在功能上归属于优势菌群。肠道菌群依据其对宿主的影响可以分为三大类:有益菌、有害菌和中性菌。有益菌,也称之为益生菌,主要是各种双歧杆菌、乳酸杆菌等,是人体健康不可缺少的要素,可以合成各种维生素,参与食物的消化,促进肠道蠕动,抑制致病菌群的生长,分解有害、有毒物质等。有害菌,也称之为致病菌,数量一旦失控大量生长,就会引发多种疾病,产生致癌物等有害物质,或者影响免疫系统的功能。中性菌,即具有双重作用的细菌,又称为条件致病菌,如大肠杆菌、肠球菌等,在正常情况下对健康有益,一旦增殖失控,或从肠道转移到身体其他部位,就可能引发许多健康问题。

美国的人类微生物组计划以及欧洲的肠道宏基因组计划(MetaHIT)证实不同个体微生物群落之间存在变异。造成个体间肠道菌群差异的主要因素有 4 个方面:人体自身的因素(肠道的酸碱性,胆汁及消化酶的分泌,肠道的蠕动等)以及人所处的环境因素(压力,出差等);人体摄入的饮食(可消化的食物与不可消化的纤维、药物等);细菌自身因素(细菌的黏附能力,繁殖能力,营养需求量,抗消化酶能力等);细菌之间的相互作用(营养竞争,相互抑制作用,协同作用等)。研究证实成人肠道中存在稳定的微生物群落变异模式,鉴于微生物群落组成的结构模式及其深层的组装机制对更好地了解人体的健康和疾病状态的重要性,在肠道菌群研究中引入了"肠型"的概念。肠型指的是"在群落组成的多维尺空间中样品密集的集群",并且其不会受年龄、性别、文化背景和地理位置的影响。尽管现阶段肠型的数量和分类方法仍存在争议,但不失为一种非常有效的区分人体肠道菌群的方法。

综上所述,人体的健康与肠道内的微生态环境息息相关。肠道菌群在漫长的进化过程中，通过机体的适应和自然选择，不同种类菌群之间，菌群与宿主之间，菌群、宿主与环境之间，始终处于动态平衡中，并形成了一个互相依存，相互制约的系统。

（二）常见脾胃病与肠道菌群

脾胃属中焦，同为"气血生化之源"，是后天之本，两者共同完成饮食的消化吸收及其精微的输布，从而滋养全身。脾胃健运，摄入的饮食水谷才能消化、吸收，化生气、血、津液以维持正常的发育和生理活动；若脾胃虚弱，运化失司，则出现纳差、乏力、泄泻或便秘、腹胀等临床症状。作为定植在消化道内重要的微生物群体，肠道菌群及其代谢产物能够通过影响肠道通透性、黏膜免疫功能、胃肠道运动以及肠道神经系统活性参与调节胃肠道功能，影响宿主的消化吸收。此外，宿主饮食不节（洁）最易伤及脾胃，而饮食因素也是引起肠道菌群改变的主要因素。中医脾胃在生理功能和病理变化上与肠道菌群有很多相似之处，而脾胃疾病的发生与肠道菌群的失衡存在密切的联系。胃肠道由中枢神经系统（central nervous system, CNS）、肠神经系统（enteric nervous system, ENS）、自主神经系统（autonomic nervous system, ANS）和下丘脑-垂体-肾上腺（hypothalamic-pituitary-adrenal, HPA）轴等共同支配，大脑将接收到的传入信息整合后经自主神经和神经内分泌系统传递调控信息至胃肠道内的神经丛，或直接作用于胃肠道平滑肌细胞，这种将大脑、CNS、ENS 和 ANS 连接的神经双向通路称为脑-肠轴。肠道菌群参与肠-脑轴的功能反应，在肠道与大脑的信息交流中发挥着非常重要的作用，因此提出了"肠-脑-菌"轴的概念。"脑-肠-菌"轴（brain-gut-enteric microbiota axis, BGMA）作为胃肠病学的新兴概念亦可帮助阐释脾胃病的发病机制与临床表现。大量研究表明肠道菌群失调与常见脾胃疾病，如功能性肠病（functional bowel disease, FBD）、炎症性肠病（inflammatory bowel disease, IBD）、非酒精性脂肪性肝病（nonalcoholic fatty liver disease, NAFLD）、胰腺炎及结肠癌等密切相关。

1. 肠道菌群与 FBD　　FBD 是一种症状源于中、下消化道的功能性胃肠病，包括肠易激综合征、功能性便秘（functional constipation, FC）、功能性腹胀、功能性腹泻和非特异性功能性肠病五类。

IBS 是一组持续或间歇发作，以腹痛、腹胀、排便习惯和（或）大便性状改变为临床表现，而缺乏胃肠道结构和生化异常的肠道功能紊乱性疾病，属于中医"泄泻""便秘""腹痛"范畴。近年来越来越多的证据表明，肠道菌群生态失衡是 IBS 发病的重要原因之一，表现为乳酸菌、双歧杆菌、产丁酸盐类细菌比率降低，梭状杆菌、链球菌、克雷伯杆菌、产 7α-脱羟酶类细菌比率增高，引起肠黏膜屏障功能障碍、动力异常与免疫异常，与其他因素如精神心理因素、内脏高敏感等共同作用，引发 IBS 症状。IBS 患者的亚型（腹泻型、便秘型、混合型以及不定型）之间存在菌群分布的明显差异，其严重程度亦与粪便菌群特征有关，腹泻型 IBS 以甲烷菌和普雷沃氏菌减少为特征，便秘型 IBS 多存在甲烷菌的增多。空肠穿刺培养大于 10^5CFU/ml 的细菌量被定义为小肠菌群过度生长（small intestinal bacterial overgrowth, SIBO），IBS 也与小肠菌群过度生长有关，而且便秘型 IBS 小肠细菌过度生长发生率高于腹泻型 IBS，当小肠菌群过度生长的情况纠正后，IBS 症状获得显著改善。具体机制研究显示：乳杆菌和双歧杆菌可以明显缩短大鼠小肠移行运动复合波（migrating motor complex, MMC）的周期，促进小肠动力，而微球菌和大肠埃希菌则明显延长 MMC 周期，抑制小肠动力，其机制大多是通过代谢终产物实现的，如产生的甲烷可以降低肠道蠕动，硫化氢能抑制肠道平滑肌收缩。

FC 是指非全身疾病或肠道疾病所引起的原发性持续性便秘，由生活规律改变、情绪抑制、饮食因素、排便习惯不良等多种因素所造成,属于中医"大便难""脾约""阳结""阴结"等范畴。与正常人的肠道菌群比较,FC 患者的第一优势菌群由拟杆菌门变为厚壁菌门,具体主要表现为专性厌氧菌(如普雷沃氏菌和双歧杆菌)相对减少和潜在致病菌(如粪球菌和柔嫩梭菌等)相对增多。普雷沃氏菌的丰度与饮食中纤维含量成正相关,普雷沃氏菌的丰度下降侧面反映了 FC 患者的病因是饮食中纤维素的缺乏,导致食糜难以促进肠道的蠕动。粪球菌、柔嫩梭菌可以生成代谢物丁酸。动物实验表明丁酸抑制结肠平滑肌收缩而引起慢传输型便秘,促进结肠对水的吸收使粪便干硬。虽然粪球菌和柔嫩梭菌的丰度的改变虽不是便秘发生的始动因素,却可加重粪便干硬和排便困难。

2. 肠道菌群与 IBD　IBD 为累及回肠、结肠、直肠的一种特发性肠道炎症性疾病。临床表现腹泻、腹痛、甚至可有血便,属于中医学"久痢""肠澼"的范畴。本病包括溃疡性结肠炎(ulcerative colitis, UC)和克罗恩病(Crohn's disease, CD)。UC 是结肠黏膜层和黏膜下层连续性炎症,疾病通常先累及直肠,逐渐向全结肠蔓延;CD 可累及全消化道,为非连续性全层炎症,最常累及部位为末端回肠、结肠和肛周。其发病机制包括遗传易感性、上皮屏障缺陷、免疫反应失调、环境因素、肠道菌群等。肠道菌群通过不断刺激肠道上皮导致肠道上皮屏障破坏,诱发 IBD。

UC 状态下,肠道屏障被破坏,正常状态下腔内免疫耐受的共生菌进入肠黏膜固有层,形成免疫反应的恶性循环,导致慢性炎症和组织损伤。由于 UC 与肠道菌群关系密切,在此方面展开了大量的研究,UC 患者肠道菌群变化主要包括益生菌(柔嫩梭菌属Ⅳ及ⅩⅣa簇、双歧杆菌属、拟杆菌属、Roseburia 菌属等)减少、致病菌(黏附入侵性大肠杆菌、梭杆菌属、白假丝酵母菌)增加。机制研究显示,在 UC 患者肠道炎症严重的病灶,肠道菌群定植数量亦较多,炎症程度与细菌脂多糖活性相关。UC 患者的结肠中产丁酸的梭菌目丰度降低,而梭菌目丰度与核苷酸结合寡聚化结构域样受体蛋白 1(nucleotide-binding, leucine-rich repeat pyrin domain containing protein 1, NLRP1)的表达呈负相关,深入研究显示 NLRP1 通过减少产丁酸菌的梭菌而恶化 UC 症状。除了细菌改变以外,真菌的变化也可以影响肠道炎症。在哺乳动物的肠道中拥有丰富的真菌群落,它们通过先天性免疫受体 C 类凝集素受体(Dectin-1)与宿主免疫系统相互作用,UC 患者 Dectin-1(CLEC7A)基因的一个多态性与严重性 UC 显著相关,体外研究显示,缺失 Dectin-1 的小鼠表现出对化学物诱导结肠炎的易感性增加,这是对内生真菌应答改变的结果,Dectin-1 通过 Caspase 募集域家族成员 9 受体(CARD9)识别真菌细胞壁葡聚糖并激活细胞内信号,导致炎症细胞因子的产生继而诱导辅助性 T 细胞 17 的应答反应。国外临床队列研究显示,萨特氏菌属丰度和 UC 缓解程度负相关,同时萨特氏菌属丰度和炎症细胞因子(IL-12,IL-13,IFN-γ)水平呈负相关,萨特氏菌属可能通过分泌 IgA 蛋白酶,降解 IgA,从而降低肠黏膜中 IgA 浓度,损害肠道抗菌免疫反应功能。UC 的研究及治疗不仅要关注促炎细菌,也要考虑不具有直接致病性的肠道菌群。此外,肠道黏膜病毒也逐渐引起人们的注意,UC 患者的肠黏膜病毒组中,有尾噬菌体目的丰度高,但多样性、丰度、种类均衡性低,这一现象与肠黏膜炎症相关,提示肠道噬菌体可能在 UC 发病中起重要作用。

CD 患者肠道菌群表现为多样性降低,大肠杆菌及产生硫酸盐的细菌显著增加,F.prausnitzii、C.prausnitzii 及产生短链脂肪酸的 Roseburia 显著减少等特点。核苷酸结合寡聚化结构域 2(nucleotide oligomerization domain 2, NOD2)作为第一个被确定的在 CD 发病中易感性基因,此基因位点突变的患者,肠黏膜黏附细菌增加,NOD2 信号通路调控中性粒细胞的招募以及 NADPH 氧化酶活性来控制细菌的数量,NOD2 信号通路缺陷导致中性粒细胞招募过程受损,损伤宿主固有免疫的细菌清除能力,使得肠道中黏附细菌积累。真菌同样也与 CD 有关,包括酿酒酵母菌、白假丝酵母菌、马克思克鲁维酵母等。特别是与酵母细胞壁多糖反应的抗酿酒酵母抗体,可作为 CD 诊断的血清学标志物。CD 患者的热带假丝酵母数量增加,与抗酿酒酵母抗体效价和生物膜中的灵杆菌和大肠杆菌数量相关。

IBD 宿主的基因差异不能完全预测疾病易感性、疾病程度等信息,肠道菌群变化有望用于填补对 IBD 预测、诊断、分型领域的空白。

3. 肠道菌群与NAFLD　NAFLD 是指除外酒精和其他明确损肝因素所致的,病变主体在肝小叶的,以弥漫性肝细胞大泡性脂肪变性和脂肪贮积为病理特征的临床病理综合征,可归属于中医"肝癖""胁痛""积聚"等范畴。肝脏和肠道经胆管、门静脉和体循环进行双向交流,被称为"肠 - 肝轴"。肝脏产物影响肠道菌群组成和屏障完整性,肠道菌群代谢产物可以调控肝脏的胆汁酸合成和糖脂代谢。研究表明 NAFLD 患者肠道菌群存在家族相似性,肠杆菌科、链球菌属明显富集,拟杆菌属丰度减低。肠道菌群通过去结合作用(水解结合胆汁酸上的牛磺酸和甘氨酸基团)、差向异构作用、脱羟基作用调节胆汁酸代谢。肠道菌群可将结合胆汁酸转化成游离胆汁酸,减少肠道的吸收,通过抑制 FXR/FGF15 信号通路,增强胆固醇 7α - 羟化酶(cholesterol 7α-hydroxylase, CYP7A1)活性,促进胆固醇合成胆汁酸,促进胆固醇氧化酶生成、抑制肝脂肪合成酶的活性、发酵碳水化合物生成短链脂肪酸而发挥调脂作用,因此肠道菌群可通过调节胆汁酸水平与 NAFLD 的发生有一定关联。Toll 样受体(toll-like receptors, TLR)特别是脂多糖的主要受体 TLR4,TLR4 可以识别革兰氏阴性菌脂多糖,还可识别宿主坏死细胞释放的热休克蛋白(heat-shock proteins, HSP)。体内类肝素硫酸盐和透明质酸盐降解的多糖部分以及局部的内源性酶的级联活化反应也可激活 TLR4,TLR4 通路的激活在肝脏慢性炎症性疾病的发病机制中起关键作用,是 NAFLD 肝脏炎症的关键介质。内毒素 -TLR 通路在肠 - 肝轴失衡介导的 NAFLD 发病机制中具有重要作用,肠道菌群失衡可引起 TLR4 激活,从而促进炎性反应级联反应,进而加重 NAFLD 的肝损伤及肝纤维化。

4. 肠道菌群与胰腺炎　胰腺炎归属于中医"胃心痛""脾心痛""胰瘅"范畴。肠道菌群失调与许多胰腺疾病相关,但与胰腺疾病的因果关联尚待明确。肠道菌群异常可引起胰腺及胰腺外感染从而导致急性胰腺炎,而急性胰腺炎亦可影响肠道黏膜屏障完整性,并减少胰腺抗菌肽的产生;肠道菌群失调还可导致代谢变化致使胰腺外分泌不足,从而引起慢性胰腺炎,慢性胰腺炎可抑制食糜的碱化,并引起小肠细菌过度生长。研究表明,急性胰腺炎患者的肠杆菌和肠球菌群较高,而双歧杆菌较低;慢性胰腺炎患者的厚壁菌与拟杆菌比值升高,普氏杆菌和布氏瘤胃球菌的丰富度增加。

5. 肠道菌群与消化道肿瘤　肠道菌群与胃癌、结直肠癌、肝癌发生与发展密切相关。Hp 感染是胃癌的重要危险因素。Hp 依赖其结构和黏着优势,通过蠕动的鞭毛向胃黏液层渗透并产生尿素酶中和胃酸环境,从而定植在胃黏膜上皮,引起炎症和免疫反应,导致消化性溃疡或慢性胃炎。部分 Hp 携带的细胞毒素相关基因 A 是恶性肿瘤调节因子,通过作为外在支架蛋白破坏宿主信号通路,增强基因组的突变概率,导致胃炎向胃癌的进一步转化。脆弱拟杆菌是结直肠癌患者肠道内最常见的致病菌,其可直接损伤 DNA 或通过毒素激活 Wnt/β- 连环蛋白信号通路,使 β- 连环蛋白转运到细胞核,引发息肉增长,进而引发结直肠癌的发生。如前所述,慢性肝炎患者厚壁菌门丰度上升,这类细菌中有些会生成脂多糖

（LPS），能将胆汁酸转化为有毒的脱氧胆酸（DCA），LPS 和 DCA 被肠道吸收经血液运输到肝脏，LPS 与肝脏细胞 TLR 结合激活免疫炎症反应，DCA 可导致肝脏细胞 DNA 损伤，血液中长期高水平 LPS 和 DCA 可增加肝癌风险。

综上，肠道菌群与脾胃病的发生以及发展密不可分，但在不同研究中，脾胃病患者肠道菌群的改变缺乏一致性，甚至出现相反的结论，可能是不同细菌定量研究方法和其他因素的影响。因此，在肠道菌群的后续研究中，制订相关标准完善肠道菌群的定量研究方法可使有关脾胃病患者肠道菌群改变的研究更为精准。

（三）常见脾胃病证型与肠道菌群

证候本质的研究一直是中医领域亟待解决的难题，宏基因组学以及代谢组学技术的出现为揭示证候神秘的面纱开辟了全新的道路。

1. **肠道菌群与脾虚证** 脾虚使机体出现消化吸收障碍，出现纳差、便溏、消瘦等症状，机体各脏器间的平衡遭到破坏进而导致菌群失调，而肠道菌群失调又加重脾虚症状。在脾虚证与菌群失调的关系方面，研究发现脾虚泄泻患者较非脾虚泄泻患者存在更严重的肠道菌群失调。研究发现脾虚泄泻患者粪便中双歧杆菌明显减少，经健脾治疗后粪便中双歧杆菌数量明显增加。采用分子技术对脾虚患者的粪便进行基因指纹检测，经聚类分析发现脾虚患者与健康受试者肠道菌群指纹图谱具有明显差异。动物实验研究显示，脾虚证模型大鼠粪便中出现了菌群失调，表现为革兰氏阳性杆菌和霉菌比例上升，革兰氏阴性杆菌比例下降，经健脾治疗菌群结构有所改善，健脾中药具有调节脾虚模型大鼠肠道菌结构变化的作用，可使双歧杆菌数量增加。

2. **肠道菌群与湿热证** 研究显示湿热证所属的肠道疾病会出现特异的肠道菌群失衡。腹泻型 IBS 脾胃湿热证患者粪便肠杆菌、肠球菌明显增多，双歧杆菌、乳杆菌、消化球菌明显减少；采用清热化湿法治疗可逆转这种菌群失调。慢性腹泻脾胃湿热证患者肠道需氧菌如肠杆菌、肠球菌和酵母菌等较正常人明显增多，而肠道厌氧菌如双歧杆菌、消化球菌、乳杆菌等较正常人明显降低。UC 脾胃湿热证患者大便中的双歧杆菌较正常人明显减少，患者肛门灼热症状与大便标本中双歧杆菌含量呈显著负相关关系。动物实验显示，与正常小鼠比较，湿热证模型小鼠存在肠道菌群失调，表现为大肠杆菌属、肠球菌属、梭菌属含量增加。

大量的研究表明肠道菌群异常与脾虚证、湿热证关系密切，而脾虚、湿热也是脾胃病常见证候。探讨肠道菌群紊乱与证候之间的对应关系，能给传统中医的"证候"以客观的、微观的、动态的微生态学新内涵，为辨证提供客观化、标准化、规范化的新指标。

（四）靶向肠道菌群的脾胃病治疗方法

1. **益生菌** 益生菌是定植在人体内，通过调节宿主黏膜与系统免疫功能或通过调节肠道内菌群平衡，促进营养吸收，从而产生有利于健康作用的单微生物或组分明确的混合微生物。对人体有益的细菌或真菌主要包括酵母菌、益生芽孢菌、丁酸梭菌、乳杆菌、双歧杆菌、放线菌等。益生菌通过促进营养物质的消化吸收、提高机体免疫力、维持肠道菌群结构平衡、提高机体抗氧化水平、抑制肠道炎症及保护肠道黏膜屏障等参与脾胃病的治疗。如益生菌可合成消化酶，它们与哺乳动物体合成的消化酶一起，参与肠道中营养物质的消化，降低小肠隐窝深度，增加绒毛高度，增加小肠表面积，促进肠道营养物质的吸收，改善消化不良症状。益生菌可通过保护上皮细胞间的紧密连接，促进肠道黏蛋白（mucin, MUC）的分泌，增强黏膜的屏障作用，降低致病微生物对肠上皮细胞的损伤，保护肠道屏障，从而改善 IBS 患者腹泻、腹部不适等症状。益生菌通过多种方式与肠道上皮细胞和黏膜内的树突状细胞、巨噬细胞产生联系,刺激免疫细胞产生 IL-12、IL-1β、TNF-α 等细胞因子,改变促炎因子和抑炎因子的表达以调节免疫平衡,改善 IBD 患者的免疫失调状况。

2. 益生元　益生元指一些不被宿主消化吸收却能够选择性地促进体内有益菌的代谢和增殖,从而改善宿主健康的有机物质,一般成分包括低聚半乳糖、低聚果糖、乳果糖、菊粉等,有些微藻类也可作为益生元,如螺旋藻、节旋藻等,此外多糖(如云芝多糖、胡萝含氮多糖)、蛋白质水解物(如酪蛋白的水解物,α- 乳清蛋白、乳铁蛋白等)以及天然植物中的蔬菜、中草药、野生植物等也能作为益生元使用。益生元可以在体内促进肠道有益菌的生长和繁殖,形成微生态竞争优势,优化肠道微生态平衡,进而提高免疫力,以保持机体健康。同时,又能够改善肠道微生态,例如:低聚糖类物质能够促进肠道有益菌双歧杆菌及乳酸杆菌的大量增殖,同时有益菌代谢产生的短链脂肪酸和一些抗菌物质可直接抑制外源性致病菌和肠腐败菌如拟杆菌属、梭菌属和大肠埃希菌类的生长繁殖。低聚糖类益生元具有可溶性膳食纤维的基本特性。可降低粪便 pH 值、减少有毒代谢物、增加粪便体积和水分、加速肠腔蠕动、减轻便秘,临床研究显示采用含有菊粉的益生元治疗儿童、女性或老年患者功能性便秘,可有效缓解其便秘症状。动物研究显示,采用含有乳果糖及低聚半乳糖的益生元治疗洛哌丁胺诱导的便秘,可有效增加粪便质量,提高粪便含水量,改善便秘症状。

3. 合生元　合生元也称合生素,是一种益生元、益生菌的结合使用的药剂,可共同发挥两种成分的作用,增强患者保健功效,减少患者腹泻的可能性,提高患者免疫能力,抑制患者的有害菌生长,促进患者有益菌的繁殖,同时营造了相对良好的胃肠道微生态环境。国外学者使用合生元治疗 NAFLD 的随机对照试验发现合生元治疗比单独进行生活干预在改善丙氨酸氨基转移酶(AST)、低密度脂蛋白(LDL)、C 反应蛋白(CRP)、TNF-α 及稳态胰岛素评价指数(HOMA-IR)方面更具优势。为了排除安慰剂效应,另有学者将 NAFLD 患者分为两组,分别服用合生元或安慰剂进行随机对照临床试验,结果发现合生元组 NF-κB 活化受抑制,TNF-α、CRP、氨基转移酶及肝纤维化评分均明显低于安慰剂组。

4. 粪菌移植　粪菌移植(Fecal MicrobiotaTransplantation,FMT)又称粪便移植、粪便细菌疗法,是一种将健康人粪便中的功能菌群通过不同途径移植到患者胃肠道内,从而起到重建新的肠道菌群结构,治疗肠道相关疾病的方法。随着对肠道黏膜免疫理解的逐渐深入,对于 FMT 的研究也越来越引起广大临床工作者及科研人员的重视。FMT 最早见于我国东晋葛洪撰写的《肘后备急方》"饮粪汁一升,即活",提前西方国家 FMT 研究约 1 600 年。张发明教授认为粪菌移植本质上是在认识微生物与疾病关系基础上,对传统中医药治疗方法的现代化应用。根据世界卫生组织国际临床试验注册平台显示,2010~2019 年间共有 384 个FMT 研究正在进行,治疗的疾病种类也更多样化,包括艰难梭菌感染、IBD、癌症和代谢性疾病等。2003 年,BORODY 等在对 6 例重型反复发作的活动性 UC 患者进行 FMT 治疗后,极大地逆转了其临床症状及组织学改变,并一定程度上延缓了其复发的时间,同时降低了 UC的活动性。新英格兰杂志 2018 年发表一项来自挪威的小型临床试验表明 FMT 治疗初发艰难梭菌感染,效果优于口服甲硝唑,且无严重不良事件。FMT 或能替代传统抗生素疗法用于治疗初发艰难梭菌感染。

但目前尚无成熟的 FMT 技术,技术流程尚未完善,包括筛选 FMT 患者、粪便运输保藏、粪便供体筛选标准等,美国 FDA 现阶段只批准了粪菌移植用于治疗复发性艰难梭菌感染,FMT 的研究以及相关标准的制定有待进一步发展。

5. 中医药　中药多以口服形式进入消化道,某些单味中药或复方具有很好地促进肠道有益菌增殖的益生元样作用,反过来,肠道菌群也可转化中药有效成分。因此,中药与菌群有着双向调节作用,研究中药与肠道菌群的相互作用,对于阐释中药的作用机制是很好的补充。现代研究表明补益类中药具有促进肠道正常菌群生长、调节菌群失调、起到益生元的作用。如多酚类化合物槲皮素能有效调节高脂饮食致肥胖大鼠的肠道菌群紊乱,抑制与饮食导致肥胖相关的韦荣球菌、芽孢杆菌、圆柱状真杆菌的生长;生物碱类化合物小檗碱可以降低非酒精性脂肪肝大鼠肠道内 Faecalibacterium prausnitzii 的水平、提高拟杆菌丰度,通过调整肠道菌群降低肝脏脂肪硬化程度;多糖类化合物黄精多糖可以显著降低 II 型糖尿病大鼠肠道内拟杆菌门和变形菌门细菌的丰度,增加厚壁菌门的瘤胃球菌属的细菌数量。丹参冰片酯通过激活 PPAR-γ 受体的表达,改善由于高脂饮食诱发的肠道菌群失调,增加有益菌 Akkermansia 的比例,从而改善肥胖相关的代谢综合征。

中医药可以调节肠道菌群,肠道菌群同样也可以影响中医药的疗效。低入血浓度和有效性一直是中药研究中的难题,肠道菌群对中药代谢的影响研究为揭开这个谜团开辟了新道路。肠道菌群可以将中药转化为生物利用度更高的物质,或者代谢为结构完全不同但具有疗效的物质,或者通过除代谢物途径之外的其他方式产生药效,如黄连中主要活性成分小檗碱可被肠道菌群转化为氢化小檗碱,提高了生物利用度。此外,肠道菌群研究也挑战了中药活性成分的概念,以往认为中药多糖由于不能直接被吸收而没有活性,导致中药制剂大多数在制剂过程中将中药多糖除去。近年来发现中药多糖如灵芝和虫草多糖可以通过调控肠道菌而发挥治疗肥胖的作用。

对中药复方的疗效与肠道菌群数量、功能变化及代谢产物差异进行系统深入的研究,以阐明中药及复方缓解某些疾病的作用机制,有助于提高中药的疗效与新药的研究开发。肠道菌群和中药成分具有多样性与复杂性的共同特征,这也为中药的研究提供更多新的研究思路。

(五)总结和展望

近年来,肠道菌群逐渐引起人们的重视,肠道菌群与脾胃疾病的关系越来越受到关注。肠道菌群不仅可酵解食物中较复杂的碳水化合物,生成短链脂肪酸,还参与宿主对食物的消化、营养摄入、肠道发育、免疫调节、肠动力等多种生理功能。同时肠道菌群通过与消化系统的相互作用,在脾胃病的发生发展中发挥着重要的作用。随着高通量测序技术的不断完善、标本采集规范的制定以及研究设计的不断合理化,肠道菌群与疾病的关系正在被逐步揭开。肠道菌群的相关研究成果不仅有助于更全面地了解病因,而且可以研发出靶向肠道菌群的药物,从而达到治疗脾胃疾病的目的。

(张佳琪　陈婷　袁建业)

六、病证结合动物模型

现代医学研究的进展离不开利用动物模型作为验证临床假说和实验假说的有效载体,临床疾病发生机制复杂,针对发病机制及药物疗效机理的探索不能也不应在患者身上进行,正如《黄帝内经》中指出"天覆地载,万物悉备,莫贵于人"。采用动物模型不仅避免了在人身上进行试验所带来的风险,也在一定程度上克服了人类某些疾病潜伏期长、病程长和发病率低的特点,严格控制实验条件,也可限制实验中的大部分可变性因素。依托各种动物进行疾病复制,进而推用到人类,探索各种生命奥秘,是现代医学研究中极为重要的实验方法和手段之一。中医学作为一门开放性的学科,需要在不断借鉴和吸收不同学科先进成果和研究思路基础上不断发展,其中,中医动物实验研究是在现代医学科学的基础上发展起来的一门新兴学科,构建符合中医理论及辨证体系的动物模型,不仅为验证和发展中医理论,也为中药药效评价、药理探究及毒性、副作用预测提供实验科学依据。采用临床相关的双因素或多因素刺激构建拟临床动物模型是目前中医病证结合模型制作方法的主流思路,而围绕临床病证表现及实验室检查客观证据则可作为模型评价的重要科学依据。

（一）病证结合动物模型研究意义

相对于现代医学的疾病诊疗思路,中医系统辨证论治体系是当前中医临床的重要诊疗模型,相对疾病而言,证候是患者症状及体征在疾病发生过程中的动态变化过程,是中医"有诸内必行于诸外"的重要表现,是对疾病认识、临床诊疗及疗效评判的核心基础。中医理论的实验研究当以"病"和"证"为主体,缺一不可,因此制作出相应的病证结合动物模型是研究中医理论生物学本质的重要研究手段,是实现中医基础研究科学化、客观化及规范化的关键步骤。

病证结合动物模型的构建应当在中医理论指导下,结合现代医学和实验动物学相关知识,分别就西医病理学复制疾病动物模型和中医学病因学复制证候动物模型,令动物模型同时具备西医疾病特点和中医证候特征,其当具备四方面优势特征:①以疾病模型为基础,模型的可靠性和稳定性较好;②在模型中引入时间观念,系统动态地观察模型所出现的证候,能够很好地体现中医对疾病发展规律认识以及中医"证"的动态性、阶段性特征;③考虑到模型动物的种属、品系差别以及同一物种的个体差异,体现中医证候的个体性特征以及中医同病异证、异病同证的观念;④疾病与证候结合、宏观与微观结合,既能以中医理论为指导,又可用实验技术方法去证实,实用性强,可最大限度接近中医先诊病后辨证的临床实际。此类模型从理论上讲,更加符合中医"方证相应"理论体系,对中药药效及药理作用研究结果的体现更为客观和科学。一直以来,中医对于证候生物学本质的研究尚未取得突破性进展,这也导致中医病证结合动物模型研究长期处于简单的模型制作探索阶段,难以深入运用到证候病理及中药疗效机制的研究中。一方面,单纯采用某一疾病诱发因素造模可模拟部分中医发病病因因素,揭示了病因的作用规律,但临床病证表现往往是多因素错综复杂的整体外象,且中医单一病因本身可能也存在复杂因素,如肝胃不和证,与情志因素密切相关,病变不单纯在中焦脾胃,还涉及其他脏腑如肝、心、脑等,加之病机复杂,这都使得基于某种疾病的肝胃不和证模型动物的构建方法难以把握。另一方面,多因素构建病证结合动物虽看似更加符合中医病因病机,但多变量的复杂评价体系增加了模型的评估难度、可靠性及稳定性,均难以形成公认标准、统一的制作流程。此外,不同患者的发病倾向存在较大差异,即中医所谓的"体质"因素,同一疾病状态下不同体质患者的证候表现大相径庭,反映至动物模型制作上,无论是单因素还是多因素的模型制作方法都是采用人工方式进行病因诱发,并不能体现不同患者不同体质状态产生不同证候倾向的临床实际。因此,中医病证结合动物模型制作尚存在许多挑战,如何做到模型的规范化和标准化,甚至获得国际医学界认可,这一研究任重道远。

（二）病证结合动物模型的研制思路及方法

中医病证结合动物模型包含了现代医学病理学模型和中医证候模型两方面共同因素和特点,这使得模型动物同时具备了西医疾病特点和中医证候特征,是揭示中医基本科学问题,阐明中医药基础理论和辨证论治关系较为理想的载体。从理论上讲,此类模型可全面客观反映临床疾病特征及中药药效作用情况,因此逐渐成为国内中医药基础研究理论的研究热点。目前,病证结合动物模型的构建思路主要有三种:一是通过单纯西医病因病理复制动物模型来确定中医某一证型;二是通过传统中医证候形成病因复制动物证候模型;三是在单纯西医病因病理复制动物模型基础上叠加中医造模因素复制多因素病证结合动物模型。尽管此类模型制作的基本思路和理念已初步成形,但由于"病-证"的复杂多变及中医学的独特地位,现有国内病证结合模型尚无统一客观标准的造模方法,且尚难以为国际所认可。

1. 单纯西医病因病理复制动物模型　此类模型旨在在西医疾病模型动物宏观体征上观察中医证候情况,包括在成模型过程中证候演变特点及成模后的证型表现,最终确定某一特定的病证结合模型。例如张斌采用二甲基亚硝胺联合注射去甲肾上腺素和小牛血清白蛋白制作大鼠肝纤维化模型,通过证候特征观察(如眼球颜色变暗、舌下静脉曲张、舌体青紫瘀斑、肠系膜微循环状态检测)明确模型大鼠存在显著瘀血表现,由此构建肝纤维化血瘀证动物模型。遵循西医病因病理进行模型复制最大的优点是具备较强的客观性和可重复性,模型的建立及评价比较规范、成熟,可形成明确的病理效应,但由于模型的制作源于人为施加的单一致病因素,只能反映临床病理表现的某一个方面,缺乏明显的临床病因学基础,也难以等同于某一特定的中医证型。尽管也可用药物反证法进行模型证候属性的探索,但中药与证型并非简单一对一关系,且药物反证无效不见得不对证,因此所得结论亦不具备特异性。

2. 传统中医病因复制动物模型　此类模型旨在根据中医理论,将外感六淫、饮食劳倦、情志内伤等中医证候形成因素复制至动物身上,构建符合中医病因的证候模型,包括单因素造模和多因素造模,前者如食酸法构建脾气虚动物模型,后者如夹尾刺激叠加小平台站立构建肝郁脾虚动物模型。理论上,运用中医病因造模可很好体现出"以证测因"的研究思路,用于中医病因学、病机学及中药疗效机制的研究。然而,中医病因造模主观因素强,造模过程重复性差,且现阶段中医证候本质尚未得到完全揭示,这使得成模动物缺乏客观、公认的模型评价指标。因此,此类模型实用性不强,很难用于严谨的病理、药理学研究。部分患者根据中药的四气五味理论进行中医证候模型制作,如运用苦寒泻下药大黄灌胃构建脾虚证动物模型,热性中药灌胃法构建热证模型。然而,临床上中药导致疾病证候表型极为少见,且模型制作存在致病因素撤除后动物易恢复,给药时间及药物浓度不好控制,模型评价缺乏可靠评价指标等问题,因此这一方法亦缺乏较强的实用性。

3. 西医疾病模型叠加中医证候造模　此类模型结合现代医学理论和实验动物学知识,在建立西医疾病动物模型基础上,采用中医病因单因素或多因素造模,使模型动物同时表现出西医疾病和中医证候特征。例如有研究通过构建慢性萎缩性胃炎模型(CAG)基础上叠加皮下注射利血平法构建气虚血瘀型 CAG 模型,而叠加夹尾刺激和肾上腺素注射构建肝郁血瘀型 CAG 模型;而在构建肠易激综合征(IBS)基础上叠加夹尾刺激法和番泻叶灌胃构建肝郁脾虚型 CAG。此类模型理论上既有疾病的表现又有中医证候表现,模拟了临床疾病与证候的病理对应关系,且选择较长的造模时间可更客观地反映中医慢性疾病病程长的特点,是慢性疾病病证结合动物模型的经典构建思路和方法,值得注意的是,此类模型本质是多因素造模,应当有依据、有目的地进行造模因素的选择,充分考察多因素之间的关系和相互影响情况,有针对性地找到各因素在造模过程的可能结合点,并通过比较医学思维,对同一种证候的多种造模方法进行比较研究,从中筛选和创新最能反映证候特征的最佳造模方法。

（三）常见脾胃病病证结合动物模型

1. 慢性萎缩性胃炎(CAG)病证结合动物模型　慢性萎缩性胃炎属于胃癌的癌前疾

病,以胃黏膜固有腺体数量减少或消失为主要病理表现,可伴或不伴有纤维替代及化生性改变(肠上皮化生、假幽门腺化生)。单功能烷化剂甲基硝基亚硝基胍(N-methyl-N'-nitro-N-nitrosoguanidine,MNNG)是目前较为认可,且应用最为广泛的CAG造模的化学致突变剂,是胃癌的特异性致癌物。1976年国外学者首次报道持续性饮用MNNG可导致大鼠腺胃发生肿瘤性改变作用,其可模拟硝酸盐在胃内转化为亚硝酸胺等致癌物质,促使DNA链上已有碱基发生烷化发挥致癌作用,且诱发的癌组织学特征与人类胃癌相似,具有效率高、成模稳定、可重复等优点。MNNG复合多种因素建立CAG病证结合动物模型是现阶段较为广泛使用的建模方法,MNNG叠加理化刺激因素如雷尼替丁、氨水、脱氧胆酸、非甾体类消炎药、乙醇等模拟毒邪入胃,终致"虚、毒、瘀"交错以复制气虚络瘀证病证结合CAG大鼠模型;MNNG叠加饮食因素如饥饱失常、高热淀粉糊、高盐、高脂、高糖饲料喂养、苦寒中药灌胃以模拟饮食失调造成的脾胃虚损,构建脾气虚证病证结合CAG动物模型;MNNG叠加夹尾刺激、束缚应激等模拟情绪刺激复制肝郁证病证结合CAG动物模型。

2. 肠易激综合征(IBS)病证结合动物模型 IBS是一类以慢性、反复腹痛或腹部不适,同时伴有排便异常及排便习惯改变的功能性消化道疾病。目前国内IBS病证结合动物模型构建多采用多因素联合制备,在西医疾病模型的制作基础上叠加中医致病因素,如药物干预或物理、化学、机械性刺激、饮食方法,使动物发生情志、条件等应激性改变。引起动物发生应激反应可模拟临床肝郁证特征,包括急性应激和慢性应激,急性应激包括束缚刺激、夹尾刺激、电击刺激等,慢性应激包括乳鼠直肠扩张、母婴分离、避水刺激、强迫游泳、冰水刺激等不可预知的各种情志刺激,此类因素与IBS内脏高敏感研究关系密切。此外,在应激反应基础上,进一步选用影响脾胃功能的药物进行刺激,如番泻叶、大黄、乙酸等,可复制出肝郁脾虚证病证结合IBS动物模型;在选用慢性不可预见应激因素基础上,使实验动物身处高温高湿环境模拟外湿,并喂养高脂高糖饮食模拟内湿,可复制出脾胃湿热证病证结合IBS动物模型。

3. 功能性消化不良(FD)病证结合动物模型 FD是以一种或多种起源于胃十二指肠区域的消化不良症状为主要临床表现的功能性胃肠疾病,是多种因素诸如胃肠动力障碍、内脏高敏感、早期肠道感染、精神心理异常等共同作用的结果。胃肠动力受到多种神经递质调节,运用神经递质或受体类药物进行胃肠动力干预是FD模型制备较为普遍的方法,如采用静脉注射肾上腺皮质激素释放激素、大豆油灌胃、皮下注射阿托品或吗啡、腹腔注射多巴胺形成胃排空延迟模型;利用化学药物刺激如醋酸和碘乙酰胺灌胃可诱发内脏高敏感。现有的国内FD病证结合动物模型研制大多在疾病模型基础上进行中医证候的叠加,如脾虚证动物模型制作包括劳倦伤脾法、饥饱失常法、苦寒破气法、饮食偏嗜法等,分别采用小平台站立、饥饱失常、苦寒药物灌胃、酸性饮食等进行构建;此外,也有研究利用经典疾病模型复制后所展现的类似脾虚表现的不良反应作为脾虚证模型,包括X-ray照射、秋水仙碱、利血平注射等;叠加早期生活应激法(如母婴分离)及生活应激法(如束缚应激、拥挤应激、避水应激、冷应激、热应激、强迫游泳、夹尾刺激、电刺激、饥饱失常、高速震荡等)又可复制肝胃不和或肝郁脾虚证病证结合FD动物模型。

4. 溃疡性结肠炎(UC)病证结合动物模型 UC是一种以反复腹泻、黏液脓血便及腹痛为主要临床表现的慢性非特异性结直肠炎症性疾病,病程迁延,反复难愈,严重影响患者生活质量。针对免疫相关的肠道病变的疾病模型复制,国外常以葡聚糖硫酸钠法,因其方法简单且成模特点与临床相似而被广泛采用;国内以三硝基苯磺酸、乙醇灌肠法构建动物模型也可很好地模拟疾病病理表现及临床特点。病理模型的制作方法在一定程度上体现了中医

"外邪内袭"特点,可形成部分脾虚、脾胃虚弱及脾肾不足的表现。在病理模型的制作基础上,叠加环境、饮食因素,如番泻叶灌胃、冰水均匀喷洒后吹干毛发、氢化可的松肌内注射等复制脾肾阳虚证病证结合 UC 动物模型;叠加苦寒药物灌胃复制脾胃虚寒证病证结合 UC 动物模型;叠加饥饱失常、冰水灌胃、高脂高糖饮食、强迫涉水站立等复制脾虚湿困证病证结合 UC 动物模型。

（四）病证结合动物模型的现存问题

目前,国内病证结合动物模型制备的研究思路、相应理论及制作技术日趋成熟和完善,涉及多个脾胃病领域疾病和证候越来越多的模型建立和评价方法的报道层出不穷,但由于临床与基础研究之间的差距,使得模型研制的重要环节尚需改进和突破。

1. 照搬西医研究模式,未能突出中医研究特色　中医基础研究当结合中医理论特点,四诊合参,病证结合,而西医基础研究重在辨病,通过疾病表观及特定病理改变探究发病机制。中医证候不是仅仅几个简单症状的叠加,而是对疾病过程中一定阶段的病位、病因、病性、病势及机体抗病能力的强弱等本质有机联系的反应状态。实际上,西医不同的疾病可能属于中医相同证候,而西医相同疾病在不同发展阶段也可能属于中医不同证候。因此,将西医的抑郁症动物模型、高脂高糖饮食动物模型等不加变革直接移植为中医肝郁证、湿热证动物模型是值得商榷的。西医疾病模型的施加因素可为中医证候模型制备所借鉴,但它对中医证候实质、中医理论的深入研究价值有限。

在中医理论指导下建立的中医证候动物模型才能符合人体临床证候特征,而利用西药造成的中毒反应和病理状态来苟合中医证候表象,是难以模拟出人体证候本质的。如通过慢性给予小剂量利血平使动物体内的去甲肾上腺素和其他单胺类物质耗竭,从而降低肾上腺素能神经功能,相对增加副交感神经功能,出现体重减轻、摄食量减少、腹泻、脱肛、拱背、活动减少等类似中医脾虚证表现,其本质是西药造成的一种病理状态,由于缺乏中医理论指导,难免有牵强附会之意。

2. 缺乏客观评价手段,未能获得国际学术认可　成模后应对动物模型的正确性、可靠性进行验证以便在实验中推广应用,但由于实验动物的生理特性以及中医理论本身的抽象性、模糊性使得证候模型缺乏可靠的验证手段和评价体系。从造模后动物的宏观表现判定其所属证候是任何一种病证结合动物模型评估的重要指标及关键环节。中医临证资料收集当从望、闻、问、切四诊合参,但动物皮毛与人体有差异、无法沟通、脉诊及舌诊又不合适,因此主要通过望诊来收集症状和体征以判断证候模型是否准确,而这就难免以偏概全。如模型动物表现为容易激怒、好斗、互相撕咬等表现,但缺少郁闷不乐、胸胁满闷、善太息、脉弦等症状体征或合适的观测方法,很难确定属于肝郁证;若表现为腹泻、运动减少、进食量少、体重增加,但缺少上腹胀闷、腹痛绵绵、肢体倦怠、舌苔淡白等症状体征,则很难确定属于脾虚证。因此,从模型动物宏观体征、行为表现判定证候属性的评价方法有待进一步论证。此外,有研究采方药反证法来验证动物模型的正确性,如模型动物服用四君子汤后症状、指标及实验检测指标明显好转,即可证明此模型为脾虚证。然而,中医辨证论治具有高度的灵活性,按照理法方药的理论确定对某证具有特异性的方药具有一定的难度,存在轻度差异的方药可能在同一模型奏效,如脾虚证动物模型可为温脾阳、补脾气方药所改善,因此以方测证仅能作为模型成功判定的佐证。

（五）小结

中医学是一门系统研究人类健康与疾病关系的复杂性学科,具备一套系统的以临床疗效为根本,整体观念为特色的辨证论治诊疗体系,目前国内中医病证结合动物模型的研究得到了长足发展,但模型构建及指标评价仍处在瓶颈阶段,临床与基础研究无法有效结合,国际公认度不足。现代医学模型动物的制作施以单纯的外在致病因素,调控施加因素的时程和强度即可获得较为理想的结果,但这多数并非直接引起相应证候产生的客观因素,只是在一定程度上作为诱因促使证候的转化和出现。未来的研究当在此基础上,进一步探索可代表中医证候特征的综合性病因才是解决中医病证结合动物模型瓶颈问题的关键。

(尹晓岚 李 峰 唐志鹏)

七、临床评价

通常认为中医药对脾胃疾病的治疗具有一定的特色和优势,但其疗效一直难以得到国内外业界的认可,国家《中医临床研究发展纲要(1999~2015)》认为"建立科学规范的临床疗效评价体系,是中医临床研究中存在的关键问题"。在中医药临床疗效评价体系中,采用规范的随机、对照临床试验对中医药的临床疗效进行评估是提高其循证医学证据等级,增加认可度的重要手段。以下以肠易激综合征及慢性胃炎为例,简单介绍其临床试验的相关设计要点。

(一)临床研究要点

临床研究前应对研究药物的临床适应证、研究基础、研究背景、研究阶段以及疾病的特点和临床实际作充分的思考,在考虑临床试验难易程度和临床操作性的基础上,确定合理的临床试验目的。根据试验目的,设计科学、合理及可行的临床试验方案。临床试验设计应注重观察试验药品优于同类药物的作用特点,体现药物的应用价值。

(二)明确研究的临床定位

不同的疾病具有各自的临床特征,如亚型的区别、疾病阶段的差别及临床伴随情况的差异等。如慢性胃炎伴有的临床情况的差别,其临床定位可分为定位于临床症状的缓解,定位于胃黏膜糜烂、出血、胆汁反流等的改善,定位于胃黏膜萎缩、肠化生、异型增生(上皮内瘤变)的改善及定位于提高幽门螺杆菌感染的治疗疗效等4个方面;肠易激综合征以改善临床症状及提高患者的生存质量为目标,临床定位包含定位于短期临床单一主要症状的缓解、定位于针对肠易激综合征疾病的整体改善及定位于肠易激综合征的远期疗效(预防复发)3个方面。临床应根据各自研究的不同定位,制定相应的、可行的临床研究方案。

(三)确定明确的诊断、纳入及排除标准

临床研究的目的是通过一定的技术方法对符合要求的患者进行评价,因此需要制定合理的诊断标准、纳入标准及排除标准,以保证纳入的患者符合试验目的。

诊断标准的制定在中医药的临床研究中,常分为西医诊断标准及中医证候诊断标准。诊断标准一般有标准的规范或共识可循,如肠易激综合征可参考《罗马Ⅳ:功能性胃肠病》、中华医学会消化病学分会胃肠功能性疾病协作组、中华医学会消化病学分会胃肠动力学组共同制定的《中国肠易激综合征专家共识意见(2015)》标准等;中医证候标准可参考中华中医药学会脾胃病分会、中国中西医结合学会消化系统疾病专业委员会或其他相关行业指南近期提出的标准。也可根据药物的特点、目标适应证特点,依据中医理论自行制定,但应提供科学性、合理性依据,并具有临床实际可操作性。

纳入标准应根据试验目的、处方特点及临床前试验结果制定,包括疾病亚型、中医证候、病情严重程度、性别等。所有的病例选择应符合伦理学要求,并考虑临床结局有意义。应注

意患者的年龄要求。对于其他的对研究有特殊意义的事项也应当说明,如在《中药新药用于肠易激综合征临床研究技术指导原则》中,就特别强调了"一般要求所有患者均行结肠镜检查,必要时结合病理活检以排除肠道器质性疾病可能,结肠镜及病理检查的时间考虑在1年之内。"同时制定了纳入患者的初始病情严重程度要求。

排除标准需根据药物的特点、目标适应证的情况,考虑有效性、安全性及伦理学等因素合理制定。如在慢性胃炎的临床研究中,一般要求排除:非研究范围内的其他类型或特殊类型的胃炎;与本病症状可能相关的其他消化系统器质性病变;有影响消化道动力的全身疾病;正在或需要持续使用具有胃黏膜保护作用或影响胃肠道功能的药物;需要长期使用非甾体抗炎药;合并精神类疾病者;其他情况由研究者判断不适合者等。

（四）试验设计

临床试验设计一般应当符合随机、对照、盲法等临床试验设计要求。

临床试验中,对照主要有安慰剂对照、阳性药物对照等。临床研究应根据不同的研究目的及科学性要求选择合适的对照。安慰剂对照是确立药物有效性的基础。阳性对照药物应为已知的有效药物,可在国家标准所收载的同类病证药物中择优选用。应选择经过严格临床试验验证,具有明确的安全性、有效性研究数据的药物。另外,同时设立安慰剂对照及阳性药物对照的"三臂试验"也可以根据研究目的及经费情况决定。

（五）疗程与观察时点设计

根据临床试验目的、药物处方特点和给药途径,设定合理的疗程和观察时点。其具体的设计应当参考相关的指导原则来进行设计。某些研究中,还要求设立导入期,如对于肠易激综合征,在指导原则中对其相关内容作如下要求:"为了充分确定入选标准和排除标准,试验前期10~14天的导入期,应作为临床试验设计的一部分。在导入期内,仅用既定的应急药物缓解肠易激综合征的症状。"

（六）疗效评价指标

国家药品监督管理局药品审评中心发布的《中药新药临床研究一般原则》认为:主要疗效指标是反映临床试验主要目的的指标。次要疗效指标是指与临床试验主要目的相关的重要支持性疗效指标,或与次要目的相关的疗效指标。

主要疗效评价指标是确立药物有效性的依据;次要疗效指标可以为疗效确定提供支持,但不能作为疗效确证性依据。如与主要疗效指标相关性较强的次要疗效指标应当与主要疗效指标之间显示相应的逻辑关系。

如果存在着相关疾病的临床研究技术指导原则,则主要疗效指标应当参考相关的指导原则进行设计。如果缺乏相应的指导原则,其主要疗效指标的设立应当兼顾指标的通用性与特异性。对于核心的、重要的临床疗效评价指标应当注重其通用性,不同的干预方法采用统一的评价指标,可增加研究结果的公认性与可比性。同时,不同药物干预有不同的特点,应选用可体现其临床特色的相关指标。

（七）安全性评价

由于多数疾病短期并没有生命危险,治疗措施的安全性尤为重要。对于部分临床定位,需要长时间的间歇或连续服药,应尽可能地收集药物安全性数据,以便对药物的安全性进行准确评估,具体需要参照相关的指导原则执行。

除一般状况、生命体征(体温、脉搏、呼吸、血压)、血常规、尿常规、便常规、便潜血、肝功能、肾功能和心电图等安全性指标外,应对用药处方进行分析,针对可能发生的不良反应重点观察。

（八）合并用药

针对不同疾病、不同疾病亚型及不同的临床伴随状态,合并用药应当具体化,原则上以不影响试验药物的疗效评估为前提。如慢性胃炎中,针对定位于胃黏膜糜烂、出血、胆汁反流等的改善,应当限制使用非规定范围内的胃黏膜保护剂、抑酸或抗酸剂、促胃动力药等药物或具有类似作用的中药、中成药;定位于胃黏膜萎缩、肠化生、异型增生的改善,应当限制长期合并使用叶酸、维生素类、含硒制剂等药物或相关中药、中成药;定位于提高幽门螺杆菌感染的治疗疗效者不建议合并用药。如有与本病相关的应急情况,可在研究者的指导下使用某些指定的药物缓解病情,并应详细记录。应明确规定和评估应急药物的疗效(和安全性)。

（九）试验的质量控制

对于需要主观评价的指标,质量控制至关重要。建议临床试验前对评价者进行一致性培训。若在试验的某个阶段(如探索性试验阶段)未采取盲法设计,应着重注意保证评价者与数据分析者均处于盲态,降低偏倚性。对于需要患者每天记录的症状作为数据来源的研究,应当选择一种方便、可行的方式,以便于患者在试验过程中每天评价他们的症状或体征(如症状日记、交互式语音应答系统等)。

某些临床研究对临床试验单位要求较高,如对于慢性胃炎伴萎缩、肠化生、异型增生的研究,要求项目组织单位应当具有一定的资质,在研究开始前建立各专业的质量控制组,并建立规范的质控制度和流程。多数情况下有必要设立专业的内镜检查质控组及病理阅片质控组,制定标准摄片制度与流程,同时进行临床内镜操作和相关诊疗技术(如胃黏膜定标活检技术)的培训等。应当提出可行的争议解决机制,比如在内镜评判结果有争议时,内镜质控组必要时可通过观察内镜图像对活检区域的正确性及病变程度进行可信度校正和评估,以保证研究结果的公允性。

（十）其他

样本量:样本量的设计应根据统计学和相关法规的要求计算。

统计方法:统计分析应符合统计学的一般要求。对患者入组情况、基线情况进行分析和比较;对各临床疗效评价指标按统计分析计划书进行比较和分析。

伦理学要求:临床研究必须遵循赫尔辛基宣言和我国临床研究相关规范、法规进行。

（卞立群　陆　芳）

第三节　脾胃病相关理论在各科中的应用

现代医学体系下诸多系统的疾病均与脾胃失调有关。如脾运不足,则气血生化乏源,上焦心肺失去气血充养则无法行使正常功能,久则发为心悸、咳嗽、哮喘等心肺系统疾病;再如脾化失权,水谷精微不能正常输布,化生为水饮、痰湿堆积于脏腑脉络,阻碍气血,久则成肥胖、消渴、水肿等内分泌、泌尿及肾脏系统疾病;脾胃本身或因他邪阻滞,或因气血不足而导致升降失常亦是多种消化系统疾病的核心病机。此外,脾胃之气健旺与否是疾病预后转归的关键因素,慢病久病以及危重疾病的康复期需时时健脾补脾,恢复胃气。因此,脾胃理论对各系统疾病的辨证施治及预防调护均有指导意义,从脾论治是大多数慢性虚损性疾病的核心治则之一。研究脾胃理论在各系统疾病中的应用对深入挖掘理论内涵,总结从脾论治的证治规律意义重大。

本篇选取了临床具有代表性意义的 15 个系统的疾病,以"病 - 证 - 症"结合的方式阐发脾胃理论在各个系统中的应用,并梳理名医名家从脾论治的观点及经验加以总结,冀引导大家进行深度探索和挖掘。同时,我们应当清楚整体观念和辨证论治是中医药理论科学内涵的精髓,尽管很多疾病的证型分布特点和规律明确,但临证时应在了解疾病特点的基础上四诊合参,做到"观其脉证,知犯何逆,随证治之"。

一、脾胃理论与呼吸系统疾病

呼吸系统疾病是临床常见病,严重威胁着广大人民群众的健康,因此在临床上深入研究其证治规律,提高临床防治水平具有非常重要的意义。《素问·咳论》"此皆聚于胃,关于肺"的肺胃相关理论,对于呼吸系统疾病的中医诊治以及理论体系的形成具有重要意义,并对后世从脾胃论治呼吸病产生了深远的影响。总结、探讨脾胃理论与呼吸系统疾病证治规律,对现代中医药防治呼吸系统疾病的整体水平具有重要价值。

(一)脾胃理论与呼吸系统疾病的关系

脾胃皆属土,脾为阴土,喜燥恶湿;胃属阳土,喜柔润而恶燥。脾主运化水谷精微,胃主受纳水谷;脾主升清,胃主降浊,脾胃对于维持机体生理活动起着重要作用。脾胃功能异常,则升降失常,运化失职,可致以湿聚生痰,痰浊阻滞,常可引起呕、咳、喘、晕、眩等多种病证。脾胃在呼吸系统疾病的治疗和预防上有重要意义。

1. 生理联系 脾属土,肺属金,二者属母子关系。脾肺主要在气和津液代谢方面有密切联系。脾主运化,为气血生化之源,吸收与转输水液,使水液正常生成与输布,肺气有赖于脾所运化的水谷精微以充养。肺主气,既主呼吸之气,又主一身之气,脾所运化的水谷精微则需肺气的宣发而输布全身;肺气的宣降作用,可通调水道,保证水液正常的输布与排泄,故"脾为生气之源,肺为主气之枢"。正如《素问·经脉别论》所言:"饮入于胃,游溢精气,上输于脾,脾气散精,上归于肺,通调水道。"

2. 病理相关 脾气益肺,肺气助脾。若因脾气虚弱,生化之源不足,则肺气随之而虚,终致脾肺两虚,临床可见面色苍白、少气懒言、消瘦、咳嗽、便溏等。若脾失健运,水湿内停,痰浊内生,上逆犯肺,肺失宣降,则出现胸闷、咳嗽、痰多、气喘等痰浊阻肺之症状。如小儿脾常不足,肠胃薄弱,乳食失节,易伤脾胃,脾运失常,水湿停聚,痰湿内生,上贮于肺,肺气失宣而致咳嗽。若脾失健运,水气内停,上犯于肺,肺失肃降,则出现气喘、浮肿。若胃阴不足影响肺阴,导致肺阴不足,可出现心烦、口干、咳嗽、少痰等阴虚之证。若肺气不足,也可影响脾脏,而出现肺脾同病的症状。如虚劳患者,久咳肺虚,会出现腹胀、食欲减退、大便溏泄等。

(二)从脾胃论治肺系疾病的治则治法

呼吸系统疾病的肺胃相关证治在《黄帝内经》中已有涉及。《素问·咳论》中指出了咳嗽的针刺治疗原则,"治脏者治其俞,治腑者治其合,浮肿者治其经"。所谓俞(即输)、合、经,指"五输穴",五脏咳,宜针刺五脏之输穴,旨在治其注入之邪;六腑咳,宜针刺六腑之合穴,旨在治其传入之邪;至于久咳所兼见的浮肿,是邪入经络,水液随气机逆乱而泛溢,针刺宜取经穴以疏通经络,使气血和调,则水肿可消。《金匮要略》《伤寒论》及《温病条辨》等经典著作中对呼吸系统疾病与肺胃相关的证治论述颇多,究其病证,总离不开寒、热、虚、实,究其治法,不外乎温、清、和、补、消、下,而汗、吐两法则很少涉及,现将常用治法归纳列举如下。

1. 辛寒清气法　此法用于风温犯肺，邪入气分，肺胃同病。如《温病条辨》："太阴温病，脉浮洪，舌黄，渴甚，大汗，面赤，恶热者，辛凉重剂白虎汤主之。"温邪侵袭人体，首犯手太阴，面赤、恶热不寒、脉浮洪、舌黄，说明邪气已深入气分，肺胃同病，尤其是渴甚、大汗，更是热盛逼津外泄而引水自救之象。非虎啸生风，金飙退热，而又能保津液不可，必须用重剂白虎汤，才能达到辛透退热、甘寒保津的作用。方中石膏辛寒，透热解肌，清热降火，生津止渴；知母辛苦寒，滋阴降火，清热保津；粳米、甘草甘平养胃，滋阴生津。诸药合为辛寒清肺胃之气，保护津液之名方。

2. 滋养肺胃法　此法用于肺胃阴虚证。肺胃同为喜润恶燥，若燥伤肺胃，或肺胃津伤，虚火上炎则可致干咳不已，或痰少而黏，咯痰不爽，咽喉不利，口舌干燥而渴，舌红少苔，脉细等症；治当滋养肺胃之阴，以润降肺胃之气。对于初感温燥，燥邪袭表，肺津受伤之证，治以辛凉清润法，辛凉甘润，清透肺卫。如《温病条辨》言"秋感燥气，右脉数大，伤手太阴气分者，桑杏汤主之"。方中桑叶、豆豉轻宣燥热，杏仁、象贝止咳化痰，栀皮清泄上焦肺热，沙参、梨皮润肺胃而生津。取质轻性凉清润之品，清透凉润肺中燥热，正如《温病条辨》原方后言"轻药不得重用，重用必过病所"。对于燥邪伤肺，损伤肺胃气阴之证，如《温病条辨》言"诸气膹郁，诸痿喘呕之因于燥者，喻氏清燥救肺汤主之"，治以清肺泄热、养阴润燥。方中桑叶轻宣肺中燥热；石膏清泄肺胃之热；杏仁、枇杷叶降泄肺气；人参、甘草益肺胃之气津；阿胶、麦冬、麻仁滋养肺胃之阴。风温恢复期，风温之余热未净，肺胃阴伤之证，可见身热不甚或不发热，干咳不已或痰少而黏，口舌干燥而渴，舌红少苔，脉细等。如《温病条辨》言"燥伤肺胃阴分，或热或咳者，沙参麦冬汤主之"，治以滋养肺胃津液。全方以沙参为主，配合麦冬、花粉、玉竹以滋养肺胃之津液；扁豆、甘草以和养胃气；桑叶以清泄邪热，合之以共奏润肺止咳、泄热和胃之效。对于肺胃津伤，虚火上炎肺痿之证，如《金匮要略》言"大逆上气，咽喉不利，止逆下气者，麦门冬汤主之"。大逆上气，肺胃津伤，虚火上炎，故见咳嗽；津不上承，则咽喉不利，咯痰不爽。方中重用麦冬，润养肺胃，清虚火；半夏下气化痰，其量只有麦冬的七分之一，两药相伍，滋阴而不腻，降气化痰而不燥；人参、甘草、大枣、粳米养胃益气，以资生津之源，实为培土生金之法，使津液得生，虚火自敛，咳嗽、肺痿自除，为从养胃治肺的典范。

3. 通腑降气法　因阳明腑实、气逆犯肺而致喘咳，治当以通腑降气法。此法可用于痰热蕴肺，肺失肃降，肺气逆郁，肠胃腑气壅滞之证。如《金匮要略》："支饮胸满者，厚朴大黄汤主之。"支饮胸满，咳逆倚息，短气不得卧，胸满，由饮热郁肺，肺气上逆所致；肺与大肠相表里，肺气郁闭，腑气不通，故可兼见腹满、便秘，因此治以厚朴大黄汤。方中厚朴逐饮消满，枳实导痰破滞，大黄荡涤饮热。诸药配合，使饮热去，肺气降，此乃属上病下取之法也。临床具体应用时，主要视其痰热胶黏、肺气壅遏的存在而取其逐痰泄热，并不一定要具备腑实证。再如《温病条辨》："阳明温病，下之不通，其证有五……喘促不宁，痰涎壅滞，右寸实大，肺气不降者，宣白承气汤主之。"为肺经痰热壅阻，肠腑热结不通之咳喘。方用杏仁、石膏宣肺气之痹；大黄逐肠胃之结；用瓜蒌皮一则助杏仁、石膏清肺化痰，二则助大黄荡肠通便，为脏腑合治法。如阳明腑实，气机不得通降，邪热迫肺而喘。《伤寒论》："阳明病，脉迟，虽汗出，不恶寒者，其身必重，短气，腹满而喘；有潮热者，此外欲解，可攻里也。手足濈然汗出者，此大便已硬也，大承气汤主之。"肺与大肠相表里，邪热与肠中燥屎互结，实热壅滞肠中，气机不得通降，肺气不得肃降，临床可见肺气上逆之短气、喘，大便不通，脘腹痞满，腹痛拒按，按之硬，日晡潮热，谵语等。以大承气汤攻下热结，肠中邪热燥结去，则腑气通利，肺脏气道通畅，短气、喘等症可平。

4. 温补肺胃法 肺胃虚寒,肺气上逆而致咳嗽,当以温补肺胃法治疗。如《金匮要略》:"肺痿吐涎沫而不咳者,其人不渴,必遗尿,小便数,所以然者,以上虚不能制下故也。此为肺中冷,必眩,多涎唾,甘草干姜汤以温之。"本条为虚寒肺痿。根据《金匮要略》首篇"息张口短气者,肺痿唾沫",肺痿还可见张口呼吸、短气等症。脾胃为气血生化之源,脾又为肺之母,故治肺痿从肺胃两脏入手,用甘草干姜汤温散肺胃之寒,培土生金以恢复肺胃之气。方中炙甘草甘温补益肺脾之气,炮干姜温中、上二焦,二药合用温补中焦阳气,而虚寒肺痿得治。临床上亦常用温补肺胃法治疗虚寒咳喘。

5. 散寒化饮法 风寒束表,水饮内停,则见咳喘,遇寒加重。"此皆聚于胃,关于肺,使人多涕唾,而面浮肿气逆也。"临床咳病日久,每见浮肿之象,此为外寒内饮之邪气壅闭肺胃使然。如《金匮要略》所述"咳逆倚息,短气不得卧,其形如肿"的支饮之证。"病痰饮者,当以温药和之",如小青龙汤、小半夏汤、小半夏加茯苓汤、泽泻汤等,无不从肺胃着手,以温药和之,散寒化饮。在使用干姜、细辛、半夏等温药化饮的同时,用石膏以清肺逐饮,而不选苦寒之芩、连,如小青龙加石膏汤、越婢加半夏汤、大青龙汤、木防己汤、厚朴麻黄汤等。因为饮为阴邪,切忌寒遏,故清饮郁之热当选清热而无寒凝之弊之品,唯有石膏辛甘而寒,寒能清热,辛则走而不守,故有清肺胃之热而无寒遏之弊,亦为"温药和之"。

6. 温阳利水法 为水气犯肺致咳喘的治法。《素问·水热穴论》云:"水病下为胕肿大腹,上为喘呼,不得卧者,标本俱病,故肺为喘呼,肾为水肿……水气之所留也。"《素问·示从容论》又云:"喘咳者,是水气并阳明也。"喘呼不得卧,卧则喘益甚,并见腹大胫肿,是水气喘的特点。中阳不足,饮停心下,上凌心肺治当温阳健脾胃以利水饮。如《伤寒论》:"伤寒若吐若下后,心下逆满,气上冲胸,起则头眩,脉沉紧,发汗则动经,身为振振摇者,茯苓桂枝白术甘草汤主之。"本证属中阳不足,饮停心下。《金匮要略》:"心下有痰饮,胸胁支满,目眩,苓桂术甘汤主之。"为脾胃阳虚,痰饮中阻。治以温阳化饮,健脾利水。苓桂术甘汤温阳健脾胃,化气以除饮,温而不燥,利而不峻,是"温药和之"的具体运用。

7. 培土生金法 用于肺气亏虚或肺胃两虚之证。培土生金,补母养子,治本以绝生痰之源,脾健则肺康,气运得畅,血行自利,肺气宣降有力,呼吸功能恢复,五脏得养则安,患者咳、喘、痰诸症缓解。临床选用健脾药时,同时要顾护脾胃之气,使之补而不燥。如《医学衷中参西录》中的滋培汤,主治虚劳喘逆,饮食减少,或兼咳嗽,并治一切阴虚羸弱诸证。《临证指南医案》言:"从来久病,后天脾胃为要。咳嗽久,非客症。治脾胃者,土旺以生金,不必穷纠其嗽。"不补母以益金,反泻子以损土,邪即外散,肺且受伤,况尚留余邪于未散,岂怪其久嗽而不愈。然治之法,不可仅散肺之邪,而当补肺之气,不可仅补肺气,必当补脾胃之土,脾旺则肺气生。临床上可选六君子汤,或者参苓白术散、麦门冬汤、甘草干姜汤、生姜甘草汤等加减。常用药为生黄芪、白术、党参、茯苓、白扁豆、山药、陈皮、焦三仙、麦门冬、甘草、干姜、生姜等均养胃益气,通过壮中焦、滋化源,来润肺养阴或者扶阳,以达到培土生金的目的。

(三)脾胃理论在呼吸系统疾病中的应用

1. 慢性阻塞性肺疾病 慢性阻塞性肺疾病是一种以咳嗽、咯痰和进行性呼吸困难为主要症状的慢性气道炎症性疾病,以不完全可逆性气流受限为特点,病情迁延反复,多呈进行性加重,后期常并发呼吸衰竭、肺源性心脏病,以及水、电解质和酸碱代谢失衡等急危重症。

本病属中医"咳嗽""喘证""肺胀"等范畴。病位在肺,与脾、肾相关,后期可及心。肺、脾两脏密切相关,共同维护体内水液输布转运,又脾为生痰之源,故脾脏得运是本病进程的重要转折点。脾统血、主运化，脾脏得运，则气血得充，机体得以蕴养，脏腑组织各司其职；气机调畅，水液运行正常，则无以停聚而能输布运养周身；气顺血和，则有利于改善机体循环，促进炎症吸收，延缓损伤修复反应，减轻瘢痕及纤维化形成。若脾不能益气，致肺气虚，卫气不足，功能失司，则易感外邪而致病。脾胃运化功能失常，则无力运化水谷，可见纳差乏力、筋肉失养；又脾胃为气机升降枢纽，具有升阳举陷作用，脾虚失运，精微失布，筋肉失养，则痿软无力。

在慢性阻塞性肺疾病稳定期，从脾论治不仅能明显改善慢性阻塞性肺疾病患者的临床症状，还可延缓肺功能的进行性下降，从而改善患者生存质量。

2. 支气管哮喘　支气管哮喘是临床上常见而较难治的一种反复发作的疾病，临床表现为反复发作性的喘息、胸闷、气短、咳嗽等症状。属中医"喘证""哮证"的范畴。朱丹溪首次把哮喘作为独立的病名，并认为哮喘"专生于痰"。一般认为，本病病因为内有伏痰，复感外邪引动伏痰，痰随气升，气因痰阻，相互搏结壅塞气道，使气道不通，发为哮喘。而脾胃为后天之本，气血生化之源，气机升降之枢纽，脾胃虚弱可引起脏腑亏虚，痰瘀内生，易感外邪，故脾胃虚弱是哮喘反复发病的关键。明秦昌遇在《症因脉治·哮喘论》中首揭哮证之病机："哮病之因，痰饮留伏，结成窠臼，潜伏于内。"张景岳虽认为脾胃俱为生痰之源，但更注重脾胃在痰浊发生过程中的病理作用，其曰："盖痰涎之化，本由水谷，使果脾强胃健如少壮者流，则随食随化，皆成血气，焉得留而为痰……此其故正以元气不能运化，愈虚则痰愈盛也"。

痰之发生，虽与诸多原因有关，但根源在于脾胃。脾胃虚弱，气机升降失常，水谷精微不能正常输布，则水湿停聚，或运化无力，水谷亦不化精微，从而酿饮生痰。《医宗必读》曰："脾土虚湿，清者难升，浊者难降，留中滞膈，瘀而成痰。"《医方集解》认为："痰之生，由于脾气不足，不能致精于肺，而淤以成者也。"哮虽为肺病，然肺金以脾土为母，故肺中之痰浊亦以脾中之湿为母，有"脾为生痰之源，肺为贮痰之器"之说。脾主运化，胃主受纳，脾主升清，胃主降浊，脾虚不运或脾虚不能升清，则胃气不降，宿食停滞，积久则痰浊内生，气逆于上，可致痰气阻于肺络，肺之肃降失职，肺气上逆引发哮喘。

因此，调理脾胃是治疗支气管哮喘重要治法之一，很多患者的病情得以很快减轻，喘而得平，气顺如故。在治疗支气管哮喘的过程中，要根据病情，审时度势辨证用方，切不可恪守一方一成不变，用药时尽量不用或少用苦寒、黏腻之品，否则脾胃衰败，症情加重，出现事倍功半的不良后果。哮喘若由咳嗽引起者，应治咳为先，如清程国彭止嗽散、《全国中药成药处方集》止嗽青果丸可选用；若痰多者，宜以祛痰化痰为主，如桑叶清肺化痰、杏仁肃肺化痰、天竺黄清痰、海浮石豁痰、礞石滚痰等，均可参用。

3. 支气管扩张症　支气管扩张症是指气管阻塞后，反复发生支气管炎症，使中等大小支气管产生异常和持久性扩张。由于病情反复发作，尤其是支气管广泛性扩张，支气管扩张患者肺组织、肺功能严重受损，生活质量受到严重的影响，给个人和社会造成沉重的医疗负担。中医古代文献没有支气管扩张之病名记载，但对其症状有较多论述，主要见于"肺痿""劳嗽""肺痈""咯血"等论述中。如在肺痿论述中，《金匮要略》："其人咳，口中反有浊唾涎沫者何？师曰：为肺痿之病。"《证治准绳·诸气门》："肺痿，或咳沫，或咳血。"这与支气管扩张的症状特别相似。在劳嗽论述中，《证治要诀》中言"所嗽之痰，或浓，或时有血，腥臭异常"。其描述的症状与支气管扩张比较一致。在肺痈论述中，《金匮要略》："若口中辟辟燥，咳即胸中隐隐痛，脉反滑数，此为肺痈，咳唾脓血""风伤皮毛，热伤血脉，风舍于肺，其人则咳……血为之凝滞，蓄结痈脓，吐如米粥"。《诸病源候论》："肺痈者……寒乘虚伤肺，寒搏于血,蕴结成痈;热又加之,积热不散,血败为脓"。支气管扩张急性加重时,出现发热、咳嗽、吐痰腥臭,甚则咳吐脓血的症状,与肺痈表现基本一致。在咯血论述中,明代孙一奎《赤水玄珠》:"咯血者,喉中常有血腥,一咯血即出,或鲜或紫者是也。又如细屑者,亦是也"。清代张璐《张氏医通·诸血门》:"咯血者,不嗽而喉中咯出小块,或血点是也。其证最重,而势甚微,常咯两三口即止。盖缘房劳伤肾,阴火载血而上。亦有兼痰而出者,肾虚水泛为痰也"。

大多数医家认为,虚为稳定期支气管扩张的病机之本,其中以肺脾气虚为主。脾为中土,气血生化之源,气机升降之枢纽,脾胃亏虚则元气不足,阴火内生,脾失于运化,而津液输布不能,内生痰湿,上注于肺,即脾为生痰之源,肺为贮痰之器。临床上稳定期支气管扩张患者,往往久病虚损,元气亏虚,阴火内伏,潜于肺络,"火与元气不两立,一胜则一负",元气有一份损伤,则阴火就有一份妄动,阴火熏灼肺络,则肺之形、气俱损,加重支气管扩张发展,煎灼津液,聚而为痰,痰热互结,故出现咯吐黄绿痰,甚至黄脓痰等突出表现,伴有乏力、消瘦、纳差等症状。同时脾胃受损,元气亏虚,卫气不固,患者不耐风寒暑湿,易受外邪侵扰,故疾病反复发作,加重进展。

稳定期支气管扩张应根据"培土生金"理论,同时予以燥湿化痰、理气止咳,方选用二陈汤或六君子汤合三子养亲汤治疗,健脾化痰以杜绝生痰的源泉。治疗中重视温通法、温清法并用。《素问·至真要大论》中云:"劳者温之,损者益之"。李东垣曰:"脾胃虚者,因饮食劳倦,心火亢甚,而乘其土位,其次肺气受邪,须用黄芪最多,人参、甘草次之。脾胃一虚,肺气先绝,故用黄芪以益皮毛而闭腠理,不令自汗损其元气""人参、黄芪益元气而泻火邪""炙甘草之甘温以泻火热,而补脾胃中元气"。李东垣认为脾胃内伤之证,"温"脾为首要治疗方法,临床上常选黄芪、党参、炙甘草补肺健脾,甘温除热,并根据患者元气虚损的程度,重用黄芪提高补中培元之力。同时加陈皮、桔梗等理气之品,使其补而不滞。

在支气管扩张症稳定期,患者往往咯吐黄绿痰、黄脓痰,此多由阴火内伏、痰凝浊聚、痰热壅肺导致,治疗上常取柴前连梅散(乌梅、黄连、黄芩、前胡、柴胡、瓜蒌、鱼腥草)加减,取其酸苦益阴泻火、清肺化痰之效。方中乌梅味酸益阴,对支气管扩张症之气道局部破坏导致的肉腐成壅具有祛腐生肌之用。黄连、黄芩、瓜蒌、鱼腥草清泻内伏之阴火,化痰祛浊;前胡泻肺降气,下痰止嗽;柴胡升散上行,疏肝理气,同时《名医别录》云柴胡可除"诸痰热结实",《日华子本草》也指出柴胡具有"消痰止嗽"之效。阴火内伏,无路外泄,当火郁发之,助邪外出,前胡、柴胡均为风药,柴胡主升,前胡主降,二者合用,一升一降,具有推陈致新、消痰祛浊、开肺止咳之效。稍加辛甘升散,羌活、独活、升麻升散阴火,使内郁邪火有出路。

4. 特发性肺纤维化 特发性肺纤维化是一种病因不明的慢性炎症性间质性肺疾病,属于中医学"肺痿""肺痹"的研究范畴。脾肺为母子关系,生理上相互为用,病理上相互为害,从脾论治特发性肺纤维化具有坚实的中医理论支撑。《医宗必读·虚痨》指出:"喘嗽不宁,但以补脾为急……脾有生肺之能……土旺而金生。"气虚日久,水聚生痰,阻滞气机,气滞则血瘀,痰瘀互结,郁而生热,消灼津液,肺焦叶萎,气阴两虚,故宜益气养阴,使脾升而痰清,肺润而津布。

特发性肺纤维化患者病程较长,正邪相争,往往合并正虚,尤其是气虚,气虚久则血亦虚;肺又为"主气、司呼吸"的脏器,气虚则加重呼吸不利。肺五行属金,脾胃属土,土生金,母病往往及子,子虚则补母,培土可以生金;且脾胃为气血生化之源。《灵枢·决气》所载:"上焦开发,宣五谷味,熏肤、充身、泽毛,若雾露之溉,是谓气。"提示气虽为肺所主,但必须有赖于"五谷味",方能行"开发"之功,而成机体之气。《石室秘录》有言:"治肺之法,正治甚难,当转治以脾。脾气有养,则土自生金。""治痿独取阳明"是治疗痿证大法之一,意在调理脾胃,在特发性肺纤维化治疗中宜调补脾胃。

特发性肺纤维化多见消瘦、乏力、纳差等肺脾气虚之症,然气虚日久,气机升降失常,津液代谢紊乱,气虚无力行血出现痰凝、血瘀等邪实,而成虚实夹杂证候。治疗多以补肺脾气为主,兼以祛邪。《医门法律·肺痈肺痿》言:"缓而图之,生胃津,润肺燥,下逆气,开积痰,止浊唾,补真气以通肺之小管,散火热以复肺之清肃"。故中药组方随证加减,气虚日久伤及阴津者,可加麦冬、沙参养阴清肺,益胃生津;气虚血行不畅,瘀血停留者,可加丹参、赤芍活血祛瘀;气虚痰凝肺络者,可加半夏、浙贝母、瓜蒌燥湿化痰。

5. 变应性鼻炎　又称过敏性鼻炎,是人体对外界某些变应原敏感性增高而以鼻黏膜病变为主的变态反应性疾病。临床表现多反复发作、经久不愈,日久伤及脾胃而伴有神疲乏力、腹胀纳呆、大便稀软等症状。属中医学"鼻鼽"范畴。

鼻位于头面,为清空之窍,奉天之清阳之气,极易受六淫邪气的侵犯。脾胃居于中焦,是脏腑气机升降运动的枢纽,分主升清降浊功能,如脾胃功能正常,清气上升,浊气下降,清阳出上窍,浊阴出下窍,脏腑气化合度而无病。《脾胃论·脾胃虚实传变论》有云:"九窍者,五脏主之,五脏皆得胃气乃能通利。"若脾胃虚弱,卫外之卫气得不到源源不断的滋养,卫气失其彪悍滑利之力,六淫邪气伤及鼻窍,鼻窍不利而作鼻炎,可出现鼻涕、鼻塞等鼻窍不利之症,从而导致变应性鼻炎经久不愈、反复发作。《脾胃论·脾胃虚则九窍不通论》云:"胃气既病则下溜……清阳不升,九窍为之不利。"《脾胃论·脾胃虚实传变论》云:"胃气一虚,耳、目、口、鼻俱为之病。"因此,脾胃虚弱是变应性鼻炎久治不愈、反复发作的重要原因,治疗时宜补益脾胃为治其本。对脾胃虚弱,寒湿内生这类变应性鼻炎,健脾利湿是治疗的重要手段,通过健脾胃、扶正气,去除体内的湿气,进而改善变应性鼻炎发作次数及程度;对脾胃虚弱,风邪偏盛这类变应性鼻炎,予健脾益气通鼻窍治疗,补脾以培土生金,使脾肺之气同生,可取得较好的临床疗效。

6. 肺结核　肺结核是由结核分枝杆菌引起的一种慢性感染性疾病,临床以逐渐消瘦、咳嗽、咯血、潮热、盗汗为主要症状,属中医"痨病"范畴。《素问·玉机真脏论》中对其临床特点进行了详细论述,即"大肉陷下,大骨枯槁,胸内胀气,喘息不便,内痛且引肩项,肩髓内消"。本病病位在肺,但每涉及脾、肾两脏,其中尤与脾脏关系最为密切,盖脾为肺母,脾虚失运,水谷精微不能上归于肺则肺虚。《医学正传·劳极》则对此病治疗原则进行了阐述,即有两大治法,其一为"补虚",其二为"杀虫"。肺结核病从脾胃论治,归根结底是为了增强正气从而达到祛邪的目的。

（樊长征　苗　青　张洪春）

二、脾胃理论与心血管系统疾病

（一）脾胃理论与心血管疾病的关系

心者,君主之官,居于膈上。胃者,水谷之海,居于膈下。心与脾胃不仅在解剖结构上毗邻,且通过经络、血脉相连,并在功能上相互影响,主要体现为:①解剖结构上,脾胃与心相通,"胃之脉络通于心""脾经络于心"。②生理方面,营气入心,化赤为血,供人体需要。而营气是营运于脉中的精气,源于脾胃,出于中焦。③病理方面,脾胃功能失调可导致心脾两虚,气虚血少,脾阳衰微,水饮凌心等证,而这些均可累及心脏,使心脏受病。心脾为母子相关,脾胃病变可以传于心,心脏病变又可影响脾胃,若心气虚,运血无力,则脾失健运,或心阳衰微,则土湿不化,湿阻中焦,脾胃运化失常,五脏精华之血均不能敷布,废浊之物不能排除,致使脏腑生化逆乱,阴阳失衡,百病皆生。中医学认为"脾为生痰之源""诸湿肿满,皆属于脾",所以心病发生多由脾胃病在先。

心为君主之官,主血脉,而心也依赖营血之滋养。心之阳气为君火,《素问·六微旨大论》曰"君火之下,阴精承之"。张景岳《景岳全书·血证》曰:"血本阴精",所以说君火(心阳)须血液涵养,血不足则心火亢盛,即刘完素所谓"亢则害,承乃制"。心火亢盛则为"阴火",是以李东垣在《脾胃论·饮食劳倦所伤始为热中论》明确指出:"心火者,阴火也"。由此推之,脾胃运化失司,则血不足,继而心失所养发病。如《内外伤辨惑论·饮食劳倦论》所述:"脾胃气虚,不能升浮……荣血大亏,荣气不营,阴火炽盛,是血中伏火日渐煎熬,血气日减,心包与心主血,血减则心无所养",心包主脉,心主血,心与心包病则发为血脉病——心血管疾病。久病必虚,慢性心血管疾病大多具有这一病机。

《丹溪心法·六郁》云:"气血冲和,万病不生,一有拂郁,诸病生焉"。脾胃既是气血生化之源,更是气机升降之枢纽,维持其功能正常是治愈诸多疾病的关键。心血管疾病多发于老年人,发病为慢性过程,病机多为"本虚标实、虚实夹杂",本虚即为气血阴阳不足,多表现为气的推动温煦作用及血的滋润濡养作用下降;标实为"因虚致实",多是气机运行不畅而出现瘀血、痰浊、水饮等邪实产物,而邪实会进一步阻滞气机的升降出入,重新转化为致病因素促进疾病的进展,无论其"本虚"还是"标实"均与脾胃的升降运化息息相关。

(二)脾胃理论与心血管疾病辨证论治

李东垣提出"百病皆由脾胃衰而生也",心血管疾病因脾胃而致,表现不尽相同,应辨清标本虚实。

(1)脾气不足者应健脾益气:思虑劳倦、饮食失调伤及脾胃,或素体脾虚,年老体弱,导致脾气虚弱,累及于心,气虚无力行血,瘀阻心脉,导致各类心血管疾病的发生。治疗应健脾益气以养心气,健脾益气类方剂主要包括四君子汤、五味异功散、六君子汤、参苓白术散、补中益气汤等,兼顾理气、化湿。

(2)气血两虚者应益气补血:饮食、劳倦、情志伤脾,气血化生不足致气血亏虚,气虚则无力行血,升举无力,血虚则心脉不充,心失所养,则神明失养,功能活动失常,不荣则痛,心脾同病。益气补血类方剂包括归脾汤、八珍汤、人参养荣汤、养心汤等。

(3)痰湿内阻者应健脾祛湿:恣食肥甘厚味等致脾胃虚弱,健运失司,湿浊困脾,致脾胃升降失调,则气机不畅,气血运行失常,累及于心。健脾祛湿类方剂包括参苓白术散、六君子汤、茯苓杏仁甘草汤、二陈汤等。

(4)脾胃阳虚者应健脾温中:素体脾胃阳虚,复感寒邪痹阻胸阳,或中阳虚衰、阴寒内盛或气虚中寒,上逆心胸而发病。温补脾胃类的方剂包括理中汤、黄芪建中汤、枳实薤白桂枝汤等。

(三)脾胃理论在心血管疾病中的应用

脾胃为气机升降之枢纽,司一身气机的升降出入,脾胃居中州,脾升运则为健,胃纳降则为和。脾胃为后天之本,气血生化之源,能化气以上贯心脉,生血以充养心神。《医学纲要》指出:"升降之枢纽全在脾土之运用,土旺则阳升阴降,营卫周流,百骸康泰矣"。若中州失司,或气血生化无源,心神失养,心气逆乱;或脾胃失和,清阳不升,浊阳不降。聚湿生痰,郁而化热,阻遏胸阳、心脉;或升降无序,气机不畅则阻碍胸中肺气之宣发肃降进而影响至心,心脉受阻,脉道不通,临床症见头晕、心慌、气短、乏力、胸闷、胸痛、水肿等。现将脾胃理论在心血管疾病中的应用介绍如下。

1. 脾胃为气机升降之枢纽 脾胃作为全身气机升降之枢纽,在调节血压方面起着重要作用。《素问·方盛衰论》中说,气血运行不畅可导致"气上不下,头痛巅疾"。吴达在《医学求是》中指出:"明乎脏腑阴阳升降之理,凡病则得其要领"。可见,高血压病患者出现的头晕、头痛等症状是由脾胃气机升降不畅所致。脾胃气机失调,肝气郁而化火,引动肝阳,致肝阳上亢,可选用镇肝熄风汤,方中牛膝以引血下行,龙骨、牡蛎、龟甲、芍药以镇肝息风,赭石以降胃、降冲,玄参、天冬清肺气以镇制肝木。若肝胃虚寒,浊阴上逆证,血压升高伴有头痛、干呕、吐涎沫,则可以选用吴茱萸汤温中补虚,降逆止呕。

心悸的临床治疗中也非常重视畅达脾胃气机,常以枳实、厚朴降脾胃之浊气,以升麻等药升脾胃之清阳,少用佐参、芪补中气,诸药合用,升清降浊,脾胃气机升降正常则全身之气通畅调达,气顺则心悸诸症自除。如升阳益胃汤常用于治疗清晨或上午的心律失常,橘枳姜汤常用于治疗餐后发作或加重的心律失常,调理脾胃气机升降是重要的着眼点。

脾胃升降失调可影响至心,导致胸痹的发生。现代医学中,胸痹归属于冠状动脉粥样硬化性心脏病的范畴。心主血脉,脾主运化。脾主升清于上,以养心胸;胃主降浊于下。若脾胃气机升降失常,积气上逆,虚里失常,宗气不行,心血受阻,脉道不通,心气不得宣行,可致心胸疼痛,发为胸痹。《金匮要略·胸痹心痛短气病》云:"胸痹,胸中气塞,短气,茯苓杏仁甘草汤主之"。茯苓可健脾化痰,平上冲之气;杏仁可开胸散结,又可降肺之逆气;甘草缓中健脾。若脾虚清阳不升,则用柴胡、升麻、白术等升举阳气之品。如清晨发作心绞痛多由于阳气升发不利,补中益气汤、升阳益胃汤加用活血化瘀药物常有很好的效果。本病亦可由精神情志因素而致肝气郁结,继而导致气机不畅,气滞则血滞,治宜行气活血止痛之法,方选血府逐瘀汤,而其中柴胡、桔梗、枳壳的配伍堪称调理气机升降之经典。

2. 脾胃为后天之本、气血生化之源 脾胃为后天之本、气血生化之源。血压增高的实质,多是由器官供血不足而造成的,动脉血压的维持,原是为了"血主濡之,以奉生身",保证体内各个器官正常血液的供求平衡,因此治疗上首先要供给重要器官所需的气血,才能达到降压的目的,即所谓"欲夺之,先予之"。临床对于老年高血压或病程较久、体质虚弱的高血压患者,常从脾胃论治,给予益气养血为主的治疗,处方可选用日本汉方大家大塚敬节的八物降下汤,药用四物汤加黄芪益气养血,钩藤平肝,杜仲补肾,黄柏泻其阳以和之,验之临床效果良好。

脾胃运化失司,气血生化无源,营血则不能养心,发为心悸。《素问·经脉别论》云"食气入胃,浊气归心,淫精于脉",脾胃升降如常,则水谷之精上可奉养心气,下可滋补真阴,充肾阳,上下交通,协调既济。脾胃失调,心之气血失和,宗气匮乏,运血无力和心血亏虚,血不养心,发为心悸。患者常表现为心慌,纳呆,神疲乏力,易劳累,大便不畅,或是干结难解,寐差,治疗上予以健脾益气,养血定悸为法,方用炙甘草汤。炙甘草甘温益气,通经脉,利血气;人参、大枣益气补脾养心;生地、麦冬、麻仁、阿胶滋阴养血;桂枝、生姜、清酒温阳通脉为佐。诸药合用,温而不燥,滋而不腻,共奏益气养血、滋阴复脉之功。寐差可加夜交藤、酸枣仁;汗多可加煅龙骨、煅牡蛎。。

脾胃为后天之本,气血生化之源,脾胃运化水谷精微所成的气血通过经脉以灌注、滋养心脉,若脾胃虚弱,气血生化不足,可使宗气生成乏源,从而使心脉之气不足,运血无力,心失所养,发为胸痹。患者可见胸痛隐隐,遇劳加重,时作时止,倦怠懒言,心悸乏力,纳差食少,失眠多梦,面色无华,舌淡,可有齿痕,脉细或结代。治疗以益气补血,养心健脾,活血化瘀。方用归脾汤加减,药用黄芪、太子参、白术补气健脾;当归、龙眼肉补血养心;酸枣仁、茯苓、远志宁心安神;木香理气醒脾。偏阳虚可合保元汤加减,偏阴虚则可合生脉散加减,临证酌加丹参、鸡血藤等养血活血之品效果更佳。

3. 脾主运化水湿　脾失健运,则津液不能正常输布,水湿浊邪积聚日久,郁而化热,又形成湿热。湿易阻碍气机,为有形之阴邪;热易伤津耗气,为无形之阳邪。湿热之邪不得泄越,湿阻则清阳不升,清窍失养,热盛则生风动血,气机逆乱,上冲于脑,发为高血压病。患者症见头晕头胀,头昏沉感,身重肢倦,心烦,畏热多汗,口苦口干,胸闷,呕恶,纳呆,腹胀,眠难安,大便黏腻不爽。方用半夏白术天麻汤,方中半夏燥湿化痰,降逆止呕;天麻平肝息风,而止头眩,两者合用,为治风痰眩晕头痛之要药。李东垣在《脾胃论》中说:"足太阴痰厥头痛,非半夏不能疗;眼黑头眩,风虚内作,非天麻不能除"。故以两味为君药。以白术、茯苓为臣,健脾祛湿,能治生痰之源。佐以橘红理气化痰,脾气顺则痰消。使以甘草和中调药。煎加姜、枣调和脾胃,生姜兼制半夏之毒。

脾虚失运,湿浊内生,阻滞气机,湿郁化热,致血脉不和,心神不安,而出现心律失常。治疗上常以清热燥湿,理气化痰治之,方用黄连温胆汤,清其热、化其湿。半夏降逆和胃,燥湿化痰;枳实行气消痰;竹茹清热化痰,止呕除烦;陈皮理气燥湿化痰;茯苓健脾渗湿消痰;黄连清热燥湿,泻火解毒;甘草、生姜、大枣益脾和胃。诸药合用,使湿热去、气机畅、血脉通、心神安,其症自愈。

脾胃受损,痰湿内停,痹阻胸阳,可发为胸痹,症见心中闷痛,窒息感,脘痞,纳呆,口干不欲饮,舌苔滑或腻者,治以宣痹通阳、化湿和胃,方选瓜蒌薤白半夏汤合二陈汤,可酌加藿香、佩兰、苍术、厚朴等。陈可冀院士愈梗通瘀汤即用藿香、佩兰、半夏、陈皮化湿祛痰。湿阻中焦,郁久化热,湿热内生,胸中气阻,不通而痛,《湿热论》云:"湿蔽清阳则胸痞……胸痞为湿热必有之症"。脾胃湿热致胸痹常见胸中痞塞,或有微痛,呼吸欠畅,头昏身重,倦怠乏力,口苦干黏,心烦少寐,纳呆食少,脘腹胀满,方用柴平汤。方中柴胡、黄芩和解表里,发散郁火,引邪外出,半夏、陈皮燥湿化痰,理气和中;苍术、厚朴燥湿健脾,苦温化湿,行气宽中;人参、甘草、生姜、大枣顾护中州,健脾培元。诸药合用,共奏和解燥湿清热之效。也可用小陷胸汤,方中全瓜蒌甘寒,清热涤痰,宽胸散结,而通胸膈之痹,臣以黄连苦寒泄热除痞,半夏辛温化痰散结。

脾虚则运化失职,水液不能正常运行,水液停聚,闭阻心脉,湿邪为患,日久累及肾阳,使肾脏气化无力,或泛溢于肌肤发为水肿,或上凌于心肺发为喘促,甚而出现气喘不得卧、尿少等心力衰竭的表现,方用四君子汤、五苓散、防己茯苓汤。方中人参补脾益肺、大补元气,生黄芪补气利水,白术补气健脾燥湿,茯苓健脾利湿,猪苓、泽泻、防己加强利水之功,桂枝通阳化气,更有助于化湿。诸药合用,共奏健脾利湿、通阳化饮之功。

(刘　玥　徐　浩　史大卓)

三、脾胃理论与泌尿外科疾病

(一)脾胃理论与泌尿外科疾病的关系

泌尿外科疾病,是指中医学广义上的水道疾病,现代医学指发生于男女泌尿道与男性生殖系统的一类疾病,常见疾病包括泌尿系感染、泌尿系肿瘤、泌尿系结石、前列腺增生、尿失禁、膀胱过度过动症等疾病。泌尿外科疾病按照疾病的不同,多归属中医学"淋证""白浊""精浊""淋浊""积聚""癥瘕""石淋""劳淋""癃闭""精癃""遗溺""遗溲""小便频数"范畴。随着人口老龄化的不断加快，泌尿外科疾病的总体发病率也呈显著上升趋势，严重影响患者的生活质量。《素问·经脉别论》云："饮入于胃，游溢精气，上输于脾，脾气散精，上归于肺，通调水道，下输膀胱，水精四布，五经并行"。从上述理论不难看出，传统中医学认为，脾气之散精以及胃之游溢精气对水道通调以及膀胱尿路功能的正常，发挥着重要作用，脾胃功能的正常是泌尿系统运转良好的基础条件之一。虽然泌尿外科疾病的发生和湿热、瘀滞、痰凝、邪毒也有关联，但脾胃内伤，脾气不足仍是泌尿外科疾病发生的基本病因。

1. 脾胃为后天之本　内伤脾胃，中气不足，是泌尿外科疾病发生的重要原因。《脾胃论·脾胃虚实传变论》曰："内伤脾胃，百病由生""内伤脾胃为本，唯益脾胃之药为切"。《脾胃论·胃虚脏腑经络皆无所受气而俱病论》曰："若胃气一虚，无所禀受，则四脏和经络皆病。况脾全借胃土平和，则有所受而生荣，周身四肢皆旺……外邪不能侮也"。由此可见，泌尿外科疾病的发生和脾胃内伤不足息息相关，而脾胃的强弱亦和泌尿系统的正气的强弱关系密切。脾居中焦，水液代谢之中枢，喜燥恶润。若久居潮湿之地、水湿作业、淋雨、饮食无度，皆可致脾气受损，不能运化及输布水液上归于肺，亦影响下焦膀胱蒸腾气化，使之开合不利。且湿郁久热，湿热互结于下焦，亦可发为淋证。《诸病源候论》云："凡脾胃不足，虚弱失调之人，多有积聚之病"。《活法机要》云："壮人无积，虚人则有之。脾胃怯弱，气血两衰，四时有感，皆能成积。"故脾胃内伤，脾胃亏虚，是积聚、癥瘕产生的首要病因。《谢映卢医案·癃闭门》曰："小便之通与不通，全在气之化与不化，然而气化二字难言之矣……有因中气下陷，补中益气，升举而化之"。故若劳倦伤脾，或体弱久病，而致脾虚清气不能上升，则浊阴难以下降，小便因而不利，而生癃闭、精癃。故《灵枢·口问》又云："中气不足，溲便之为变"。《素问·脉要精微论》云："仓廪不藏者，是门户不要也。水泉不止者，是膀胱不藏也"，而《素问·痿论》又："脾主身之肌肉"。可见仓廪不藏，脾胃中气不足，气虚下陷，则遗溺、遗溲、小便频数。

2. 脾统四脏　脾失健运，气机失调，是泌尿外科疾病迁延进展的关键因素之一。沈金鳌于《杂病源流犀烛》中云："脾统四脏，脾有病必波及之，四脏有病亦必有待养脾。故脾气充，四脏皆赖煦育，脾气绝，四脏安能不病……凡治四脏者，安可不养脾哉。"第一，由于脾脏化生气血，灌溉四旁。调理脾胃可以间接达到调治其余四脏之目的。脾胃功能正常与否，直接影响其他脏器的营养状态和其他各脏腑的生理功能。泌尿外科疾病的一旦发病，如若脾失健运，水脏失养，正气不足，无力托毒外出，病则加重迁延。第二，脾为气机运化之枢机。正如《张氏医通》云："气之源头在于脾"。脾为中焦之土脏，调理一身之气机，黄元御《四圣心源·劳伤中气》云："中气衰则升降窒，肾水下寒而精病，心火上炎而神病，肝木左郁而血病，肺金右滞而气病。神病则惊怯而不宁，精病则遗泄而不秘，血病则凝结而不流，气病则痞满而不宣。四维之病，悉因于中气"。中焦脾胃能影响其余诸脏的生理功能，中气足则四脏皆健，脾胃作为精气运化之枢，平稳和顺的运行五脏之气，保持各脏正常的生理活动，脾胃健则气机得以运行，血与水液流行通畅，痰瘀自然得以消融而不生。疾病治疗恢复的速度也会加快。如脾胃枢机之运化气机的升降功能被打破，升降失常，病状难愈，蔓延反复。脾可为他脏运送代谢产物，助他脏排泄，脾主运化水湿，水湿不化则内停，或聚而为痰，痰湿内生则内阻气机，随气升降，而成痰湿阻滞之证候。湿为阴邪，易伤阳气，伤及肾阳则不能主司二便，最终则小便不利。

3. 四季脾旺不受邪 脾虚是泌尿外科疾病易于罹患的内在原因。《金匮要略》云："四季脾旺不受邪"。中医学十分注重探究疾病的病因病机,同时更加关注对于疾病的预防。所谓:"正气存内,邪不可干,邪之所凑,其气必虚"。而提升正气最重要的执行者——脾旺。脾旺,字面意思为脾气旺盛,更可指脾之运化功能强盛,居中焦,转气机。升清降浊,统摄气血,共同作用于人体,在心阳推动下、肺气宣降、肝脏疏泄、肾的温煦后产生的一种综合效应。脾气健旺则脏腑之气亦盛。而脾胃作为一身之枢纽化生气血,转输水谷精微,滋养各脏腑组织。从疾病发生发展的规律来看,泌尿系统疾病发生之初,也多与脾虚有关,脾虚则御邪差而易受邪。

(二)脾胃理论在泌尿外科相关疾病中的应用

1. 复发性尿路感染非急性期 尿路感染又称泌尿系感染,是肾脏、输尿管、膀胱和尿道等泌尿系统各个部位感染的总称。尿路感染是由单一细菌(真菌、原虫、支原体、衣原体,病毒)直接侵袭所引起。复发性尿路感染是指尿路感染 1 年内发作 3 次或多于 3 次,病史 2 年以上。

尿路感染的西医治疗通常建议使用抗生素 6 周 ~3 个月,小剂量维持治疗 1 年或更长。本病老年人发病率较高,尤其是老年女性患者。同时,本病的治疗需要排查器质性病因和诱发因素,以便对因治疗,如尿路梗阻(结石、肿瘤、前列腺增生)、尿流不畅(尿路畸形、尿路或生殖系统等邻近器官赘生物、神经源性膀胱)、全身性疾病(糖尿病、高血压、肾功能不全等)、留置导管(尿管、输尿管支架管、肾造瘘管等)或肢体活动障碍(中风瘫痪、骨折等)。

尿路感染属于中医学"淋证"范畴。脾居中焦,水液代谢之中枢,喜燥恶润。若久居潮湿之地、水湿作业、淋雨、饮食无度,皆可致脾气受损,不能运化,亦影响下焦膀胱蒸腾气化,且湿郁久热,湿热互结于下焦,可发为淋证。

复发性尿路感染非急性期属中医学"淋证"中"劳淋"范畴。多是由于急性发作症状缓解但未完全治愈,此时正气渐耗不足,无力抗邪,脾气亏虚,脾虚水湿不运,阻遏气机,病程缠绵难愈。多湿热下注为标,正气亏虚为本,而正气亏虚则脾气虚证、脾肾两虚证最为常见。故《医宗必读》云："劳淋,有脾劳、肾劳之分……多思多虑,负重远行,应酬纷扰,劳于脾也"。治以健脾益肾通淋。临床症状多见小便不甚赤涩,溺痛不甚,小腹不适或疼痛,淋沥不已,时发时止,遇劳即发,腰膝酸软,神疲乏力,病程缠绵等症状。俞越晶等认为以补脾益气,兼清利湿热为法用药常以党参、黄芪、山药、莲子肉补气健脾,山茱萸、菟丝子益肾,再佐以茯苓、薏仁、泽泻、扁豆等化湿利水治疗复发性尿路感染。

刘明等认为老年尿路感染易反复发作,主要因为其正气虚,免疫功能下降,难以抵御细菌入侵,治疗上扶正兼顾祛邪,祛邪不忘扶正。在此基础上行辨证治疗。治疗上使用健脾益肾、补气扶正的常用中药,如太子参、党参、白术、甘草、山药、黄芪、山萸肉、淫羊藿等。健脾药可以补后天之本,增强机体免疫力,益肾药通过滋补肾阴或温补肾阳以补先天之本。高艳霞认为,感染的恢复期治疗,由于疾病病程较长,易损伤脾肾气阴,脾虚则水湿不化,肾虚则气化无力,内生湿邪以使病情反复发作;正气已虚,极易感受外邪,外邪致病也是导致病情反复的关键因素。又将该阶段治疗分为三型治疗:①脾肾气虚型:症见小便频数,滴沥不畅,神疲乏力,气短自汗,腰膝酸软,食少,眠可,舌质淡苔薄白,脉沉细。治以健脾补肾,常用四君子汤加六味地黄丸合方加减治疗。②脾肾阳虚型:症见小便频数清长,腰膝酸软,畏寒肢冷,少气懒言,口淡不渴,食少,眠可。大便稀溏,舌质淡苔薄白,脉沉细无力。治以温补脾肾,常用参苓白术散加右归丸合方加减治疗。③脾肾两虚兼血瘀型:症见小便频数清长,遇劳尤甚,腰部刺痛,夜间加重,食少纳差,眠可,大便稀溏,舌质黯,边有齿痕,苔薄白,脉沉细。治以健脾渗湿,补肾活血,常用无比山药丸加党参、丹参、川芎、当归等治疗。张琪认为在复发性尿路感染转化期(类似于西医临床规则抗菌治疗后尿检阴转、抗生素减量维持阶段)主要表现为尿有余沥,小便涩痛不重,病程迁延,常因劳累、感冒、情志不遂、尿道刺激、房事后症状加重。此期治疗以扶正祛邪为主,强调益气阴而不过于温补,清湿热而不过于苦寒,常用基础方:清心莲子饮(出自《太平惠民和剂局方》)加减(基础方为:黄芪,党参,柴胡,茯苓,麦冬,石莲子等)。

在劳淋治疗过程中,现代医家在古代先贤认识的基础上,对劳淋的治则治法和理法方药的探究也在不断传承和创新,逐渐形成了扶正祛邪的总治疗原则,以健脾益气为基础,或兼以益肾温阳,或兼以活血通络,并佐以清热利湿为法治疗。所谓扶正祛邪,扶正主要是扶脾胃之中气,增强中焦之脾胃运化能力,《灵枢·口问》云:"中气不足,溲便为之变"。脾胃为后天之本,气血生化之源,脾虚则水谷精微不化,脾失健运,胃失受纳,精微不化,水液失约,致三焦水液运化异常,膀胱气化失司,且五脏之伤,穷必极肾,导致脾肾俱虚,水液失约。健脾补气,顾护脾胃,增强脾统四脏之功效,脾旺而不受邪,机体抵御病邪能力增强,气机运行顺畅,加大了症状缓解的速度,加快了疾病恢复的进程。所以脾胃理论在治疗复发性尿路感染非急性期中,基础性的应用发挥出显著的治疗效果,目前成为众多医家治疗准绳。而现代研究证实:许多补气养脾、扶正培本的中药对人体免疫功能具有调节作用,包括增强黏膜屏障、尿路黏膜防御能力、提高吞噬细胞功能,清除抗原,减少抗体沉积,抑制细胞因子产生等,从而能够减轻免疫病理的损伤,加快感染的恢复。

2. 前列腺癌　前列腺癌是男性常见的恶性肿瘤,严重威胁患者健康。在世界范围内,目前该病已经位居男性恶性肿瘤的第二位,并成为肿瘤造成男性死亡原因的第六位。早期前列腺癌一般没有特殊的临床症状,但随着肿瘤的进展,阻塞、侵犯尿道和膀胱颈时,便会出现下尿路症状,如尿潴留、尿失禁、肉眼血尿等。前列腺癌最易发生的转移是骨转移,如发生骨转移则可出现骨骼疼痛、病理性骨折、贫血、脊髓压迫甚至下肢瘫痪。前列腺癌的治疗主要包括手术治疗、放射治疗、化学药物治疗、内分泌治疗、冷冻治疗、免疫治疗、靶向治疗、中医药治疗等方式。其中中医药治疗可以辅助其他治疗方式贯穿于整体治疗过程,可在提高临床疗效的同时,减轻药物的不良反应,提高患者的生活质量。

前列腺癌属中医学"积聚""癥瘕""疝癖"范畴,其发病及病情的进展与脾胃状态关系密切。如《诸病源候论》云:"凡脾胃不足,虚弱失调之人,多有积聚之病"。《证治汇补》云:"积聚癥瘕,皆太阴脾土之气。"《活法机要》云:"壮人无积,虚人则有之。脾胃怯弱,气血两衰,四时有感,皆能成积"。《证治汇补》言:"积之始生,因起居不时,忧虑过度,饮食失节,脾胃亏损,邪正相搏,结于腹中"。上述论述充分说明了脾胃虚弱和肿瘤发生的关联性。若脾胃虚弱,脾失运化,后天失养,则痰湿内蕴于下焦,久之则易浊化为癌肿。且湿邪久蕴易于化热,热蕴结成,在此基础上于痰湿、瘀血等病理产物长期聚于则下焦结肿物。正如《医宗必读》云:"积之成也,正气不足,而后邪气踞之"。由此可以认为前列腺癌的中医病因即为内伤脾胃之后与湿滞、痰凝、瘀血、热毒、气滞、瘀毒互相搏结而成的产物。同时,提示调理脾胃在前列腺癌和其他恶性肿瘤治疗中具有重要的临床价值。

故贾英杰认为前列腺癌中医病因与脾、肾密切相关,由于部分补肾中药具有雄激素样物质作用,具有促进前列腺癌进展的可能并结合前列腺癌病机特点以及临床治疗存在的实际问题,提出"补肾不如补脾,健脾即是补肾"的观点,对不同阶段的前列腺癌采取不同的治疗方案,但始终紧守补气健脾的治疗基础。认为激素敏感阶段,核心病机为气虚毒瘀,以健脾益气、解毒祛瘀为主要治法。去势抵抗阶段核心病机为脾虚湿困、气虚毒瘀,以健脾利湿、解毒祛瘀为主要治法。高荣林认为,对于晚期雄激素抵抗性前列腺癌,中医疗法应以补脾为主,以达到化生精微,升清降浊,扶正祛邪之功。临证应施以补中益气之法,药用六君子汤随症加减(如党参、白术、茯苓、陈皮、半夏、半枝莲、夏枯草等)。刘猷枋教授认为前列腺癌的核心病机概括为"正气不足、湿毒内蕴",前列消癥汤是其治疗转移性前列腺癌的经验方,采用益气、解毒、利湿治法组方前列消癥汤,该方由黄芪、薏苡仁、黄精等药物中组成。贾英杰教授提出以"黜浊培本"思路治疗前列腺癌,其中"培本"是指健脾升清、补益脾肾,"黜浊"则是指清利湿热、分消走泄、降浊行瘀,在治疗过程中需要两者兼顾,创立"健脾利湿化瘀方",由黄芪、刺五加、大黄、姜黄、王不留行等中药组成。

由上述专家治疗前列腺癌的经验可以发现,治疗组方均把补养脾胃作为治疗的首要思路和基本立法,因为正虚是肿瘤发生与发展的根本。而脾胃不足又是正虚产生的基础病因和重要组成部分。正虚则机体抗病能力不足,调理脾胃、补益脾胃可以直接或间接调节人体阴阳气血津液和脏腑功能的不平衡,以增强机体的抗病能力,消除各种虚弱证候,达到强身健体、祛除病邪或减缓疾病进展的治疗作用。脾胃理论可以贯穿于前列腺癌治疗的全部过程中,围手术期应用健脾益气之剂,可以提升患者术前机体状态、促进患者术后胃肠功能的恢复、补养气血,以缓解手术中失血对患者身体之损耗。而放疗和化疗,在杀伤肿瘤细胞的同时,对正常细胞的损害亦十分显著,攻伐人体正气,损气伤血,期间应用补益脾胃,保护脾胃功能的中药可以减轻放化疗的不良反应,增强患者对治疗的耐受能力,保证治疗进程顺利。靶向治疗和内分泌治疗期间,调养脾胃可以显著减轻患者出现的恶心、呕吐等消化道症状,减轻患者汗出的症状,提高患者用药依从性。

3. 压力性尿失禁　压力性尿失禁是尿失禁的一种,指在正常情况下不会出现,而在腹压突然增加(如跑步、跳跃、打喷嚏、咳嗽、大笑等情况)时发生的不自主漏尿。压力性尿失禁是女性尤其是绝经期妇女常见的泌尿外科疾病,男性则多见于前列腺手术后的患者。中国成年女性压力性尿失禁的患病率高达18.9%,北京地区成人尿失禁发病率为29.4%,在50~59岁年龄段的患病率最高为28.0%,并且随着人口增长及平均寿命的延长,人口老龄化的问题日益加剧,压力性尿失禁发病率随着也逐年上升。压力性尿失禁的治疗根据其疾病的严重程度可以分为保守治疗和手术治疗。中医药治疗作为一种保守的治疗方式已经在临床上被广泛应用,并取得良好治疗效果。

压力性尿失禁属于中医学"遗溺""遗尿"范畴,《素问·宣明五气》云:"五气所病……膀胱不利为癃,不约为遗溺"。其病发生多因脾气虚衰所致,脾主运化,输布水谷精微,升清降浊,化生气血,脾虚则气血不荣,经筋失养,膀胱失于营养而遗溺;若素体脾虚,或思虑过度,饮食失节,损伤脾胃,气陷不升,摄纳无力,气化失司,水液无制而遗溺;或因产时、外伤损伤经筋,膀胱固摄无权所致。正如《诸病源候论》云:"因产用气,伤于膀胱,而冷气入胞囊,胞囊缺漏不禁小便"。《格致余论·胞损淋沥论》云:"常见尿胞因收生者不慎,以致破损而得淋沥病,遂为废疾"。其病位在膀胱,病因却在脾肾。产后气虚,产时失血,气随血耗,以致气血两虚,脾主肌肉无权,支配膀胱尿道失司,导致小便不固而遗溺。该病基本病机以正气耗损,脾气虚弱,气血不足为主,众多医家均以补气健脾,升阳固摄为治则治疗该病。

高瞻教授认为女性压力性尿失禁的病机特点为脾气不足、中气下陷、肾虚不固并兼有血瘀,治疗应以补中益气、益肾活血为法治疗,制定芪实颗粒(生黄芪、炒白术、茯苓、党参、柴胡、生甘草、枳实、当归等药物组成）并采用该颗粒联合盆底肌训练治疗轻中度女性压力性尿失禁患者,可显著改善患者尿失禁问卷表简表评分和尿失禁生活质量量表评分,减少患者的尿失禁次数,减轻患者的漏尿程度。王坚红等采用补中益气汤治疗产后轻度压力性尿失禁患者,明显改善患者的漏尿状态,显著提高了患者的生活质量。马艳群等采用补中益气颗粒治疗产后压力性尿失禁,可改善患者气短、神疲、乏力、懒言、自汗症状,并改善患者肛提肌收缩能力、提高患者阴道肌电压和治疗效果。李利娜以健脾益气、升阳举陷、滋肾固脱为治则,采用经验方固本止溺方治疗女性压力性尿失禁,并采用尿动力学评价治疗效果,该方对患者最大尿道关闭压具有明显的提升作用,并能延长患者的功能尿道长度。王美兰等以补脾益肾为治则采用益气固摄法治疗轻中度压力性尿失禁,可显著提升患者盆底肌紧张收缩阶段肌力和收缩维持时间,改善患者的尿失禁状态。

压力性尿失禁的发生和盆底支托组织的损伤有关,在女性生产过程中,或者由于过于肥胖、长期的慢性咳嗽、便秘等所导致的急性损伤或者慢性长期的腹压增加,损伤了尿道周围的韧带、脂肪等支托组织,使其变的松散,尿道松弛压力的传导亦出现障碍而诱发腹压升高时的点状漏尿,应以补气健脾为法治疗,可使脾气旺盛,则强于运化,水谷精微化生更盛,气血为之充盈,肌肉力量增强,尿道周围的组织得到进一步的修复,支托尿道的更能加强,加固了尿道结构,提升了机体控尿能力,从而改善了患者的漏尿症状。同时研究发现黄芪、党参主要成分能够增加盆底结缔组织中的胶原成分,加快组织细胞生长,提高肌张力,促进平滑肌收缩,这可能也是补气药物可以提高患者控尿水平的作用机理。

4. 膀胱过度活动症 膀胱过度活动症是一种以尿急症状为特征的临床症候群,常伴尿频和夜尿症状,可伴或不伴有急迫性尿失禁。在中国的总体发病率为 6.0%,18~40 岁人群的患病率为 1.1%,而在 40 岁以上的人群中患病率则达到了 11.8%,其中女性群体患病率为 11.8%,男性为 10.9%。膀胱过度活动症发病率与年龄有较大关系,且随着年龄的增加而呈现显著升高的趋势。

膀胱过度活动症属于中医学"小便频数""淋证"等范畴。《景岳全书》云:"有不禁者,以气门不固,而频数不能禁也。"张介宾在 400 年前的著作中就描述出了类似膀胱过度活动症的由于气门不固而产生的尿频和尿失禁症状。膀胱过度活动症多发生于久淋不愈,湿热耗伤正气,劳累过度、房事不节,或年老体弱者。发病之初即可出现夜尿繁多,尿后余沥不尽,尿急等症,病程反复,迁延难愈。而脾胃虚弱是膀胱过度活动症产生的基础病机之一。脾为后天之本,气血生化之源。若中央土运失健,运化水谷精微失常,使生化气血乏源,从而使机体抗病能力减弱,运化不足,津液亏虚。全身的肌肉都需要依靠脾所运化的水谷精微来营养和滋润,脾运化功能障碍,那么肌肉失去水谷精微的濡养,导致膀胱内肌肉失养。正如《素问·痿论》云:"脾主身之肌肉"。脾阳不足,精微不充,而致膀胱肌肉发生挛急不适,控尿之力不足。脾为气机升降之枢,脾气充实,则自健运,自能升降,运动枢机,则水自行。如脾气健运,升则上输心肺,降则下归肝肾,可出下窍之浊阴。气机升降不调,通调水道失司,小便频数乃现。所以补气健脾是目前中医药治疗膀胱过度活动症的重要治法,当然膀胱过度活动症亦有湿热下注、肾气不固、气滞血瘀等多种证型,而众多医家在治疗相关证型时均体现出补养脾胃的综合治疗思路。

代睿欣等以健脾益肾、解郁疏肝为法治疗老年女性膀胱过度活动症,方药选用补中益气汤、柴胡疏肝散和金匮肾气丸加减治疗。程伟等认为膀胱过度活动症在中医学属于"劳淋"范畴,也认为其病位主要在肾和膀胱,久病伤正,因此以补益脾肾兼通淋为法治疗,中药使用补脾益肾通淋方药（黄芪、党参、白术、陈皮、柴胡、升麻、炙甘草、五加皮、续断、杜仲等）治疗此病，并取得良好疗效。王绍丽等认为此病症治宜以益气温阳、补肾通淋为法，在临床上使用补中益气汤合肾气丸加减治疗；徐航等以补肾温中固涩、益气健脾利湿为法，中药使用参芪肾气丸加减治疗，疗效显著。王定海等认为此病久病则会出现湿滞于脾，导致脾肾俱虚之证，因此应该以温阳补肾、健脾益气为法进行治疗，使用自拟补脾温肾汤（黄芪、党参、陈皮、白术、柴胡、炙甘草、升麻、乌药、山药、益智仁、肉桂等）治疗，可明显改善患者症状评分、生活质量评分。

健脾补气对于治疗膀胱过度活动症具有重要意义，因健脾可疏肝，调理肝气可疏解肝郁，所谓扶土可抑木；而培土亦可制水。脾失健运，水湿停聚，聚痰成饮，脾气充盈，则水湿乃消，痰饮乃散。脾气得养，肝郁得舒，肾水得制，患者阴阳平衡，从而可使膀胱气化有常，既能稳定逼尿肌，又能解痉止挛，从而达到改善尿频、尿急、缓解急迫性尿失禁之祛病之效。

5. 慢性前列腺炎 慢性前列腺炎是常见的男性泌尿生殖系统疾病，其症状常有排尿症状（尿频、尿急、尿等待、尿不尽、尿滴沥等）、疼痛症状（小腹、会阴、腰骶部、阴茎、阴囊及内容物的疼痛感）、性功能减退等症状。该病常起病缓慢，病因复杂，病程迁延难愈。慢性前列腺炎是青中年男性的常见疾病。慢性前列腺炎按照前列腺液细菌培养中致病菌的存在与否分为慢性细菌性前列腺炎和慢性无菌性前列腺炎。现代医学的药物治疗主要包括抗生素、α 受体阻滞剂、M 受体阻滞剂、非甾体抗炎药、植物制剂、抗焦虑药物等。该病常迁延反复，中医药在治疗慢性前列腺炎方面发挥着重要作用，并发挥出良好的治疗效果。

慢性前列腺炎属于中医学"淋证""精浊""白淫""白浊"范畴，嗜食辛辣厚味，损伤脾胃，劳倦过度，忧思伤脾，或情志不遂，肝郁犯脾致运化失司，湿邪内蕴，久酿成浊，脾气失充，水谷精微不能输布而出现困倦乏力之症；情志不畅，忧思伤脾，胃不和而卧不安；久病气陷不荣则痛可出现会阴部坠胀疼痛不适之感。日久脾胃湿热内蕴，下注膀胱，影响气化，而出现小便频急之症。如《证治汇补》曰："脾主运化，生精降浊，脾失健运，湿浊内蕴，下注于精窍。"故治疗当以健脾利湿为主，或兼温补肾阳、疏肝理气、清热利湿。

张迎春认为脾运化失调以致水失健运，停于下焦滋扰精室，是该病的主要病因，治疗补中益气为主，夹实者予补益剂中加用或利湿、或理气、或化瘀之药。马也认为该病病本在脾，脾损日久，运化失司，骤生湿热，聚于下焦是基本病机，脾虚为本，久损及肝肾而共同致病，故治疗应以健脾利湿为主，疏肝理气为辅，兼以温补肾阳。马建平认为脾虚是该病形成和发展的重中之重，治以补益脾气为主，渗湿化浊、祛瘀散毒并重为之关键，方用补中益气汤合薏苡附子败酱汤加味治疗，临床效果显著。周本初采用补中益气汤加积雪草治疗慢性前列腺炎，能明显改善患者的 NIH-CPSI 评分和生活质量评分，且在停药后临床疗效持续性好，疗效稳定。夏雨果认为应以虚论治前列腺炎，认为脾胃气虚、肝肾阴虚是病机之本，湿热、瘀血是慢性前列腺炎本虚标实的病理产物；而补虚泻实则是前列腺炎中医治疗的根本大法。高瞻教授以"内痈"论治慢性非细菌性前列腺炎，认为气血亏虚是核心病机，确立以健脾益气、补托固本、活血祛邪益气活血托毒方治疗，该方案除能有效缓解患者的疼痛、排尿等不适症状外，可显著改善患者的 NIH-CPSI 评分，提高患者生活质量，同时对前列腺液细胞因子水平（TNF-α、IL-10）亦有改善作用。

以健脾益气为基本立法治疗慢性前列腺炎是根据正气虚弱、脾失运化、肝失疏泄等病机是慢性前列腺炎的发病基础，而引起该病其他病因如邪实，湿热、血瘀、肝郁等都可以认为是在脾气虚弱或肾气不足的基础上产生的。该病病程长，易反复，易耗气伤气，气虚推动、温煦作用失职,血液运行不畅,瘀滞而成血瘀。脾胃为气机升降之枢纽,脾胃虚弱,气机紊乱,肝之必将受到影响疏泄,肝失疏泄,气机不畅,而致肝郁。气为血之帅,血为气之母,气行则血行,补气健脾,可使中气充足,行血有力,提高机体抗瘀化滞能力、加强运化水湿力量、气机畅而肝郁除,瘀血化而邪实去。从而直接改善脾肾不足所导致的排尿以及性功能减退等症状,间接改善血瘀等因素引起的疼痛症状,加快疾病康复进程,并保持治疗效果的稳定性。

（沈建武　高瞻　卢建新）

四、脾胃理论与血液和造血疾病

血液病是指原发于造血系统的疾病,或其他系统病变影响造血系统继发血液异常改变的疾病。凡以造血系统病理改变为主要表现的疾病均属于血液病范畴,其临床表现主要为贫血、出血、发热、肝脾淋巴结肿大,属于中医学"虚劳""虚损""血虚""血疸""血证""亡血""髓劳""急劳""癥积""瘰疬"等范畴。脾胃理论认为,脾主运化,主升清,主统血,胃主受纳腐熟水谷,主降浊。脾胃同居中州,一脏一腑,一阴一阳,升降相因,燥湿相济,运化水谷,为后天之本,气血生化之源。调理脾胃法作为中医一大治法,临床各科应用颇为广泛,在血液和造血系统疾病的诊治中,具有重要的地位。

（一）分类命名及理论依据

常见血液病的中医分类与命名如下。

1. 红细胞疾病

（1）以"血劳证"命名慢性病贫血:虚劳的主要病机为血液亏虚致脏腑功能衰退,气血阴阳亏损。"虚"代表血虚或血亏,是疾病的渐变过程;"精气内夺,则积虚成损,积损成劳","劳"是血虚或血亏的病理结局,代表病性与病证。为突出慢性病贫血引起的虚劳病主要是血液亏虚的病理过程,故命名为"血劳证"。

（2）以"血疸病"概括溶血性贫血疾病:由各种原因引起的溶血性贫血最主要和首发症状均为黄疸,黄疸的主要原因是红细胞被破坏后血清内胆红素浓度升高,因而用"血疸"病名体现了"贫血""黄疸"双重含义,概括了现代医学溶血性贫血症候。

（3）以"髓劳"命名再生障碍性贫血:由于其主要病机为髓枯精亏、气血虚少(骨极、精极、血极),但髓亏是本,血虚是标,出血与高热是正气不足的继发改变。单以"血虚""血证"诊断则不能概括髓枯这一本质改变,而以"虚(髓)劳"诊断则既可反映血虚、气不摄血,又能提示"精极""骨(髓)极"的本质。

2. 出/凝血性疾病

（1）以"血证"来统称西医学中诸多急慢性疾病所引起的出血,除血液系统的原发性血小板减少性紫癜、过敏性紫癜等引起的皮肤黏膜、内脏出血外,尚包括呼吸系统的支气管扩张、肺结核等引起的咯血,消化系统的胃及十二指肠溃疡、溃疡性结肠炎等引起的吐血和便血,泌尿系统的急性肾小球肾炎等引起的尿血。

（2）以"紫癜风"命名过敏性紫癜,"紫癜"能够反映血液溢于皮肤、黏膜之下,出现瘀点瘀斑,压之不褪色的临床特征;病初可有发热、头痛、关节痛、全身不适等外感症状,且有皮肤、关节、消化系统、泌尿系统等多部位的临床表现,与"风性善行而数变"相类似,故以"紫癜风"命名能够较为全面地反映过敏性紫癜的临床特征。

（3）用"紫癜病"命名特发性血小板减少性紫癜(免疫性血小板减少症)、继发性血小板减少性紫癜(继发性血小板减少症)。紫癜以血液溢于皮肤、黏膜之下,出现瘀点瘀斑,压之不褪色为其临床特征,与免疫性血小板减少症和继发性血小板减少症的临床症状相一致。

（4）以"血栓证"命名易栓症,易栓症的病理实质是微血管的微血栓形成,"血栓证"的中医病名能够反映易栓症的病理本质与临床特征。

（5）以"血溢病"命名血友病,血友病系一组遗传性凝血功能障碍的出血性疾病,患者凝血时间延长,终身具有轻微创伤后出血倾向,重症患者可发生"自发性"出血,以"血溢病"能够突出血友病患者"出血倾向"的临床特点。

（6）以"血凝证"代表弥散性血管内凝血（DIC）,血液内凝血机制弥散性激活,以凝血为主者可只表现为血栓栓塞性 DIC,小动脉、毛细血管或小静脉内微血栓形成导致器官灌注不足、缺血或坏死,以"血凝证"命名能够反映凝血机制弥散性激活和微血栓形成的病理本质。

3. 白细胞疾病

（1）以"髓毒病"统称髓系白血病（急性早幼粒细胞白血病除外）:以"髓"代表病位,以"毒"代表病因病机,即髓系白血病是毒邪侵犯骨髓导致疾病。其中急性发病者称"急髓毒病",慢性发病者称"慢髓毒病"。急性早幼粒细胞白血病是髓系白血病的特殊类型,出血倾向是其主要的临床特点,故用"急髓毒紫斑病"中医病名。

（2）以"淋毒病"统称淋系白血病:"淋"从命名角度区分髓系白血病与淋系白血病,"毒"代表淋系白血病是毒邪侵犯骨髓所致,其中急性淋巴细胞白血病称"急淋毒病",慢性淋巴细胞白血病者称"慢淋毒病"。

（3）以"髓毒劳"命名骨髓增生异常综合征:其含义为"髓"代表病位,"毒"为邪毒内蕴,代表病因,"劳"是血虚或血亏的病理结局,代表病性与病证,"毒劳"结合代表本病病机为邪毒内蕴,髓枯精亏,病性为虚实夹杂（因实致虚）。

（4）以"虚损病"命名白细胞减少与粒细胞缺乏症:因白细胞减少与粒细胞缺乏症属于血液系统独立疾病,以"虚损"代表病性,"病"代表其是独立疾病。"精气内夺,则积虚成损",白细胞减少与粒细胞缺乏症少见气血阴阳俱虚的证候,尚未"积损成劳",因此以"虚损病"命名更为合适。并以"药毒虚损病"命名"化疗后白细胞减少症","药毒"代表病因,本病由化疗药物毒性导致,以区分单纯白细胞减少症。

（5）以"癥积"来统称白血病细胞增殖浸润和真性红细胞增多症、原发性血小板增多症、原发性骨髓纤维化等骨髓增殖性肿瘤引起的肝脾肿大,此类疾病的肝脾肿大符合"癥积"有形、固定不移、痛有定处、病属血分的病证特点。

（二）脾胃与血液的生理关系

中医学对脾胃与血液的生理关系的认识,始于春秋战国时期的《黄帝内经》,脾胃与血液的生理关系集中体现在血液的生成和血液的运行两个方面。

1. 在血液的生成方面　《黄帝内经》谓"人以水谷为本""阴之所生,本在五味""五谷之精微,和而为血"即明确指出了机体将饮食水谷化生为精微物质并以此作为造血的原料;《灵枢·决气》言"中焦受气取汁,变化而赤是谓血",《灵枢·营卫生会》言"中焦亦并胃中,出上焦之后,此所受气者,泌糟粕,蒸津液,化其精微,上注于肺脉,乃化而为血,以奉生身,莫贵于此",医圣张仲景在《伤寒论·平脉法》言"脾,坤土也,脾助胃气消磨水谷",即指出中焦在运化水谷、化生精微、生成血液的过程中发挥了关键作用。脾之所以能够将胃受纳的水谷运化为精微物质,是因为此过程离不开脾气,只有脾气健旺才能推动消化、吸收和水液代谢过程。血主要由营气和津液组成,"饮入于胃,游溢精气"生成津液,营气和津液源于脾胃化生的水谷精微,饮食营养均衡和脾胃受纳运化功能正常,能够促进血液源源不断的化生并对周身四肢百骸起着营养和滋润作用,以保证机体正常生理功能的发挥。

2. 在血液的运行方面 血液的正常运行决定于气的推动作用和固摄作用的协调平衡。血液在心气的推动下运行不息、周流全身,但血在脉道中运行而不逸出脉外,则依赖于脾统摄血液功能的正常发挥,即气的固摄作用。正如《难经·四十二难》所言:"脾裹血,温五脏""脾裹血"即言脾具有"包裹"血液、统摄血液在脉中循行而不逸出脉外的功能。亦如《金匮要略注》所言:"五脏六腑之血全赖脾气统摄",脾功能正常才能保证气的固摄作用,以保证血液在脉道中正常循行。明代薛立斋指出:"心主血,肝藏血,亦能统摄于脾,补脾与胃,血自生矣",明代武之望亦云:"血生于脾,故云脾统血",可见脾统血与脾生血在本质上是相互联系的,功能上是相互统一的。《景岳全书·崩淋经漏不止》即言:"盖甘能生血,甘能养营,但使脾胃气强,则阳生阴长,而血自归经矣,故曰脾统血治崩淋经漏之法",由于脾胃具有化生血液的功能,因而其对所生化的血液具有统摄作用便有据可循,"盖血生于脾土,故云脾统血"。

(三)脾胃与血液的病理关系

脾胃与血液的病理关系体现在血液化生不足和血液运行障碍两个方面。

1. 血液生成不足 由于血液的生成主要与脾胃有关,因此所有可能导致脾胃功能障碍的病因皆可影响血液生成。当脾的运化水谷精微的功能减退,即称作脾失健运,则机体的消化吸收机能失常,人身用以造血的原料缺乏,则可导致血液化生不足,呈现血虚的病理改变。正如李中梓在《医宗必读·虚劳》中指出"夫人之虚,不属于气,即属于血,五脏六腑,莫能外焉,而独举脾肾者,水为万物之元,土为万物之母,二脏安和,一身皆治,百疾不生",薛立斋则主张早服调理脾胃之剂,以资化源,汪绮石《理虚元鉴·治虚有三本》指出治虚有三本,肺脾肾是也,其中"脾为百骸之母",因此在血液化生不足时要尤其审视病机,重视调理脾胃。如唐容川所言"食气入胃,脾经化汁,上奉于心,心火得之,变化而赤,是之谓血",治疗不忘健脾;亦如《临证指南医案》中提及"血之所生化者,莫如阳明胃腑,可见胃为血症之要道,若胃有不和,当先治胃也",故健脾兼顾和胃。

2. 血液运行障碍 由于火热熏灼或气虚不摄均可导致血液不循常道而形成血证,遂从脾胃蕴热、迫血妄行和脾气虚弱、失于统摄两方面进行论述。

(1)外感六淫、酒食不节、情志过极等均可引起脾胃蕴热、迫血妄行。湿热之邪侵犯肠道,损伤肠道络脉,可致便血,如《临证指南医案》所指出:"若夫外因起见,阳邪为多,盖犯是证者,阴分先虚,易受天之风热燥火也";饮食偏颇,嗜食肥甘厚腻之品,可酿生脾胃湿热,或平素嗜食辛辣或饮酒过多,皆可致脾胃蕴热,正如《临证指南医案》所言"酒热戕胃之类,皆能助火动血";情志过极,肝郁化火,横逆犯胃,胃络损伤,可致吐血。

(2)劳倦过度或久病体虚或素体脾虚皆可使脾气虚弱、失于统摄血液,致血不循经,逸出脉外。劳倦过度有劳力、劳神、房劳过度之分,《素问·举痛论》有云"劳则气耗""劳则喘息汗出,外内皆越,故气耗矣",即指出劳力过度可积劳成疾,耗气伤津,且脾在体合肌肉、主四肢,故劳力过度可致脾虚;脾在志为思,"思出于心,而脾应之",在思虑过度或所思不遂的情况下,劳神过度即可导致脾气虚弱;房劳过度可损伤肾阳,火不暖土,可致脾阳气不足,正如《血证论》云:"血之运行上下,全赖乎脾,脾阳虚则不能统血""凡阳虚脾不摄血者,(甘草干姜汤)应手取效"。

(四)脾胃与虚劳的关系

虚劳者,"精气内夺,则积虚成损,积损成劳,甚而为瘵,乃精与气虚惫之极也",为虚损劳伤之简称,是以脏腑功能衰退,气血阴阳亏损,日久不复为主要病机的病证。虚劳证范围广泛,证候纷繁复杂,古医籍中有五劳、六极、七伤之载。究其病因不外乎:先天不足,后天失调;病久失养,损伤正气,久虚不复。探其病理则不离阴阳虚、脏腑虚、气血虚、营卫虚。根据虚损的部位不同及程度深浅,分别采用和阴阳,培五脏,补气血,调营卫。历代医家对虚劳证的认识不一,朱丹溪认为"阴常不足,阳常有余",善于滋阴降火;李东垣认为"劳伤脾气,清气下陷",精于补中益气,升阳举陷;张子和在主张"邪去正自安"的同时,亦主张"补法必见病人之可补者,然后补之",补虚时注重"贵流不贵滞,贵平不贵强"的平补原则;张介宾认为"阳非有余,真阴不足",更擅长补益肾之阴阳。而吴鞠通以中焦脾胃阳气为根本,与李东垣的《脾胃论》相得益彰。

1. 脾胃失调在虚劳病中占有重要意义 《黄帝内经》认为"脾为中央土,以灌四旁,故能生万物而法天地,失其职则不能行其津液,五脏失所养,亦从而病也"。虚劳病属于慢性虚弱性疾病,其病程较长,全身阴阳气血俱不足,临证多见脾胃健运失司、运化受纳功能减退的症状。《金匮要略》中"男子脉虚沉弦,无寒热,短气里急,小便不利,面色白,时目瞑,兼衄,少腹满,此为虚劳使之然",其中"面色白,时目瞑,兼衄"就是脾胃健运失司所致。脾失于健运,胃失于受纳,气血化生不足,血液不能上荣于面,故面色白;气血化生乏源,血虚不能濡养目睛,故"目瞑"。所以后世有人认为"上气不足当健脾"。脾气虚弱,统血无权,血不归经而外溢,发生衄血,又如"脉沉小迟,名脱气,其人疾行则喘喝,手足逆寒,腹满,甚则溏泄,食不消化也"的阳气虚衰的虚劳脉证中,脾胃失和症状较为明显。由于脾肾阳虚,宗气不足,不能贯心脉以行气血,出现脉沉小迟无力。肾阳虚衰,火不暖土,脾失健运,出现腹满、纳呆、泄泻等症状。脾主四肢,脾阳虚衰,失于温煦,则四肢逆冷。又如"虚劳里急,悸、衄、腹中痛,梦失精,四肢酸痛,手足烦热,咽干口燥"的小建中汤证中,虚羸症状多见,但仍以"里急,腹中痛,四肢酸痛,手足烦热"的脾虚症状为主。从上述虚劳病的条文中不难看出,脾胃失和与虚劳病机密切相关。概而言之,"脾胃一病,五脏作乱"。

虚劳患者除先天禀赋不足外,多数由于烦劳过度,损伤五脏,耗伤人体气血津液;饮食不节,脾失健运而气血津液生化不足;由于大病久病失于调治,精气耗伤等由虚至损发展为虚劳。病因病机不同而致虚劳诸证,然而诸证虽然纷杂多变,病机总不离脾胃功能失调。脾胃失调,气血化生不足,血虚不能养心,心神失养而出现心悸、多梦的心血虚证。虚劳日久,精关不固,故见"梦失精";脾虚气血不足,运化水谷精微不利,故见倦怠乏力,畏寒喜温,面色无华,脘腹胀满,纳谷不香或饥不欲食,形体消瘦等。在临床实践中诸多病证在病程进展中往往会出现脾胃功能失调的证候,临证案例不胜枚举。人体是一个有机的整体,各个脏腑组织器官在生理上相互联系,在病理上相互影响,一脏受病必然影响到他脏,而脾胃位于中焦,为人体气机升降之枢纽,所以当某一脏发生病变后,在其发展过程中必然会影响到脾胃气机而致功能失调。

2. 虚劳病治疗用药方面重视调补脾胃 张仲景《伤寒论》曰:"脉弦而大,弦则为减,大则为芤,减则为寒,芤则为虚,虚寒相搏,此名为革,妇人则半产漏下,男子则亡血失精,又曰:"虚劳里急……小建中汤主之""虚劳里急,诸不足,黄芪建中汤主之"。虚劳病属于慢性虚弱性疾病,因此在治疗方面重用补法,用药性味也偏于甘温。虚劳病阴阳气血俱不足,应以甘药调之建立中气,借中气四运之力,调整阴阳,使失调之阴阳恢复平衡。《金匮要略直解》认为"此五脏皆虚;而土为万物之母,故先建其脾土……使荣卫流行,则五脏不失权衡而中气斯建矣"。《金匮要略心典》谓"欲求阴阳之和着,必于中气,求中气之立者,必以建中也。"

在小建中汤证中,虽然五脏病情均有,却着重应用了调补脾胃的药物。如饴糖、甘草、大枣属甘温之品,以补虚弱病之体,尤其是大量应用饴糖补益脾胃,甘草和胃,大枣又能补脾益气,三药相配,使脾健胃和。生姜、桂枝均属温药,既温中焦之虚寒,又可散经脉之寒,二者味辛具有发散之效,芍药味酸又有收敛之功,三药均入脾经,芍药与姜桂合用,收散相益,具有调节中焦之气机,助脾之运化、胃之和降的功效。从小建中汤可以看到治疗虚劳病之时,调补脾胃的重要性。但小建中汤主要用于中焦运化力有不足之时,而黄芪建中汤证见"虚劳里急,诸不足",虚损程度更甚,且以"里急"的脾虚症状为主,故在小建中汤的基础上加用黄芪,黄芪走肌肉而实胃气,功可补中益气。同时黄芪与饴糖可补脾之阴阳,故黄芪建中汤不仅强调健运中气而且加强实胃气等方面。薯蓣丸中用薯蓣专理脾胃,同时用人参、白术、茯苓、干姜、豆黄卷、大枣、甘草、神曲等益气调中。肾气丸中用山药、茯苓等调补脾胃。清代吴鞠通认为"从来最善补虚者,莫如仲景"。他在《医医病书》中写道:"愚按虚劳一症,阳虚者多,阴虚者少……盖阳能统阴,阴不统阳也"。虚劳证失精亡血,皆以虚寒为主,而虚寒者又以阳虚者居多。胃为阳明,为十二经之海,人之十二经皆受养于胃,皆禀气于胃。阳明如市,诸阳之会也,能生诸阳也,补虚重阳者,为护胃气而然也,必须调和胃气不致有失。然而人身之阴阳本来就是相互维系的,否则便会产生寒热错杂的征象,而维系阴阳的关键在于脾胃,脾胃者后天之本也,气血营卫之源。脾胃受病,营养不济,机体便会失去阴平阳秘的生理状态,出现偏寒、偏热、气血亏损、营卫不协、阴阳失调的虚象,最终导致虚劳证的发生。所以,胃气是人体生命活动之本,营卫气血生化之源泉,阴平阳秘之保障。有胃气者生,无胃气者死也。

3. 三焦俱损,先建中焦　仲景在《金匮要略》中提出"四季脾旺不受邪",这一观点给后世作以典范。后世补土派即脾胃派的杰出代表李东垣在专著《脾胃论》一书中继承了仲景的学术观点,认为"内伤脾胃,百病由生"。"脾胃之气既伤,而元气亦不能充,而诸病之所由生也"。清代吴鞠通提出"治中焦如衡,非平不安",在治疗中焦病证时,宜调节脾胃升降之功能,恢复其平和的生理状态,犹如天秤所保持的平衡一样,此谓中焦为"升降之枢",是对《灵枢》"中焦如沤"的发挥。吴氏根据脾胃在人体中的特殊地位,在论治虚劳证的过程中,创立了"三焦俱损,先建中焦"的理论观点,并施之于《伤寒论》小建中汤加减。《医医病书》曰:"盖建中以调和营卫为扼要,全以补土为主。建中药止六味,而甘药居其四。俾病者开胃健食,欲其土旺生金,金复生水以生木,木生火而火又生土,循环无已。其意盖不欲以药补虚,而使之脾胃健旺,以饮食补虚。"药补不如食补,药补治其变,食补疗其常。清代医家尤在泾云:"欲求阴阳之和者必求于中气,求中气之立者,必以建中也。"在人体阴阳俱虚的情况下,补阴则碍阳,补阳则损阴,唯以甘温之剂来恢复脾胃之气,脾胃复健,纳化正常则气血自生,营卫调和,阴阳平衡,虚劳病证方可缓缓复矣。

(五)脾胃理论与血液病的治则治法

叶天士指出:"脾胃体用各异,太阴湿土,得阳始运,阳明燥土,得阴自安,以脾喜刚燥,胃喜柔润也。"脾主运化和统血,脾气足则血得摄,而脾气虚,则精血化生不利,脾喜燥恶湿,脾湿则运化之权受水湿之邪制约,升清之性亦随之受制,胃为阳明燥土,喜润恶燥,胃的受纳腐熟,不仅依赖胃气的推动和蒸化,亦需胃中津液的濡润。胃中津液充足,则能维持其受纳腐熟之功和通降之性。脾胃虽同属中焦,但二者特性不同,喜恶有异,功能有别,当分析而论。所以,调理脾胃包括从脾论治和从胃论治两个方面,从脾胃论治血液病主要有如下三个原则:寒温并用,升降相因,补泻(泄)兼施。脾喜燥恶湿,宜升、宜健、宜燥、宜温、宜补。胃喜润恶燥,宜降、宜和、宜润、宜清、宜泄。据此,可将血证临床常用的调理脾胃法归纳如下。

1. 健脾益气法 适用于脾胃气虚、脾不健运之血虚、虚劳诸症,以及吐血、便血或急劳化疗后表现为脾气虚弱者。治以健脾益气,调胃安中。方选四君子汤或香砂六君子汤加减。

2. 健脾摄血法 适用于脾气虚弱、气不摄血之鼻衄、齿衄、肌衄、便血、尿血、崩漏等属慢性轻型者。治以健脾摄血,营血生化,血气调和。方选归脾汤加减。

3. 升阳健脾法 适用于元气亏损、中气下陷之便血、尿血、崩漏等,亦可用于气血两虚之发热。治以升阳健脾。方选补中益气丸或升陷汤加减。

4. 温补脾阳法 《血证论》提出:"脾称湿土,土湿则滋生万物,脾润则长养脏腑"。《临证指南医案》记载:"湿喜归脾者,与其同气相感故也""脾宜升宜健""太阴湿土,得阳始运"。脾喜燥恶湿,而湿邪多流注脾脏,故而湿遏脾阳多致脾失健运不能统摄血脉,适用于脾阳不足、阴寒偏胜之血虚、虚劳、吐血、月经量多等。治以温补脾阳。方选理中丸或大、小建中汤加减。便血者方选黄土汤加减。胃寒者治以温胃祛寒,方选吴茱萸汤或良附丸加味。

5. 健脾渗湿法 适用于湿困中焦、脾失健运之虚黄、萎黄,以及急劳发作期证属脾蕴湿热者。脾虚湿困者治以运脾化湿,方选胃苓汤加减。脾蕴湿热者治以清热利湿,方选茵陈五苓散加减。

6. 滋养脾阴法 元代李东垣,以善治脾胃而见长,然其重脾阳而用药偏于刚燥,特别是自东垣后,"重脾胃者但知宜补脾阳,而不知滋养脾阴"俗成流习。清代唐宗海针对此弊,疾呼"调治脾胃,须分阴阳……一脾阳不足,水谷固不化,脾阴不足,水谷仍不化也。譬如釜中煮饭,釜底无火固不熟,釜中无水亦不熟也。"故唐氏明确提出补脾阴的重要性。在临床上,适用于吐血、衄血、便血以及急劳化疗后证属中土受戕、津少阴伤者。治以甘养脾阴,健脾以促进津液化生。方选参苓白术散加减。偏于胃阴虚者,治以滋养胃阴,方选益胃汤加减。

7. 健脾和胃法 适用于因久病失血、下损及中、劳伤气虚等致脾胃俱虚、中气不足之证,包括血虚、出血、急劳、虚劳的各个阶段,尤以急劳化疗过程中最为常用。其属积滞伤胃者,治以消食导滞,方选保和丸加减。胃气上逆者,治以和胃降逆,方选大半夏汤或橘皮竹茹汤加减。

8. 清胃泻火法 适用于胃内积热、热伤胃络之吐血,胃火上炎之衄血以及急劳化疗时并发口糜的治疗。此类出血以吐、衄为多,起病急,病程短,血色鲜红,常兼见一派热证,如身热、口渴、烦躁、便秘、舌红苔黄,脉滑数或弦数等。一派阳明胃热并血热妄行之证,治宜谨守病机,当以清胃降胃为先,治以清胃泻火,凉血止血,切勿急急止涩。方选加味清胃散或玉女煎加减。

9. 滋养胃阴法 胃为水谷之海、津液之源,过食辛热,热病不解,均可耗伤阴液,胃失津液濡养,则燥火内生,和降失宜,《临证指南医案·脾胃》云:"知饥少纳,胃阴伤也。"《温热论》云:"舌绛而光亮,胃阴亏也,急用甘凉濡润之品。"因过食辛热,或热病伤阴,阴液内耗,胃失津液濡养,和降失宜,则胃络瘀血内生,据《兰室秘藏》"甘能生血,此阳生阴长之理也"创立通补胃阴之法,多从甘凉养胃滋阴立法。采用甘平和甘凉濡润之品,养胃阴而使之和降,从而使血自止。适用于出血、虚劳、急劳的各个阶段,治以养阴益胃,方选麦门冬汤加减。

10. 通补胃阳法 胃阳与胃阴相互为用,具有消化食物、开合纳谷、镇逆降气的作用。《临证指南医案·便血》载:"胃为水谷之海,多气多血之乡……宜补宜和,应寒应热,难以拘执而言。若努力损伤者,通补为主。"适用于虚劳、血证之胃阳虚、胃气上逆两种病因,皆是胃阳不足,外邪来犯之象,阳虚则内寒生,《兰室秘藏》载:"血不可不养,胃不可不温,血养胃温,荣卫将行,常有天命",治多以李东垣升阳益胃之法益气温阳,通调阳明,方选小建中汤或黄芪建中汤加减。

综上所述,凡生血、摄血、调血,均与中焦脾胃有莫大的关系。上述调理脾胃十法虽为血液病临床所习用,但脾胃的功能必须与其他脏腑共同合作才能完成,特别与心、肾、肺、肝四脏关系密切。肾为先天之本,脾为后天之本,故凡各种原因引起的血虚、出血、虚劳、急劳等证属脾肾阳虚者最为多见,治以温补脾肾,方选桂附八味丸或十四味建中汤加减。心脾两虚者,治以补益心脾,方选归脾汤加减。肺脾气虚者,治以健脾益肺,方选六君子汤加减。肝郁脾虚者,治以疏肝解郁、健脾和胃,方选逍遥散或柴胡疏肝散加减。肝胃不和者,治以疏肝和胃,方选柴平煎加减。

（六）脾胃理论在血液疾病中的应用

血液病范围包括各类贫血,红细胞及血红蛋白的异常,各种良、恶性白细胞疾病,各类出、凝血疾病,以及血浆中各种成分发生异常所致疾病。

1. 红细胞疾病　贫血既是各类贫血性疾病的首要症状,又是其他血液病的主要症状之一,在红细胞疾病中最为多见,属中医血虚、虚黄、虚劳等范畴。例如缺铁性贫血,多由饮食不节损伤脾胃,或平素脾胃虚弱,或七情所伤,或虫栖肠中,大量吸收人体精微,致使脾胃功能减退,胃不能受纳腐熟,脾不能运化吸收,导致水谷精微不足,化血无源而发生。健脾补肾为本病的基本治疗原则,临床多分脾气虚弱、心脾两虚、脾肾阳虚三型辨证治疗,并在此基础上加用含有铁剂的中药如绿矾、皂矾等效果良好。巨幼红细胞贫血多因饮食欠缺或饮食偏颇,或脾胃功能虚弱、失于运化吸收水谷精微,致使精微物质摄入或有偏颇不足,故调理脾胃法可贯穿于整个疾病的始末。再生障碍性贫血的病变机理虽较复杂,但总以血虚为本,疾病过程中常有疲乏无力、头晕、气短、心悸、纳差,舌淡苔白等气血不足、脾肾两虚的症状,治疗上除用补肾药之外,再加入健脾益气养血之品取效明显,即在补肾益髓生血的基础上,通过健脾和胃,促进水谷精微的运化和吸收,以资气血生化之源。自身免疫性溶血性贫血、阵发性睡眠性血红蛋白尿等后天获得性血液病,多由素体之虚,复感湿热外邪,或由于脾胃虚弱,湿浊内生,郁而化热,湿热相搏,伤及气血而发为黄疸,证见气血两虚。疾病本质仍为气血、脾肾两虚,兼以湿热、血瘀等。临床上则分气血两虚、脾肾阳虚、湿热内蕴三型,在健脾益气的基础上辨证分别加入益气养血、温补肾阳、清热祛湿之药辨治。地中海贫血、葡萄糖-6-磷酸脱氢酶缺乏症等遗传性血液病,除与先天不足、肾精亏虚关系密切之外,亦无不与后天脾胃虚弱有关。加之该类疾病多见于小儿,小儿脾常不足,故在治疗时更应标本兼顾,急性重型以清利湿热退黄为主,佐以活血化瘀;急性轻型治以健脾化湿、泄热退黄;缓解期治以健脾和胃、益气补血。慢性起病属寒湿中阻者治以健脾温中燥湿;脾虚血亏者则以健脾温中、补益气血为主进行治疗。其他疾病引起的继发性贫血亦可参此辨证施治,并视其病因,积极治疗原发病。

2. 出血及凝血性疾病　特发性及继发性血小板减少性紫癜、过敏性紫癜等出血性疾病,其发病原因不同,但均以出血为主要症状,故属中医血证范畴。急性型多属实证,慢性者多属虚证。素体特异、肺脾肾虚损为其发病基础,瘀血贯穿于疾病始末。其急性型多以清热解毒、凉血止血为主论治,如属胃热鼻衄或齿衄,治以清胃泻火、凉血止血;血热吐血治以清热凉血、和胃降逆。其慢性者如见经久不愈的便血、尿血、肌衄、月经过多等属气虚者,治以健脾益气摄血;气虚下陷者,治以健脾升阳举陷;脾气虚寒者,治以温补脾阳;脾肾阳虚者,治以温补脾肾。在治疗病因的同时,均需加入止血药。

3. 白细胞疾病　白细胞减少症为常见血液病,属中医虚损、虚劳范畴。疾病本质是脾肾虚损,亦可兼夹外感湿热之实证。故在无发热感染的情况下,补法是其基本治疗原则。证属心脾两虚者,治以补益心脾;脾肾阳虚者,治以温补脾肾;纳呆食少者,加入健脾益胃之品。白血病是造血系统最常见的恶性肿瘤之一,属于中医急劳、虚劳、癥积等范畴。发热、贫血、出血、肝脾淋巴结肿大为各类白血病的主要症状。其中贫血、出血可参照血虚、血证辨证治疗。联合化疗作为治疗白血病的主要手段,目前已被广泛采用,但化疗祛邪亦伤正。中医药配合化疗又具有其独特的优势,化疗前调理脾胃可化生气血,增强体质,为化疗作先期准备。由于化疗药易致机体脏腑功能失调,脾胃功能紊乱,出现食欲缺乏、恶心呕吐、腹胀腹泻等消化道反应,故在化疗过程中正确配合应用调理脾胃的中药,可起到调和中焦气机,恢复脾胃化生气血、运化水谷、升清降浊等功能,以保证化疗的顺利进行。同时,对于因强化治疗而引起的骨髓抑制,更应健脾益气,填精补髓。化疗后调理脾胃则可起到提高机体免疫功能,增强抗病能力,促进疾病康复及防止复发的目的。可见,在白血病治疗的各个阶段均应顾护脾胃。至于造血系统其他恶性肿瘤性疾病,亦可参此辨证施治。

(七)临床应注意的问题

1. 辨病辨证结合　由于血液是以液体状态存在,它不是一个定型的器官,而是由功能各异的细胞和血浆成分构成的综合体,具有不同的生理功能和协调功能。因此,血液病的症状和体征常无特异性,常见血液病的症状和体征如贫血、出血、肝脾淋巴结肿大等也可见于其他许多全身性疾病。实验室检查对血液病的诊断和治疗提供了科学依据。故在采用调理脾胃法治疗血液病时必须坚持辨病与辨证相结合、宏观与微观相结合、局部与整体相结合、祛邪与扶正相结合的原则,既可同病异治,又可异病同治。

2. 遣方用药灵活　对于各类血液病的治疗不能拘泥于常规大法,一成不变,特别在调理脾胃方面尤需灵活配伍方药。由于脾与胃相表里,一般而言,若脾运失常,当先治脾;胃降失常,当先治胃;纳运同病,应脾胃同治,但还需究其孰主孰次。如血液病临床常见的脾气虚弱,脾胃虚寒,脾气下陷三证,证有不同,治各有别,但均需甘温补气。阳虚者应加辛热温阳之品,下陷者应加升提之品,出血者则加入止血之品。遣方用药宜灵活掌握,同时应注意防止苦寒败胃、辛散耗气,做到祛邪不伤正,滋补不碍脾。

3. 注意相关脏腑　血液病的发生原因是多方面的,所涉及的脏腑也是多方面的。有些疾病是直接由于脾失健运引起,也有些疾病是因其他脏腑疾病间接影响脾胃而引起;有些疾病开始就出现脾胃症状,也有些疾病当发展到一定阶段方出现脾胃症状。因此在应用调理脾胃法治疗时必须分清这几方面的相互关系,注意脏腑之间的相关性。如此方可效如桴鼓。

(唐旭东_{血液科}　胡晓梅　麻柔)

五、脾胃理论与内分泌及代谢系统疾病

内分泌系统疾病多由激素分泌及调节的异常产生,代谢性疾病为营养物质进入机体后在体内合成和分解的一系列化学反应出现障碍,两者常合并存在。内分泌及代谢病根据其临床表现及病机,可归属于中医学"瘿病""虚劳""消渴""肥胖"等疾病范畴,古代典籍中从脾胃论治上述疾病多有记载。在这些疾病的发病及进展过程中,其中医病机与脾胃理论密切相关,如"脾胃为气血生化之源"在虚劳治疗中的指导意义,再如人体对营养物质的代谢过程与脾主运化功能吻合,脾胃失调是代谢性疾病的核心病机。本节内容就对脾胃理论在内分泌代谢病中的应用做一个概括。

（一）脾胃理论与内分泌代谢病的关系

内分泌代谢病发病原因多由内伤所致，如禀赋不足、饮食失度、情志内伤等。多种诱因或由肝传脾，或直接损伤脾胃，导致脾胃失调为发病核心环节。而脾不健运，升降失常导致痰、湿、热、瘀等病理产物丛生是疾病进展的关键因素。根据正邪盛衰的不同，病理性质又分虚、实两面，有邪者为实，如食积、痰饮、内热、瘀血等，正气不足者为虚，早期为脾胃气虚，晚期气血生化不足，由脾及肾，成脾肾两虚。下面从病因、病机详述脾胃与内分泌代谢病之关联。

1. 脾胃理论与内分泌代谢病病因

（1）禀赋不足：内分泌代谢病多伴遗传病史，与先天禀赋关系密切，现代医家认为，古之"天癸"与今之激素功能吻合。先天不足，肾气不充，影响后天，致脾肾两亏，因而诸病丛生。如《灵枢·五变》曰："五脏皆柔弱者，善病消瘅"，"消瘅"的典型表现为"薄皮肤"，脏腑形气不充，则脾胃无力受纳水谷，气血不能正常生化滋养脏腑，则更致脏腑柔弱，肌肤不充。1型糖尿病患者因先天胰岛素分泌异常，无法正常进行糖代谢，表现为起病消瘦，即是因禀赋不足致脾胃运化水谷失权，气血生化不足所致。此外，甲亢患者常暴饮暴食却反见形体瘦削，乃是脾胃吸纳水谷精微的能力下降，亦是先天不足，脾胃失养所致。

（2）饮食失度：2型糖尿病与代谢综合征等后天形成的代谢病，多由饮食失度诱发，其人多有暴饮暴食史。如《素问·奇病论》："有病口甘者，……名曰脾瘅。……此肥美之所发也，此人必数食甘美而多肥也，肥者令人内热，甘者令人中满，故其气上溢，转为消渴。"便详细介绍了该病的发病过程。长期恣食肥甘厚味，饮酒无度，致脾胃过度运化，最终脾胃受损，运化无权，致使水谷堆积中焦，不能化生精微充养脏腑，肥甘堆积于中焦，阻滞气血运行，导致发病。

（3）情志内伤：长期的忿郁恼怒或忧思郁虑，使得气机郁滞，肝失条达，因肝病常传于脾，肝气的郁滞影响了脾气的升降。若肝脾气滞，则水液停聚，凝滞成痰，气滞痰凝，壅滞于颈，则成瘿病，瘿病的消长常与情志有关。正如《诸病源候论·瘿候》说："瘿者由忧恚气结所生""动气增患"。《济生方·瘿瘤论治》说："夫瘿瘤者，多由喜怒不节，忧思过度，而成斯疾焉。"现代医学中甲状腺肿大可归属瘿病范畴，因甲亢或甲减引起的瘿病，多伴有暴饮暴食而形体消瘦，或少食纳呆的症状，乃是脾气虚弱，运化无权所致。

（4）年老体弱：体质和年龄因素和内分泌代谢疾病的发病密切相关，老年人因代谢功能减退，食物在吸收后不能充分代谢，引起血液中糖、脂、尿酸等升高，形成2型糖尿病、代谢综合征等疾病。从脾胃理论来看，年老体弱者，常伴胃气不足，脾气失健，水谷受纳失常，不能形成精微充养脏腑，则易留滞血脉，生痰生湿，进一步阻碍脾胃运化气血，致痰湿、气滞、血瘀等病理产物堆积，疾病由生。

2. 脾胃理论与内分泌代谢病病机　由上所述，由多种病因导致脾胃无法正常发挥其生理功能是内分泌代谢病致病的核心环节，脾胃是主要的病变部位，根据脾胃功能受损的不同，不同疾病又有所侧重。下面分为脾主运化、脾主津液与脾主肌肉三部分来论述。

（1）脾主运化受损与内分泌代谢性疾病：脾胃的生理功能首要的是运化水谷，《素问·灵兰秘典论》曰："脾胃者，仓廪之官，五味出焉。"《素问·玉机真脏论》言其"中央土以灌四傍。"《素问·经脉别论》曰："饮入于胃，游溢精气，上输于脾。脾气散精，上归于肺。"水谷经由脾胃泌清别浊之后，精华物质被吸收利用，化生气血；糟粕则随大肠传导而出。如因饮食、寒、湿、热等邪气客于脾胃，或情志不遂、肝气横犯，或年老体弱、脾胃气虚，导致运化无权,升降失常。则易导致水谷清浊不分,精微物质无法充分吸收利用,存于脏腑脉络之间成为膏浊痰湿,阻塞脉道。其又分虚实两端。

因情志或饮食引起的脾胃功能受损,多经过一个由实转虚的过程。情志、饮食、久坐等病因致气郁、食郁滞于中焦,阻碍脾胃运化功能,久则升降失常,化热化湿,形成气、食、火、湿壅滞中焦的证候,进一步加重运化失常,致使清浊不分。精微物质本是从水谷中提取,用以充养全身,但因脾胃运化无权,而不得充分输布,转而成为了"痰湿"之邪,影响气血的运行。糖尿病、以肥胖为核心的代谢综合征正是因长期恣食肥甘,体内营养物质不能被充分利用,致使血液中糖、尿酸等代谢产物升高所致,其机制与中医脾胃理论相契合,脾胃壅滞是其核心病机。

因年老久病,体质虚弱,禀赋不足等原因引起的脾胃功能受损,多为虚证。因脾胃之气本虚,水谷不化,则气血生化无源,脏腑经络、四肢百骸无以充养,则易导致功能下降,无力支撑机体的正常生命活动,因脾肾相互滋养,后天失养,则先天亦失充盈,渐成脾肾两虚之态。现代医学中因生长激素、甲状腺激素水平低下而出现的发育迟缓、五迟五软等症状,甚至侏儒症、呆小症等疾病多因先天不足,后天失养所致,脾肾虚弱是其核心病机。

（2）脾主津液与内分泌代谢性疾病:《素问·经脉别论》表述脾胃之气具有"通调水道,下输膀胱,水精四布,五经并行"的功能。脾属土,居中央,是升降出入之枢纽,亦是水液代谢之枢纽。脾胃升降有度,则水液可上输于肺,滋润濡养全身;下注膀胱,经肾气化随尿液而出。若因情志不遂,肝郁犯脾,脾气壅滞,升降失常,则水津不布,水饮留于局部则生痰生湿;水饮不能经肾正常排泄,则发为水肿。现代医学中,在内分泌失调引起的水肿,其特点为水肿不局限于某一部位;表现为身体虚胖,甚至是水牛背,满月脸等表现,其发病机制与脾胃升降失常关系密切。此外,瘿病乃水湿不化,生为痰湿,痰湿又与气血相结而成,根据瘿病不同部位的临床表现,西医学单纯性甲状腺肿、甲状腺功能亢进症、甲状腺炎等均属此范畴,可从脾出发进行论治。

（3）脾主肌肉与内分泌代谢性疾病:脾主肌肉是中医五脏所主理论的重要内容,如《素问·痿论》:"肺主身之皮毛,心主身之血脉,肝主身之筋膜,脾主身之肌肉,肾主身之骨髓",明确提出了肌肉是由脾所主,并对脾与肌肉的关系进行了详细论述。再如《素问·平人气象论》曰:"脏真濡于脾,脾藏肌肉之气也。"《素问·阴阳应象大论》曰:"中央生湿,湿生土,土生甘,甘生脾,脾生肉……在体为肉。"提出了肌肉的充盛有赖于脾胃供应的气血。若四肢肌肉失去气血的充灌,则易导致肌肉痿废不用,可见消瘦、肌肉萎缩、无力等症。现代医学中,甲亢患者表现为身体消瘦,肌肉不充,乃是脾胃气血生化不足,肌肉失于营养所致,若病情进一步进展,出现瘿病肌肉痿弱无力或眼睑下垂,无力行走等甲亢肌病的表现,则是元气大虚,脾气不足以支撑肌肉的正常活动所致。对于甲减患者,常出现纳呆、便结、神疲等脾气虚弱的症状。另据统计,甲减患有肌无力者占61%,为脾阳不足,"脾主肌肉"功能低下;且有32%~82%患者合并不同程度之贫血,乃脾虚不运,气血两虚所致。此外,甲减女性常伴月经周期紊乱,或经血长期不来,或淋漓不尽,属脾不统血之征象。

综上所述,代谢性疾病所见肥胖,血糖、血尿酸、血脂异常增高的核心病机多为气郁、食郁、湿热之邪壅滞中焦,致脾胃运化失常,水谷精微不能正常吸收,反成糟粕留于脉络,阻滞气血。内分泌疾病中因激素水平紊乱所致的疾病中,多是脾胃运化失常、气血生化不足、脾主肌肉不力所致。若诱发水肿、瘿病等,多因脾胃升降失度、脾主津液不力、生痰生湿所致。

（二）脾胃理论指导内分泌代谢性疾病的辨证论治

1. 辨证方法

（1）辨病因：内分泌代谢性疾病的发病原因，亦是脾胃失调的病因，不同病因导致脾胃功能失常的侧重不同，病机演变亦不同。审因论治，则是从源头治理脾胃，舒畅气机血行。若疾病因不良生活习惯所引发，如嗜食肥甘、饮酒无度、好逸恶劳等，是因食郁所致的脾胃壅滞，病性以实为主，中焦壅滞为核心病机；若因情志不遂，忿郁恼怒或忧思郁虑，使得肝气郁滞，则是因肝病传脾所致的脾胃升降失调，病性虚实夹杂，实为气郁，虚为脾虚，肝郁脾虚为核心病机；若因先天不足、后天失养，或年老体弱等致使脾胃之气本虚，无力运化，则是脾肾不足，气血生化乏源所致脏腑经络功能失常，病性以虚为主，脾肾两虚为核心病机。

（2）辨病程：内分泌与代谢性疾病多属慢性病，其发生发展是一个渐进的过程，疾病的不同时期，病机和主要矛盾亦不同，应辨明疾病当下所处的时期。在疾病的早期，病性较为单纯，根据疾病的诱因，确定病性及病位。当疾病发展至中后期，因脾胃运化受累，升降失度，久则病理产物堆积。若先期为中焦壅滞，久则升降失常，清浊不分，滞生痰湿，形成中焦湿热痰阻的证候；若先期为肝郁犯脾，久则郁而化热，燔灼经络脏腑，进一步加重气虚；若先期为脾肾不足，久则脾肾阳虚，生寒生湿，且气虚无力推动津液，则致水饮内停，痰湿凝聚。此外，病程日久，邪气由浅及深，由气至血，则会形成血分证，且脾主统血，血不归经，转为瘀血，进一步加重病情。当疾病进展至晚期，胃气不足，形消骨瘦，气血衰败，阴阳两虚，则以虚证为主。总之，在疾病的不同时期，应抓住病机的主要矛盾，先理清虚实，实证明辨有哪些病理产物，虚证以脏腑阴阳辨证，明辨脾胃虚损的程度及牵连他脏情况。

（3）辨夹杂症：内分泌与代谢性疾病在中后期多夹杂他症，主要是因为脾胃运化及升降受累，主津液、肌肉、统血功能低下所致。在此时期，当以调理脾胃为主，兼顾他症。如脾肾阳虚，致水饮内停，发为水肿，或痰饮凝聚，发为瘿病，当区分是局部水饮停聚还是全身水液泛滥，治疗时应在整体治疗的基础上，加强对夹杂症的针对性；再如脾气不足，气血不充，肌肉失于濡养而消瘦，甚至气不升提，出现肌无力的症状，治疗时当辨明症状的严重程度，或升提气机，或大补元气；此外，脾主统血，若脾气不足，血逸脉外，久则成瘀，治疗时应辨明邪在气分或是血分，并注意提前防治，既病防变，若病邪轻浅，未及血分，当气血同调，以辛香走窜之药调理气机，通畅脉道；若邪气由络至经，当补气活血，通络祛邪；若瘀血凝结，发为癥瘕积聚，当破血消癥。

2. 治疗原则　内分泌代谢病在治疗时，应根据脾胃失调的原因、进展、转归进行治疗。根据病因的不同，病邪侵犯脾胃的性质亦不同，对于病邪，总体应采用通法，又根据邪实的性质不同，针对性采用消、攻、下、清等治法，治疗时应注重给邪以出路，透邪外出。如代谢综合征以肥胖为主，病因为嗜食肥甘，治疗应消食导滞，健运脾胃，清化痰湿。

根据病情进展的不同，明辨病性，虚则补之，实则攻之，在攻补之间根据人体正气与邪气的消长盛衰进行调配，做到"祛邪不伤正，扶正不留邪"。如瘿病，先期乃痰气互结所发，若其人正气虚损，亦应攻补兼施，治疗时当在化痰理气消瘿的同时，不忘健脾益气；后期呈痰凝血瘀之证，此时邪盛正虚，应加大攻邪的力度，采用破血消癥之品，同时不忘调理气血，达到邪去正安的目的。

此外，应重视疾病的预后与转归，既病防变，先安未受邪之地，结合现代医学和中医病机对疾病的认识，推断疾病接下来的发展，有针对性的截断病势，达到逆转病情的效果，如2型糖尿病中晚期会损伤血管及神经,中医认为久病由气至血,脾不统血,致血溢脉外而成瘀血,则在中期控制血糖的同时,即应开始活血通络,提前一步遏制病情,使病不传变。

(三)脾胃理论在内分泌及代谢病中的应用

1. 甲状腺疾病

(1)自身免疫性甲状腺炎及甲状腺功能减退症:自身免疫性甲状腺炎,又称为慢性淋巴细胞性甲状腺炎、桥本氏病等,本病早期会引起甲亢,但后期则进展至甲减。中医将其归属"瘿病""虚劳"范畴,情志内伤是该病的主要病因,疾病早期病机以肝郁为主,逐渐进展至肝郁脾虚,最终演变为脾肾阳虚。

疾病早期常见精神抑郁,急躁易怒,甲状腺呈结节性肿大,触之硬,苔薄黄,脉弦数,为肝郁之征,颈前结节为痰、气、瘀相互搏结而成,同时亦常合并多汗、心悸、倦怠乏力等症,乃脾气受损之象。治以疏肝健脾,化痰散结为主。健脾治法在初期作为辅助,其目的一者为助肝行气,兼化痰湿,二者在于防肝病传脾,先实脾胃之气。常在四逆散或柴胡疏肝散基础上加入太子参、白术、山药等健脾化湿药,并合用二陈汤加山慈菇、浙贝母等药增强化痰散结之力。

疾病中晚期即甲减期多出现脾肾阳虚的表现,见颈前肿大,质韧而硬,面色苍白、乏力倦怠、形寒肢冷、颜面四肢浮肿,嗜睡健忘,纳呆腹胀,大便秘结,男子阳痿,女子经闭,舌质淡胖,苔白腻,脉沉细或细弱。治以温补脾肾为主,以金匮肾气丸合补中益气汤加减,颈前结节在二陈汤加浙贝母、山慈菇基础上再加三棱、莪术化瘀散结;见水肿合用陈皮、大腹皮健脾利水,气血不足合用当归补血汤,女子闭经者用胶艾四物汤。若见肌肉无力用黄芪,厌食用炒白术、枳壳等。标本同治,以达到快速改善症状,缓解疾病的目的。

(2)甲状腺功能亢进症:甲状腺功能亢进症,以心悸、焦躁、乏力、怕热、多汗、双手震颤、消瘦、甲状腺弥漫性肿大等为主要表现。根据其临床表现可属中医"瘿病""郁证"范畴。多由于长期情志不畅导致肝郁,或肝气上逆引发,肝木横犯脾土,肝气不舒致脾胃升降失调,脾不布散津液则生痰湿,痰气互结于颈前则成瘿,早期常为土壅木郁或肝郁脾虚证。气郁日久则化火,火邪上犯,伤津耗液,病久及肾,晚期阴液亏耗,呈脾肾两虚的证候。

治疗在早期以疏肝为主,若脾胃壅滞则辅以健脾行气,若脾胃虚弱则辅以补脾益气,先安未受邪之地,使疾病不传为要,常用方药有逍遥丸、丹栀逍遥丸,若肝郁化火则以龙胆泻肝汤为主,加以健脾行气药。中晚期脾肾不足,加之痰湿内生,治疗以补益脾肾为先,辅以健脾化湿、行气化痰药治疗体内痰湿。常用方有天王补心丹、生脉汤、六君子汤等,若口干加西洋参、石斛。

甲亢晚期常呈现甲亢肌病,主要表现为进行性肌无力和肌萎缩,其病机为脾气大亏,气血生化乏源,致肌肉不充,萎软无力。在治疗时当大补元气,辅以升提之药,常用补中益气汤,黄芪用量宜大,常 30~60g。

2. 糖尿病及代谢性疾病

(1)1 型糖尿病和 2 型糖尿病:2 型糖尿病根据疾病的进展分为早期、中期、晚期、并发症期,患者多起病肥胖,有嗜食肥甘史。早中期 2 型糖尿病属于"脾瘅"范畴,晚期属于"消渴"范畴。在疾病早期以食郁中焦,阻碍脾胃为核心病机,过食致使胃纳太过、脾运不及,继而中土壅滞,形成"中满"。中满者其中焦升降不利,气血不行,易生郁热,此阶段表现出一派火热之象,脏腑功能亢进,临床可见易怒口苦、消谷善饥、便秘、大渴引饮。

1 型糖尿病多数发病在 25 岁以前,绝大多数为自身免疫性因素导致;患者常起病消瘦,无肥胖史。1型糖尿病属于"消瘅""消渴"范畴。《灵枢·本脏》提出"脾脆则善病消",张锡纯亦在《医学衷中参西录》中进一步指出消渴"皆起于中焦而及于上下",均提示消渴与中焦脾胃关系密切。患者以五脏柔弱为本,脾虚素虚,运化无力,若饮食、情志失调更伤脾胃,令谷食难运,日久郁而化热。内热既成,则消瘅易发,胃土有热,致脾土愈虚。此阶段表现为津亏燥热,中焦虚火波及肝木,可成肝热;脾胃虚弱,下流于肾,则易生阴火。

当疾病进展至中晚期,脾瘅者火热炽盛,燔灼脏腑,伤津耗气,由实致虚,成气阴两伤之证,同时脾失于输布津液、统摄血液,则伴有痰浊、瘀血等病理产物堆积;消瘅者内热进一步加重气虚,亏耗元气,病势逐渐以虚为主。两者至晚期同属消渴病范畴。

在治疗方面,脾瘅者首当调理中焦,以健脾理气、调畅升降为核心,具体治法应以通为用,根据病邪性质,灵活疏肝、化湿、清热、消食等法,邪气去则脾胃健,此外,根据气阴耗伤的程度,酌用补气生津之法。具体至不同证候,肝胃郁热证用大柴胡汤,痰热互结证用小陷胸汤,肠道湿热证用葛根芩连汤,寒热错杂证用半夏泻心汤,胃肠实热证用大黄黄连泻心汤。络滞不通者加桑枝、鸡血藤,热伤气阴者加太子参、山药、知母、天花粉。

消瘅者因气阴不足而致脾胃升降无度,治病求本,以滋阴润燥为法,辅以补肾健脾、清热等标本同治。脾阴不足,气阴两虚者常以玉液汤、生脉散、白虎加人参汤等为基础;脾肾两虚者常以六味地黄丸为基础。同时,糖尿病损伤经络,在初治时即应注重通络祛邪,在病情轻浅时应以芳香通络,气血双调,用川芎、降香之属。

（2）糖尿病并发症:糖尿病并发症分为神经性和血管性两类。其中,糖尿病胃瘫和糖尿病周围神经病变与脾胃理论关系密切,本文主要介绍这两种疾病。

糖尿病胃瘫是缘于高糖损伤胃肠自主神经,导致胃肠蠕动减弱,主要症状多为恶心、呕吐、腹胀、食欲减退及早饱等,多发生于2型糖尿病,归属中医"呕吐""噎嗝"等范畴。如《千金翼方》记载:"食不消,食即气满,小便数起,胃痹也……痹者闭也,疲也。"患者多因病程日久,中焦壅滞不通,郁而化热,热盛燔灼脾胃经络,致胃纳失常,久则致脾胃虚弱,气阴两虚,运化无力,升降失常,使精微不布,水谷难化,发为此病。因此,中焦气机逆乱,脾胃功能失常是糖尿病胃瘫的基本病机;病位在脾胃,病机特点多为本虚标实,以脾胃虚弱、运化无力为本,以痰浊、血瘀、气滞等病理产物阻滞为标。

根据其发病的快慢与严重程度,可以分为急性期和慢性期,急性期主要以胃气上逆、脾胃阳虚为主,脾胃阳虚是急性期的主要证型;消渴病日久阴损及阳,脾胃虚寒,胃中无火,难以腐熟食入之谷物,故朝食暮吐,暮食朝吐,甚则呕吐清水。治疗应遵循急则治标,止呕为主,治当以温补脾阳,降逆和胃,以附子理中汤合小半夏汤、苏连饮;若有强烈呃逆感、胃脘痞闷或胀满、频频嗳气则合旋覆代赭汤;若有胃胀、腹胀、痞满等症状,则合枳术汤。

缓解期的常见中医证型有中焦壅滞,寒热错杂证;脾胃虚弱,痰湿阻滞证。《施今墨临床经验集·糖尿病》云:"糖尿病常使中焦不运"。因此,辛开苦降、燮理中焦应该贯穿疾病治疗的始终。对于中焦壅滞,寒热错杂证,治以辛开苦降,恢复枢机运转。代表主方为半夏泻心汤,偏肺胃湿热者加苏连饮,偏脾胃热盛者加大黄黄连泻心汤;对于脾胃虚弱,痰湿阻滞证,治疗以降逆和胃,化痰下气为法,常用旋覆代赭汤,同时"久病体虚",治疗该重视补虚,根据寒热偏盛灵活加减,如脾气虚寒明显,可加大温中补气、培补中焦的力度,合并使用黄芪建中汤;脾虚湿盛可合并使用苓桂术甘汤;如脾虚下陷,可合并使用补中益气汤、四君子汤;如胃阴亏虚,则可合并益胃汤或麦门冬汤等。

糖尿病周围神经病变表现为四肢凉、麻、痛、胀等症状,为感觉神经和运动神经的传导异常所致。多同时合并有下肢络脉瘀滞,出现皮肤磕痕、色素沉着等下肢皮肤的病变,部分患者还合并下肢动脉斑块形成。该病可归属于中医"血痹""痿证""痛证"等范畴。《丹溪心法》曰:"腿膝枯细,骨节酸疼。"《王旭高医案》记载:"消渴日久,但见手足麻木,肢冷如冰。"其基本病机为脾胃虚弱,气血不足,不能荣于四末,又因脾气不足,脾不统血,血行不畅而成瘀,治疗当健脾益气养血、行气活血通络。常用方为黄芪桂枝五物汤补气通络,并加用鸡血藤、桑枝增强通络,若痛不可忍,则合大乌头汤温阳通络止痛。若手足不温,有冷凉感,则加桂枝。

（3）代谢综合征:代谢综合征属糖尿病合并症,其特点为多种代谢紊乱集于一身,包括肥胖、高血糖、高血压、血脂异常、高尿酸、高脂肪肝发生率等,属中医"膏浊"范畴,膏,即膏脂,浊,即浊气。人体吸收水谷精微本应用于濡养脏腑,若是脾胃运化功能不力,精微无法正常输布脏腑,则留于脉道,成为膏浊之邪。其核心病机为"土壅木郁"。患者多有恣食肥甘病史,过多的膏粱厚味堆积胃肠,脾胃无力运化,则呈中焦壅滞之态,脾胃不得运化反过来影响肝气的疏泄进而产生"木郁",肝郁不舒则痰、湿、浊或毒等进一步阻于中焦不得排泄,进而散步于血脉,堵塞脉络,致气血运行不畅。中医治疗当从该病的核心病机——"土壅木郁"入手,通过调理中焦脾胃,辅以疏肝行气,使得体内的膏浊痰湿之邪能正常播散于脏腑,水谷精微中糟粕部分可正常随大便排泄,则可实现"肥、糖、脂、压"多靶同调的效果。

治疗对于以肥胖为主的,实胖者常用半夏泻心汤、三物厚朴汤等健脾行气之方,虚胖者则合六君子汤或补中益气汤等,同时辅以疏肝理气、活血化瘀之药,肝气舒达有助于恢复脾气的升降。对于以血压升高为主的,乃肝热盛于上,脾气伤于下,治疗当疏肝理脾,以丹栀逍遥散为主,合夏枯草、钩藤等清肝热降压。对于以血脂异常为主的,乃痰浊膏浊堆积,治疗当以二陈汤、大黄黄连泻心汤等荡涤痰浊,推陈致新,合红曲降低血脂,若合并脂肪肝,合鬼箭羽、虎杖清热通络。又因膏浊积于脉络,气血不行,脉络损伤久则成瘀,故应加活血之品以预防。

（四）小结

内分泌系统激素的分泌与机体新陈代谢过程与脾胃功能关联紧密,是脾胃物质基础的一部分;脾胃功能的下降同内分泌与代谢病的发生发展有密切关系。总体来讲,内分泌与代谢病的核心病机在于不同因素导致的脾胃功能失调,痰湿、水饮、气滞、血瘀等病理产物堆积。其中激素水平的紊乱所致内分泌疾病多责于肝、脾、肾,病性为虚实夹杂。在早期常表现为肝郁脾虚证,以肝郁为主,此时适当运用健脾药物以防肝病传脾,在晚期常为脾肾阳虚,此时应大补脾肾之阳,以振奋机体,恢复脏腑功能。对于有痰湿积聚、水饮内停者,常用健脾化湿,化痰散结法治疗,对于气血不足者,常以补气生血法治疗。能量代谢失调所致的代谢性疾病多责之于脾,核心病机为脾胃升降失调。在早期通常为气郁、食郁、痰湿壅滞中焦,或脾胃虚弱致脾胃运化无权,升降失常,治当审因论治,调理升降;晚期常为脾肾阳虚,邪阻脉络,此时当温补脾肾,活血通络,防止疾病的传变。

（王翼天　倪　青　张广德）

六、脾胃理论与风湿病

中医风湿病（痹证,痹病）是由于人体营卫失调,感受风寒湿热之邪,或脏腑失调,内生痰浊、瘀血、毒热,使经络、肌肤、血脉、筋骨,甚至脏腑的气血痹阻,失于濡养,而导致的一类疾病,病势缠绵难愈。临床上以肢体关节、肌肉疼痛、肿胀、酸楚、麻木、重着、变形、僵直及活动受限等症状为特征,甚至累及脏腑。中焦脾胃为营卫气血生化之源,为周身气机升降的枢纽,脾胃运化水谷精微、津液、气血至五脏、四肢、九窍、关节、肌肉、筋骨等发挥濡养、温煦作用。脾胃失调是风湿病发病的重要因素,也是风湿病传变的重要环节,调理脾胃是风湿病治疗的基本治法。

(一)脾胃理论与风湿病的关系

1. 脾胃为"后天之本",营卫气血津液生化之源　脾胃为人体的中州之土,后天之本。胃主纳,脾主化,脾主升清,胃主降浊。脾胃共同完成水谷饮食摄入与气化精微两个不可分割的生化过程。胃为"水谷气血之海"、"五脏六腑之海",胃接受和容纳饮食物,并对饮食物进行初步消化,然后将其精微经脾之运化而营养全身。脾为营卫气血津液生化之源。脾将精微物质化生气血运行全身各脏腑以濡养四肢、孔窍、关节、肌肉、肌腠、皮毛,温煦四肢百骸,推动津液的气化代谢并固摄营血。脾胃健运,化源充足,气壮血盈,营卫周流,环周不息。营阴濡养脏腑四肢百骸,卫气温煦四末,固护藩篱,营卫和谐,百病不生。

2. 脾胃为气机升降出入之中枢　气机的升降出入是人体生命活动存在的前提和基本方式,其上升主要与肝、胆、脾、肺有关,下降与肺、胃、肾有关。升降与出入相互促进,亦可相互为病。《素问·刺禁论》曰:"肝生于左,肺藏于右,心部于表,肾治于里,脾为之使,胃为之市",是言五脏气机的升降出入,肝气从左而升,肺气从右而降,心气布于表,肾气治于里。这些升降出入运动,均有赖于脾胃的转枢作用,脾胃为上、下二焦枢机之所在,转枢五脏气机。上焦心肺宣发布散气血有赖于脾气上输水谷之精微物质,肺气的肃降与胃气的通降相关,下焦肝肾的气化有赖于胃气的和降。脾胃之间亦有气机的升降,脾主升清,胃主降浊,亦相互为用,相反相成。判断脾胃升降状态在辨证论治的过程中起着关键的作用,把握了气机升降之枢机,有助于全身气机的调节。脾胃不仅促进着各脏气机的正常运转,使之不至于停滞为病,同时也制约各脏气机的过度升降,维持其调和状态,因此以中焦脾胃为中心来调节气机的升降是治本之道。气机升降运动不悖,各脏腑间相互协调,使痹病气血痹阻恢复周流,顽痹得消。

(二)脾胃失调是风湿病发病的重要因素

风湿病发病原因不外乎外因、内因、不内外因。因于外感者,多因久住湿地,汗出当风,冒雨涉水,热毒浸淫,为风寒湿热之邪所致。内伤性致病因素多为七情所伤,饮食失宜,劳逸失度。其他致病因素主要包括痰饮、瘀血等。正气不足为风湿病主要发病原因,因外感邪气或内伤致脾胃失调是风湿病发病的重要因素。

1. 饮食劳倦　饮食以适量为宜,饮食失节、暴饮暴食、大饥大饱、过寒过热、偏嗜或过食辛辣厚味、茶水等皆可损脾致病。现代社会中,工作节奏加快,饮食谱的改变,致使饥饱不调之人增多,过饮茶酒冷饮,过食肥甘厚腻之人日众,恣食生冷者随处可见,饮食失当,可导致脾胃失调。

(1)伤食:伤食有伤肥甘、伤瓜果、伤冷伤热及五味偏嗜之别。《素问·生气通天论》"膏粱之变,足生大丁",肥甘厚味可生痰动火,是形成痛风的重要原因。《景岳全书》曰:"热者嗜寒,多生中寒;寒者嗜热,多生内热。"因此临证中发现患者体质及年龄等因素所致饮食的偏嗜,是造成病症寒热的原因之一。五味偏嗜,脏气偏盛,也可致病,正如《素问·生气通天论》云:"味过于酸,肝气以津,脾气乃绝"。酸多伤脾,故脾病宜禁酸;苦寒之品损伤脾阳;甘味本可益脾,但过食甘味,同样会造成脾胃壅滞而发病。

(2)伤饮:伤饮同样不能忽视,饮包括了茶与酒,嗜好浓茶,喜饮冷饮,可直接损伤脾阳胃阳,导致运化失常,不能运化水湿,水饮停聚在体内,可化为痰湿,而发诸症。对于风湿病骨痹患者,少量饮用白酒或红酒,有益于疏通气血,改善局部寒痛症状,如中医常用的药酒疗法。但长期饮酒过量,尤其过度饮用啤酒,所致病患日益增加。研究表明,啤酒含有较多嘌呤,升高血尿酸作用大于其他酒类,啤酒摄入过多是痛风的危险因素。《灵枢·邪气脏腑病形》曰:"若醉入房,汗出当风则伤脾。"饮酒过量,湿热伤脾,常致脘腹胀满,泄利等症,而发关节病则会肿热加重。

(3)劳逸所伤:劳逸是指过度劳累和过度安逸。《素问·宣明五气》"久视伤血、久卧伤气、久坐伤肉、久立伤骨、久行伤筋。是谓五劳所伤"。风湿病发病以青壮年为主,青壮年经常从事繁重的体力劳动和脑力劳动,过度劳累极易引发风湿病。王怀隐《太平圣惠方》曰:"夫劳倦之人,表里多虚,气血衰弱,腠理疏泄,风邪易侵……随其所感,而众痹生焉。"河南一项关于风湿病致病原因调查发现高达 31.4% 的人归结于过度劳累,占各种致病原因之首。"劳倦最易伤脾",一是脾虚不能生化水谷精微,四肢肌肉经脉失养而发风湿诸症;二是脾虚不能运化水湿,湿邪泛滥更易感受外邪,内外湿相合,湿邪为患,进而可造成痰瘀内阻,而发风湿重症。而过度安逸,四体不勤,久卧久坐,可使气血运行不畅,脾胃呆滞,脾胃元气损伤,致食少乏力,精神萎靡,故逸病关乎脾。

2. 外感六淫邪气 《素问·痹论》:"风寒湿三气杂至,合而为痹也,其风气胜者为行痹,寒气胜者为痛痹,湿气胜者为着痹也。"六淫外邪是风湿病的重要外因。所谓六淫,是风、寒、暑、湿、燥、火六种外感病邪的统称。

阴阳相移,寒暑更作,气候变化都有一定的规律和限度,如气候变化异常,六气太过或不及,或非其时而有其气(如春天当温而反寒,冬季当凉而反热),以及气候变化过于急骤(如暴寒暴暖),超过了一定限度,机体不能与之相适应,就会导致疾病的发生。六淫致病从现代社会临床实践看,除气候因素外,还包括生物(细菌、病毒等)、物理、化学等多种致病因素作用于机体所引起的病理反应在内。六淫邪气多经体表皮毛或口鼻侵袭人体,发病多与季节、气候及居处环境有关。如春季多风,故多风痹证,冬季寒冷,乃多寒痹证,暑夏季节气候潮湿或久居潮湿环境,则易患湿痹证,秋季干燥,则易患燥痹证等。

六淫邪气既可单独致病,也可两种或两种以上同时作用人体而发病,如风寒湿痹证等。另外,六淫邪气之间在一定条件下可相互转化,如寒邪可转化为火邪,温邪可转化为燥邪等。风湿病是受到风、寒、湿邪气侵入人身而发生的,风气胜者为行痹,寒气胜者为痛痹,湿气胜者为着痹。风寒湿邪闭阻经络和关节,不通则痛,故而引起关节肿胀疼痛。在风湿病发病中起决定作用的因素是人体质的差异、正气的强弱。能适应异常变化者不发病,而不能适应这种异常变化者就发生疾病。同一异常的气候变化,只有在人体的正气不足,抵抗力下降时,破坏了人体相对动态平衡,六气才能成为致病因素,侵犯人体而发病。

3. 情志所伤 当今社会情志刺激因素越来越多,工作紧张劳累、人际关系复杂、工作学习压力大、经济紧张、居住环境不便等均可引起情志的异常,脾胃失调与情志所伤相互为患是风湿病发病的重要因素之一。

思为脾之志,是脾情志活动的外在表现,也是心主导下的精神活动的一部分。思不但与脾关系密切,与肝心肺肾四脏均相关。从情志与五脏对应的发生学规律理解,思是其他四志变化的基础。《素问·阴阳应象大论》指出:"人有五脏化五气,以生喜怒悲忧恐",情志活动与脏腑气血有着密切联系。女性较男性更易出现悲伤、焦虑、抑郁等不良情绪,即"妇女百病皆自心生",而妇人产后更是如此,妇人产后思虑过多,情志不畅,损伤脾胃可导致产后风湿的发生。此外,妇人产后气血俱虚,气血亏虚则肝气疏泄无力,易致气郁,而寒邪凝滞主收引,湿邪阻遏阳气运行,亦可加重气机郁滞使得本病缠绵难愈。无论思虑事物、还是在情感之思方面,对喜、怒、悲、恐的情志变化均有一定的影响。如《灵枢·本神》说:"因志而存变谓之思"。思动于心而应于脾。思虑过度,所思不遂等能影响机体的正常生理活动,主要是影响气的正常运行,导致气滞和气结,所以《素问·举痛论》说:"思则心有所存,神有所归,正气留而不行,故气结矣。"

4. 药邪所伤　药邪是指药物本身产生或运用不当而造成的一种致病因素。药邪致病已成为现代医源性致病的重要原因之一。《素问·五常政大论》云:"病有久新,方有大小,有毒无毒,固宜常制矣。大毒治病,十去其六,常毒治病,十去其七,小毒治病,十去其八,无毒治病,十去其九。谷肉果菜,食养尽之,无使过之,伤其正也。"药物治病具有两重性,既能治病又能致病。比如对于高血压患者,在应用利尿药时应注意一点,因为几乎所有排钾利尿药都有抑制尿酸排泄的作用,长时间应用都可能抑制尿酸排泄,升高血尿酸水平,促发或加重痛风。约20%高尿酸血患者为利尿药所引起,绝大部分与噻嗪类利尿药有关。临床医师应权衡利弊,谨防药物导致风湿病的发生。风湿病临床常用的免疫抑制剂、糖皮质激素、非甾类抗炎药以及中药药性多为苦寒或苦温之性,易损耗气血伤及阴津,而且久服容易碍脾伤胃。因此治疗酌加用健脾和胃之品,始终以顾护脾胃为本,在对抗药邪致病方面,临床医师需要具备的前瞻意识,对风湿病的治疗颇具临床意义。

(三)脾胃失调,湿痹为患

"痹,湿病也。"脾胃失调是内外湿邪形成的原因及结果,而与风湿病的发病息息相关。湿作为自然界的六气之一,称为湿气,为滋润万物、生长繁茂不可缺少的重要物质,即"湿以润之"。但如果湿气太过或非其时而有其气,则为湿邪。"重着"是风湿病中仅次于疼痛的症状,而重着系湿邪所致;风湿病常病情迁延,缠绵难愈,也契合了湿邪为患的特点,因此认为湿邪重浊、黏滞,日久化热,成痰致瘀,且缠绵日久难愈,为风湿病发病中重要病机。

1. 外湿所伤　湿邪有内外之分,湿邪之为病,最易受之者为脾,湿邪困脾,而致脾胃运化功能失常,且多有湿气较重之地,为外湿形成原因;外感湿邪先伤及脾气,脾气虚,则脾胃升降功能失常,进一步发展可至脾阳虚,亦可损伤肾阳,脾胃升降失司,运纳功能不能正常运行,无力运化水谷精微,水湿内盛,使人经脉凝滞,肢体关节疼痛重着,还可出现运化失健、倦怠乏力等症。湿邪可单独致病,也多兼夹为患,如与风合邪,则发为风湿,临床可见关节游走疼痛,关节肿胀等症;与寒邪合邪,则发寒湿,可有关节冷痛等。

2. 内湿形成　"内湿",是指由于脾的运化功能(运化水谷和运化水湿)及输布津液功能减退或障碍,从而导致水谷不能化为精微而化生水湿痰浊,故"内湿"多因脾虚。随着人们身体素质提高,抵御外邪能力增强,内湿逐渐成为风湿病发病主要原因。内湿的形成,多因素体阳气不足,痰湿过盛;或因恣食生冷,过食肥甘,内伤脾胃,致使脾阳不振或脾气受损,失其健运之职,不能为胃行其津液;津液的输布代谢发生障碍,而致水液不化,湿邪形成,《素问·至真要大论》"诸湿肿满,皆属于脾"。湿性重浊黏滞,易于阻遏气机,随其湿邪阻滞部位的不同而各有其不同的病理现象。如湿邪留滞于经脉,则症见头重如裹,肢体重着,或关节屈伸不利。《素问·至真要大论》"诸痉项强,皆属于湿",是指颈项部分之筋肉,因为湿阻而不柔和,以致颈项强急而运动障碍。若湿犯上焦则胸闷咳嗽;湿阻中焦则脘腹痞满、食欲缺乏、口腻或口甜、舌苔厚腻;湿滞下焦则便溏、小便不利;水湿泛滥,溢于皮肤肌腠之间,则发为水肿。《素问·六元正纪大论》"湿胜则濡泄,甚则水闭胕肿"。

3. 湿邪转化　湿邪转归有从阳化热,从阴化寒之分。从阳化热,是因患者体质阳气偏盛,或感邪盛,郁久化热,或过用温燥之品,形成湿热,可见关节肿热等;从阴化寒,是因患者素体阳虚,或过用苦寒之品,克伐阳气,形成寒湿,可见关节肿胀、冷痛等。

湿邪迁延日久不愈,亦成痰,痰湿互结,痹阻经络,气血凝滞,而形成痰瘀,可见关节肿痛、皮肤结节等痰湿郁结之象。痰瘀作为脾胃损伤的病理产物反过来进一步加重脾胃损伤。脾为中央,灌溉四傍,脾胃无以为继,则五脏无以滋养,又可损及他脏,从而形成了从脾气虚,进而脾阳虚,湿停内阻,湿热互结,久而成痰,瘀血阻络,而变生风湿诸症。

(四)脾胃失调,燥痹内生

历代古籍中无燥痹病名,路志正根据本病的病因病机、临床特征,结合自身经验于1989年创新性提出"燥痹"病名,强调脾胃失调,津枯液燥,燥痹内生。燥痹学说丰富了中医风湿病理论内涵。

1. 内伤致燥　燥痹的形成为外感燥邪,过服温燥之品或素体阴虚郁热所致,但强调脾胃失调,津液代谢障碍,为燥痹产生之重要内因,"脾胃为津液之本"。《素问·经脉别论》曰:"饮入于胃,游溢精气,上输于脾,脾气散精,上归于肺,通调水道,下输膀胱,水精四布,五经并行。"脾胃作为气血生化之源,亦是津液的来源,胃主受纳,脾主运化,二者将水谷之物化为津液,并通过脾气将其上输入肺,与肺肾一起,在津液生成、代谢过程中起着重要的协调作用。水谷精微化生而来的精气营血,藏之于脾,又有赖于脾阳的蒸其津液,化其精微,脾气散精而输布于全身,以濡养人体脏腑组织器官,使人体肌肤孔窍得以濡润。脾气和脾阴相互依存、相互为用,脾气的活动以脾阴为物质基础,脾气可以生阴血,统摄血液而固阴,脾阴又可化生脾气,倘若脾阴不足,则脾气功能亦减弱,也导致脾气受损,使津液敷布障碍或津液不生,不仅影响本脏的功能,亦使肝、肺、肾及五窍失去脾阴濡养。气阴两虚,津亏血涸,脾胃不足,生湿生痰,蕴久化热,或阴虚火旺,炼液成瘀,瘀热互结,而生燥痹诸症,迁延难愈。

2. 燥胜则干　脾胃与津液的关系最直接表现为与涎、唾、泪的关系。唾与涎同为口津,即唾液。较稠者为唾,较稀薄者为涎,脾之液为涎而肾之液为唾,所以风湿病中唾液减少所致的口舌咽干,亦与脾肾有关,而脾作为津液生化的直接来源,更为重要,脾气虚则津液不得上承,脾阴虚津液则无以为布,均可出现口舌干燥。流涎过多,多因脾气虚弱,脾胃虚寒,或脾经有热,升降失常所致,脾不能收摄,而导致口涎自出。泪为肝之液,但作为津液的一种,其化生源于脾胃,故脾胃功能的正常与否影响泪液的多少,只有脾运健旺,则行运化水谷之职,气血生化有源,则泪源得充。如若脾阴虚,则泪无所充,脾虚则肝乘,而见肝热,所以燥痹中眼干目涩之症,常通过补脾阴,清肝热使泪液得复。

3. 久成燥毒　随着燥痹发展,无论外感燥邪还是内生之燥,久病入络,虚火灼津,热毒内伏营血,损伤脉络,血行不畅,阴血枯竭虚火损伤脉络,滞而为瘀,瘀热交杂,蕴而成毒。燥毒系燥、瘀、热三者互结,为病情发展之关键,瘀毒内阻,损伤脏腑,使病变更为复杂。燥毒阻滞经络,则关节红肿热痛;化火口舌生疮,破溃疼痛,牙齿发黑,壅于颐颔,则颐颔肿胀疼痛;伤及血络,发于肌肤,则见斑疹隐隐;发于头面五窍,则双目赤痛,鼻干出血,牙龈萎缩出血,故治疗需在扶正同时佐入清热解毒之品,方能提高疗效。

(五)脾胃失调,妇人多发风湿

妇人以肝为先天,以血为本,以血为用,一生经历经、孕、胎、产,常气血不足,营卫失调,这是妇人好发风湿病症的重要原因。《素问·痹论》"荣者,水谷之精气也,和调于五脏,洒陈于六腑,乃能入于脉也,故循脉上下,贯五脏,络六腑也。卫者,水谷之悍气也,其气慓疾滑利,不能入于脉也,故循皮肤之中,分肉之间,熏于肓膜,散于胸腹,逆其气则病,从其气则愈,不与风寒湿气合,故不为痹。"

营行脉中,卫行脉外,有赖于脾胃水谷精微之气的滋养,脾胃运化功能正常则能布精散津,推动卫气的运行,以安五脏,从而抵御内外邪致病。不足则营卫不和,腠理疏松,藩篱不固,卫气失其正常卫外防御功能,此时生活和起居稍有不慎,则风寒湿热等外邪即可乘虚侵袭,邪阻脉络,凝滞气血,从而成痹,出现肢体疼痛、肿胀、活动不利等;此外卫气失营气之濡养,卫气不足,则与营气不相和谐,即所谓"逆其气"之意。《类证治裁·痹症》:"诸痹……由营卫先虚,腠理不密,风寒湿乘虚内袭。正气为邪所阻,不能宣行,因而留滞,气血凝涩,久而成痹。"此类患者当以调和营卫、固表通络为主。方用桂枝汤合玉屏风散等加减。因此诊治妇人风湿应多从整体着手,以补益气血、调理脾胃为主,佐以驱邪通络。

气血不足也是痹病发生的重要因素。人体气血不足,不但表卫不固,风寒湿热燥等邪气容易侵犯人体,而且会有经络不通、筋脉失养、肢体酸痛、活动不利等。《金匮要略·中风历节病脉证并治》:"少阴脉浮而弱,弱则血不足,浮则为风,风血相搏,即疼痛如掣。"《医学入门·痹风》:"痹属风寒湿三气侵入而成,然外邪非气血虚则不入。"《圣济总录·历节风》:"历节风者,由血气衰弱,为风寒所侵……。"可见气血不足在痹病发病中的内因作用。气血不足则表卫不固,腠理疏松。若起居不慎,调摄不当,风寒湿邪易于乘虚侵袭,或留着肌肤,或阻滞经络,或流注关节,闭阻血脉而成痹。然而何以会有气血不足,乃则责之于脾胃也。只有从根本调理好脾胃功能,才能使气血充足,才能提高人体的抵抗力、防御力,从能提高对外界环境的适应能力。此外,调理好脾胃功能,对于患者用药也是必要的基础,因为治疗痹病时常选用活血化瘀等力量较强的药物,此类药物一般活血通络祛瘀作用愈强,其对脾胃伤害愈大,选用此类药物需要保护脾胃的功能不受损伤,所以对于脾胃受损严重的患者,在治疗时常常以调理脾胃扶助正气为主,待脾胃功能恢复,气机条畅,气血充足,再治疗标症。

（六）脾胃失调与相关脏腑致痹

《素问·玉机真脏论》:"脾为孤脏,中央土以灌四傍。"脾胃位居中焦,可交通上下左右而统摄四傍,脾胃及四傍气机正常则生机不尽,四脏皆得安和。若脾胃失运,则气机不畅,气血不荣,脏腑失养而患病。五脏六腑对应五行各有所属,五行之间相互生化、制约,脏腑之间也存在着相互依存,相互制约的密切关系。而其中尤其是气机的升降,是人体诸脏腑共同参与完成的协调运动。脾胃作为气机升降的枢纽,起着至关重要的作用,但是其枢纽作用也需要其他四旁各脏的相互配合。所以对于脾胃气机失调的证候,也可以通过对其余四脏的调理来斡旋中州,以恢复气机之常,达到调理脾胃的目的。《医学求是·血证求原论》:"土位于中,而火上、水下、左木、右金。左主乎升,右主乎降。五行之升降,以气不以质也,而升降之权,又在中气,中气在脾之上,胃之下,左木、右金之际。水火之上下交济者,升则赖脾气之左旋,降则赖胃土之右转也。故中气旺,则脾升而胃降,四象得以轮旋;中气败,则脾郁而胃逆,四象失其运行矣。"说明脾胃升降在五脏中的重要作用。

1. **脾胃与肺痹**　肺属金,脾属土,土生金,脾生肺,脾为肺之母,肺为脾之子。唐容川曰:"土之生金,全在津液以滋之"。肺主一身之气,而脾为气血生化之源,"脾气散精,上归于肺",脾气不足,土不生金,卫外不固,机体易被风寒湿热之邪气侵袭,"上先受之",因此会出现颈背疼痛等症;反之,子盗母气,气机失调,肺失宣降,而发咳嗽,气机壅滞可致气短。在肺痹治疗中,常补益脾胃以补肺气,培土可以生金,补肺亦可扶土;再如临床中宣发肺气亦可起到提壶揭盖,促进脾胃升降功能正常的作用。

2. **脾胃与心痹** 《黄帝内经》"心生血,血生脾"。心属火,脾属土,因此心为脾之母,脾为心之子。《灵枢·决气》:"中焦受气取汁,变化而赤是谓血"。脾生血,脾统血,心主血脉,二者共同完成血液之运行,脾气充足而健运,血之生化有源,则心主之血自然充盈。血液运行在经脉之中,依赖心气之推动,也必须有脾气的统摄,方能维持其正常之运行。脾胃有病,常可波及于心,脾胃虚弱化源不足,无血养心,心脾两虚,或脾虚不运,宗气不盛,运血无力,脉道瘀阻,可发生面唇爪甲紫暗,"脉痹不已,复感于邪,内舍于心"而发心痹,常见胸闷,心慌等症。

3. **脾胃与肝痹** 《素问·宝命全形论》"土得木而达"。肝属木,脾属土,木疏土,相辅相成。肝主疏泄,又是人体气机条畅的关键所在,脾赖风木的帮助,才能发挥生养万物之能;肝藏血,主筋,肝虽然对脾以制约,但必须赖脾土以供给水谷精微滋养,即为土滋木。脾虚肝血不足,筋脉失养,可出现四肢麻木、关节不利、筋挛拘急等症。"筋痹不已,复感于邪,内舍于肝",则出现胸胁胀痛等症;脾失健运,水湿内停,日久蕴而成热,湿热郁蒸,可致肝胆疏泄不利,继而可成黄疸等。

4. **脾胃与肾痹** 肾为先天之本,藏精,主骨生髓,脾为后天之本、气血生化之源,肾需要脾胃受五脏六腑之精气而藏之,为藏元阴元阳之府。《医碥》:"下焦为中上之根,肾命为水火之本。"脾主运化水谷精微,必须借助于肾中阳气的温煦,而肾中所藏精气,有赖于脾气运化之水谷精微的不断补充和化生,脾虚肾精不足,则出现骨弱髓空,不能束骨利关节,而发骨痛;"腰为肾之府"故多发腰痛酸软等症,"骨痹不已,复感于邪,内舍于肾",则出现关节肿大变形,步履艰难,"尻以代踵,脊以代头"之重症,故补肾不忘健脾。肾主司水的开合,需要脾的制约,脾土虚弱时,土不制水,故出现湿浊、水肿,此时应培土制水,痹证常出现夜尿多,尿浊,此时健脾以补肾,则水液代谢趋于正常。

(七)脾胃理论与风湿病的治则治法

风湿病多属于疑难病症,临床表现复杂多样,往往侵害人体多个系统,常见上下同病、表里同病、脏腑同病,临床以"病因多端,病情复杂,虚实互见,寒热兼夹,疑似难辨,病情迁延,棘手难治"为特点,对该类病症治疗既要治标,更要治本,调理脾胃达四旁,贯穿治疗始终。路志正认为"脾胃一调,则周身气机皆调;脾胃一健,则五脏六腑俱健",即"持中央以达四旁"之理。脾气得健,水湿得化,湿去则风气不能独留,此所谓"随其所得而攻之"之义。

1. **健脾益气法** 四肢肌肉或关节酸楚,乏力倦怠,食少纳呆,腹胀便溏,舌淡胖或有齿痕苔薄白,脉沉细无力或结代。多用在病情相对稳定期,常用香砂六君子汤、补中益气汤加减。常用药物:党参、黄芪、白术、茯苓、甘草、陈皮、半夏、砂仁、木香、当归、升麻、柴胡、生姜、大枣等。

2. **理脾和胃法** 关节活动不利,口干、口黏不欲饮,脘闷纳呆,恶心欲呕,舌胖齿痕苔白腻,脉濡或滑。多用在浊气阻中,津液运化失司的痹证,方用麻杏薏甘汤合二陈汤加减。常用药物:麻黄、杏仁、薏苡仁、半夏、陈皮、茯苓、甘草等。

3. **运脾燥湿法** 关节肿胀弥漫,肌肉疼痛不适,伴食后腹胀,大便不爽,舌胖苔白厚,脉沉滑。多用于脾湿不运的痹证。常用宣痹汤,防己黄芪汤加减。常用药物:防己、黄芪、白术、薏苡、杏仁、滑石、连翘、山栀、半夏、晚蚕沙、赤小豆皮、甘草等。

4. **醒脾健运法** 周身倦怠不适,肢体沉重,脘痞腹胀,纳谷不馨,厌油腻,口黏,吐白痰涎沫,舌淡红苔白腻,脉濡滑。多用于湿邪困脾的痹证或燥痹前期,常用宣痹汤合二陈汤加减。常用药物:防己、杏仁、滑石、连翘、山栀、薏苡仁、半夏、陈皮、茯苓、晚蚕沙、赤小豆皮、甘草等。

5. 温脾散寒法　形寒肢冷,肢体怕凉怕冷,或痛势较甚,部位固定,脘腹冷凉,大便稀溏,小便清长,舌质淡暗苔白,脉沉迟。主要用于中焦虚寒的痹证。常用附子理中汤合黄芪桂枝五物汤加减。常用药物:制附子、人参、干姜、甘草、白术、黄芪、桂枝、芍药、生姜、大枣等。

风湿病治疗中,方中常有大寒、活血之品或动物药等刺激成分,可酌加生谷麦芽、炒神曲、生姜、甘草等以顾护胃气;尚可加用健脾开胃之焦三仙、鸡内金、炒扁豆,促进药物吸收。风湿病临床常用的免疫抑制剂,糖皮质激素,非甾类抗炎药以及中药药性多为苦寒或苦温之性,也易损耗气血伤及阴津,而且久服容易碍脾伤胃。因此临证中,应全程顾护脾胃,扶正御邪,常用白术、山药、茯苓、薏苡仁、生黄芪等药。

另外,在用药治病的同时,尚可配以食疗方法,开处简便易行的食疗方,或是代食,或是代茶饮。如赤豆三米粥:以木瓜、忍冬藤、丝瓜络煎水煮薏苡仁、粳米、小米、赤豆为粥,健脾益胃,清热利湿,疏通经脉,达到培土胜湿、治病求本之目的;对燥痹患者常用茶饮方:白茅根、绿豆衣、玉米须、乌梅、首乌藤、忍冬藤、甘草等以养胃阴,通络宣痹,缓缓取效。调理脾胃的同时,更注重药食并进。

(刘宏潇　姜泉　周彩云)

七、脾胃理论与肿瘤疾病

(一)脾胃理论与肿瘤疾病的关系

恶性肿瘤,属中医学"积聚""癥瘕""疢癖"范畴,根据症状和原发部位的不同有肠覃、石瘿、癥结、症瘕、积聚、乳岩、茧唇、舌菌、失荣、肾岩翻花、岩疽、噎膈、反胃、伏梁、息贲等描述。根据国家癌症中心发布的最新的统计数据显示,恶性肿瘤已经成为严重威胁中国人群健康的主要公共卫生问题之一,且近十几年来恶性肿瘤的发病死亡均呈持续上升态势。中医认为,恶性肿瘤乃正虚、湿滞、痰凝、血瘀、热毒所致,其本质为本虚标实,即以脏腑功能虚损为基础,由多种内外因素诱导而成,是因虚致实,虚实错杂的疾病。

1. 内伤脾胃乃发病之本　李东垣主张"内伤脾胃,百病由生",肿瘤的发病及病情的进展与脾胃有着密切的关系。《脾胃论》云:"元气之充足,皆由脾胃之气无所伤,而后能滋养元气。"脾胃是元气之源,元气为人身之本,内伤脾胃则元气衰而病由所生。《兰室秘藏》云:"推其百病之源,皆因饮食、劳倦,而胃气、元气散解,不能滋荣百脉,灌溉脏腑,卫护周身之所致也。"脾胃为水谷之海,气血生化之源,后天之本,人受水谷之养,由脾胃输布精微,化生气血阴阳,因此"脾胃为血气阴阳之根蒂也",内伤脾胃导致气血生化不足,脏腑虚损,正气不足,亦会导致肿瘤的产生。如《诸病源候论》云:"凡脾胃不足,虚弱失调之人,多有积聚之病。"《活法机要》云:"壮人无积,虚人则有之。脾胃怯弱,气血两衰,四时有感,皆能成积。"《证治汇补》云:"积聚癥瘕,皆太阴脾土之气",又言"积之始生,因起居不时,忧患过度,饮食失节,脾胃亏损,邪正相搏,结于腹中"。这些论述充分说明了脾胃虚弱与肿瘤发病相关。脾胃在肿瘤发病的重要性上可见一斑。

2. 湿、热、瘀、毒为发病之标　《医宗必读》云:"积之成也,正气不足,而后邪气踞之。"恶性肿瘤是以内伤脾胃为本,湿滞、痰结、血瘀、热毒、气滞互相搏结而成。脾胃虚弱,气、血化生不足,气虚血运无力或血量不足可致瘀,津液化生不足,阴不制阳,易内生火热邪气。脾虚则失于健运,胃失和降,水谷不化,不得上输、下流,湿浊内生,或凝聚成痰。痰湿之阴邪阻遏气机升降,加重气滞,亦可郁结生内热,使肿瘤病机繁杂。湿、热、瘀、毒盘踞日久,气机郁滞,经络不通,郁而生变,化生癌毒。

3. 脾胃升降与肿瘤发病相关 《格致余论》云:"脾居坤静之德,而有乾健之运,故能使心肺之阳降,肾肝之阴升,而成天地之交泰,是为无病之人。"《脾胃论·天地阴阳生杀之理在升降浮沉之间论》云:"万物之中,人一也,呼吸升降,效象天地,准绳阴阳。盖胃为水谷之海,饮食入胃,而精气先输脾归肺,上行春夏之令,以滋养周身,乃清气为天者也;升已而下输膀胱,行秋冬之令,为传化糟粕,转味而出,乃浊阴为地者也"。由此,脾主升清,胃主降浊,居中焦而斡旋,为气机枢纽,向上能输精气至心肺,向下能运糟粕于膀胱大肠,使人体气机通畅,输布有度。脾胃纳运相成,升降相因,则营养充足,排泄途径通畅。然病理状态下,气机升降失常,则精微无法转运,糟粕不能排泄,体内废物堆积,为病理因素堆积和肿瘤细胞增殖提供内环境。

4. 阴火论与肿瘤发病 《脾胃论·饮食劳倦所伤始为热中论》云:"既脾胃气衰,元气不足,而心火独盛,心火者,阴火也,起于下焦,其系系于心,心不主令,相火代之;相火,下焦包络之火,元气之贼也。火与元气不两立,一胜则一负。"提出阴火之论。表现为阳气不能居于阳分,而入于阴分,则成阴火,脾胃元气亏损,升降失职,气火失调,无法正常升腾与通降,清阳下陷,阳陷于阴中之证,是"阴火"的核心病机,其本质为病理之火,即内伤所引起的能危害人体元气的火热邪气。《素问·阴阳应象大论》云:"壮火之气衰,少火之气壮,壮火食气,气食少火,壮火散气,少火生气。"少火为生理之火,是脏腑功能、生长发育等一切生命活动的原动力。"壮火"为病理之火,会损耗人体的元气,病理之火这种相对亢盛的火热之邪则会导致细胞的异常增殖,形成肿瘤,并且不断耗伤人体正气,导致病情的进展,因此阴火与肿瘤的发生、浸润与转移相关。在阴火理论指导下,李东垣提出甘温除热法,补益脾胃,升发清阳,潜降阴火,具体包括益气升阳、升阳散火、升阳除湿、升阳泻火四个方面。

(二)脾胃理论在肿瘤分期论治中的应用

1. 围手术期 术后肠胃功能恢复不佳,营养不良一直是围手术期所关注的重点,术前调理脾胃,增强患者精力、体力,可为手术创造良好条件。外科手术在去除病灶的同时,伤及脾胃,易加重湿聚、瘀留、浊生,尤其是消化道肿瘤患者,脾胃本就受邪,术后气血不足,容易表现出气虚乏力、自汗、纳少腹胀等脾胃受损的症状。因此,围手术期针对术后出现的上述病理变化,强调包括胃肠动力的恢复、术中心理调节及术后营养支持等治疗方法,施以健脾益气、醒脾开胃,佐以补肾之剂,往往能改善症状,使患者体力精神好转,为术后进一步治疗打下基础。

2. 围放化疗期 化疗具有明显的毒邪特性,其性峻烈,多败坏脏腑,损伤气血阴阳、四肢百骸。可导致机体衰弱、骨髓抑制、消化障碍、炎症反应等副作用,还可引起不同程度的心脏毒性、肾脏毒性、神经系统毒性及肝脏毒性。根据肿瘤化疗后中医证候学调查研究显示,化疗后临床主要表现为倦怠乏力、气短懒言、咽干口燥、自汗、盗汗、脉细数、脉虚无力等表现,辨证以气阴两虚证为最多见,其次为气虚证,再次为阴虚证、气血两虚证和阳虚证。化疗后倦怠乏力、咽干口燥两个症状发生率高,且在轻重程度上以重度表现为主,化疗后可损伤心、肝、脾、胃、肺、肾诸脏器功能,主要为脾肾两脏受损,出现食欲下降、反复呕吐、疲乏无力、倦怠懒言、头晕目眩、腰膝酸软、五心烦热、小便短赤或清长等表现,其主要治疗原则以扶正培本为主,包括补气养血、健脾和胃、滋补肝肾等。

放疗具有明显的火邪性质,其性炎热,初期主要表现在火热、火热灼津、伤阴耗气方面,而后期则突出表现出津伤阴亏。局部反应有放射性皮炎（局部皮肤变黑、皮肤发红甚至破溃）、放射性口腔炎（口腔黏膜糜烂、破溃等，伴局部黏膜疼痛）、放射性咽炎、放射性食管炎（进食或吞咽时疼痛等）、放射性肺炎（刺激性呛咳或干咳，咯白色黏痰或泡沫痰）等。由于气虚鼓动乏力，阴津亏少，血稠难行，易成血瘀证候。因此放疗应以养阴生津为主要治疗原则，兼以清热解毒、活血化瘀、健脾和胃、滋补肝肾。

放化疗属于以毒攻毒的攻邪过程，往往毒性强，在促使肿瘤细胞凋亡的同时攻击正常细胞，攻伐人体正气，导致脏腑气血功能虚损，虚者更虚。即《素问》所言"大毒治病，十去其六"。因此无论是化疗或放疗均应重视患者脾胃功能，治疗应以重建脾胃功能为目的，治以健脾益气、渗利湿浊之剂。一方面，可以重建脾胃功能，使气血生化有源，减轻放、化疗毒副作用，保证化疗疗程的顺利完成。另一方面可使患者脾胃健旺，扶助正气，改善症状，提高生活质量。根据放化疗病性的差异，在化疗期间予中药益气健脾、和胃降逆、润肠通便以减轻化疗药物导致的胃肠道反应为主；放疗期间宜养胃清热、滋阴健脾，配伍甘温除热、益气养阴之品。

3. 围靶向治疗期 肿瘤分子靶向治疗与传统化疗相比疗效明显提高，并有耐受性良好、毒副作用小及生活质量高等优点，被美国国立癌症研究所称为 21 世纪肿瘤学研究的方向。然而随着靶向药物的使用，靶向药物的耐药性、毒副作用成了困扰临床工作者的首要问题。而有研究报道中医中药在肿瘤的靶向治疗的治疗中发挥一定的作用，如减轻毒副作用、减轻症状、改善生活质量、增强抗肿瘤疗效、逆转靶向药物耐药、提高生存率等方面，中医药治疗与靶向治疗之间都存在明显的互补性。

癌症初期脾虚而致积，终末期因积而愈虚。脾生化气血，肝藏血，肾藏精，精血互生，脾虚化源不足，则五脏之精减少，肾失所藏，肝失濡养；肾虚不足，脾失温煦而运化失职，肾精不足，精不化血，血不养肝，脾肾双亏，或肝肾亏虚，久则积渐大而体更虚，加速病情恶化和肿瘤转移扩散。晚期以虚证为主，脾肾双亏或肝肾两虚是终末期根本因素。当然，对于某些终末期恶性肿瘤患者，病程日久，癌毒扩散，正气亏虚，加之手术过程耗气伤血，术后复发再化疗时进一步损伤气血，终致气血双亏，正虚邪实。可以通过调理脾胃减轻症状，扶正抗癌，补益精血，在一定程度上改善患者的生存质量，以带瘤生存为原则，以保存胃气为要，如李东垣所言："人以胃气为本，胃气一败，百药难施。"

（三）脾胃理论在肿瘤辨病辨证论治中的应用

1. 消化系统肿瘤 近半数的肿瘤患者为消化系统肿瘤。临床常见消化系统肿瘤以食管癌、胃癌、胰腺癌、肠癌、肝癌为主，病位主要在脾与胃。临床表现多为进食困难、呃逆、腹痛、腹胀、腹泻、恶心、呕吐、便秘、便血，属祖国医学噎膈、腹痛、呃逆、胁痛、臌胀、积聚、失血之范畴。消化道肿瘤的发生、发展、预后都与脾胃之强弱密切相关，脾胃强弱是影响消化道肿瘤发生、发展、预后的根本原因。在治疗过程中，应顺应脾胃的生理功能，调理脾胃目的是恢复脾胃升降、纳化、燥湿的功能，顺应脾胃升降相因、纳化相得、润燥相宜的生理功能。脾胃虚弱者，当益气健脾，补气养血；纳运失调者，当健脾助运，和胃消导；升降异常者，当升清降浊，调其气机；累及肾阳者，当益火补土，补益精血。

消化道肿瘤的发生大多是由多种慢性胃肠疾病久治不愈逐渐演变而成。在此过程中脾胃之气日损，加之手术伤脾、化疗伤气，必致脾胃更虚，生化乏源，终致脾气虚弱。故此类患者多有神疲乏力、食欲缺乏、少气懒言、面色萎黄、形体消瘦、大便稀溏、舌质淡苔薄白、脉细弱等症。治宜健脾益气。因此在消化系统肿瘤中首要强调补益脾胃的重要性。常用四君子汤、六君子汤、香砂六君子汤、归芍六君子汤加味。在药物选择上,习用太子参、党参、炒白术、山药、黄芪、炒当归、茯苓、薏苡仁、红枣、炙甘草等。病至后期,脾阳不足可损伤肾阳,肾阳不足,命门火衰,不能温煦脾阳,脾阳更虚,虚寒内生,患者除了上述"气虚"症状外,往往还影响到肾阳,有畏寒肢冷、腰膝酸软、口淡不渴、溲清便溏、面白舌淡,治当益火补土,温肾健脾,可选用附子理中汤配伍熟地、肉桂、补骨脂、益智仁助命门少火。

脾主运化,胃主受纳,消化道肿瘤患者常有脾虚食滞之象,可见纳呆、腹胀、脘腹痞闷等症状,治宜健脾消食,和胃消导。可香砂六君子之基础上,予焦三仙、鸡内金、炒神曲、莱菔子、瓜蒌等消食导滞之品加减,以降胃气,同时给邪气以出路。

《临证指南医案》言:"脾胃之病,虚实寒热,宜燥宜润,固当详辨,其于升降二字,尤为紧要。"外感或内伤因素影响脾胃气机壅遏,升降无序,导致六腑积滞,日久则由气及血、气滞血瘀、气滞湿阻、痰瘀互结而致癥瘕积聚。此类患者多有腹胀、便秘或泄泻、呕吐、反胃等胃肠功能紊乱的表现。因此在治疗上宜选用轻清活泼灵动之品,少用重浊厚味、刚劲燥烈之属,以斡旋升降,若脾胃虚弱,清阳不举常用参苓白术散加减,加煨葛根、荷叶等。亦可法李东垣的气升阳之方,如补中益气汤、调中益气汤、升阳益胃汤、升阳除湿汤等。脾气不升明显者,加用黄芪、柴胡、升麻、桔梗等,随证灵活加减。胃浊不降者,可用平胃散、旋覆代赭石汤、橘皮竹茹汤、通幽汤、增液承气汤之类。胃气不降明显者,根据寒热不同酌情选用竹茹、枳壳、柿蒂、刀豆子、丁香、旋覆花,苏梗、紫苏子、香附、陈皮、香橼皮等降胃气;也可参照仲景辛开苦降之法,如半夏泻心汤,一升一降,一散一收,调理气机,辛甘之品配伍以升清气,酸甘之品配伍化其阴以充精微,调理机体的升降之机。

脾为湿土,胃为燥土,脾喜燥恶湿,胃喜润恶燥。燥、湿生理上各司其职,相互为用,病理常常错杂为患。若脾运化失职,水湿内停,湿性黏腻,易酿成痰,痰浊凝滞,易阻气机,因此湿阻、痰凝、气滞常错杂出现。症见:饮食不化、脘腹痞闷、或吐或泻、四肢乏力、形体消瘦、面色萎黄、舌淡苔白腻、脉虚缓等。应立祛湿化痰之治法,若脾虚湿盛,大便溏薄,舌苔白腻者,治宜健脾益气,渗湿止泻,以参苓白术散为主加减。若湿滞脾胃,脘腹胀满,舌苔白厚而腻者,治宜燥湿运脾、行气和胃,以平胃散为主加减,或于四君子汤基础上加苍术、厚朴、法半夏、藿香、草果等芳香化湿醒脾之品。若湿郁化热,湿热内蕴,腹胀泄泻、舌苔黄腻者,治宜清热化湿,可用三仁汤、藿朴夏苓汤加减。或在平胃散的基础上加用黄芩、黄连、蒲公英等。如若素体阴虚,或原有慢性萎缩性胃炎,或因肿瘤手术后复发,或经放、化疗损伤等,均可出现脾胃阴虚之证。此类患者多有厌食乏力、脘腹隐痛、口干咽燥、五心烦热、大便干燥、形体消瘦、舌红少苔或舌光无苔、脉细数等,常用益胃汤、沙参麦冬汤、增液汤、一贯煎等方加减。在选药上,如兼有肺阴虚者,常选南北沙参、天麦冬、天花粉、石斛、玉竹、生地等;如兼有肝肾阴虚者,常选女贞子、旱莲草、枸杞子、生地、山萸肉等。

在重视顾护脾胃的同时,还应辨病与辨证相结合,解毒抗癌贯穿疾病的全过程,适当运用现代药理研究证实具有抗肿瘤作用的白花蛇舌草、白英、龙葵、苦参、土茯苓、半枝莲、山慈菇、薏苡仁、浙贝母等解毒祛湿之品。王清任《医林改错》中指出:"肚腹结块,必有形之血也。"食管癌见阻隔胃气之噎膈,常配旋覆花、代赭石下气消痰;胃癌见腹胀、血证,常配木香、厚朴理气和胃,仙鹤草、白及收敛止血;肠癌见湿毒梗阻、脓血便滞下,常配白头翁、败酱草、苦参祛湿解毒,地榆、槐花凉血止血;胰腺癌见癌痛、黄疸,常配延胡索、川楝子、莪术等行气止痛,茵陈、金钱草、栀子等通腑退黄;肝癌见腹水肢肿,常配槟榔、大腹皮、猪苓、泽泻利水消肿。

2. 其他恶性肿瘤 肿瘤的发生发展往往以脾虚是始动因素,肝郁为病情进展调节因素,脾肾双亏或肝肾两虚是终末期根本因素。因此重视脾胃在肿瘤的治疗中意义重大。

脾胃居中焦,是五脏气机升降之枢纽,其上连心肺,下及肝肾,为五脏活动提供能源。肝的升发、肺的宣降、肾的蒸化、摄纳、心火下降、肾水上升等,无不依赖脾胃。可见,五脏是一个整体,以脾胃为轴,余脏为轮,轴运轮行,则循行不息;轴坏轮停,则诸病生。若脾胃虚弱,不能滋养于肝,或土壅木郁,遂致肝病;土不生金、土不制水能致肺肾之病,元气不足,心火独亢、营血大亏,则致心病,他脏之病可以治脾胃,因此对于消化系统以外的肿瘤,依然要重视脾胃的作用。同时,根据五行学说,治疗疾病不仅要着眼于发病脏腑,而且要考虑脏腑之间的生克关系,因此可以通过培土生金、扶土抑木、培土制水治疗他脏肿瘤。如张景岳云:"如肝邪犯脾者,肝脾俱实,单平肝气可也;肝强脾约舍肝救脾可也。"

《难经·七十七难》云:"见肝之病,则知肝当传之于脾,故先实其脾气,无令得受肝之邪。"张仲景在《伤寒杂病论》中亦明确指出:"夫治肝病者,见肝之病,知肝传脾,当先实脾,四季脾旺不受邪,即勿补之。中工不晓相传,见肝之病,不解实脾,惟治肝也。"故实脾则肝病自愈,肝属木,脾属土,肝木能乘克脾土,土壅能导致木郁。因此在肿瘤的治疗中,扶土抑木能够调控病情进展,防止肝木升发太过,"先安未受邪之地",又可防止患病日久,脾胃受损,影响疾病预后。

按"虚则补其母"的治则,运用培土生金之法,健脾胃以益肺气,待脾气充实,健运复职,脾土旺则肺金自生,肺虚之候自除。脾气健运,将饮食精微运输给肺,从而保持肺的功能正常;脾虚精微不升,废浊不降,容易产生痰湿,出现痰多、咳嗽等肺的症状,治疗则需健脾化痰,即"培土生金"健脾补肺的方法治疗,往往取得较好的效果。如叶天士在《临证指南医案》中云:"清养胃阴,使土旺生金,所谓虚则补其母也。"陈世铎在《石室秘录》亦云:"治肺之法,正治甚难,当转以治脾,脾气有养,则土自生金。"

"培土生金"法又包括甘平培土生金、甘温培土生金和甘凉培土生金。甘平之法是通过平调中焦气机,寒热虚实整体调理;脾胃虚弱,健运失司,痰浊滋生,或肺气虚损,母病及子,脾气亦虚,症见咳而无力、胸闷气短、神疲乏力、自汗畏风、活动后加重、食少纳呆、或咯痰清稀、痰中带血、舌质红、苔白、脉细或无力等,方用参苓白术散加减。

李东垣谓"脾胃一虚,肺气先绝",创甘温健脾益气之法,适用于肺脾肾寒,或肺脾虚寒者,以咳嗽无力、痰液清稀、纳呆肢困、脘腹冷痛得温则舒或腰膝酸冷、泄泻完谷不化、舌质淡、苔薄白、脉沉迟等,宜用黄芪建中汤或附子理中汤加减。

甘凉之法适用于肺胃阴分不足之人,肺癌之气阴不足者,肺胃津伤,肺胃阴虚,虚火上炎,症见咳嗽声低、夜间咳甚、痰少而黏、不易咯、口干口渴、伴低热或潮热、舌质红、少苔、脉细数等。往往伴有咳嗽、咯血、肺痿、便秘等症。药物宜选用性味平和,益胃而不呆滞,清热而不损胃气之品,如北沙参、麦冬、玉竹、石斛、粳米、乌梅、五味子、甘草等。

对于中晚期患者采用攻积散坚之法常常会使患者的情况急转直下,采用培土生金法激发患者食欲,应活用补气健脾和胃之黄芪、白术、茯苓、半夏、陈皮、谷麦芽、鸡内金等品。

(四)脾胃理论在肿瘤并发症中的应用

从现代医学研究结果看,肿瘤患者化疗后以虚证或虚实夹杂为主,治疗应采取扶正培本及扶正祛邪原则;在虚证中,以气阴两虚证为主要证候,气虚证、阴虚证及气阴两虚证占大部分,所以中医治疗应以益气养阴法为主;同时,由于化疗药物的"热毒"性质是导致化疗后症状出现的本质,故在益气养阴的同时,适当佐以清热解毒,使"邪去而正自安"。此外,临床上针对肿瘤患者晚期痰凝、瘀阻等邪实表现,可随症佐以燥湿化痰、活血化瘀之品,使痰去瘀化而毒解;因为脾为后天之本,气血生化之源,肾为先天之本,寓元阴元阳,具有生精化髓功能,故在用药上,选择具有健脾补肾功效的中药,通过健脾益肾使气旺髓生促进机体恢复健康。

1. 癌性发热 癌性发热是中晚期恶性肿瘤常见并发症之一,通常是指癌症患者出现的与恶性肿瘤有关的非感染性发热,常由多种原因引起。《灵枢》中描述:"营卫稽留于经脉之中,则血泣而不行,不行则卫气从之而不通,壅遏而不得行,故热。"李东垣曰:"胃病,则气短,精神少而生大热。""四肢发热、肌热、筋痹热、骨髓中热、发困热如燎,扪之烙手,此病多因血虚得之,或胃虚过食冷物,抑遏阳气于脾土,火郁则发之。"癌性发热属于中医"内伤发热"范畴,内伤发热是气血阴阳失衡,脏腑功能失调所致。恶性肿瘤晚期发热因气虚、血虚、气郁、血瘀等引起。气机怫郁,郁久可以化热;血虚不行,瘀血阻滞经络或无以敛阳,壅而为热。脾胃运化失常,痰湿内生,郁而化热,元气不足,阴火内生,可致发热。

气虚发热,多为正气大伤,虚阳外越或阴火上冲,或为气虚致卫外不固、营卫失和,皆可导致发热,多见于肺癌、胃癌、大肠癌、食管癌等及放化疗后。当法李东垣补中益气、甘温除热,方用补中益气汤加减。阴虚发热,多见于肺癌、肝癌或放疗后患者,阴虚则热盛,阴虚则内热,或放化疗耗气伤阴,水不制火,阳热炽盛,故而发热,治宜滋阴清热,方剂选用清骨散、青蒿鳖甲汤加减。阳虚发热,此证多出现在晚期,常为病危时刻,虚阳浮越于上,治宜引火归原,予益气温阳之品,方选四逆汤、金匮肾气丸之类加减。血瘀发热,由于肝气郁结,气滞不通,血瘀毒结,或术后瘀血内停,均可导致气血瘀滞,营卫壅遏,而引起发热,热毒发热,多见于肝癌、肺癌、恶性淋巴瘤、白血病、恶性组织细胞,患者多属于阳盛体质,阳盛生外热,或邪毒热化,热毒燔灼阴津,伤及营血,治宜清热解毒,升清泄浊,方以普济消毒饮加减。痰湿郁热,见于晚期消化道肿瘤,尤多见于肝胆系统肿瘤如肝癌、胆囊癌、胰腺癌等,方剂可选用三仁汤、蒿芩清胆汤、甘露消毒丹或达原饮。

2. 恶病质 属于中医"虚劳"范畴。《素问》中云:"大骨枯槁,大肉陷下,胸中气满,喘息不便,其气动形,期六月死",与恶病质的描述近似。癌症日久不愈,脏腑气血阴阳亏损而成劳。癌症的终末期往往伴有虚劳,手术、放化疗等现代医学手段虽然可以控制肿瘤播散的危害,但是不可避免的影响患者的体质,致患者体质虚弱,各种并发症频发。《脾胃论》认为"人以胃气为本……元气、谷气、荣气、清气、卫气、生发诸阳上升之气,此六者,皆饮食入胃上行胃气之异名,其实一也。"因此恶病质属于肿瘤晚期,胃气衰败,与脾、肾两脏关系密切,最终导致五脏虚损,气血阴阳俱虚。以固护正气、健脾益肾为主,如人参养荣汤、六君子汤、肾气丸、二至丸、二仙汤等,少佐活血、清热、化痰、散结等祛邪之剂,以期最大限度地改善患者的生活质量,延长生存期。避免滋腻之品妨碍脾胃运化,慎用峻烈之品,防大辛大热或大苦大寒、大毒等重伤气血。因此在治疗中强调补益脾肾的主导作用,重视原发病的治疗即抗肿瘤中药的应用,注意化瘀生新。

3. 癌性疼痛 癌性疼痛是指由癌症、癌症相关性病及抗癌治疗所致的疼痛,常为慢性疼痛。据统计,全球数千万癌症患者中30%~50%有不同程度的癌痛,晚期癌症患者中75%有癌痛症状,严重影响了患者的生活质量,其区别于炎症疼痛和神经病理性痛,有其独特的机制,是以正虚为基础,由于气滞、血瘀、痰凝、湿聚、多种因素交织而形成病理产物引起的疼痛。

《兰室秘藏》云:"调其阴阳,不足则补,有余则泻。"病理产物属于有余之物,应予泻之。

根据疼痛性质的不同,可对应不同的治法。若其表现为胀痛,伴有闷胀感,肿块质地较软,时轻时重,或脘腹胀满,两胁胀痛,兼见嗳气、恶心呕吐等,多以气滞血瘀为主。故当以理气行滞而消肿止痛,可选用川楝子、延胡索、枳壳、陈皮、香附、八月札、大腹皮、白蔻仁、木香、玫瑰花、佛手、绿萼梅等,使用时需注意温燥伤阴之弊。若癌痛以肿胀压痛,或刺痛为特点,且痛有定处,舌质紫暗或见瘀斑,脉弦细或细涩,多以血瘀为主,可选用三棱、莪术、三七、丹参、桃仁、皂角刺、赤芍、泽兰等。若肿块多光滑,钝痛明显,伴有以纳呆、痰多、身困、肢肿,多选用陈皮、半夏、薏苡仁、猪苓、茯苓、白蔻仁、薏苡仁、土茯苓、扁豆、厚朴、山慈菇、牡蛎、天南星、姜半夏、夏枯草、昆布等祛湿化痰散结药。若肿块多见于腹腔,呈持续性锐痛,伴灼热感,伴见发热、口苦、溲赤、便秘等,舌红苔黄,多由热毒蕴结导致,当以解毒消肿止痛,多用蒲公英、肿节风、金银花、黄芩、黄连、黄柏、半枝莲、白花蛇舌草、蚤休、菝葜等药物。

当然,上述病理产物的产生均有脾胃功能异常所致,因此,顾护脾胃应贯穿治疗始末,尤其是阿片类药物如吗啡、曲马多、羟考酮及芬太尼透皮贴剂等广泛应用,产生多种不良反应,便秘、尿潴留较为常见,因此补中益气、顺气导滞仍然是治疗的关键,可予补中益气汤合四逆散、五苓散加减。

4. 骨髓抑制 骨髓抑制是化疗常见的不良反应,影响造血细胞的增殖与分化,在外周血细胞自然凋亡后,出现骨髓抑制,是阻碍按时足疗程化疗,或不能耐受手术、发生严重感染而死亡的重要原因。中医将骨髓抑制归为"血虚证"、"血证"等范畴,与血液化生不足、运行异常及气血阴阳失衡有关,在治疗应以调整五脏功能为本,配合补气、养血、滋阴、温阳、化瘀等治法,健脾益气类方剂如归脾汤、健脾益气生血汤,益气养阴为主的参麦注射液,健脾养血、滋补肝肾等补益方法,方可选六味地黄丸、龟鹿二仙丹、十全大补汤加减等。

(五)脾胃理论在肿瘤方药运用中的指导作用

1. 平衡扶正与祛邪 《医宗必读·积聚》认为"初者,病邪初起,正气尚强,邪气尚浅,则任受攻。中者,受病渐久,邪气较深,正气较弱,任受且攻且受。末者,病魔经久,邪气侵凌,正气消残,则任受补。"肿瘤病机属于虚实夹杂,根据虚实变化的不同,灵活掌握"邪祛则正安"和"养正积自除"二者之间的辨证关系,扶正与祛邪是为了一个共同目的,应根据具体病情,或补中有泻,或攻中寓补,或攻补兼施,因人因时而异,做到"以平为期",将扶正与祛邪有机地结合。要做到祛邪不伤正,扶正不留邪。

《素问·至真要大论》云:"坚者削之""结者散之""留者攻之",肿瘤气滞血瘀、痰湿热毒结聚而成,而活血化瘀、软坚散结等祛邪的治疗方法均不可弃。在扶正的同时,并配以祛邪药,根据邪气的虚实,遣方用药方法不同,给予利气、通导、活血化瘀、化痰软坚、清热解毒、扶正补虚等方法,需要分清主要矛盾和次要矛盾,在正虚为主要矛盾时,采用扶正为主、抗癌为辅;在肿瘤恢复或缓解期,攻补兼施,防止肿瘤复发与转移;在肿瘤进展期应以祛邪为主,扶正为辅,控制瘤体进展;肿瘤晚期,正气虚耗,应以扶正为主,祛邪为辅,提高患者生存质量,延长生存期。常选用夏枯草、鳖甲、海藻、昆布等。同时在临床中还应注意辨别虚实真伪,避免因"大实若羸状,至虚有盛候",造成助邪伤正的结果。清热解毒药大多选用半枝莲、半边莲、白花蛇舌草等;活血化瘀药常应用桃仁、红花、莪术、丹参、五灵脂等;软坚散结药常选用夏枯草、鳖甲、海藻、昆布等。

2. 强调扶正培本 正虚是肿瘤的发生与发展的根本,余桂清、朴炳奎、林洪生等致力于消化道肿瘤扶正固本治则。扶正培本治则的临床应用,主要是调节人体阴阳气血津液和脏腑功能的平衡以增强机体的抗病能力消除各种虚弱证候达到强壮身体祛除病邪之目的。因此扶正培本法并不是单纯的补益,而是在辨证论治的基础上,恢复机体的平衡状态。

余桂清教授以肾为先天之本、五脏之根,脾为后天之本、气血生化之源为理论依据,形成以调理脾胃作为指导思想的学术主张,脾胃以平为贵,治以调理为宜,脏腑阴阳以平衡为贵,宜健宜通和畅为本,调理治之不宜过用参茸之剂。并创立脾肾方,具体药物为党参、白术、菟丝子、女贞子、枸杞子、补骨脂等。

朴炳奎教授在临证处方用药时还强调组方法度"以和为贵",一方面重视扶正培本,强调脾胃为后天之本,重视调和脾胃、顾护正气,正如《素问·生气通天论》所云:"内外调和,邪不能害。"另一方面注重调和、疏利、消导之法,临床善用理气和血、疏散通利,意在强调调和气血,给邪气以出路。善用四逆散、小柴胡汤等调畅气机,善用当归、芍药、川芎等调和血分,善用薏苡仁、土茯苓、猪苓、茯苓渗利解毒,尤其在调补的基础上,重视消导和胃药物的应用,如炒三仙、陈皮、鸡内金等,以免补益之品滋腻、壅滞碍胃。

林洪生教授临证谨守病机,恰当地运用"和""补""调""益"等方法。化疗后患者出现消化道反应时,为"和"法,以期肝脾调和、脾胃调和、肝胃调和、肠胃调和等;"补"即益气养血,适用于化疗后出现面色苍白、神疲乏力、头晕等气血亏虚症状,主张补气养血以平为期,多用玉屏风散、当归补血汤加天冬、麦冬、阿胶珠、白芍、鸡血藤等滋阴养血之品;当患者化疗后出现血象下降,骨髓抑制时,使用"益"法,以补益肝肾、益精填髓为主,偏阳虚的用右归丸加减,偏阴虚的用左归丸加减,从而"阴中求阳,阳中求阴","调"法涵盖了调理脾胃、调和肝脾、调畅气血、调和阴阳等,使机体达到相对平衡的状态,"调"法贯穿整个治疗大法。

3. 综合治疗　癌症作为一种心理应激因素,可导致患者出现抑郁、焦虑,并可诱发肿瘤或加速肿瘤的恶化。因此,改善抑郁、焦虑情绪、对癌症的治疗是非常必要的。《黄帝内经》提出"五音疗疾"理论,并根据"五脏相音"理论把五脏与五音对应联系在一起,通过不同调式的音乐对人的身心具有的不同影响,来调理脏腑阴阳。整体上改善患者的身心不适感觉,减轻抑郁状态,提高生活质量。现代研究表明音乐干预能减轻或消除小细胞肺癌并发抑郁患者的不良心理反应,改善 Th1/Th2 细胞因子失衡的免疫状态。

针灸疗法是最具中医特色的传统的中医治病的方法之一,包括针刺和艾灸,针灸疗法立足于对全身机能的调整,使用方便,不产生任何不良反应,临床研究表明,针灸治疗食管癌、胃癌、肝癌等能明显改善症状,减轻放疗、化疗的胃肠反应、骨髓抑制及免疫抑制等,针刺镇痛作用尤为显著,灸法治疗肿瘤既可补虚,又可消瘀散结,标本同治,不但能提高免疫功能,抑制动物移植性肿瘤的生长,也能改善血液流变指标异常,而且对提高放化疗引起的外周血白细胞减少有确切的疗效。针、药、灸作为最常用的中医药治疗肿瘤的三种疗法,三者结合存在潜在的协同作用和明显的优势互补的作用。还可以应用中药外敷治疗肿瘤,可以促进局部癌肿消散作用,对癌性疼痛的疗效明显,对癌性发热、癌性胸腹水等有独特的作用,减轻肿瘤患者的症状。

综合疗法还包括心理疗法,饮食疗法,运动疗法等,在治疗时可以多法合用,对于提高肿瘤患者生存质量,更好发挥中医药治疗肿瘤的特色有着重要意义。

（六）脾胃理论防治肿瘤基础研究进展

1. 健脾药物影响基因、蛋白的表达　现代研究证实党参、白术、茯苓、仙鹤草等健脾药物可以使 bcl-2 基因表达阳性率显著下降,健脾理气方药（黄芪、人参、白术、茯苓、陈皮等）具有抑制肿瘤细胞突变型 p53、bcl-2、C-myc 蛋白表达的作用,可以明显增强 p16、p21 基因 mRNA 的表达,降低 C-myc、K-ras 基因 mRNA 及降低肝癌组织中 p53、survivin 蛋白的表达。

健脾中药可以抑制肿瘤细胞端粒酶活性,可通过调节上述的 *bcl-2*、*p53*、*C-myc*、*survivin* 等基因表达,共同调控细胞的增殖与凋亡。

2. 健脾药物调节免疫细胞活性　现代研究表明健脾方药能增强免疫功能,使 T 细胞亚群中 CD3+、CD4+ 细胞的表达增加,并且明显改善了 CD4+/CD8+ 细胞的失衡状态提高杀伤细胞活性,诱导肿瘤细胞凋亡,抑制肿瘤细胞增殖和转移,提高化疗疗效以及改善患者生质量。扶脾中药可能具有双向调节及逆转巨噬细胞表型的作用。肿瘤患者体内 M1、M2 细胞平衡被打破,健脾中药可能具有逆转 M2 向 M1 转型,使经典活化的巨噬细胞即 M1,发挥抗肿瘤的作用。激活天然杀伤(NK)细胞活性,有学者观察健脾扶正法对脾虚荷瘤模型小鼠化疗后脾细胞 NK 及白细胞介素 2(IL-2)活性的影响。结果表明,化疗配合健脾扶正方药各组 NK、IL-2 活性明显高于单纯化疗各组。

3. 健脾药物能够抑制肿瘤转移　现代医学研究表明,血管内皮生长因子(VEGF)、基质金属蛋白酶(MMPs)及微血管密度(MVD)均与肿瘤转移有关。健脾益气中药(健脾复方胃肠安:黄芪、党参、炒白术、茯苓、炙甘草、半夏等)具有阻断恶性肿瘤起始与启动阶段的作用,并通过 BALB/C 裸小鼠建立人大肠癌原位移植瘤模型,观察健脾复方胃肠安的抗肿瘤转移机制,认为健脾复方的抗肿瘤转移机制与显著降低大肠癌组织 VEGFmRNA MMP2mRNA、MVD 的表达以及下调 COX-2 的表达和其上游因子 NF-κB 相关。

(庞博　侯炜　吴煜)

八、脾胃理论与妇科疾病

(一)中医妇科疾病概述

《医宗金鉴·妇科心法要决》中云"男妇两科同一治,所异调经崩带癥,嗣育胎前并产后,前阴乳疾不相同。"男女在脏腑、经络、气血等的活动规律虽基本相同,但妇女因胞宫、卵巢等特殊的解剖结构,且具有月经、带下、妊娠、产育、哺乳等生理特征,因此,妇科病也相应呈现出经、带、胎、产、杂病等不同类型的病理特点。

1. 女性生理特点

(1)"精血"为经、带、胎、产、乳的重要物质基础:《素问·金匮真言论》云"夫精者,身之本也。"精是构成人体和维持生命活动的精微物质,具有繁衍生殖、维持生长发育等功能。《素问·上古天真论》:"二七而天癸至,任脉通,太冲脉盛,月事以时下,故有子。"肾气旺盛,天癸产生,任脉与冲脉通盛,聚脏腑之血,输注于子宫,化而为月经,故能有子。《景岳全书·妇人规》:"盖白带者……精之余也","妇人乳汁,乃冲任气血所化",指出生理性带下、乳汁均由精血所化。

"女子以血为本",血是女性化生经水、乳汁,养育胎儿及哺育婴儿等不可或缺的物质基础,血枯则经血、乳汁无源。胞宫血海不足,则无以纳精成孕。

精与血皆由水谷精微化生及充养,"精血同源",二者相互滋生,为女性经、带、胎、产、乳提供重要的物质基础。

(2)脏腑、经络、气血的相互作用贯穿于女性生理过程:《素问·调经论》曰:"人之所有,血与气耳。""脾居中央,灌溉四傍",脾胃健运,则气血生化充足,气机升降有常。一则滋补肾精,充养先天。二则升清荣木,和畅气机。三则散精于肺,充养宗气。四可奉心化赤,统摄血液。脾胃为气血生化之源,气机升降之枢纽,支持和调节着女性正常的生理过程。

冲、任、督、带四脉在女性月经来潮和生殖功能中起着重要作用,其正常运行离不开脏腑的调控。脾为后天之本，胃为水谷之海，在调节四脉中显得尤为重要。冲脉与胃经"会于气街""合于宗筋"，得胃气濡养，脾血补充，广聚脏腑气血。任脉为"阴脉之海"，任脉通畅，脾胃阴血下注胞宫。"任脉通，太冲脉盛，月事以时下，故有子"（《素问·上古天真论》）。督脉为"阳脉之海"，得后天脾阳以补充，温煦脏腑。带脉约束众经，固束胞胎，亦靠脾气统摄功能的正常发挥。可见，冲、任、督、带脉均与脾胃关系密切。

综上所述，女性的生理功能，主要是脏腑、经络、气血等协调作用于胞宫的表现。其中，脾胃作为后天之本、气血生化之源，在维护女性生理功能中占据非常重要的地位。

2. 妇科疾病的病理特点　人体脏腑功能的紊乱和气血阴阳的失调，均会导致妇科疾病的发生，其中关系最密切的当属肾、肝、脾三脏。

肾为先天之本，主藏精，主生殖。临床上肾病以虚为主，有肾气虚、肾阳虚、肾阴虚、阴阳两虚之别。若由于各种病理因素，如房劳多产损伤肾精肾气，主要表现为月经周期或提前或延后、闭经甚至过早绝经、胎漏、胎动不安、滑胎等。若见月经周期提前，经色鲜红，赤白带下等，多为肾阴虚。如见经行前后或经期浮肿、带下量多、色清质稀、婚久不孕等，多为肾阳虚。

脾病常有脾气虚、脾阳不足、脾虚湿盛、脾失统摄之别。若因各种因素所致脾胃气血化源不足，均会导致月经后期，量少，闭经等月经失常，或不孕症、胎萎不长、滑胎等孕育异常，或产后缺乳等。脾气虚进一步进展，致脾阳不振，可见经行前后或经期浮肿、妊娠水肿等。如脾虚湿盛，常致带下过多、闭经、不孕等。若脾失统摄，可致月经先期、月经过多、崩漏等妇科疾患。

肝主疏泄，主藏血。临床上常见肝郁气滞、肝郁化热等表现，出现如月经先后不定期、经行情志异常、经行乳房胀痛、产后缺乳、不孕症、癥瘕等病证。

脏腑之间相互联系，如肾为先天之本，依赖脾后天之本的充养，脾阳根于肾阳，肾主水液与脾主运化功能相关；肝肾同源，肾精与肝血互生互养；肝失疏泄，木克脾土，进一步影响脾脏的功能等。因此，妇科临床上脾肾气虚、脾肾阳虚、肝肾阴虚、肝郁脾虚者每多并见。

3. 妇科疾病的治疗特点　治疗女性疾病过程中，在运用脏腑、经络、气血等辨证方法的基础上，应根据年龄，重视孕产情况及月经、带下、恶露等期、量、色、质、气味等特点，方能取得好的疗效。

（二）脾胃理论与妇科疾病的关系

1. 脾胃功能与妇女的生理联系

（1）月经与脾胃的关系：脾胃为后天之本，主中气而统血，先天之肾精肾气亦赖于脾胃化生的水谷精微的不断补充。脾气健运则营血充足，冲任得资。且"冲脉隶于阳明"，经血之蓄盛须有后天脾胃之滋养。

（2）带下与脾胃的关系：带下属阴液，任为阴脉之海，主一身之阴精，精血津液均为任脉所司，脾主运化，行津液，脾气健运，任脉才可有血可蓄，统摄有度，传输津液各走其道，有节制地渗灌前阴，与精之余合和而为生理性带下。

（3）胎产与脾胃的关系：脾胃健运，气血充足，统摄有权，经血不泻，聚于冲任、子宫，则胎有所养。脾胃升降有度，冲气平和则胎安。

《妇人大全良方》认为"乳汁乃气血所化"，《女科经纶》云："妇人经水与乳，俱由脾胃所生"，脾胃健运，则乳汁充沛。

如上所述，"妇人以血为本"，妇女经、带、胎、产、乳这些生理活动的产生与维持均与脾胃的运化、调节功能密切相关。

2. 脾胃功能受损与妇科疾病的联系

（1）脾胃运化功能失常与妇科疾病关联：运化功能主要包括运化水谷及运化水液两个方面。

若饮食劳倦过度伤脾，或情志失常，木郁克土，或素体脾虚，致脾胃运化失常，气血生化不足则冲任、血海空虚，可出现月经后期、闭经、月经量少、产后缺乳、带下量少等。

脾运化水湿，喜燥而恶湿，是调节人体水液代谢的关键环节。若过食油甘厚味阻遏脾阳，或过食寒凉，损伤脾阳，或素体阳虚，脾阳不振，水湿运化失常，成痰成饮，下聚胞宫、壅滞冲任带脉，可出现多囊卵巢综合征、闭经、不孕症、带下过多等。

（2）脾胃统血功能失常与妇科疾病的关联：脾气或脾阳虚，统摄无权，冲任不固，血不归经，可出现月经过多、崩漏、经期延长、胎漏、产后恶露不绝等。

（3）脾胃升降功能失常与妇科疾病的关联："冲脉隶于阳明"，胃气不降，不仅中焦失和，影响六腑通降，甚至影响全身的气机升降，可见妊娠恶阻等。脾气虚，升提不足，脏腑失于统摄，中气下陷，则见子宫脱垂、产后尿失禁等。

（三）脾胃理论在月经病的应用

1. 崩漏

（1）定义：崩漏乃经血非时暴下不止或淋漓不尽，大量下血不止者谓之崩中，量少而淋漓不尽者谓之漏下，临床常见崩与漏交替发病，故统称"崩漏"。

（2）发病特点：西医学异常子宫出血可参照本病辨证治疗。此病症主要发生在女性青春期及围绝经期，是月经周期、经期、经量严重紊乱的疾病。

（3）病机分析：素体脾虚，或忧愁思虑，或饮食劳倦损伤脾气，脾气亏虚，统摄无权，冲任失固，不能制约经血而成崩漏。若崩漏日久，气血大亏，脾阳虚衰，中气下陷，不能摄血，甚则阴道下血如注。

（4）经典方剂运用

1）举元煎《景岳全书》

功效：补气升阳固脱。

主治：气虚下陷、精血尚未大脱之崩漏。

组方：人参、炙黄芪、炙甘草、升麻、炒白术。

2）固本止崩汤《傅青主女科》

功效：益气养血摄血。

主治：脾虚不摄兼虚火之崩漏。

组方：熟地、白术、人参、黄芪、当归、炮姜。

3）加味当归补血汤《中国百年百名中医临床家丛书·妇科专家卷·许润三》

功效：益气养阴，止血。

主治：气阴两虚之崩漏。

组方：生黄芪、当归、三七粉、桑叶、山茱萸、生白术、枳壳。

（5）脾胃理论指导预防及调护：临床遇到崩漏者，急治其标，辨证选择止血涩血之品以"塞流"，然调补脾胃当须贯穿治疗始终，若为脾胃虚弱所致者，更是蕴"澄源"之理，后期治疗则应坚守充养脾胃以"复旧"，恢复后天功能。同时，可适当佐以理气健脾之品，既使补而不滞，亦防虚不受补。

崩漏之病易反复,血止后还需长时间调养,一味依赖药物不可取,日常生活中应注意调护脾胃,注意节制饮食,慎食物性之热者,如辛辣、肥甘厚腻者,以保护脾胃的清和畅达。

2. 闭经

（1）定义:原发性闭经是指女性年逾16岁,虽有第二性征发育但无月经来潮,或年逾14岁,尚无第二性征发育及月经。继发性闭经是指月经来潮后停止3个周期或6个月以上。中医属"经闭""不月"或"月事不来""经水不通"等范畴。

（2）发病特点:本病以持续性月经停闭为特征。西医学将其分为原发性闭经和继发性闭经,原发性闭经多属于先天发育异常等问题。继发性闭经又分为下丘脑性闭经、垂体性闭经、卵巢性闭经、子宫性闭经、甲状腺、肾上腺、胰腺等内分泌功能异常引起的闭经等几类。因先天性生殖器官发育异常,或后天器质性损伤,药物治疗很难奏效的闭经及妊娠、哺乳和围绝经期等引起的生理性闭经均不属本节讨论范围。

（3）病机分析:闭经的病因病机首分虚实两类。虚者多因精血匮乏,冲任不充,血海空虚,无血可下;实者多为邪气阻隔,冲任瘀滞,脉道不通,经不得下。

从"虚"证来说,饮食失节或平素脾胃虚弱,后天水谷精气缺乏,气血亏虚,冲任空虚,月事无以下,发为闭经。

从"实"证来说,素体肥胖,痰湿偏盛,或饮食劳倦,脾失健运,痰湿内生,下注冲任,壅遏闭塞胞脉,经血不得下行,则月经停闭。

（4）经典方剂运用

1）归脾汤《正体类要》

功效:益气补血调经。

主治:心脾两虚之闭经。

组方:白术、茯神、黄芪、龙眼肉、酸枣仁、党参、炙甘草、当归、远志、木香、生姜、大枣。

2）香砂平胃散《祖剂》

功效:燥湿运脾,理气和胃。

主治:湿浊、食积之闭经。

组方:苍术、厚朴、陈皮、香附、砂仁。

3）导痰汤《传信适用方》引皇甫坦方

功效:燥湿祛痰,行气调经。

主治:痰湿壅盛之闭经。

组方:半夏、炮天南星、橘红、枳实、赤茯苓、炙甘草、生姜。

（5）脾胃理论指导预防与调护

闭经的预后与转归取决于病因、病位、病性、体质、环境、精神状态、饮食等诸多因素。病因不一,预后也不一。"妇人经血生于水谷之精气"。脾胃是产生月经的重要源泉,故养成良好的饮食习惯,畅调情志十分重要,不可暴饮暴食或不当节食,损伤后天。

（四）脾胃理论在带下病的应用

带下过多

（1）定义:带下量过多,色、质、气味异常,或伴全身、局部症状者,称为"带下过多",又称"下白物""流秽物"等。

（2）发病特点

1）常见于经期不注意卫生、产后或流产后、有邻近器官炎症性疾病、宫腔术后的女性。

2）湿邪为患：湿性重浊趋下，易袭阴位，致使妇人阴道分泌物增多。

3）病程缠绵：湿性黏滞，病情迁延，缠绵难愈。

（3）病机分析

基本病机是湿邪伤及任、带二脉，以致任脉不固，带脉失约。其中与脾胃有关的病机有：

1）思虑过度，情志不畅，肝郁伤脾，脾虚失运，湿浊趋下。

2）过食生冷，损伤脾阳，脾阳不振，运化失职，湿浊停聚。

3）禀赋不足，饮食不洁，劳倦过度，气虚脾弱，湿浊内盛。

4）脾胃虚弱，气虚失运，化湿无力，湿聚成痰，痰湿内阻。

（4）经典方剂运用

1）完带汤《傅青主女科》

功效：补脾疏肝，化湿止带。

主治：脾虚肝郁之湿浊带下。

组方：炒白术、炒山药、人参、炒白芍、炒车前子、制苍术、甘草、陈皮、黑芥穗、柴胡。

2）补中益气汤《内外伤辨惑论》

功效：补中益气，升阳举陷。

主治：脾虚气陷证之带下过多。

组方：黄芪、白术、陈皮、升麻、柴胡、人参、炙甘草、当归。

3）参苓白术散《太平惠民和剂局方》

功效：益气健脾，渗湿止带。

主治：脾虚湿盛之带下过多。

组方：莲子肉、薏苡仁、砂仁、桔梗、白扁豆、白茯苓、人参、甘草、白术、山药。

4）六君子汤《太平惠民和剂局方》

功效：化痰燥湿，理气扶脾。

主治：脾虚痰湿之带下过多。

组方：人参、白术、茯苓、甘草、半夏、陈皮。

（5）脾胃理论指导预防与调护

1）三餐规律，饮食有节，戒烟限酒，少食用生冷食物及肥甘厚味。

2）心情愉悦，情志调畅，减轻压力，疏解不良的心理情绪。

3）劳逸结合，适量运动，避免久居潮湿阴暗的环境。

（五）脾胃理论在胎产疾病的应用

1. 先兆流产

（1）定义：妊娠28周前先出现少量阴道流血，常为暗红色或血性白带，无妊娠物排出，随后出现阵发性下腹痛或腰背痛。发生在孕12周以前称为"早期先兆流产"，发生在孕12周至28周之间者称为"晚期先兆流产"。属中医"胎漏""胎动不安"范畴。

（2）发病特点

1）典型临床表现为停经、腹痛与阴道流血，一般阴道出血不超过月经量，少数患者流血量较多，类似月经；

2）经休息及治疗后症状消失，可继续妊娠；若阴道流血量增多或下腹痛加剧，可发展为难免流产。

（3）病机分析：先兆流产的主要病机是冲任气血失调、胎元不固。脾胃与之发病密切相关,冲任二脉同起于胞宫,与胃经交于气街而得后天精气滋养。脾胃化生不足,则冲任血虚,胎失所养。脾胃之气不足失于统摄,则冲任不固,胎失所载。

（4）经典方剂运用

1）异功散《小儿要证直诀》

功效:益气健脾固胎。

主治:脾胃虚弱之先兆流产。

组方:人参、茯苓、白术、陈皮、甘草。

2）补中益气汤《内外伤辨惑论》

功效:补中益气,升阳举陷。

主治:脾虚气陷之先兆流产。

组方:黄芪、人参、白术、炙甘草、当归、陈皮、升麻、柴胡。

（5）脾胃理论指导预防与调护

孕前应做好调护,脾胃虚弱、气血不足者应注意补益气血、固护脾胃。孕时适当休息,减少活动量,避免性生活,合理补充营养,放松心情,保持情绪稳定。

2. 复发性流产

（1）定义:复发性流产是指与同一性伴侣连续发生3次及3次以上的自然流产。属中医学"滑胎""数堕胎""屡孕屡堕"范畴。

（2）发病特点:复发性流产其堕胎多具有连续性和自然陨堕的特点,多数发生在妊娠的相同月份,具有应期而下之特点。

（3）病机分析:复发性流产的基本病机是冲任损伤、胎元不固或胎元不健,不能成形。母体脾胃素虚,或饮食不洁,或孕期恶阻损伤脾气,或孕后过度忧思劳倦,以致胎元不得精血之濡养而屡孕屡堕。

（4）经典方剂运用

1）四君子汤《太平惠民和剂局方》

功效:益气健脾。

主治:脾胃气虚之滑胎。

组方:人参、白术、茯苓、炙甘草。

2）补中益气汤《内外伤辨惑论》

功效:补中益气,升阳举陷。

主治:脾虚气陷证之滑胎。

组方:黄芪、白术、陈皮、升麻、柴胡、人参、炙甘草、当归。

3）泰山磐石散《景岳全书》

功效:益气健脾,养血安胎。

主治:气血虚弱,胎元不固之滑胎。

组方:人参、黄芪、白术、炙甘草、当归、川芎、白芍、熟地、续断、糯米、黄芩、砂仁。

（5）脾胃理论指导预防与调护原则:预防为主,防重于治,防治结合。

1）孕前知"其损"而"欲培",不宜着急怀孕。或健脾益气或健脾开胃或温脾暖胃或健脾祛湿。

2）孕后立即安胎,持续治疗直至超过以往堕胎之孕周。

3）生活调护:"食饮有节,起居有常,不妄作劳"。孕期恶阻者宜调气和中、降逆止呕。

作息规律,避免熬夜。避免劳累或跌扑,禁房事。

3. 产后乳汁异常

(1)定义:哺乳期内,产妇乳汁甚少,或无乳可下,称为"乳汁不足""乳汁不行""缺乳";产妇乳汁不经婴儿吸吮而自然流出者,称"乳汁自出",亦称"漏乳"。

(2)发病特点:西医学产后缺乳、产后溢乳可参照本病治疗。多发生在产后 2~3 日至半个月内,也可发生在整个哺乳期。

(3)病机分析

1)素体气血亏虚,或脾胃虚弱,气血生化不足,复因分娩失血耗气,或产后操劳过度以致气血虚弱,不能化生乳汁,因而乳汁甚少或无乳可下。

2)平素膏粱厚味,加之孕期、产后过分进补,活动量减少,脾胃功能虚弱,致体内湿浊蕴结成痰,乳络塞阻而乳汁不行。

3)饮食劳倦伤脾,或产耗气失血,脾胃虚弱,摄纳无权,而致乳汁随化随出。

(4)经典方剂运用

1)通乳丹《傅青主女科》

功效:补气养血,佐以通乳。

主治:气血两虚之缺乳。

组方:人参、黄芪、当归、麦冬、木通、桔梗、猪蹄。

2)苍附导痰丸《叶天士女科全书》合漏芦散《太平和剂局方》

功效:健脾化痰,通乳。

主治:痰湿阻滞之缺乳。

组方:苍术、香附、枳壳、陈皮、茯苓、胆南星、漏芦、瓜蒌、蛇蜕、甘草。

3)补中益气汤《内外伤辨惑论》

功效:补中益气,升阳举陷。

主治:脾虚不摄之乳汁自出。

组方:黄芪、炙甘草、人参、白术、当归、陈皮、升麻、柴胡。

(5)脾胃理论指导预防及调护

1)产前乳腺科就诊,评估乳腺情况,排除器质性病变。

2)产后缺乳者饮食上,可适量食用黄芪当归猪蹄汤、鲫鱼汤等;产后乳汁自出者饮食上可适量食用麦芽蝉衣汤、山楂神曲饮等。

3)调畅情志,防止肝郁克脾或肝经郁热,影响乳汁分泌。

(六)脾胃理论在妇科杂病的应用

1. 不孕症

(1)疾病定义:女子未避孕,性生活正常,与配偶同居 1 年而未孕者,称为不孕症。从未妊娠者为原发性不孕,中医称为"全不产";曾经有过妊娠者继而未避孕 1 年以上未孕者为继发性不孕,中医称为"断绪"。

(2)发病特点

1)男女双方同居未避孕,性生活正常至少 1 年。

2)可伴有月经失调、内分泌失常等临床表现。

(3)病机分析:不孕症与脾胃相关的病机包括:脾失健运,生化乏源,胞脉失养所致脾胃虚弱之不孕;脾运化失司,痰湿内生,胞脉受阻所致痰湿内阻之不孕;脾胃气虚,腰脐之气不利,带脉拘急,少腹紧迫,所致脾气不足之不孕;肾气不足,中州运化无权,胞脉失养所致脾肾气虚之不孕等。

(4)经典方剂运用

1)并提汤《傅青主女科》

功效:补肾滋阴,益气健脾。

主治:肾气不足,脾胃虚弱之不孕症。

组方:熟地、巴戟、白术、人参、黄芪、山茱萸、枸杞、柴胡。

2)温土毓麟汤《傅青主女科》

功效:温肾暖胞,健脾益气。

主治:脾胃虚寒之不孕症。

组方:巴戟、覆盆子、白术、人参、怀山药、神曲。

3)宽带汤《傅青主女科》

功效:健脾益胃,滋肾缓带。

主治:脾胃不足,带脉拘急之不孕症。

组方:白术、巴戟、补骨脂、人参、麦冬、杜仲、熟地、肉苁蓉、白芍、当归、五味子、莲子。

4)苍附导痰丸《叶氏女科证治》

功效:健脾化痰,燥湿行气。

主治:脾气不足,痰湿内盛之不孕症。

组方:苍术、制香附、陈皮、胆南星、麸炒枳壳、半夏、川芎、滑石、白茯苓、神曲(淡姜汤送下)。

(5)脾胃理论指导预防与调护:注意调节饮食,戒酒,少食肥甘厚味,饮食营养均衡,根据自身情况药食同补,不可暴饮暴食或不当节食,避免脾胃损伤,伤及后天。

2. 盆腔炎性疾病后遗症

(1)定义:盆腔炎性疾病(pelvic inflammatory disease, PID)指女性上生殖道及其周围组织的一组感染性疾病。PID 的遗留病变以往称为慢性盆腔炎,多是由于 PID 未能得到及时正确的治疗,迁延日久而来。

(2)发病特点

1)临床缠绵难愈,以不孕、慢性盆腔痛、炎症反复发作为主要表现。

2)根据发病部位及病理不同,可分为慢性输卵管炎与输卵管积水、输卵管卵巢炎及输卵管卵巢囊肿、慢性盆腔结缔组织炎等。

(3)病机分析:湿热为主要致病因素,瘀血阻遏为根本病机,从脾论治者可见气虚血瘀证、脾虚湿阻证。

脾失健运,水湿内停;或脾气亏损,阳气下陷,湿痰下注,加之余邪未净,湿邪阻滞胞脉,不通则痛;或脾虚肝郁克土,腹中拘急而痛。

其次,PID 用药多清热利湿,祛邪不利日久更伤脾胃,可见脾虚之候。

(4)经典方剂运用

1)当归芍药散《金匮要略》

功效:养血调肝,健脾利湿。

主治:肝脾失调之盆腔炎症后遗症。

组方:当归、芍药、茯苓、白术、泽泻、川芎。

2）理冲汤《医学衷中参西录》

功效：益气健脾，化瘀止痛。

主治：脾气虚弱，瘀血内阻之盆腔炎性后遗症。

组方：生黄芪、党参、白术、山药、天花粉、知母、三棱、莪术、鸡内金。

3）完带汤《傅青主女科》

功效：补脾疏肝，化湿止带。

主治：脾虚肝郁兼夹湿浊带下之盆腔炎性后遗症。

组方：白术、山药、人参、白芍、车前子、苍术、甘草、陈皮、黑芥穗、柴胡。

（5）脾胃理论指导预防与调护：平素或发病期间注意饮食调护，忌辛辣肥腻，山药、薏苡仁熬粥以健脾祛湿。

生活习惯方面，注意外阴清洁，特别是性生活卫生，勤换内衣裤，放于阳光充足处晾晒。避免熬夜、劳累，注重情志调节，心态平和。

3. 阴挺

（1）定义：妇女子宫下脱，甚则脱出阴户之外，或阴道壁膨出，统称阴挺，又称"阴脱"。

（2）发病特点

1）多由房劳多产及重体力劳动所致。

2）初起自觉有物自阴道下坠可还纳，后期不可还纳，甚至黄水淋沥。

3）子宫脱垂、阴道前后壁膨出可参照本病辨证治疗。

（3）病机分析：体质虚弱，生产时损伤筋膜肌肉，或产后过早进行较重体力劳动等，导致脾气虚弱、中气不足。脾虚则中气下陷，提升无力，则见阴挺。阴挺的主要病机为"气虚下陷"。

（4）经典方剂运用：补中益气汤《内外伤辨惑论》。

功效：补中益气，升阳举陷。

主治：脾虚气陷之阴挺。

组方：黄芪、炙甘草、人参、白术、当归、陈皮、升麻、柴胡。

（5）脾胃理论指导预防及调护：治疗阴挺时，需要注意避免造成阴挺或使阴挺加重的原因及诱因，如治疗慢性咳嗽、保持大便通畅、减少重体力劳动、减少房劳多产等。产后注意劳逸结合，避免因过度劳累。

对于Ⅱ度以下脱垂的患者中医药配合盆底康复训练，效果显著；Ⅲ度或以上脱垂时，则需考虑采取西医的手术治疗以恢复正常解剖结构。

（七）小结

李东垣创导脾胃学说，提倡脾胃为一身元气之本，脾胃虚则元气衰，百病始生。妇科经、带、胎、产、杂病的病因病机与脾胃密切相关。在治疗妇科疾病过程中，应重视"脾胃为本"理念，注意参照女性不同年龄阶段而治有侧重，以及经、带、胎、产、乳等不同时期的生理特点而遣方用药，统筹立法施治。

（杨琪　黄欲晓　马堃）

九、脾胃理论与儿科疾病

（一）儿科疾病概述

儿童生命活动的开始，起于胚胎。新生命产生之后，始终处于生长发育的动态、连续变化的过程中。儿童生理特点主要为脏腑娇嫩,形气未充;生机蓬勃,发育迅速。病理特点主要为发病容易,传变迅速;脏器清灵,易趋康复。病因以外感、食伤、先天因素居多。无论从形体结构、生理功能,还是从病因、病理,疾病的种类、病情演变等方面,儿童都与成人有着明显不同。因此,不能简单地将小儿视为成人的缩影。

（二）脾胃理论与儿科疾病的关系

1. 小儿脾胃的生理特点　"脾常不足"是小儿脾胃的基本特点,早在隋代《诸病源候论》就指出:"小儿肠胃嫩弱""肠胃脆嫩,不胜药势"。朱丹溪创"肝常有余,脾常不足"之说,把脾常不足作为小儿脾胃的特点来认识。明代万密斋在《幼科发挥》中明确指出:"云肝常有余,脾常不足者,此却是本脏之气也。"

"脾常不足"主要有三方面含义:①小儿正处于生长发育阶段,生机蓬勃,较成人而言,小儿对水谷精微的需求更加迫切,更有赖后天脾胃的资养。但小儿脾胃娇嫩,运化能力尚未完善健全,限制了精微的化生和吸收,这就形成了脾胃功能嫩弱与机体对水谷精微需求的矛盾状态,这是健康状态下的生理特点。②"脾常不足"的状态是造成脾胃易受损伤、好发疾病的内在因素。饮食不知自节,寒温不知自调,稍一不慎,即易损伤脾胃,以致临床上小儿脾胃之疾病较多。③小儿脏器清灵,生机旺盛,修复能力强,若治疗得当,可迅速好转康复。

2. 脾胃功能受损与儿科疾病的关系　脾胃位居中焦,脾主运化,升清以及脾统血,胃主受纳腐熟水谷。脾胃受损,则诸病丛生。诚如李东垣在《脾胃论》中云:"元气充足,皆由脾胃之气无所伤,而后能滋养元气;若脾胃之本弱,饮食自倍,则脾胃之气既伤……而诸病之所由生也。"脾胃功能失常,脾失健运,则消化、吸收和转输营养物质的功能失常,引起食少、纳呆、腹胀、消瘦等症状,可发为厌食、积滞,甚则出现疳证。脾气不升,影响水谷精微的输布,使气血生化无源,故出现神疲乏力、大便稀溏等症,临床常见病如小儿泄泻、缺铁性贫血等。脾气虚可影响到肺,终致肺脾气虚,卫外不固,虚邪贼风,乘虚而入,小儿易生外感之疾。而脾失运化,津液不能运化敷布,致湿从内生,上储于肺,则生痰饮、咳喘,在下发为肢体水肿,临床多见于小儿咳喘,急性肾小球肾炎以及肾病综合征等。脾胃积热,热毒之邪蕴积于胃,熏发肌肉或脾失健运,气虚不能摄血,则出现皮下出血,发为紫癜。凡肌肉痿软无力之症,属脾胃虚弱。重症肌无力,进行性肌营养不良等病皆属此类。胃的腐熟功能低下,可出现胃脘疼痛、嗳腐食臭等食滞胃脘证候,临床多见于小儿消化功能紊乱。

（三）脾胃理论在儿科疾病中的应用

1. 小儿哮喘

（1）定义、发病特点:哮喘是小儿常见的一种反复发作的哮鸣气喘性肺系疾病。临床上以反复发作性喘促气急,喉间哮鸣,呼气延长,严重者不能平卧,张口抬肩,摇身撷肚,唇口青紫为特征,常在清晨或夜间发作或加剧。哮喘有明显的遗传倾向,初发年龄以1~6岁多见。发作有较明显的季节性,以秋季、春季气候多变时易于发病。大多数患儿经治疗可缓解或自行缓解,在正确的治疗和调护下,随年龄的增长,大都可以治愈。但若失于防治,喘息持续,或反复发作,迁延不愈,可延及成年,甚至遗患终身。

（2）病机分析:哮喘患儿,本为禀赋异常,肺脾肾三脏不足之体质,哮喘反复发作,常导致肺之气阴受损、脾之气阳受损,肾之阴阳亏虚,因而形成缓解期痰饮留伏,表现为肺脾气虚,脾肾阳虚的不同证候。小儿脾常不足,饮食不知自节或喂养不当,极易损伤脾胃致使脾胃失调。脾失健运易致食滞内停,食滞内停进一步损伤脾胃,二者互为"因果",如果脾运不及,可聚湿为痰,痰湿内盛,进而损伤于脾,故伤脾与痰湿又互为因果。因此食滞脾虚是小儿哮喘发病中常见诱因。

（3）从脾论治哮喘的各家学说

《素问·咳论》:"五脏六腑,皆令人咳,非独肺也。"《金匮要略》:"四季脾旺不受邪。"《景岳全书》"脾土虚弱,清者难升,浊者难降,流中滞膈,凝聚为痰。"《证治准绳》"治痰固宜补脾,以复健运之常,使痰自化。"《临证指南医案》"久发中虚,必补中气。"

（4）脾胃相关经典方药的运用:哮喘应坚持长期、规范、个体化的治疗原则,按发作期和缓解期分别施治。发作期当攻邪以治其标,分辨寒热虚实而随证施治;缓解期病位在肺、脾、肾,与五脏六腑皆有关联,治疗更应注意固本,以培补元气,防止复发,根据"缓则治其本""上下焦病治其中"的原则,应侧重健脾助运以消除痰浊内生的根源,使中焦脾胃得运,脾健以使内伏痰瘀之凤根渐化,扶助正气,以防止哮喘的复发,并从根本上达到防治哮喘的目的。

1）四君子汤《太平惠民和剂局方》:由人参、白术、茯苓、甘草四味药组成,具有益气健脾之功,主治脾胃气虚证。哮喘临床表现为咳嗽无力,痰多,面色少华,神倦乏力,纳差,便溏等肺脾气虚症状者,应用培土生金法,选用四君子汤加减以健脾来益肺,能更好地发挥药物的效力,缩短病程。现代研究表明,健脾益气药可抑制大鼠肺泡灌洗液中 TNF-α 及 ET-1 的升高,改善细胞因子含量的变化,对哮喘具有一定的防治作用。培补脾土可以促进肺组织的修复,增强呼吸肌的功能,提高呼吸系统的防御功能,从而改善肺功能状态。长期应用健脾益肺方法可延缓支气管哮喘发生,减轻支气管哮喘发作的严重程度,并可纠正机体过高或过低的免疫状态,使之重新恢复和维持免疫稳定性,有利于哮喘这一慢性气道炎症疾病的治疗。

2）保和丸《丹溪心法》:由山楂、神曲、半夏、茯苓、陈皮、连翘、莱菔子、麦芽八味药组成,具有消食、导滞、和胃作用,用于食积停滞,脘腹胀满,嗳腐吞酸,不欲饮食。食滞是小儿哮喘发生的常见诱因,因此治疗小儿哮喘夹滞应及时给予消导,俾积消则脾健,脾健则湿除,湿除则痰化,痰化则气行,其咳喘则止。消导健脾乃治本之举,化痰平喘为治标之施。对于因食滞诱发的哮喘,可以选用保和丸加减。

2. 小儿厌食

（1）定义、发病特点:厌食指以小儿较长时期厌恶进食,食量减少为特征的一种病证。临床以厌食为主证,对所有食物均不感兴趣,甚至厌恶,食量较同龄人显著减少,以及必须有较长的病程,一般是 2 个月以上。本病可发生于任何季节,但长夏暑湿当令之时,常使症状加重。各年龄儿童均可发病,临床尤以 1~6 岁儿为多见。本病及时发现治疗,预后良好。病程迁延不愈者,可使气血生化不足,抗病能力下降,而易罹患他症,甚或影响生长发育转化为疳证。

（2）病机分析:厌食病位在脾胃,病机关键为脾胃失健,纳化失和。小儿由于各类病因造成脾胃受损,运纳功能失常。因病因、病程、体质的差异,又有脾运功能失健为主与脾胃气阴不足为主的区别。厌食为脾胃轻症,以运化功能失健为主,虚像不著,因饮食喂养不当,或湿浊、气滞困脾,脾气失展,胃纳不开。部分患儿素体不足,或病程较长,表现虚证,有偏气虚、偏阴虚者。凡脾气、胃阴不足,皆能导致受纳、运化失职而厌食。

（3）从脾论治厌食的各家学说:《诸病源候论》"小儿乳哺不调,伤于脾胃,脾胃虚弱,不能饮食。"《小儿药证直诀》"胃气不和:面皝白无精光,口中气冷,不思食,吐水,当补脾,益黄散主之。"《幼科发挥》"诸困睡,不嗜食,吐泻,皆脾脏之本病也。"《医宗金鉴》"夫乳与食,小儿资以养生者也。胃主受纳,脾主运化,乳贵有时,食贵有节……若父母过爱,乳食无度,则宿滞不消而疾成也。"江育仁"欲健脾者,旨在运脾,欲使脾健,则不在补而贵在运也。"

（4）脾胃相关经典方药的运用:厌食的治疗,总的治疗原则当运脾开胃。以芳香之剂解脾胃之困,拨清灵脏腑以恢复转运之机,使脾胃调节,脾运复健,则胃纳自开。脾失健运者,治以运脾和胃;脾胃气虚者,治以健脾益气;胃阴不足者,治以养胃育阴。肝脾不和者,治以疏肝理气。国内有研究报道,120例小儿厌食症患者按照上述分型论治临床治愈96例,好转22例,无效2例,总有效率98.3%,对厌食患儿能有效改善患者的中医证候,提高临床疗效和患者的生活质量。

1）不换金正气散《太平惠民和剂局方》:由厚朴、藿香、甘草、半夏、苍术、陈皮、生姜、大枣、茯苓组成。有和解少阳,健脾和胃的作用,临床用于厌食脾失健运证,为厌食初期常用方剂,临床以厌恶进食为主,其他症状不著,精神形体如常。郭金龙等对湿阻大鼠表现为胃酸分泌减少,胃壁黏液量降低,胃肠推进运动减弱、血浆、胃泌素和全血5-羟色胺、6-羟吲哚醋酸以及血清钾含量降低等病理改变者,给予芳香化湿醒脾的代表方剂不换金正气散治疗后,能使上述指标得到改善并接近或恢复原正常水平,说明不换金正气散能增强胃肠道消化、吸收和运动功能,改善水电解质平衡,从而有利于化湿醒脾,消除湿阻证的各种症状。

2）异功散《小儿药证直诀》:具有补气健脾,行气化滞的功能,主治脾胃气虚兼有气滞的病证。厌食患儿出现不思乳食,面色少华,肢倦乏力,形体偏瘦等症状,可以辨证加减选用。郭玉明等采用异功散加味治疗368例厌食患儿,以口服葡萄糖酸锌作为对照,结果显示治疗组368例中,痊愈（食欲与食量均恢复到正常水平）295例,占80.2%;显效（食欲明显恢复,食量恢复到正常水平的3/4）49例,占13.3%;有效（食欲有改善,食量有所恢复,但未达到正常量的3/4）16例,占4.3%;无效（食欲、食量均无改善）8例,占2.2%,总有效率为97.8%。对照组282例分别为:75例,占26.6%;62例,占22.0%;52例,占18.4%;93例;占33%,总有效率为67.0%。两组疗效经统计学处理,有显著差异（$P<0.01$）。

3）逍遥散《太平惠民和剂局方》:由炙甘草、当归、茯苓、芍药、白术、柴胡,生姜,薄荷等药组成,功用疏肝养血,健脾和中。临床用于小儿厌食肝脾不和证,此证患儿多有情志失调史,临证以食少嗳气,胸胁痞满,神疲肢倦为主要表现。邵功利等应用中药加味逍遥散治疗小儿肝郁脾气虚厌食症260例（硫酸锌对照组82例）,治疗3个月后,加味逍遥散组临床有效率93.6%,治愈率79.3%,体重平均增加1.2kg;身高平均增加2.3cm;防治复感儿有效率92.6%。疗效均优于对照组。实验证明加味逍遥散能增加巨噬细胞的吞噬功能、酶的含量以及溶酶体量,使患儿头发变黑有光泽,说明头发稀疏、枯黄与肝郁脾气虚密切相关。

3. 小儿肾病综合征

（1）定义、发病特点:小儿肾病综合征是儿童常见的肾小球肾脏疾病,是一组由于多种原因引起的肾小球基膜通透性增高,血浆中大量蛋白从尿中丢失的临床综合征。主要特点是大量蛋白尿、低白蛋白血症、明显水肿和高胆固醇血症。该病是儿童时期常见的泌尿系疾病,发病多为学龄前儿童,尤以2~5岁为发病高峰,男性多见,病变预后转归和肾脏病理变化有关。

（2）脾胃相关经典方药的运用：临床辨证要区分本证、标证。本证有肺脾气虚、脾肾阳虚、肝肾阴虚、气阴两虚。标证有外感、水湿、湿热、湿浊及血瘀。治疗当标本兼顾：扶正以健脾补肾为主，祛邪分而治之。

实脾饮《济生方》：由干姜、附子、白术、茯苓、炙甘草、厚朴、大腹皮、草果仁、木香、木瓜组成，具有温阳健脾，行气利水作用，其中尤以补脾土之功效显著，体现治病求本的法则，实脾则治水。临床用于脾阳不足，水湿内停而见尿少浮肿等症。赵军宁等通过动物实验研究发现，加味实脾饮可明显改善阿霉素所致大鼠肾病模型的一般症状，消除水肿、尿蛋白，改善低白蛋白血症，降低肾组织脂质过氧化物含量，对肾小球病理形态改变及电荷屏障障碍有显著治疗作用。

4. 小儿紫癜

（1）定义、发病特点：小儿紫癜，是小儿时期常见的出血性疾病之一。临床以血液溢于皮肤、黏膜之下，出现瘀点瘀斑，压之不褪色为特征。与现代医学过敏性紫癜和特发性血小板减少性紫癜有相似之处。

过敏性紫癜又称急性血管性紫癜或 Henoch-Schonlein 紫癜，是由血管变应性炎症引起的皮肤及黏膜病变，临床表现为皮肤瘀点、瘀斑，还可伴有关节疼痛、腹痛及血尿等肾脏损害。本病好发于儿童和青少年。

特发性血小板减少性紫癜（ITP）是儿童时期最常见的出血性疾病之一，国内统计 ITP 占儿童出血性疾病的 1/4，以皮肤黏膜自发性出血、血小板减少、出血时间延长和血块收缩不良为主要临床特点。目前 ITP 的病因和发病机制尚未完全阐明，本病春季发病率较高，男女发病率无明显差异，多见于 1~5 岁小儿。

（2）脾胃相关经典方药的运用：紫癜治疗，从脾胃论治，当分清虚实，实证以清热凉血为主，虚证以益气摄血为主。

1）清胃散：由生地、当归、丹皮、黄连、升麻五种药物组成，具有清胃凉血之功。过敏性紫癜以下肢伸侧多见，属足阳明胃经所过之处，与胃肠关系密切，故病机为胃肠瘀热兼有湿邪，治疗以清胃肠瘀热为主，兼以化湿，方用清胃散加减治疗。

2）归脾汤：由党参、黄芪、白术、当归、茯苓、大枣、神曲、炙甘草等药组成，具有益气健脾养血之功，临床多用于治疗病程较久，脾气虚弱，统摄失调，血溢脉外之紫癜。本方在紫癜治疗中应用较多，临床研究及动物实验研究均表明归脾汤对紫癜，尤其是特发性血小板减少性紫癜气不摄血证有明显的疗效。罗莉等通过动物实验研究表明，大剂量加减归脾汤对脾不统血型 ITP 模型小鼠有明显治疗作用，使造模后动物病死率明显降低，血小板和血红蛋白有明显上升，骨髓巨核细胞数恢复正常，又无泼尼松对胸腺和肾上腺的损害作用，其免疫学机制可能是通过降低 CD8[+]，升高 CD4/CD8，改善 T 淋巴细胞亚群，调节细胞免疫功能而发挥作用。

（四）脾胃理论与小儿调护

小儿脾常不足的生理特点，要求在婴幼儿喂养保健上应顺应小儿脾胃发育的规律，循序渐进，科学喂养。陈文中《陈氏小儿病源方论》首先提出正确的乳食法："吃热，吃软，吃少，则不病。吃冷，吃硬，吃多，则生病。"曾世荣在《活幼心书·小儿常安》篇中引用民间歌赋："四时欲得小儿安，常要三分饥与寒，但愿人皆依此法，自然诸疾不相干。"提倡节饮食是小儿预防疾病发生的重要方法。万全在小儿养护上强调"乳贵有时，食贵有节"，并提出小儿喂养的宜忌，其在《育婴家秘·鞠养以慎其疾四》中说："小儿宜吃七分饱者，谓节之也。小儿无知,见物则爱,岂能节之?节之者,父母也。父母不知,纵其所欲,如甜腻粑饼、瓜果生冷之类,无不与之,任其无度,以致生疾,虽曰爱之,其实害之……至于能食,尤当节之,不可纵其所好,以快其心。因而致病者多矣。"这些完全符合现代医学对小儿喂养方法的认识。科学调节小儿饮食,是保证小儿健康的重要手段。

(五)小结

脾胃同居中焦,为后天之本,气血生化之源。小儿生理上脏腑娇嫩、形气未充、脾常不足,加之小儿乳食不知自节,故脾胃功能失调是小儿疾病的重要发病机制。临床中儿科的很多疾病的发生都与脾胃功能失调有关,或由脾胃功能失调引发他病,或由他脏疾病影响到脾胃功能,故在治疗过程中时时要注意固护、调理脾胃;在预防保健中,应时时注意调理脾胃。日常生活中,应注意科学喂养、饮食有节,不过食肥甘油腻、生冷之品,使"四季脾旺",气血化生充裕,"营行脉中,卫行脉外",共同护卫机体,不受外邪侵袭,小儿就不易生病,也就能防止变生他病。

(蒋艳文 冀晓华 柏燕军)

十、脾胃理论与皮肤疾病

(一)脾胃理论与皮肤疾病的关系

中医学认为凡在人体体表有形可见的一切疾患均属于中医外科学范畴,古又称疮疡科。皮肤是覆盖于人体最外层的结构,主要包括皮毛、腠理、玄府、爪甲等,是人体抵御外邪入侵的重要屏障。"皮毛"乃一身之表,皮指皮肤的最外层,附着于皮肤表面的发须称之为"毛";玄府即汗孔,是汗液排泄的通道,也是卫气运行的孔道;腠理是皮肤间的纹理,外连皮肤,内连三焦,并通过三焦经脉内络脏腑,既是气血津液流通灌注之处,也是卫气散布和汗液排出的通道。

皮肤位于体表,最易发病。所谓"百病之始生,必先于皮毛",《素问·皮部论》曰:"邪客于皮则腠理开,开则邪入客于络脉,络脉满则注于经脉,经脉满则入舍于腑脏",皮肤疾病可以由表及里影响内在脏腑;另外,内在疾病也会反映在皮肤上,所谓"脏腑有病,亦可形诸于外"。故皮肤疾病的发病责之于外因与内因的相互作用,外因为标,内因为本。内因是皮肤疾病主要的病因。内伤七情,五志化火,外发为皮肤疾病;营卫失调,外受于风,亦可发为皮肤疾病;脏腑机能失调,气滞而血瘀,亦可形成皮肤有形结节。是故疮疡皮肤病虽发于体外,但与内在营卫气血、脏腑经络息息相关,正如《外科启玄》记载"凡疮疡,皆由于五脏不和,六腑瘀滞,则令经脉不通而生焉"。我们将从卫气营血、脏腑病机、六淫致病的角度,探讨脾胃理论与皮肤病病因病机的关系。

1. 脾胃理论与卫气营血 脾胃为气血生化之源,能运化水谷,化生营卫。《灵枢·营卫生会》曰:"人受气于谷,谷入于胃,以传于肺,五脏六腑皆以受气,其清者为营,浊者为卫。"《灵枢·本藏》曰:"卫气者,所以温分肉,充皮肤,肥腠理,司开阖者也。"进一步表明了营卫之气来源于脾胃,肺主皮毛,能宣发卫气,外达皮毛,充养皮腠。因此,脾胃功能的强弱决定了营卫之气的多寡,脾胃盛,则营卫足,腠理密,外邪不易入侵。皮肤腠理的功能完备亦有赖于脾胃,正如《素问·生气通天论》记载:"阳者,卫外而固也。"

若脾胃气伤,元气不得充,化生卫气不足,可导致营卫失调,易感受风邪发为风瘾疹;若脾胃运化功能失常可导致肺气亏虚或郁闭,气机宣发疏布不利,则水谷精微无法外达,皮毛失去温润濡养而枯槁,从而出现皮肤干燥、皲裂,毛发干枯不荣等皮肤症状,如《灵枢·经脉篇》所云："手太阴肺经,气绝则皮毛焦"。

脾胃为气血生化之源,能化生营气。"营气者,泌其津液,注之于脉,化以为血,以荣四末",营血运行周身,滋养五脏六腑及肌肤毛发,营血不足可导致血虚、血热、血燥、血瘀。脾胃运化失职、纳谷不馨、无以化生营血,可导致血虚,血虚肌肤失养,肌肤干燥枯槁;血虚生风,肌肤瘙痒,或如虫爬;风盛则血燥,肌肤皲裂、白屑层层;发为血之余,虚则血不上承,发失所养,毛发枯黄易落。脾胃运化功能失调,气机输布不利,闭阻经络,气滞而血瘀,可形成皮肤有形结节,或气血壅滞于营卫而至皮痹(硬皮病),或血郁于上,发不得血生,而成斑秃;瘀血阻滞,血不养肤,亦可生内风,肌肤瘙痒无度,老年人气血日衰,尤易发为皮肤病。

2. 脾胃理论与脏腑病机

(1)脾主运化水液,为水液输布代谢之枢纽:脾与肺,母子之脏也。脾主运化水液,为水液输布代谢之枢纽,肺主宣发肃降,通调水道,二者共同维持津液输布与水液代谢平衡。若饮食不节、过食鱼腥、膏粱厚味、茶酒五辛之品,可致脾虚失于健运,内湿由生。太阴湿土,得阳始运,湿邪困脾,脾失健运,不能散津,水不化气,阴不从阳,脾湿浸淫则发为湿疮;或湿停成饮,或湿聚成痰,湿流皮肤形成水肿、结节。

(2)脾在体合肌肉,主四肢:脾胃输布水谷精微,亦能滋养五官九窍、四肢百骸,是故脾胃亦能实四肢。四肢又名四末,极也。《素问·阳明脉解》曰:"四肢者,诸阳之本也",人体最远端的四肢亦倚赖脾脏阳气的温煦作用,只有脾胃正常输布津液到达人体最远端的四末,才能使得人体的四肢百骸、五官九窍得以正常充养。《素问·太阴阳明论》曰:"脾病不能为胃行其津液,四肢不得禀水谷气,气日以衰,脉道不利,筋骨肌肉皆无气以生,故不用焉。"是故四肢手足部位的皮肤疾病多责之于脾。

(3)脾在窍为口,其华在唇:《黄帝内经》云"脾开窍于口,其华在唇",口为脾之外窍,唇为口之门户。《灵枢·脉度》记载:"脾气通于口,脾和则口能知五谷矣。"说明脾的功能异常可以直接反应于口唇间。又如《诸病源候论·热病口疮候》曰:"脾脏有热,冲于上焦,故口生疮也。"脾经积热于上,则可出现口唇生疮,比如单纯疱疹、口腔溃疡等皮肤黏膜疾病。

《灵枢·经脉》曰:"唇舌者,肌肉之本也。"故唇炎这类皮肤疾病也与脾脏有关,王肯堂《证治准绳·唇部所属》对唇炎的病因病机进行了论述:"(唇)燥则干,热则裂,风则瞤,寒则揭……或因七情动火伤血,或因心火传受脾经,或因厚味积热伤脾。"又云:"风热传脾,唇肿裂,或患茧唇""思虑过度,蕴热于脾,燔裂无色,唇燥口干,生疮,年久不愈。"

3. 脾胃理论与外淫致病

(1)湿:《黄帝内经》云,"诸湿肿满,皆属于脾。""湿"为无形之邪,弥漫不散,湿也是疮疡皮肤病发病的重要原因之一。湿有内湿、外湿之分。对于皮肤疾病而言,内湿则是更为主要的病因。湿邪为病的特点包括:①湿性趋下,故伤于湿者,下先受之,皮肤损害多见于身体下部或者低洼之所,比如足癣、下肢湿疹、阴囊湿疹等;②湿为阴邪,黏滞难化,故皮肤疾病多表现为缠绵难愈的特点;③湿与热结,湿留肌肤,积湿生热,则会出现黄水频流,浸淫四末,瘙痒无度,比如急性泛发性湿疹。

"水"为有形之邪,脾失健运,气不化津,水湿泛溢,若泛溢肌肤,则皮肤起白色或黄色水疱,破后糜烂渗水;若水湿渗于腠理,则肢体重垂部位肿胀,按之凹陷如泥状;或水湿停聚如囊裹水,则皮肤绷急光亮如水晶;或日久聚而生痰成饮,表现为皮肤结节如痰核,不红不肿,久不消退。

（2）火：火与热同类，热盛则化火，火为热之渐。火邪也可分为外火和内火。外火常常与其他六淫外邪相合而为病，比如风热化火、暑热化火等。内火则为脏腑内生之热邪。火性炎上，"诸逆冲上，皆属于火"，凡头面诸病可责之于火。李东垣《脾胃论·脾胃盛衰论》云："饮食不节则胃病，胃病则气短精神少而生大热，有时而显火上行，独燎其面"。提出"火与元气不两立，一胜则一负"，强调内脏之火乃脾胃气虚，元气不足，阴火上冲所致，可发为头面部皮肤诸证，比如脾经积热可发为热气疮（单纯疱疹）、胃之虚热发为口疮（口腔溃疡）。正如《诸病源候论·下痢口中及肠内生疮候》云："然肠间、口里生疮，皆胃之虚热也。"故临床治疗头面部皮肤病属内脏之阴火者，可补脾升阳泻火，如李东垣所创补脾胃泻阴火升阳汤。

（3）燥：燥邪亦有外燥、内燥之分，此段特指"内燥"。脾胃运化失职、纳谷不馨，脾虚化生气血无力，血虚而生燥，脾燥不能行其津液，血燥不能养肤，可致皮肤干燥角化，皮干皲裂；燥盛则白屑层层；燥盛生风，则皮肤瘙痒无度。

（二）脾胃理论指导皮肤疾病的辨证论治

皮肤位于体表，通过经脉内连于脏腑，《素问·皮部论》曰："邪客于皮则腠理开，开则邪入客于络脉，络脉满则注于经脉，经脉满则入舍于腑脏。"脏腑疾病会反映在皮肤上，所谓"脏腑有病，亦可形诸于外"；而肌肤腠理受邪，也会渐入于内，内外相合为病。因此，皮肤疾病辨证的独特性在于可以通过肉眼观察体表的改变来进行辨证论治。

1. 辨自觉症状

（1）辨痛：痛可分为寒痛、热痛、实痛、虚痛、风痛、气痛、瘀血痛等，其中虚痛多表现为微痛、隐痛，如伴随脾胃虚弱症状，辨证论治也需要兼顾脾胃，如《景岳全书·虚实五》中论述疮疡提出："若漫肿微痛，食少体倦，此病气元气俱不足，宜六君、补中二汤，壮其脾胃，则未成者消，已成者溃，已溃者敛。"

（2）辨痒：皮肤病常见风痒、燥痒、湿痒。其中湿痒为湿留肌表，积湿生热，黄水频流而作痒，如急性泛发性湿疹。"诸湿肿满，皆属于脾"，脾恶湿，湿聚则知脾胃病矣。脾虚失运，湿邪浸淫，湿聚日久易化热，且脾主四肢，故湿疹位于四肢者，治宜健脾利湿，热随湿去，皮疹得消。

（3）辨麻木：皮肤麻木不仁，不知痛痒。麻为血不运，木为气不行，麻者木之轻也，木者麻之重也。肌肤坏死，气血不运，则感麻木，如麻风病。疮毒壅塞，气血失运，也可出现麻木，如疔疽之肿疡期。溃疡期见麻木，则为气血亏虚之表现，治宜益气托毒，如托里消毒散中四君子、黄芪均为补益中气。刘河间曰："留著不去，四肢麻木拘挛也"，朱丹溪曰"麻是气虚，木是湿痰死血"，麻木者，既有气血俱虚，也有虚而感湿者，益气活血的同时可健脾化痰，比如丹溪认为"十指麻木，是胃中有湿痰死血"，用二陈汤加苍术、白术、桃仁、红花、附子等。

2. 辨原发皮损

（1）辨斑

1）炎症性斑：主要包括温热发斑、热毒发斑。

温热发斑，乃温邪入里，热扰营血，外达于肌肤所致，临床可见弥漫性潮红斑片，伴或不伴身热等全身症状，如药物性皮炎、红皮病、系统性红斑狼疮等。斑以红活鲜润为佳，发紫发黑为热毒内陷。热毒发斑，浸淫肌肤，肌肤焮肿成片，赤热疼痛，伴身热，口渴，大便干，舌质红，苔黄燥，脉洪大，如淋巴管炎、带状疱疹等，治拟清热解毒；若红斑基础上见有水疱，乃毒热内炽，热迫津液所致，可加清热利湿之剂。温邪最易伤阴灼液，治疗亦当顾护津液，治拟滋阴凉血清热。

2）非炎症性斑

辨紫红斑：因湿热下注，致气血郁滞，阻于脉络，下肢可出现紫红斑，并见结节、浮肿等症，如下肢结节性红斑，治拟祛瘀活血佐以清热利湿。若因气血郁滞，郁久化热，引起紫红斑，如多形红斑，治宜凉血活血。

辨色素脱失斑：新发白斑多因风邪外客，气血失和所致，见皮色斑白，点片相间，如白癜风、汗斑等，治宜祛风和血。白斑日久，营卫已虚，可健运脾胃，滋气血生化之源，培土以生金强肺卫，健脾以补肾益精血。

（2）辨结节：凡生于皮里膜外，结如果核，坚而不痛，大者为恶核，小者为痰核。结节皮色变为紫红色者属气血凝滞，如结节性红斑，以活血化瘀为主。皮色不变之小结节者属痰核结聚，如脂肪瘤。结节多属痰浊郁结而成，治以健脾消痰软坚。若结节剧痒，皮色不变，属风湿之邪久郁聚结而成，治以搜风除湿。

（3）辨水疱：水湿为患，湿邪外淫，轻则起疱，重则浸淫湿烂。因脾经有湿，肌肤蕴热，湿热相搏而引起皮肤潮红渗水，宜淡渗利湿或清热利湿。因毒热内炽发生大疱，如天疱疮，宜清热败毒。脾主湿，因脾湿内蕴出现水疱，应健脾除湿。

（4）辨风团：天热加剧，天冷消失称为赤疹。阴雨天或受风后加重，晴天、温暖或夜间入被后暖而见消者为白疹。见于荨麻疹等。赤疹属风热，治拟疏风清热，白疹属风寒，治拟温散风寒。风团也可因血虚、血瘀、卫阳失固等引起，宜辨证施治。风团时起时消，病程漫长者，因肺脾气虚、卫外不固，多从肺脾论治，健脾固卫。

（5）辨囊肿：隆起于皮肤，圆形或椭圆形，有囊性感，多见于囊肿型痤疮、表皮囊肿等，皆因痰湿瘀结而成。脾为生痰之源，脾虚不运，水湿内停，聚湿成痰，阻碍气机，瘀血内生，痰瘀互结，而致囊肿形成，治宜健脾化痰、祛瘀散结。

3. 辨继发皮损

（1）辨鳞屑：若急性热性病后，皮疹消退而脱屑，皮肤干燥，系余热未清，拟清热解毒佐以滋阴润燥。若年迈或慢性皮肤病引起肌肤甲错、干燥脱屑，为血虚生风，肌肤失养，宜养血润燥。

（2）辨浸渍糜烂：皮肤潮湿，变软变白，称为浸渍；水疱、脓疱、浸渍后表皮脱落，或丘疹破损后露出潮湿面，称为糜烂。临床多可见于湿疹、足癣。渗水湿烂为湿盛，湿邪浸淫，宜健脾祛湿；黄水淋漓为湿热俱盛，宜祛湿清热。

（3）辨皲裂：燥胜则干，寒胜则裂，可见皮肤线状裂隙，如手足皲裂。或风湿之症，日久耗伤阴血而见皲裂，如慢性湿疹。患病日久，顽湿阻滞经络，气血失调，肌肤失养，辨证以脾虚血燥风胜为主，治宜健脾润燥搜风。

（4）辨硬化：局限性或弥漫性皮肤变硬或出现硬结，中医属"皮痹"，临床多见于肢端硬皮病、局限性硬皮病等，属于气血亏损或外邪入侵，气血不通所致，宜祛邪扶正，可健脾补肾、补益气血、活血通经。

（5）辨萎缩：表现为皮肤变薄或局部凹陷。邪在肌肤，营血不足则见皮肤、肌肉萎缩，临床多见于外伤后皮肤萎缩、盘状红斑狼疮、库欣综合征的萎缩纹等。因脾主肌肉，为仓廪之官，又为血之用，故临床治疗可健运脾胃，养血生肌。

（三）脾胃理论在皮肤疾病中的应用

皮肤疾病虽发于外，然"有诸内，必形于诸外"，皮肤疾病与内在脏腑有着密不可分的联系，内外因相合为病，内因为本，外因为标，治疗亦当内外同治，故治疗不仅重视外治法，亦要重视内治法,"治外必本诸内,治内亦就治外"。

1. 祛湿法

（1）小儿化湿汤

1）组成：苍术 6g,陈皮 6g,茯苓 6g,泽泻 6g,炒麦芽 9g,六一散 6g（包煎）。水煎服。

2）功效：健脾化湿。

3）组方特色及应用：本方出自《朱仁康临床经验集》,由平胃散、五苓散、六一散加减而来,功在健脾化湿。方中苍术、陈皮健脾燥湿;茯苓、泽泻、六一散渗湿清热;炒麦芽消食和中。主治儿童湿疹,伴有消化不良、纳食不多、乳积之证。临床可用于脾湿型婴幼儿湿疹,特应性皮炎等。

（2）除湿胃苓汤

1）组成：苍术 6g,陈皮 6g,厚朴 6g,炒白术 6g,猪苓 6g,茯苓 6g,泽泻 6g,滑石 6g,防风 6g,栀子 6g,木通 6g,肉桂 3g,甘草 3g。水煎服。

2）功效：清热除湿。

3）组方特色及应用：本方出自陈实功《外科正宗》,主治"脾、肺二经湿热壅遏,致生火丹作烂疼痛者"。由平胃散、五苓散、六一散合防风、栀子、木通组成。方中取平胃散健脾燥湿、行气和胃;五苓散健脾除湿、助阳化气、利水渗湿;六一散、栀子、木通清热利湿;防风祛风、胜湿、止痒,共奏清热除湿,健脾利水之功,适用脾肺湿热证。临床可用于治疗亚急性湿疹、泛发性湿疹、带状疱疹（水疱型）、银屑病、天疱疮等。

（3）滋阴除湿汤

1）组成：生地 30g,玄参 12g,当归 12g,丹参 15g,茯苓 9g,泽泻 9g,白鲜皮 9g,蛇床子 9g。水煎服。

2）功效：滋阴养血,除湿止痒。

3）组方特色及应用：本方为朱仁康教授经验处方,出自《朱仁康临床经验集》,擅治慢性湿疹反复发作不愈。湿疹反复,津亏风燥,伤阴耗血,更致阴虚,法当滋阴培本,然滋阴之品有助湿恋邪之弊,且利湿更有伤阴伐正之忧,故拟滋阴除湿之法治之。滋阴与除湿看似相悖,实则相得益彰,滋阴以复耗伤之营阴,除湿以祛黏滞之邪,使湿去阴复,病愈而安。生地、元参滋阴清热,当归、丹参养血和营,四药合用,补阴之不足,又防渗利之品伤阴之弊;茯苓、泽泻利湿健脾而不伤阴;白鲜皮、蛇床子除湿止痒。临床用于湿疹反复不愈,日久耗伤阴血,舌淡苔净或光之证。主治亚急性湿疹、慢性阴囊湿疹、天疱疮等。

（4）《局方》消风散

1）组成：厚朴 3g,陈皮 3g,荆芥穗 10g,防风 10g,羌活 10g,蝉蜕 10g,藿香叶 10g,白僵蚕 10g,川芎 10g,茯苓 10g,人参 10g,炙甘草 10g。水煎服。

2）功效：祛风化湿止痒。

3）组方特色及应用：本方出自《太平惠民和剂局方》,"主治诸风上攻,头目昏痛,项背拘急,肢体烦疼,肌肉蠕动,目眩旋晕,耳啸蝉鸣,眼涩好睡,鼻塞多嚏,皮肤顽麻,瘙痒瘾疹;又治妇人血风,头皮肿痒,眉棱骨痛,旋晕欲倒,痰逆恶心"。方中防风、羌活、荆芥、川芎辛散疏风,清利头目,治头目项背之风;白僵蚕、蝉蜕以皮走皮,祛皮肤之风邪;藿香、厚朴芳香避秽,行气除满;人参、茯苓、陈皮益气健脾化湿;甘草调和诸药。可用于治疗荨麻疹、皮肤瘙痒等风邪为患诸病。

2. 调和营卫法

黄芪桂枝五物汤

1）组成：黄芪 9g，芍药 9g，桂枝 9g，生姜 18g，大枣 3 枚。水煎服。

2）功效：益气温经，和营通痹。

3）组方特色及应用：本方出自张仲景《金匮要略》："血痹，阴阳俱微，寸口关上微，尺中小紧，外证身体不仁，如风痹状，黄芪桂枝五物汤主之。"血痹为营阴不足，卫气不固，外感风邪，血行不畅所致，方中黄芪补肺脾之气，固表实卫；桂枝温经通痹，白芍滋阴养血；生姜疏散风邪，大枣养血益气，二者可调和脾胃。此方主治营卫虚弱之血痹，临床可用于肢体感觉减退或异常等末梢循环障碍的疾病，肢体疼痛、肌肉萎缩等为主症的疾病，也可用于荨麻疹、白癜风等。

3. 清热法

（1）枇杷清肺饮

1）组成：枇杷叶 6g，桑白皮 6g，黄连 3g，黄柏 3g，人参 1g，甘草 1g。水煎服。

2）功效：清泄肺胃积热。

3）组方特色及应用：本方出自《外科大成》，主治肺风粉刺。方中枇杷叶、桑白皮清泄肺热；黄连、黄柏泄脾胃之热，清热燥湿；少佐人参，益气托毒外出；甘草调和诸药。主治过食油腻，脾胃积热，上熏于肺，外受于风之肺风型粉刺。临床可用于痤疮、脂溢性皮炎、毛囊炎、玫瑰痤疮等。

（2）三黄汤

1）组成：大黄 9g，黄芩 9g，甘草 3g，栀子 4 枚。水煎服。

2）功效：泄热通腑。

3）组方特色及应用：本方出自《备急千金要方》："主治下焦热结，不得大便。"方中大黄可直达下焦，泻火通便；黄芩清热燥湿，泻肺胃、大肠之火；栀子清热利湿，凉血解毒，可通泻三焦之火；甘草缓和药性、调和诸药，可缓和大黄泻下之功，防黄芩、栀子苦寒伤胃。本方用通腑泄热法，主治大便秘结，可治上、中、下三焦之热证。临床上以此方加减治疗湿疹，痤疮。外用还可以治疗带状疱疹、促进外科相关创面愈合。

4. 消痰软坚法

（1）半夏泻心汤

1）组成：炙甘草 9g，半夏 10g，黄芩 9g，干姜 9g，人参 9g，黄连 3g，大枣 3 枚。水煎服。

2）功效：调和脾胃，散结消痞。

3）组方特色及应用：本方出自张仲景《伤寒论》，主治小柴胡汤证误下，寒凉伤脾，少阳邪热乘虚内陷所致寒热错杂之痞证。方中半夏为君，散结除痞，降逆止呕；臣以干姜温中散寒，黄芩、黄连苦寒清热；此四味药以辛开苦降，寒热平调；佐以人参、大枣补脾益气和中；炙甘草调和诸药、健脾和中。本方寒热并用以和阴阳、苦辛共进以调升降、补泻兼施以顾虚实。临床可用于治疗中气虚弱、寒热错杂之荨麻疹、血管炎等皮肤疾病以及上热下寒之痤疮、脂溢性皮炎等。

（2）海藻玉壶汤

1）组成：海藻、贝母、陈皮、昆布、青皮、川芎、当归、连翘、半夏、甘草节、独活各 3g，海带 1.5g。（海藻与甘草属于中药"十八反"，可去掉甘草）

2）功效：化痰软坚，理气散结。

3）组方特色及应用:本方出自《外科正宗》,主治"瘿瘤初起,或肿或硬,或赤或不赤,但未破者"。脾失健运,气不化津,日久可聚而生痰成饮,表现为皮肤结节如痰核,或肿或硬,久不消退。痰核、瘿瘤均为痰湿凝滞皮肉筋络而成。方中海藻、海带、昆布、半夏、贝母、连翘均有化痰消肿,软坚散结之功;青皮、陈皮行气运脾,当归、川芎活血,使气血畅通,以助消瘿散结;独活搜风通络以逐邪;甘草调和诸药。诸药合用,共奏行气、活血、化痰、散结之功。临床常用于治疗囊肿型痤疮、结节病、黄瘤病等。

5. 润燥法

当归饮子

1）组成:当归 9g,白芍 9g,川芎 9g,生地 9g,刺蒺藜 9g,防风 9g,荆芥穗 9g,何首乌 6g,黄芪 6g,炙甘草 3g。加生姜五片,水煎服。

2）功效:养血润燥,祛风止痒。

3）组方特色及应用:本方出自《济生方》,由四物汤合荆芥、防风、黄芪、刺蒺藜、何首乌组成。主治血虚生燥,燥易生风所致的发疹瘙痒。"治风先治血,血行风自灭",方中以四物汤合首乌养血润燥;荆芥、防风、白蒺藜祛风解表;黄芪益气活血以息风,并防养血之品过于滋腻,有碍脾胃运化;炙甘草补脾和胃、调和诸药。临床可用于瘙痒日久,气血不足之慢性荨麻疹、湿疹、特应性皮炎、皮肤瘙痒症、神经性皮炎、银屑病等。

6. 补益法

八珍汤

1）组成:当归 10g,白芍 10g,川芎 10g,熟地 10g,人参 10g,白术 10g,白茯苓 10g,炙甘草 5g。加生姜三片,大枣五枚,水煎服。

2）功效:益气补血。

3）组方特色及应用:本方出自《正体类要》,由四君子汤与四物汤合方而成,气血同补,主治气血两虚证。方中人参、熟地为君,人参大补五脏元气,补气生血,熟地滋阴补血;臣以白术补气健脾,当归补血和血;佐以茯苓健脾养心,芍药养血敛阴,川芎活血行气,使补而不滞;炙甘草益气和中,煎加姜枣,调和脾胃,助气血生化,共为佐使。诸药合用,共奏益气养血之功。临床可用于气血亏虚之慢性皮肤溃疡、黄褐斑、慢性荨麻疹、老年皮肤瘙痒症、带状疱疹后遗神经痛等皮肤疾患。此外,"发为血之余",本方补益气血,也可治疗休止期脱发、斑秃等毛发疾病。

（四）脾胃与皮肤病基础研究

人体皮肤和胃肠道均与外界相通,都拥有独特的微生物生态系统,其在生理上也有相似性,目前许多研究证实了胃肠道与皮肤病之间存在密切的关系。

湿疹作为一种常见的慢性炎性皮肤疾病,影响全球多达 2.3 亿人,病因复杂,反复发作,治疗困难。有研究发现患有湿疹与未患湿疹的人群的肠道微生物有明显差异。湿疹目前的临床治疗均以控制症状为主,其中包括通过饮食、益生菌调节肠道微生物的治疗方法。另外,湿疹的发作与过敏原的触发密切相关,部分患者通过改变饮食习惯、控制胃肠道炎症可明显减轻湿疹症状。

目前认为胃炎、慢性寄生虫感染和肠道炎症均与荨麻疹发病相关。胃炎尤其是幽门螺杆菌诱发的胃炎,被认为是慢性自发性荨麻疹的潜在触发因素。而慢性寄生虫感染和肠道炎症是相关的合并症,是荨麻疹的潜在诱发因素。

白癜风是一种自身免疫性皮肤病,与氧化应激激活自身免疫性反应,导致黑素细胞损伤相关。目前认为白癜风相关的器官特异性抗体包括抗胃壁细胞抗体、乳糜泻相关抗体等,因此自身免疫性萎缩性胃炎、乳糜泻患者常常共患白癜风。治疗共患的胃肠相关自身免疫性疾病,减轻自身免疫反应,缓解胃肠症状,对白癜风的治疗有促进作用。

　　痤疮是一种常见的炎性皮肤病,虽由多种因素共同作用引起,但确切病因仍难以找到。目前研究发现肠道微生物与皮肤微生物均与痤疮的发病相关。Mak 等发现肠道微生物或可通过调节全身免疫来影响皮肤稳态。也有证据表明肠道微生物可以通过转移到皮肤来更直接地影响皮肤,并且当肠道屏障被破坏时,肠道菌群及其代谢产物会迅速进入血液,在皮肤中积累并破坏皮肤平衡。在肠道纤维发酵过程中,肠道微生物还可能通过产生短链脂肪酸来影响皮肤微生物。目前也有许多研究探索口服益生菌对痤疮的作用。Ouwehand 和 Kober 等发现益生菌通过调节微生物群的组成诱导免疫反应,这种免疫反应可扩展到肠道以外,作用于皮肤。有临床试验表明口服益生菌也可降低痤疮严重程度。

　　此外,研究发现婴儿期胃肠道微生物的定殖是生命周期中的关键过程,微生物群与宿主相互作用,影响机体免疫系统的发生发展,对人体健康有重要作用。而饮食是影响定殖的关键因素之一。婴儿期肠道微生物的紊乱已被发现是包括特应性皮炎在内的过敏性疾病的危险因素。除此之外,Camilla Chello 等在对高加索老年人群特应性皮炎的研究中发现,有35% 因食物过敏而诱发特应性皮炎的患者,伴随有腹胀、消化不良、腹痛、腹泻或便秘等胃肠道症状。原发性皮肤病也可导致胃肠疾病的发生,如寻常性天疱疮。黏膜天疱疮和表皮松解性大疱性皮肤病易累及食管黏膜,黑色素瘤是最常见的转移至胃肠道的原发性肿瘤等。

　　口服益生菌和益生菌局部给药或许可有效治疗某些炎症性皮肤病,并在伤口愈合和皮肤癌的治疗中展示出良好前景。胃肠与皮肤病发病、症状、治疗均密切相关,未来的相关性研究有待进一步拓展。

(曾　雪　宋　坪　姚春海)

十一、脾胃理论与外科疾病

　　外科疾病致病因素,可分为内因及外因两个方面,其中外因者多为外感六淫邪毒或外来伤害等,内因者则多为饮食不节、情志不调等。脏腑内在病变可以形成有形之邪反应于机体,而有形邪毒亦可通过经络传导等影响脏腑功能。脾胃为后天之本,外科诸多疾病,如疮疡、乳腺病、肛肠病等疾病的发生、发展及预后皆与脾胃关系密切。故本章节将分而述之。

(一)脾胃与疮疡病的关系

　　疮疡是各种致病因素侵袭人体后引起的一切体表化脓感染性疾病的总称,是外科疾病中最常见的一大类病证。疮疡的致病因素,有外感和内伤两大类。外邪引起的疮疡,以"热毒""火毒"最为多见;而风寒暑湿等阴邪引起的疮疡,则多是在中后期发展成阳证疮疡之象。内伤引起的疮疡,则多因虚致病,这类疮疡的初、中期则多具有阴证疮疡的特点。

　　疮疡发病,乃正邪相争的过程,正邪盛衰预示着疮疡的发展和结局,而脾胃功能的强弱则贯穿本病预后转归。疮疡病发病多因火毒之邪为患,其外与感受风热火毒或皮肤破损染毒有关,在内则与饮食不节、内伤脾胃关系密切,尤以湿热、湿毒明显。脾胃运化水谷精微,注入五脏六腑,以濡养四肢百骸,其代谢产物也会随着气机的升降排出体外。而平素恣食膏粱厚味,醇酒辛辣炙煿,损伤脾胃,导致脏腑湿热之邪内蕴,加之外感邪毒则极易引起疮疡病的发生。临床可见由于脾胃运化失常,病理产物堆积,郁久化热,湿热搏杂,发为疮疡,如反复发作的有头疽、疔病、颜面部疔疮、痈病等,皆与内伤脾胃,湿热之邪蕴结关系密切。故

《素问·生气通天论》云："高粱之变,足生大丁。"且由于饮食不节、脾胃火毒所致疮疡较单一外邪所引起的更为严重,如合并消渴病的患者,多为过食肥甘厚味,损伤脾胃、运化失司,痰湿与郁热并存,此类患者若皮肤破损染毒,则极易发展为痈、发等病情严重的疮疡类疾病。

在疮疡发病初期,若机体抗病能力较强,正能胜邪,则可拒邪于外,使肿势局限,疮疡消散;反之,如果人体抗病能力较差,正不胜邪,热毒深壅,滞而不散,久则热盛肉腐,肉腐而成脓,导致脓肿形成,即为疮疡中期(成脓期)阶段,此时若治疗得当,及时切开引流,脓液畅泄。或鼓舞脾胃之气,促进腐肉逐渐脱落,新肉生长,最后疮口结痂愈合,这一过程则为疮疡的后期(溃疡期)。

纵观疮疡疾病,脾胃的功能在疮疡病发生、发展及预后方面皆具有重要的意义。疮疡病的各个时期均是正邪相抗的过程,而在这一过程中,正气的强弱依赖于后天之源脾胃的运化。脾胃为后天之本,脾胃强方能运化诸物,产生水谷精微、化为气血濡养五脏六腑,气血充沛则正气强,邪气难以侵犯,故脾胃强盛、气血充沛,则不易染病,或染病后亦可拒邪于外或拒邪于表;而脾胃运化失常,在早期亦引起病理产物堆积、内毒与外邪相交杂,则极易发为本病;脾胃虚弱,气血难以滋养周身百骸,亦可见疮疡的发生,临床常见如压疮、流痰等疾病。疮疡中期乃预示着疾病的发展方向,正邪交搏剧烈,则会引起发热、食欲减退等全身症状,此时患者病变部位及全身症状最为明显;同时这一时期机体营养物质的消耗最为明显,表现为白蛋白、血红蛋白等指标的下降,故在疮疡中期,改善营养状况,督促患者高营养饮食有利于患者的恢复。若此时期脾胃运化功能正常,机体化生有源,则可使正气充沛,使毒邪范围局限,并使病灶及早破溃,脓液及时排出;若此时期不固护脾胃功能,人体气血两虚,正气化生乏源,抗病能力低下,则不能托毒外达,邪郁滞体内,可致疮形平塌,肿势易于扩散,或疮疡坚硬、难溃,难腐等。若此时脓肿未能得到及时处理,脓液郁滞,或邪毒入里,或随肌肉、筋膜、经络走窜,扩散全身,形成"走黄""内陷",频现恶逆之证,亦会危及生命。临床最常见于形体消瘦,营养不良或长期卧床的患者。疮疡后期,毒从外解,脓液外溢,病邪衰退,理应逐渐趋向痊愈,此时则需要脾胃的强盛,脾主肌肉,脾胃运化正常,腐得去,新肉得生,则创口易于愈合;但脾胃衰败不思饮食,化生不足,则可导致伤口不敛、腐肉不去、新肉不生的情况,轻则延长愈合时间,重则发展为慢性溃疡、形成窦道,甚则创面恶化病情反复。

脾胃的功能不仅可以影响疾病,亦可影响病变局部状况。清代王维德云:"脓之来必由气血"。脓液性状和气血强弱关系密切,气血化生皆由脾胃,故脓液性状也间接反映患者脾胃功能的强弱。脓液稠厚、颜色黄白、色泽鲜明者,多为元气充沛,气血充足,脾胃功能强盛的表现;脓液淡薄、黄白质稀,色泽洁净者,为脾胃功能较弱,气血不足之表现。就溃疡而言,色泽红活鲜润、创面附着脓液稠厚黄白,腐肉易脱,新肉易生,创口易敛,知觉正常者,为脾胃之气旺盛的表现;创面色泽苍白或灰暗,脓液清稀,时流血水,腐肉不脱,新肉不生,或腐肉已脱,新肉不生,状如镜面,久难敛愈者,皆为正气不充,脾胃衰败之象。

疮疡病治疗,遵循"消""托""补"三法。消法适用于初期疮疡,促使邪毒消散,故古人有"以消为贵"的说法。消法的应用,需要灵活掌握。虽疮疡病阳证居多,断不可只知清热解毒,更不能视脾胃不见。过用苦寒之品一方面伤及脾胃;另一方面,寒性收引,寒凉药物可影响气血流通,不利于毒邪的发散,故本法治疗则应在"消"的基础上兼以调护脾胃。托法则是应用补益气血和透脓药物,扶助正气、托脓外出,此时用药多以培固气血,强健脾胃,合以升提发散的药物为主;补法则是应用补药,促进机体恢复正气,助阳新生,此法则多用于毒势已去,精神衰疲,气血虚弱,故本法多以补养气血,理脾和胃为主纲。

（二）脾胃与乳腺病的关系

乳腺疾病是外科的常见病、多发病,妇女患者占绝大多数。《妇科玉尺》说:"妇人之疾,关系最巨者则莫如乳。"可见前人对乳腺疾病已经有了非常深刻的认识。

乳房位于体表,是较为独立的器官,但其生理活动、病理变化则受全身脏腑功能和气血运行的影响,脏腑功能的盛衰与乳房病理生理变化关系密切。乳房与脾胃的联系,一方面体现在经络循行上,早在《黄帝内经》中就有记载:"足阳明胃经,行贯乳中;足太阴脾经,络胃上膈,布于胸中"。胃经多气多血,故胃经气血充足、气行流畅为乳房的生长发育提供了良好的基础。另一方面,乳汁来源于脾胃水谷精微,脾胃为生化之源,胃主纳谷,脾主运化,脾胃气壮,则乳汁稠厚量多,营养丰富;若生化乏源,气血不足则量少而色淡。

乳腺疾病,多与情志异常、肝脏疏泄不利有关,故临床多见于肝脾、肝胃合病。肝气郁结,失于条达,脾失健运,水湿内生,日久成痰化浊,以致气滞痰凝,积聚成核,肿块可随喜怒而消长;或心烦易怒,胸闷不适,月经不调,舌苔薄黄,脉弦滑等,如乳癖、乳核等病多与此有关。肝胃蕴热则由于肝气郁结,失于调达,伴饮食不节,胃经积热,郁久化热,肝胃蕴热,易致局部红肿热痛,酿脓如鸡啄剧痛;或恶寒壮热,口干欲饮,全身酸痛,小便短赤,大便秘结,脉弦数或滑数,舌苔白厚或黄干等,如乳痈、乳发等病多与此有关。另有后天失调,或先天不足,以致肝脾肾三脏亏损,冲任失调,精血不足,肝失濡养,易致肝气郁结,横逆犯脾,脾失健运,痰浊内生,气滞痰凝而成隐核,结块胀痛常在经前加剧,经后痛减,或有月经不调,舌苔薄,脉濡软无力等,如乳疬、乳癌、乳癖等病常与此有关。

脾胃功能失常多会影响到肝脏的疏泄功能及乳腺的发病,因此对于乳腺疾病的发生也有着重要的影响。脾胃健运,气血旺盛,女性以血为本,血旺则肝藏有源,肝气升发,有利于女性经带胎产乳等一系列生理活动;脾主运化水湿,脾气健运则水湿运化有度,而不生痰浊。反之,若脾胃功能失常,则可导致气血失常、肝失所藏,失于调达,若结于乳,可见乳房胀痛不适,哺乳期则有乳汁排出不畅;水湿不运,痰浊内盛,阻遏脏腑气机,乳房内可出现有形及无形之痰蕴结,甚则痰、气、瘀交杂,生为乳癖、乳核;脾失统摄,血不循经则可发为乳衄;饮食不节,脾胃受损,胃热壅滞,循经而发则为乳痈。

故乳腺病的治疗可在温凉攻补的基础之上,夹理气疏络之品,同时调整脾胃功能。若肝气郁滞,胃失和降,久而郁热,早期可见乳房结块,局部肿痛,兼见恶寒发热、头痛、胸闷者,多见于乳痈早期,此时期可采用疏肝清胃法,方如瓜蒌牛蒡汤。若热毒不解、肉腐成脓,局部红肿高突,焮赤剧痛,兼见高热、口干欲饮尿赤便秘者,则见于乳痈中期,此时期应在清热解毒基础上兼以清降胃火,方如黄连解毒汤、透脓散合以生石膏、知母等。若气血两虚、无力托脓外出,脓成难溃,或溃后脓水清稀,淋漓不尽者,常见疮形平塌,漫肿不收,日久不溃,或溃后脓水淋漓难尽,多为乳痈、乳痨中后期,此时则宜补益托毒,更要调动脾胃之气,同时促使毒聚透脓或生肌收口,方如托里消毒散。若肝气郁结,气机不利,脾胃运化失司,痰气交杂成核,阻于乳络,伴胁肋胀痛、乳房胀痛者,多见于乳癖、乳痨、乳核等病,则应在疏肝理气的同时,兼以健脾化痰散结治法,方如逍遥散、逍遥蒌贝散等。若冲任失调,肝脾肾亏虚,乳房肿块经前加重,伴腰酸神疲,月经失调,量少色淡,多见于乳癖,应以调摄冲任、补益肝脾肾为主,方可选用二仙汤合八珍汤等。若乳房破溃,脓出毒泄所致气血两虚,可见创面苍白暗淡,或久不愈合,面色无华,气短乏力,食欲缺乏,大便溏薄等,多见于乳岩、乳痨或体虚患者乳痈破溃者,此时应予补益气血之法,鼓舞脾胃之气,使气血生化有源,方如补中益气汤、归脾汤、人参养荣汤等。

（三）脾胃与肛肠病的关系

肛肠病是指发生于肛门直肠部位的疾病,常见疾病如痔、肛隐窝炎、肛痈、肛瘘、锁肛痔等。

肛肠疾病致病因素较多,风、湿、燥、热、气虚、血虚等皆可致病。肛肠疾病虽病位在肠,但脾胃功能也可直接或间接影响肛肠疾病的发生,其中以湿邪、热邪及气虚、血虚等与脾胃功能失调关系密切。肛肠病湿者居多,湿性重浊,常先伤于下,且湿邪常与热交杂。湿又可分为外湿与内湿,外湿之邪多为久居潮湿之地,湿邪侵袭而机体难以将其运化,故发于本病;内湿之邪则多因饮食不节,恣饮醇酒,或喜食辛辣肥甘之品,损伤脾胃,脾失健运,湿浊内盛而成邪,湿邪郁滞,日久化热而发病。如《黄帝内经》所言:"因而饱食,筋脉横解,肠澼为痔""饮食自倍,肠胃乃伤"。

肛肠病湿热之邪,多来源于脾胃。故其全身症状上可表现为胃脘嘈杂或时有泛酸嗳腐,口中黏腻,周身热,溲黄,舌红苔白腻,脉濡数等。同时湿与热结,损伤肠道屏障,可见于湿热痢或湿热泻,临床表现为腹痛,里急后重,大便溏泄或黏腻,或便黏液脓血。湿热蕴阻肛门,导致局部气血不畅,瘀滞不散,则可结而为痔疮,临床表现为肛门部肿物,排便时脱出,可自行还纳或需用手辅助,肛门部疼痛,便血,肿物或黏膜糜烂、潮湿渗液,肛门自觉灼热或坠胀不适。湿热蕴于肛内,可发为肛隐窝炎,临床表现为肛门坠胀不适,时有疼痛,严重者或可出现灼热刺痛,便时加剧,粪便中夹带有黏液。若湿热之邪侵淫肛周皮肤,侵犯肛周肌肉,则会发为肛周湿疹,临床表现为肛门周围潮湿、瘙痒,肛周皮肤颜色改变,甚则皮肤破损流黄水。若湿热之邪腐蚀肛周血肉或侵染肛周腺体,则可发为肛痈,临床表现为肛周红肿疼痛,皮色焮红,或局部质硬,或按之有波动感或穿刺有脓,恶寒发热,口干便秘。若饮食不洁、损伤脾胃,或忧思抑郁、脾胃不和,运化失司,湿热内生,日久化毒,乘虚下注,流注大肠,湿毒凝结于内,早期则为息肉痔,久不医治,则极易恶变,发于结肠则为肠蕈,临床可见腹痛、腹泻,大便时干时稀,或便黏液脓血,严重者可发生梗阻等;若肿瘤发于直肠肛门,则为锁肛痔,临床可见大便带血,色鲜红或暗红,大便次数增多或有肛门部坠胀、里急后重感,后期随着肿物的增大,则会出现大便形状改变甚则肠道淤阻不通。

肛肠病之气虚、血虚证也多与脾胃功能低下有关。脾胃亏虚,无以化生,中气不足,脾不统血皆可导致肛肠疾病的发生。气虚血虚致病,多见于妇人小儿,或年老体弱之人。妇人生育过多或分娩用力、气血亏损,小儿脏腑未充、久泻久痢,老年气血虚衰等皆可导致脾胃功能衰弱,中气不足,轻则升提无力,重则气虚下陷,固摄无权,临床上常见于脱肛病。本病多起病缓慢,无明显全身症状,少数患者可表现为长期的乏力或消化不良,早期便后黏膜或痔核从肛门脱出,便后可自行还纳,日后渐渐不能自然回复,需用手或平卧休息方可复位。日久失治,直肠周围组织或肛门的固摄升提功能愈发减退,直肠或乙状结肠全层脱出,甚则咳嗽、行走时也可脱出。患者常有排便不尽和排便不畅的感觉,或出现下腹部及腰部下肢坠胀感觉。脾虚气陷亦可见于痔疮患者,反复痔核脱出,肛门松弛,加之脾胃虚弱,肛门直肠无力升提固摄,导致痔核不能还纳,此类患者多便血色淡,乏力神疲,或伴有头晕、纳少便溏等症状。肛痈病中虽实证多见,但肛痈脓溃之后,余毒未尽,蕴结不散,疮口不合;或脏器虚损,邪乘于下,郁久肉腐成脓,溃后则形成肛瘘。肛门直肠周围组织间隙走行复杂,故邪毒极易走窜,形成瘘管之后迁延难愈,日久则邪毒损伤正气,气虚无力托毒外出,故可见瘘口流脓,质地稀薄,肛门隐痛,外皮色淡暗,伴有神疲乏力。而肠蕈、锁肛痔等病,又多是湿热瘀毒结而为肿化生有形之邪致病,此为病之标,而正气不足,脾肾亏虚就是发病之本。癌肿侵犯肠道,消耗人体精微物质,脾胃化生有限,日久则可引起气血亏虚;同时癌肿又可阻遏气血运行,抑制脾胃运化、受纳功能,加重患者气血的不足,故本病后期多见于气血亏虚之证。临床症见:面色无华或萎黄,消瘦乏力,神疲懒言,四肢浮肿,腹胀痛,大便稀溏或变形,便血色淡。

肛肠疾病多伴便血,血虚证多为长期便血导致。而血虚引发的肛肠疾病,则常与脾气不足,生血乏源或脾气亏虚,脾不统血有关。长期便血可致血虚,气随血脱,气虚则无力摄血而加重出血,如此循环往复,形成恶性循环。同时饮食劳倦,损伤脾胃,津液消耗过多或生成不足,而致大便涩结;阴虚、血虚生风、生燥,风燥之邪伤于肛门直肠,干结大便与内外之邪共同作用极易引起肛裂便血。血虚无以濡养伤口创面,故可见肛裂经久不愈,而肛痈、肛瘘伤口陈旧不愈也多与此有关。

综上,肛肠疾病病因,内伤方面强调脾胃不足,如《黄帝内经》所言"因而饱食,筋脉横解,肠澼为痔""饮食自倍,肠胃乃伤",脾胃损伤可导致气血津液失常;外因方面,则突出湿、热、燥、风等邪气为病。脾胃和肛肠的关系,正如《黄帝内经》有云:"谷气通于脾……六经为川,肠胃为海,九窍为水注之气。"《脾胃论》云:"九窍者,五脏主之。五脏皆得胃气,乃能通利。"手术为治疗肛肠疾病的主要手段,虽可将病灶祛除,但体内邪气不除,仍极易造成疾病反复或迁延难愈,故内治之法在肛肠疾病围手术应用十分重要。肛肠疾病虽实证多见,但脾胃受损为病之根本,故治疗上虚则补之,补益脾胃之气以升提举陷或补益气虚,促进脾胃功能健运以生气生血;实则泻之,清利实热或清热通腑时应兼顾固护脾胃,或清热利湿同时健脾以化湿浊,标本同治,方可获得良好疗效。

（四）脾胃与围手术期康复

外科手术的患者,尤其是各类消化道手术患者,由于受到麻醉、手术创伤等因素的影响,胃肠道功能会出现暂时性的功能障碍。胃肠道功能的障碍会造成肠道的积气,就会有术后腹胀不适、长时间无排气排便,甚则可导致吻合口愈合不良、吻合口瘘的发生,增加术后并发症发生的风险;同时术后胃肠功能减退,亦会推迟术后进食的时间,进而影响营养物质的吸收。因此,手术后加速胃肠道功能恢复关系到手术的成功与否、术后的快速康复及术后生存质量。

脾胃为后天之本,两者同居中焦,胃主受纳腐熟食物、脾主运化水谷精微,两者相辅相成,共同完成对饮食水谷消化吸收;脾升胃降,一方面共同将水谷精微输送全身,另一方面二者共同影响中焦气机。胃肠为六腑之一,位于中焦,为传化之腑,以通为顺,实而不能满,功在传化物而不藏,主饮食传化吸收,故胃肠道以"动"为宜,其功能活动亦受脾胃气机影响。倘若脾胃失于健运,则气血生化无源,机体失于濡养,则会导致身体羸弱,一方面引起气血虚弱,再者正气不足,邪气侵犯,机体则难以拒邪于外,则可见胃、肠道肿瘤的发生。

消化道肿瘤发病,多因饮食不节、情志失调、感受邪毒;或久病失养,脾胃功能减退,气血不足,脏腑之气衰败,脾胃肠传导不畅,积久成痞块,久而久之发展为癌肿。手术是治疗消化道肿瘤重要的治疗手段,但手术极易损伤人体正气,气虚则周身血行不利导致血脉瘀阻,气血不畅,表现在脏腑上,则可导致六腑传化失常;消化道重建不仅破坏了胃及肠道的结构,亦可导致胃肠血脉瘀阻、气机不畅,腑气壅滞;同时手术破坏脾胃气机正常运行,使升降功能失调,腑气下行不畅。轻者术后胃肠功能减退,早期可见排气排便时间延长、腹胀、恶心呕吐,后期可见神疲乏力、食欲减退、脘腹胀满、排气次数减少;重者术后肠麻痹或梗阻,造成术后长时间无排气排便、出现腹痛、发热,严重者可出现吻合口瘘、肠坏死等甚则有危及生命的情况。故术后恢复脾胃气机顺畅,促进胃肠功能快速及早恢复成为影响消化道术后患者预后的重要因素。

脾胃功能不仅与胃肠道运动关系密切,也与营养物质的吸收相关。营养支持是消化道手术必要的治疗手段。术前疾病的消耗或进食困难、手术中应激状态、术后禁食状态皆可导致营养不良,影响患者术后恢复。因此必要且足量的营养物质的摄入是保证消化道手术患者围手术期快速康复的重要因素。临床上营养支持可分为肠外营养及肠内营养。其中肠内营养被认为是最符合生理的营养支持方式。术后早期给予肠内营养可以保护胃肠道黏膜屏障功能,增加胃肠道血流并改善吻合口局部血液循环,促进吻合口愈合、减少吻合口瘘的发生。这也印证《素问·平人气象论》中论述的"人以水谷为本,故人绝水谷则死,脉无胃气亦死"。早期肠内营养支持,亦是为激发脾胃之气。而术后脾胃功能的强盛与否,则关系到摄入的营养物质能否被机体吸收,又如《脾胃论》云:"元气之充足,皆由脾胃之气无所伤,而后能滋养元气;若胃气之本弱,饮食自倍,则脾胃之气既伤,而元气亦不能充。"

由此可见,脾胃的调护在术后胃肠功能快速康复中具有重要意义。调护脾胃之法可应用于围手术期的各个过程。患者术前脾胃虚弱、气血亏虚,故补益脾胃可增强患者消化吸收能力,改善营养状态,提高手术成功率及安全性并促进术后加速恢复。术中胃肠受损,术后脏腑功能减退,脾胃失调,故健脾养胃可促进胃肠传导,亦可助脾生发,加快术后排气排便;手术虽祛除癌邪,但也损伤了人体正气,术后常见乏力、虚汗淋漓等症状,此时应用健脾之法,则可培固正气,加速康复。围手术期调护脾胃宜首选用平补之品,如党参、黄芪、山药、茯苓、白术、莲子肉、薏苡仁等,不宜使用药性峻猛之剂。在健脾养胃的同时,酌配以补肾之品,如淫羊藿、补骨脂等补充先天之气,助脾气生发。若术后兼见脘腹胀满、呃逆嗳气,治宜在健脾益气同时酌配理气之品,如陈皮、佛手、木香等。

(李君毅　李军　张晓军)

十二、脾胃理论与肝胆疾病

(一)肝胆疾病概述

肝位于右胁,主疏泄,性刚强,喜条达而恶抑郁;又主藏血,具贮藏和调节血液的功能;开窍于目。胆为六腑之一,内寄相火、因其内藏精汁,又称奇恒之腑,其气以通降为顺,有助胃腐熟水谷之功。胆附于肝,与肝相表里,胆管起源于肝,胆液为肝之余气,足厥阴肝经与足少阳胆经相通,所以胆的病变与肝密切相关,胆病可以及肝,肝病可以及胆,可致肝胆同病,发为肝胆气郁、肝胆湿热等证。肝胆证候以实证多见。肝木疏土,肝随脾升,胆随胃降,肝木生于肾水,长于脾土,故肝胆病与脾、胃、肾等脏腑关系密切,临床证候如肝脾不调、肝肾阴虚、胆胃郁热等即属之。

现代医学中,肝胆系统疾病主要包括:急性肝炎、慢性肝炎、急性胆囊炎、慢性胆囊炎、酒精性肝病、非酒精性脂肪性肝病、肝硬化、肝硬化腹水、胆石症等疾病。临床治疗过程中,辨证中不独病位在肝胆,往往与脾胃有着密切的关联。肝胆病专家国医大师徐经世提出"杂病论治,重在中州","中州"从部位上讲包括脾、胃、肝、胆等脏腑,从功能上讲则指"中枢",即人体气机升降的枢纽,五脏疾病皆可"从中调治",指明了肝胆疾病治疗与脾胃的关系。

(二)脾胃理论与肝胆疾病的关系

脾胃理论指导肝胆疾病治疗主要体现在脾胃与肝胆的生理关系与病理联系上。

1. 肝胆与脾胃生理相依　肝脾皆位于中焦,肝五行属木,主疏泄,调畅气机,为刚脏,体阴而用阳,其性条达;脾在五行属土,主运化水谷精微,为气机升降之枢纽。

肝胆与脾胃生理关系体现在：

（1）调畅气机：脾土得肝木条达之性，加以疏泄，方可疏泄有常，升降有序；脾土运化正常，气血生化旺盛，可滋养肝脏。

（2）同生气血：血从后天之本脾胃中生，藏于肝，故脾之运化生血功能正常则肝血充足，肝体得以滋养，则刚强之性不会太过，疏泄条达功能得以正常运行。

2. 肝胆与脾胃病理相及　肝气过盛，即木盛，木盛则会克制脾土，脾脏运化水湿功能下降，则脾胃被水湿所碍，故百病由此而生。肝气淤积在左胁，得不到疏散，胃气集聚，痞集在胃脘部，气机得不到疏利，郁滞日久，就会发生四肢拘挛不适，右胁或腹部之胀满不适等各种症状。早在《难经》即提出"所以治未病者，见肝之病，则知肝当传之于脾，故先实其脾气"。肝脏受邪，多会首先侵犯脾胃，脾胃为滋生人体气血阴阳的源泉，若脾胃安定，既可不受肝脏之邪，又可抑制肝脏之疾，且脾胃乃后天之本，脾胃健则人体气血充盈，亦有利于肝系疾病的恢复。故欲调肝脏当先调节脾胃之升降功能，蕴养中宫之土，脾胃健则肝之木得以调达，诸症可愈。

（三）脾胃理论在肝胆疾病中的应用

1. 慢性（病毒性）肝炎

（1）定义与发病特点：慢性肝炎是指肝脏慢性炎症持续超过半年以上，病情无明显好转，或肝内有活动性炎症变化者。慢性病毒性肝炎临床较常见的是慢性乙型病毒性肝炎和慢性丙型病毒性肝炎。

慢性病毒性肝炎一般可按病变程度分为轻、中、重三度。临床表现复杂多样，常见乏力，食欲缺乏，腹胀、腹泻，肝区疼痛，还常伴有肝外脏器损害。体征可见肝脾肿大、肝掌、蜘蛛痣、黄疸等。实验室检查主要表现为肝功能损害、病毒血症（HBV DNA 或 HCV RNA）腹部超声改变或者肝脏硬度值改变等。

（2）病机分析：本病属中医"胁痛""黄疸""积聚"等范畴。慢性病毒性肝炎的病因为湿热邪毒外侵，蕴郁肝脾，肝失疏泄，脾失健运，肝脾同病。盖肝乃风木之脏，喜润而恶燥，最忌热邪燔灼，湿热毒邪蕴郁于肝，则将军之官失其舒展升发之性，致疏机不利，木郁克土，横逆犯脾致脾失健运；同时，脾为中土，喜燥而恶湿，湿为阴邪，易损阳气，湿邪羁留，困遏脾阳；脾主运化，升清降浊，得阳始运，湿热困脾，致脾运失健，以致肝郁脾虚，肝脾同病。临床上慢性病毒性肝炎患者都会表现出肝脾两方面的症状，如胁肋隐痛的肝郁不疏症状之外，多伴有纳食减退、嗳气、恶心、上腹饱胀、肢倦乏力、便溏或干溏不一等脾气亏虚或肝郁脾虚的症状。据此病机特点，治疗上应予肝脾同治，即疏肝行气、健脾培土、清热解毒。

（3）从脾论治的各家学说：现代医家结合古今文献认为，慢性（病毒性）肝炎病起为湿热内蕴中焦脾胃。中焦为人体气机、运化的枢纽，湿热毒邪侵犯人体，易于中焦蕴湿生热化毒，蕴积肝胆。或素体饮食不节，嗜食肥甘厚腻或辛辣之品，郁遏脾胃，积湿生热，复加外感湿热毒邪，内外两湿相引亦可为病。临床常见肝区胀痛，肢体困重酸软，脘腹胀满，食欲缺乏，口苦，大便黏滞不爽，尿黄短赤，舌质红，苔黄厚腻，脉弦数或滑数，甚则发热等。若湿热炽盛，肝胆疏泄失常，胆汁不循常道，则可泛溢于肌肤而发为黄疸；若湿热下注，内迫肠道，扰及下焦，则可见大便日行数次，肛灼，尿黄等症状。病情发展一者表现为脾失健运，二者表现为胃失和降。湿热毒邪阻滞中焦脾胃，气机升降失常，或加之任何情志的刺激，都可造成肝气郁而不畅，疏泄失常，克伐脾土。临床上常见肝郁脾虚之证候，如腹胀胁痛，食后尤甚，周身困倦，大便溏硬不调，小便时清时黄，舌淡，苔薄白根腻，边有齿痕，脉弦滑等。而土壅日久,反侮肝木,更易使肝失条达,肝气郁结。肝气郁结,疏泄不及,则木不疏土,或肝气太过,横逆犯胃,皆能顺传阳明,导致胃失和降。若气滞不行,可见胁痛如束,或痛引背胁,或胁肋窜痛作胀,在嗳气或矢气后其痛减轻若气逆不顺,则见胸胁胀痛、胸闷,伴有嗳气吞酸、恶心呕吐、呃逆,以及头胀目眩,夜寐梦多,苔多黄腻,脉弦滑等症状。《临证指南医案》叶天士云"肝为起病之源,胃为传病之所"正是此意。

（4）脾胃相关的经典方药应用:肝病为主,治肝顾脾,选方柴胡疏肝散、四逆散、大柴胡汤、龙胆泻肝汤等。若为肝虚,治当补肝助脾。临床所见肝阴虚、肝血虚等证较多,乃久病耗损,劫夺肝之阴血所致,选方如四物汤等加减滋补肝血,阿胶鸡子黄汤等加减滋养肝阴,取"夫肝之病,补用酸,助用焦苦,益用甘味之药调之"之意。如为肝实及脾,治当泻肝理脾。治宜柴胡疏肝散疏肝,合用四逆散调脾行滞,若脾虚较重,合用痛泻要方加重补脾,以取疏肝顾脾之效。同时,可酌配白花蛇舌草、虎杖、田基黄、银花、连翘、半边枝莲等疏肝健脾、清热利湿解毒;脾虚甚者,则可加参苓白术散以健脾益气助运。

（5）脾胃理论指导预防与调护:临床建议多进食含纤维素的食物,避免高脂饮食,保证大便通畅。锻炼身体,增强体质,提高机体抗病能力。饮食上应忌食生冷油腻、少食肥甘厚味及辛辣刺激之品,多吃新鲜蔬菜。注意劳逸适度,避免过劳。如有胃脘痛、胁痛、泄泻、便血等病证,应及早检查治疗。饮食过热、过硬常可加重病情。黄疸明显者,饮食宜清淡,易消化,富含营养,不宜过甜过咸;禁食生冷、油腻、辛辣、坚硬之品。

2. 肝硬化

（1）定义与发病特点:肝硬化是各种慢性肝病进展至以肝脏弥漫性纤维化、假小叶形成、肝内外血管增殖为特征的病理阶段,代偿期无明显临床症状,失代偿期以门静脉高压和肝功能严重损伤为特征,患者常因并发腹水、消化道出血、脓毒症、肝性脑病、肝肾综合征和癌变等导致多脏器功能衰竭而死亡。临床上导致肝硬化的主要因素有病毒性肝病、酒精性肝病、自身免疫性肝病、药物性肝病及非酒精性脂肪型肝病等。

肝硬化是慢性肝炎的发展结果,肝组织病理学表现为弥漫性肝纤维化及结节形成。两者必须同时具备,才能诊断。主要根据为:①有病毒性肝炎、长期饮酒等有关病史;②有肝功能减退和门静脉高压症的临床表现;③肝脏质地硬有结节感;④肝功能试验常有阳性发现;⑤肝活组织检查有假小叶形成。临床上一般将肝硬化分为:代偿性肝硬化和失代偿性肝硬化。

（2）病机分析:本病属中医"癥瘕""积聚"范围。古代医家常谓肝积、脾积,从其症状描述上基本也属于现在肝硬化的范畴。肝硬化的形成,从根本上说是由于正气不足,外邪侵袭肝脏,邪正相争,邪盛正虚,进而导致气滞、血瘀、水停等诸多症状。正如朱震亨《活法机要》中提到的:"壮人无积,虚人则有之。"脾胃为后天之本,气血生化之源,脾运充足则正气不虚。肝脾两脏常相互影响,脾胃亏虚则清阳不升,浊阴不降,水谷精微不能宣发而濡养肝脏,水湿因不得肃降而滞留体内因此顾护脾胃这一思路理应体现在肝硬化治疗的各个阶段。

（3）从脾论治肝硬化的各家学说:临床无论在肝硬化的何种阶段,几乎都可以见到脾胃不调症状,纳食欠佳,便溏较为常见,部分患者还有厌食油腻、口干口苦、泛酸烧心等脾胃相关病症,古人有云,肝病"起病在肝,寄病在脾"。故而在临床治疗中,要时时刻刻顾护脾胃,改善临床症状。使脾胃症状得以改善,正气生化有源,再配合相应的西医治疗,则肝硬化的进程得以延缓,相关并发症出现的频率也大大降低。临床中在辨证过程中,可以灵活运动疏肝健脾、活血健脾、燥湿健脾、利水健脾、温阳健脾等法。

（4）脾胃相关的经典方药应用：肝硬化早期，中医辨证为肝郁脾虚证。脾虚症状，多由肝郁所致，肝失疏泄导致脾失健运。脾气亏虚程度较轻，治疗应以疏肝解郁为主，兼以健脾理气万不可过用补益药，以加重肝郁症状；方用逍遥散合香砂六君子汤。肝硬化中后期，或早期失治误治，气滞日久导致血瘀，辨证为气滞血瘀，治疗切忌不可单纯运用活血化瘀药因该类药物多易伤正气，尤以脾胃之气为甚，脾虚则摄纳水谷精微之力不足，正气益虚，运血之力更弱进而加重气滞血瘀症状，可选择血府逐瘀汤配伍健脾药，疗效更佳。

（5）脾胃理论指导预防与调护：肝硬化患者多见脾虚，故建议以卧床休息为主，病情稳定者，可行适当体育活动。避免酒热之邪刺激伤脾，故应该禁酒。饮食应以均衡、清淡、易于消化为原则，不可以厚味之品盲目进补。进食以少食多餐为宜，不可过饱。避免进食坚硬食物，防止消化道出血。日常生活中注意调适寒温，避免感冒、腹泻等疾病的发生。

3. 肝硬化腹水

（1）定义与发病特点：腹水是肝硬化最突出的临床表现，失代偿期患者75%以上有腹水。腹水出现前常有腹胀，大量腹水使腹部膨隆，状如蛙腹。部分患者伴有胸水，多见于右侧。双侧者次之，单纯左侧者最少。一般病例腹水聚积较慢，而短期内形成腹水者多有明显的诱发因素，如有感染、上消化道出血、门静脉血栓形成和外科手术等诱因，腹水形成迅速，且不易消退。出现大量腹水时，脐可突出而形成脐疝，伴随膈肌抬高，可出现呼吸困难和心悸。腹水的出现常提示肝硬化已属晚期。肝硬化腹水是肝硬化失代偿期的主要症状，表现为腹部胀大如鼓，腹部皮肤绷急光亮，腹壁静脉怒张，属中医"鼓胀"范围。

（2）病机分析：本病的病机主要是肝、脾、肾功能失调。初起重在肝脾，情志所伤，气机不利，肝郁乘脾，脾失健运，水湿内停。若失治、误治，水湿不去，土壅而侮木，肝郁更甚，其结果既可及血而致血瘀，又可使脾气更虚，水湿更盛。又肝、脾、肾在生理上密切相关，肝脾病变必然累及于肾。脾虚不运，肾精衰减，而导致肾阳不足，膀胱气化不利，命门火衰，进一步导致脾阳更虚，脾肾阳虚，水湿潴留更甚。鼓胀的病机重点为肝脾肾三脏功能失调，气滞、瘀血、水饮互结于腹中。其特点为本虚标实。鼓胀治疗，肝脾肾三脏的关系协调至关重要，其中调脾为先，中焦为气血运行之通路，健脾化湿、补脾行气以活血利水，"土能治水"治脾是肝脾肾三脏的重中之重。

（3）从脾论治的各家学说：临床医家多认为其病机主要是肝、脾、肾三脏的损伤和功能失调，导致气、血、水瘀积腹内，致腹胀大，而成鼓胀。肝硬化起于肝郁气滞，气滞血瘀，日久肝病及脾，肝脾同病，且由实转虚。肝硬化腹水主要是由脾虚或肝病传脾，木贼土衰，运化失职，堤防不固，水湿不能泄利，渐致水邪泛滥而成，从而形成气、血、水三者相兼为患之病证。气血水之为病，各有侧重，其中以气虚为本，血瘀为标，腹水乃标中之标。因脾为后天之本、气血生化之源，脾虚气之生化无源，故气虚。气为血帅，气虚则血无以帅行，或血行不畅而滞留，形成瘀血。脾居中焦，司升降之职，具坤顺之德而行乾健之功，脾虚中土不运，则清阳不升，浊阴不降，壅滞中州，肿势更增。气血水三者又相因为患，气血不行则水湿难化，反之水饮内停又进一步加重血瘀。然三者之根本在于脾虚，正如《景岳全书》中言："此实脾胃病也。夫脾胃为中土之脏，为仓廪之官，其藏受水谷，则有坤顺之德，其化生血气，则有乾健之功。使果脾胃强健，则随食随化，何胀之有？此惟不善调摄，而凡七情劳倦，饮食房闱，一有过份，皆能戕伐脏气，以致脾土受亏，转输失职，正气不行，清浊相混，乃成此证。"

（4）脾胃相关的经典方药应用：肝硬化腹水，水臌者，患者尿量急剧减少，致使大量有害物质无法排出体外，迁延日久势必凶险。根据"急则治其标"的原则，能否从速利水是取得良好疗效的关键。脾居中焦,为湿土,主运化水液,是水液升降输布的枢纽。《素问·至真要大论》云:"诸湿肿满,皆属于脾。"脾脏健运,则上可以助肺通调水道,下达膀胱;中可益气软肝散瘀,降低门静脉高压;下可助肾蒸化水液,最终使得尿量增加,水肿得去。治疗之时,运用五苓散、真武汤等治疗腹水常用方,配合螺内酯、呋塞米等利尿西药外,重用茯苓、白术等健脾药,收效良好。

(5)脾胃理论指导预防与调护:肝硬化腹水患者多久病则脾肾阳虚,需注意保暖,避免反复感邪;注意劳逸结合,病情较重时应多卧床休息,腹水较多者可取半卧位,避免劳累;注意营养,避免饮酒过度,病后应忌酒及粗硬饮食,腹水期应忌盐;宜安心静养,避免郁怒伤肝。切勿劳累,安心静养。严格控制盐的摄入。腹水较少,腹胀较轻者,可予低盐饮食;腹水较多,腹胀较重者,应予无盐饮食。饮食应以均衡、清淡、易于消化为原则,不可以厚味之品盲目进补。

4. 酒精性肝病

(1)定义与发病特点:酒精性肝病是由乙醇及其代谢产物对肝细胞的破坏与毒性作用所引起的以肝脏代谢紊乱为基础的急、慢性肝损伤,临床上表现为酒精性脂肪肝、酒精性肝炎和肝硬化。酒精性肝病主要通过病史,临床表现,肝功能化验,超声检查来进行诊断。酒精性肝病有长期饮酒史,一般超过 5 年,折合乙醇量男性大于 40 克 / 天,女性大于 20 克 / 天,或者两周内有大量饮酒史,折合乙醇量大于 80 克 / 天。酒精性肝病的临床表现没有特异性,也可以没有症状,也可以出现右上腹胀痛,食欲减退,体重减轻,黄疸等表现。病情加重可以出现精神神经症状,肝掌,蜘蛛痣等表现。

(2)病机分析:归属中医"胁痛""酒疸""伤酒""酒癖""酒臌""酒胀"等范畴。脾胃同居中焦,为水谷之海,气血生化之源,脾主运化,喜燥恶湿。酒为水谷之液,少饮则和血行气,壮神御寒,消愁遣兴,多饮则渗溢经络,浸渍脏腑,内生诸病。正如清代汪昂《本草备要·谷菜部》曰:"过饮则伤神耗血,损胃灼精,动火生痰,发怒助欲,致生湿热诸病,……为害无穷。"饮酒过量是酒精性肝病发生的外因,脾胃受损是发病的关键。

(3)从脾论治的各家学说:现代医家总结:平素过量饮酒,湿热首先积聚于内,脾运受阻,可出现头身困重、口甜黏腻、痞满、纳呆等湿热内蕴之证;湿热熏蒸肝胆,胆汁不循常道,可有身目小便发黄等酒疸之证;热伤血络,迫血妄行,可见皮下瘀点瘀斑,牙龈出血,甚则呕血、吐血等血证;脾土受伤,转输之官失职,清浊不分,郁滞隧道,气血运行受阻,可出现面色晦暗、腹胀、舌质紫黯等气滞血瘀之证;脾虚津液运化失常,水湿内停腹中,可见鼓胀之证。

(4)脾胃相关的经典方药应用:以健脾运脾为要,注重辨病与辨证相结合。可选取葛根、枳椇子等有解酒毒之品为主药;结合辨证灵活处方。对于酒精性脂肪肝患者,应注重调节血脂代谢,使膏脂浊邪排出有路,此时重在恢复脾的运化功能,临床上可分为疏肝运脾、化湿运脾、活血运脾。临床选方可参考五苓散、茵陈五苓散、平胃散、四君子汤等化裁;药物中可选择芳香化湿醒脾类中药如荷叶、白豆蔻等;辨证基础上结合现代药理研究结果选择山楂、决明子、亚麻子等降脂中药。

(5)脾胃理论指导预防与调护:临床必须强调戒酒为治疗本病的第一要务。此外,可予以健脾化湿中药代茶饮,如葛花、枳椇子茶;若脾虚体质者,可予以山药、薏苡仁、芡实煮粥健脾以利湿浊,减轻酒毒之邪伤肝。

5. 非酒精性脂肪性肝病

(1)定义与发病特点:非酒精性脂肪性肝病是一种与胰岛素抵抗和遗传易感密切相

关的代谢应激性肝损伤,疾病谱包括非酒精性肝脂肪变、非酒精性脂肪性肝炎、肝硬化和肝细胞癌。诊断主要依据是腹部超声、血液生化学指标,患者往往有体型肥胖或者糖尿病家庭史。

（2）病机分析:中医学无非酒精性脂肪性肝病的病名,根据其发病特点及临床表现可归属于中医的"肝积""肝癖""胁痛""肝着""积聚""痞满"等病证范畴。如《灵枢·百病始生》中云:"肝之积,曰肥气。"《素问·藏气法时篇》云:"肝病者,两胁下痛引少腹。"《灵枢·邪气脏腑病形》又云:"肝脉微急为肥气,在胁下若覆杯。"《金匮要略·五脏风寒积聚》云:"积者,脏病也,终不移。"本病的病因多为或嗜食肥甘厚味兼有饮酒过度,或外受湿热毒邪,或情志失调、久病体虚等导致肝失疏泄、脾失健运、体内湿浊之气过多地蓄积于肝脏,湿浊内聚阻滞气机,湿(痰)浊内生、瘀阻血脉,痰湿浊瘀积聚于肝而成本病。最终形成湿、痰、瘀相互胶结,痹阻肝脏脉络。本病的病位在肝和脾,病机为本虚标实,本虚以脾(气)虚为主,标实主要与湿热、痰浊、瘀血有关,而肝失疏泄则贯穿疾病的始终。

（3）从脾论治的各家学说:临床各家常根据本病表现为胁肋胀痛或胀满不适、食欲缺乏、恶心呕吐、四肢倦怠、乏力、便溏、黄疸等一系列肝失疏泄、脾失健运的症状。本病病机关键在于"肝失疏泄,脾失健运"。由于肝郁气滞、脾虚运化不及致使痰湿(湿浊)之邪聚积于中焦,困遏中焦脾土,土壅木郁,肝失疏泄,脾失健运,湿热内蕴,痰湿(湿浊)郁结,瘀血阻滞形成湿痰瘀互结,痹阻肝脏脉络,从而诸症丛生。

（4）脾胃相关的经典方药应用:本病应从痰湿(湿浊)论治,而治痰浊之前应注重疏肝理气,无形之气推动有形湿浊的消散。常用治法用疏肝理气、健脾化湿、燥湿化痰、芳香化湿、淡渗利湿、活血化瘀等。"久病多瘀",痰湿(浊)入血,血行不畅,痰瘀胶结,积于肝脏,重者阻滞肝络而成肝纤维化,治疗中则应加入活血化瘀之品。而治脾乃为治本之举,脾运健则痰湿化,治疗过程中要时时顾护脾胃为妥。临床以疏肝健脾、燥湿运脾、活血健脾为常用治则。常用方剂如四逆散、二陈汤、平胃散、茵陈五苓散等,常用药如柴胡、白芍、郁金、泽泻、茯苓、白术、三七、山楂、丹参等;总之健脾化湿去浊为原则。可辅助以降脂作用中药达到标本同治。

（5）脾胃理论指导预防与调护:"脾为生痰之器",痰湿之源在于脾虚运化不及,对于脂肪肝患者健脾尤为关键,且患者多有肥胖或超重,体质本虚,因此,强健脾胃是预防和治疗的第一要门,可采用健脾食疗的方法,以山药、莲子肉、薏苡仁、百合、芡实等煮粥以助脾运可助祛湿。

6. 胆囊炎、胆石症

（1）定义与发病特点:胆囊炎是世界性的多发病,以胆区疼痛为主要表现,可反复发作或伴发其他消化疾病,多发于女性,男女之比在1∶2以上。随着人民生活水平提高,饮食结构改变,人口老龄化趋势,健康普查的开展及诊断水平的提高,其发病率和检出率逐年上升。胆石症是指胆道系统(胆囊和胆管)的任何部位出现类似于石头样的物质,临床表现取决于该石头样物质是否引起胆系感染、胆系梗阻及梗阻的程度和部位。现代医学多认为与胆汁中胆固醇分泌增多(高脂血症、节食)、胆红素的分泌增加(慢性溶血)有关。诊断主要依据临床症状和腹部超声诊断,与进食油腻关系密切。

（2）病机分析:属于中医的"胁痛""胆胀""黄疸"范畴。其症(结石)在肝(胆),故临床多有"病位在胆,责之于肝",诊治多从厥阴、少阳等经而论的观点。临床上最常见的情况是胆石症引起的慢性胆囊炎,或者结石诱发的急性胆囊炎。急性发作期多因嗜食肥甘厚味诱发,湿热内生,损伤脾胃,运化失司,土壅木郁,肝胆疏泄失常,胆气不畅,胆汁瘀积而发为肝胆湿热之证,可见胁肋胀痛、黄疸、口苦、脘腹胀满、胸闷纳呆、身目发黄等湿热蕴结之证。缓解期则多因情志不畅发作,肝气郁滞,失于疏泄,木不疏土,脾胃运化失常,胆腑气机不畅,胆液郁滞发为肝胆气滞、肝郁脾虚等证,临床可见两胁胀痛、厌食油腻、善太息、脘腹胀满、嗳气等,情志不畅时诸症加重。若慢性胆囊炎反复发作,久病入络,气血运行不畅,可导致气机郁滞、瘀血内生,发为气滞血瘀之证,临床可出现胁肋胀痛或刺痛、夜间痛甚,胸闷恶心,口苦,舌质紫暗或有瘀斑等症。慢性胆囊炎病程多迁延不愈,失治误治、久病虚耗、素体虚弱,皆可损伤中气,致脾胃虚弱,运化无力,胆腑失于充养,出现胁肋隐痛、脘腹胀闷、纳食减少、倦怠乏力等脾虚之症。故治疗应该顾护脾胃,以疏肝利胆、健脾和胃之法标本同调为治。

（3）从脾论治的各家常说:对于胆病多主要湿热为主辨证,治疗上多以疏肝清热、通腑泻下为主,常导致误诊、误治,致使胆囊炎伴脾虚者逐渐增多。因肝胆脾胃同居中焦,肝胆属木,脾胃属土,在五行中木土属相克关系。生理上,肝木疏土助其运化之功,脾土营木成其疏泄之用;病理上,肝木易郁,脾土易虚。如肝失条达,胆失疏泄,则脾土不得其助而运化失健可出现胁肋胀满、腹胀纳少、大便异常等症状,称之"木不疏土"。若湿邪困脾,脾气壅滞,导致木郁难伸,出现脘胀纳少、便溏困倦、胁肋胀痛等症,称之"土壅木郁";若肝气横逆,犯胃克脾,而见胁肋胀痛,恶心呕吐,腹痛腹泻,则为"木旺克土"。

（4）脾胃相关的经典方药应用:胆病为邪在少阳,脾虚不运,木旺克土,选方应疏肝利胆、健脾和胃之法,方选四逆二金汤为治,常用药如柴胡、白芍、党参、茯苓、炒白术、陈皮、清半夏、郁金、金钱草、炙甘草等;总以四逆散、二陈汤疏肝和胃化痰湿为治。

（5）脾胃理论指导预防与调护:饮食应清淡易消化,饮食有节,避免暴饮暴食,忌饮酒,及生冷、油腻、辛辣刺激、煎炸硬固之品以助于脾胃的运化。可食具有益气健脾作用的食物,如山药、小米、桂圆、蜂蜜等。不要过于劳作,以免损伤正气,可做一些柔缓的运动,并持之以恒。另外患者还应及时消除不良情绪,保持心情愉快,防止郁闷不乐致气机不畅。

（四）小结

肝胆与脾胃同居中焦,生理病理上相互依从、关系密切。肝胆疾病治疗中应时时顾护脾胃的功能,以健脾疏肝为总原则,结合不同疾病,予以清热利湿、活血利水、健脾利水、湿补脾肾、滋补肝肾等。同时,在肝胆疾病的预防上,健脾化湿、补气健脾则可减少或延缓肝胆疾病的进展。

（张引强　郭　朋　王宪波）

十三、脾胃理论与脑血管疾病

（一）卒中

卒中,是以半身不遂、肌肤不仁、口舌歪斜、言语不利,甚则突然昏仆、不省人事为主要表现的病证。因其发病骤然,变化迅速,有"风性善行而数变"的特点,故名卒中。卒中发病率高,病死率高,致残率高,严重危害着中老年人的健康。西医学中的急性脑卒中属本病范畴。根据病程时间,可分为急性期(发病后2周以内,中脏腑可至1个月)、恢复期(2周到6个月)和后遗症期(6个月以上)。

1. 卒中的基本病机　本病的病变部位在脑,涉及心、肝、脾、肾等多个脏腑。主要病机概而论之,有风、火（热）、痰、瘀、虚五端,在一定条件下相互影响,相互转化,引起内风旋动,气血逆乱,横窜经脉,直冲犯脑,导致血瘀脑脉或血溢脉外而发卒中。急性期以风、火（热）、痰、瘀为主,常见风痰上扰、痰热腑实,痰瘀互阻,气血逆乱等"标"实之象。恢复期及后遗症期则以虚中夹实为主,多见气虚血瘀、阴虚阳亢、气阴两虚等"本"虚之征。

2. 基于脾胃是气机升降枢纽,确立通腑法

(1)气机逆乱致腑实不通是卒中急性期的病机关键:中焦脾胃是一身气机升降之枢纽,胃气通降有利于肝阳肝火的潜降,气降则血也随之而降。卒中的发生多由于脏腑阴阳失调,加之忧思恼怒或饮酒过度,饮食过饱,或房室劳累以致风火痰瘀诸邪互相黏合随肝气暴逆,上蔽清窍,或阻于窍道经脉之中,或溢于血脉经络之外,皆使髓海受伤发为卒中。一旦脑脉闭阻,脑神失用,无以统摄全身,则脾胃升降失常,痰饮、宿食、燥屎内结,以致腑气不通。腑气不通,邪热不得下泄,阳明实热上冲,往往又会使痰火更甚,加重气机逆乱,升降失常,从而延缓正常功能的恢复,使疾病继续发展加重。可见气机逆乱致腑实不通是卒中急性期的病机关键,亦是病势发展的关键。

(2)通腑给邪出路:20世纪70年代,任继学教授在金元时期张从正提出的卒中中脏腑用三化汤经验基础上,大胆实践,提出在卒中发病72小时内先投三化汤(大黄、枳实、厚朴、羌活)加生蒲黄、桃仁、煨皂角,水煎服之,得利停服,取得了显著疗效。王永炎院士随后研究发现,急性脑卒中半数以上存在痰热腑实,并创制了星蒌承气汤用于治疗卒中急性期痰热腑实证,取得了显著疗效。

星蒌承气汤的组成为:全瓜蒌30~40g,胆南星6~10g,生大黄(后下)10~15g,芒硝(冲服)10~15g。王院士认为该方一可借大力通降阳明胃腑之势,赖中州枢机通降之功,直折肝阳之暴逆;二可借泻下阳明之力,上病下取,引血导热下行,气血得降,痰热消散,元神之府自然洁净;三可借硝黄泻下之力,去瘀化痰,推陈致新,使暴涨之痰火风瘀有其出路。并总结出化痰通腑法临床应用的三大指征:①便干便秘;②舌苔黄腻;③脉弦滑。同时指出,通下后腑气通畅的指标一是大便通泻,二是舌苔的变化,舌苔要转为薄白苔,舌质转为淡红,此为顺,可停止通下。若黄苔或黄腻苔持续不退,需继续通腑,此时可改用大柴胡汤通腑泄热。若是黄苔或黄腻苔迅速剥落而舌质转红绛,此为逆,为复卒中之危候。他还指出通下不可太过,若通下过程中,患者出现心慌、气短、自汗、口干、舌红少津、脉沉缓等表现,甚或肛门总有少量大便,说明通下太过,或用通下剂过早。

此法多用于卒中急性期。因此临床卒中急症,无论初中,再中,还是出血缺血,但见病属热实,脉弦滑,舌苔黄腻者一律早投以芒硝、大黄、瓜蒌、胆南星、丹皮、牛膝、厚朴、桃仁等通腑下瘀,清热豁痰之剂加减治疗,待病情缓解之后,再究其阴阳虚实而调之。需要指出的是,即使发病初期没有大便不通的表现,也可酌加通腑之品,以预防腑实证的形成,防止病情的进展。但脑出血不宜泻下太频以免多次搬动患者而加重或诱发出血。

此外,通腑法除应用于急性期痰热腑实证外,亦应重视其"未病防其发""欲病防其作"及"病后防复中"的作用。

(3)通腑法的临床应用

1)急性期:以星蒌承气汤为代表的通腑法历经30余年经过全国多中心随机双盲对照临床试验研究和临床反复验证,表明及时恰当地运用该法能够改善卒中病患者的意识障碍,防止病情加重趋势和降低病残损程度,降低颅内压,减轻脑水肿,预防和减轻应激性溃疡和肺部感染,使患者较易度过急性期,对患者的后期康复非常有利。近期发表的一项系统评价亦证实,星蒌承气汤加减联合西药常规治疗在提高急性缺血性脑卒中痰热腑实证的临床疗效,提高患者日常生活能力,降低神经功能缺损评分、中医证候积分及血浆黏度、血浆纤维蛋白原,降低血C反应蛋白水平方面均优于常规西药治疗。

2）非急性期

未病防其发：卒中的防治重在预防，要预防卒中，必先保持腑气通畅，安其五脏。为此古人提出了节饮食，慎起居，调情志等一般性预防措施。"饮食自倍，肠胃乃伤"，故节饮食的目的是减轻肠胃的负担，使六腑之气畅通，则全身气机协调；慎起居即生活要有规律，劳逸适度。推荐适度的运动以使气机调畅，脾胃升降有序；调情志，即注重精神调摄，使精神愉快，此可使脏腑气机调畅，从而减少气机逆乱等所致的卒中。

欲病防其作：即卒中先兆阶段，此时虽缺乏疾病的典型表现，但体内病变因素已存在。卒中先兆与卒中的病因病机大致相同，有学者认为卒中先兆期即已存在腑气不通的病机，便秘在卒中先兆发生过程中起着重要的诱因作用。此时运用通腑法在卒中病的预防中意义重大，可减少卒中的发生，在此阶段可结合患者情况运用化痰通腑泻浊法或者平肝通腑泄热法进行预防性治疗。化痰通腑泻浊法适于体丰患者，症见头晕头重、胸闷呕恶、便秘、舌红、苔黄腻、脉滑，可给予瓜蒌、半夏、枳实、菖蒲、胆南星、大黄等治疗；平肝通腑泄热法适用于平素易头晕头痛，急躁易怒，于情绪过于激动时发作的卒中先兆，可给予夏枯草、钩藤、大黄、天麻、牛膝、厚朴、芒硝等治疗。

病后防复中：卒中发病以后，易发卒中的体质基础未变，痰浊瘀血等病理因素未除，易复发卒中。故此阶段更应注意腑气的通畅。腑气的通畅既可避免触动诱因，又可减少气机不畅所致的痰浊、瘀血等的产生。此外，腑气通畅则助脾运化水谷精微至四肢百骸、筋骨脑髓，使其得以滋养，从而加快症状的好转。故卒中的恢复期和后遗症期可以补助通，采用益气活血通腑法防止复中，并对促进瘫痪肢体的恢复和减少后遗症具有重要作用。

3. 基于脾为生痰之源，确立化痰健脾治法

（1）脾为生痰之源：脾主津液，运化水湿，水谷入胃，输注于脾，通过脾的运化作用，布散津液到全身。若脾失健运，则水湿不化聚而为痰，故曰脾为生痰之源。嗜酒肥甘、生冷劳倦、忧郁恼怒，或"劳伤之人，脾胃虚弱，不能克消水浆"等，皆可致胃失受纳，脾失健运，水湿内停，积聚生痰。正如明代张景岳《景岳全书》云："五脏之病，虽俱能生痰，然无不由乎脾生。盖脾主湿，湿动则生痰，故痰之化，无不在脾。"李中梓亦曰："脾土虚弱，清者难升，浊者难降，留中滞膈，淤而为痰。"

（2）痰浊为卒中的重要病理因素：痰浊在卒中发病中具有重要意义。痰浊产生后可随风阳妄动，随气血上逆，蒙塞清窍，蒙蔽神明轻者可见昏昏欲睡，目光呆滞，眩晕，头痛，重则突然昏仆，不识人等；也可横窜经络，致使经络不通而出现半身不遂、口眼㖞斜等症状；痰热若阻滞中焦，则使传导功能失常，升降清浊受阻，产生腑气不通便秘等症。古医籍中众多医家指出了痰浊在卒中发病中的重要性，《丹溪心法》中说："半身不遂，大率多痰""东南之人，多是湿土生痰，痰生热，热生风也"。近代医家张山雷在《中风斠诠》亦曰："肥胖太过酿痰蕴湿，积热生风，致为晕仆偏枯，猝然而发，如有物击之使仆者，故曰仆击，而特著为病源，名以膏粱之疾。"指出偏枯的发生与贪食肥厚甘美食物从而损伤脾胃致痰热生风有关。

卒中证候学的研究也显示痰证在卒中患者证候分布中占有重要地位，在卒中演变规律方面的研究显示在其发病第7、第14天痰证始终是第一位，刘氏等人初步探讨缺血性卒中病急性期的中医证型分布特点发现缺血性卒中病急性期患者的中医证型以风痰瘀阻证最为多见。这些都为卒中治痰提供临证支持。

（3）化痰健脾法的临床应用

1）急性期 - 中经络：2008年中华中医药学会发布的《中医内科常见病诊疗指南中医病

证部分》卒中篇对于中经络之属风痰阻络证,建议给予化痰通络汤加减治疗。中经络之属痰热腑实者,建议给予星蒌承气汤以化痰通腑。

化痰通络汤化裁后用于卒中主要由法半夏、白术、天麻、胆南星、丹参、香附、酒大黄组成,方中法半夏、白术健脾化痰,胆南星清化痰热,天麻平肝息风,丹参活血化瘀,香附疏肝理气,调畅气机以助化痰、活血,少佐大黄通腑泄热,以防腑实形成,诸药共用,以奏息风化痰,活血通络之功。林氏等人系统评价了化痰通络汤加减治疗急性脑梗死的临床疗效,发现与对照组的西医常规治疗方案相比,治疗组联合化痰通络汤加减治疗能有效提高急性脑梗死患者的临床疗效,并能显著降低神经功能缺损评分和提高中医证候疗效。其他研究显示化痰通络汤可以显著提高患者大脑前动脉、大脑中动脉及椎动脉的平均血流速度,改善脑血液循环;降低急性脑梗死患者血清炎症因子水平,从而抑制炎症反应;同时可改善患者高凝状态、降低血脂。

2)急性期 - 中脏腑:《中医内科常见病诊疗指南中医病证部分》卒中篇中脏腑之属痰热内闭者,建议给予羚羊角汤加减,配合安宫牛黄丸,以清热化痰,醒神开窍。中脏腑之属痰蒙清窍者,需要温阳化痰,醒神开窍。可给予涤痰汤加减,配合苏合香丸。

羚羊角汤化裁后用于卒中主要由羚羊角粉、珍珠母、竹茹、天竺黄、菖蒲、远志、夏枯草、丹皮组成,方中羚羊角、珍珠母平肝息风,竹茹、天竺黄清化痰热,菖蒲、远志化痰开窍,夏枯草、丹皮清肝凉血。安宫牛黄丸为凉开之剂,具有清热开窍、豁痰解毒的功效。一项研究观察羚羊角汤为主治疗急性出血性脑卒中继发中枢性高热的临床疗效,发现在基础治疗和物理降温治疗的基础上,加服羚羊角汤可有效缓解高热。另一项研究观察复方麝香注射液(主要成分:人工麝香、广郁金、石菖蒲、藿香、薄荷脑、冰片)联合羚羊角汤治疗痰热内闭清窍型脑出血的临床疗效,发现复方麝香注射液和羚羊角汤联合常规西药治疗痰热内闭清窍型脑出血疗效较好。

涤痰汤出自明代董宿、方贤《奇效良方》卷一 "治一切中风痰迷,舌强不语"。由胆南星、半夏、枳实、茯苓、橘红、石菖蒲、人参、竹茹、甘草、生姜组成。方中半夏、茯苓、橘红燥湿化痰健脾,胆南星、竹茹以清化痰热,枳实行气消痰,石菖蒲疏通邪秽,使九窍通灵,化痰开窍,人参大补元气,甘草调和诸药。苏合香丸是著名的温通开窍药,出自宋代的《太平惠民和剂局方》,具有芳香开窍、行气解郁、散寒化浊的功效,对于表现为神志不清、牙关紧闭、半身不遂等痰湿蒙塞心神的阴闭者有明显疗效。研究显示涤痰汤可以显著提高卒中急性期患者的临床疗效,减轻脑出血后脑水肿的体积,促进脑血肿的吸收,改善神经功能缺损,抑制体内炎症反应。

3)恢复期及后遗症期:2008 年中华中医药学会发布的《中医内科常见病诊疗指南中医病证部分》指出恢复期仍以痰瘀阻络为主者可予化痰通络法,后遗症期属于痰浊阻窍所致的言语謇涩或不语,可选用《医学心悟》解语丹加减治疗。吞咽障碍者可予化痰开窍法治疗,选用解语丹或涤痰汤加减治疗。

通络化痰胶囊为治疗卒中病中经络痰瘀阻络证的中成药,该药由熊胆粉、天麻、三七、丹参、天竺黄、大黄(酒制)组成,具有活血通络、化痰息风作用。有研究者基于真实世界数据评价了其治疗脑梗死恢复期痰瘀阻络证的有效性和安全性。研究发现该药物在脑梗死恢复期痰瘀阻络证的治疗中单用或联用其他西医基础治疗对于改善患者神经功能缺损程度、减轻残障及症状均有较好的疗效及安全性。

中医治疗卒中后失语多在言语训练的基础上,联合中药或针刺治疗。多项研究显示在言语训练的基础上,配合解语丹治疗可有效改善风痰瘀血型卒中后失语症患者的口语表达、听力理解、阅读和有效沟通能力。方中石菖蒲《神农本草经》中言可"补五脏,通九窍……出音声",现代医学研究亦表明天麻、石菖蒲对于语言中枢系统有着一定的功效。

吞咽障碍的治疗多采用综合疗法,如中药配合针刺或者康复训练等,较少单纯中药进行治疗。一项针对卒中伴吞咽障碍患者的研究,治疗组在西医康复训练基础上加用涤痰汤进行治疗,发现中西医联合治疗可有效调节患者的吞咽功能,改善患者的日常生活能力及生存质量。中医综合疗法涤痰汤加味结合耳针治疗风痰瘀阻型脑卒中后吞咽障碍,亦取得较好的临床疗效,研究证实综合疗法可降低洼田饮水试验评分,显著改善患者的吞咽功能,并提升患者生活质量。

4. 基于脾胃为气血生化之源,确立健脾益气治法

(1)正气亏虚,虚致卒中:《素问·刺法论》云:"正气存内,邪不可干",卒中的发生与人体正气的亏虚息息相关。脾主运化和升清,为气血生化之源,与胃同为后天之本,人体精微物质的来源无不与后天脾胃之运化有关,人体正气分先天之气和后天之气,先天之气不能再生,而后天之气可以峻补,人体正气的补充全赖脾的运化和升清作用来实现。所以,气虚的形成与脾胃关系密切。正常情况下,气血生化正常,则脑髓、真气来源充足。反之,脾主运化功能不及,气血生化不足,则脑髓、真气补给不足而出现头晕、脑鸣等髓海不足表现。甚至气不运血,血行停滞,痹阻脉络,发为卒中。另一方面,气虚则无力固摄血液,血液不循常道而溢脉外,可发为卒中;血虚致肝失所养,阴虚则阳亢,肝阳无所制约,化火动风,直冲犯脑,而致卒中。正如《素问·太阴阳明论》曰"四肢皆禀气于胃……脾病,不能为胃行其津液,四肢不得禀水谷气,气日以衰,脉道不利,筋骨肌肉皆无气以生,故不用也。"清代医家王清任亦认为元气亏虚为本病的根本病因,并在《医林改错》中提到:"半身不遂,亏损元气是其本源,……无气,则不能动,……名曰半身不遂。"

(2)卒中日久,气血俱虚:卒中乃大病暴疾,邪气太盛,脏腑过伤,病后正气虚羸,不易骤复,加之失于调治,致脏腑虚损。或因客邪久留;或反复受邪;或停饮、停痰、气结、血瘀留滞不去,正气日耗,造成虚损。其次,卒中患者多长期卧床,活动不便,日久造成肌肉萎缩,筋骨挛缩,正如《素问·宣明五气》云:"久视伤血,久卧伤气,久坐伤肉,久立伤骨,久行伤筋。"再次,卒中后多遗留有饮水呛咳,吞咽困难,甚则需要长期鼻饲饮食,造成水谷难入,脾胃化生无源,气血化源不足,长期则气血俱虚。

(3)脾胃为气血生化之源,健脾益气以补虚活血:卒中属虚者当重视健脾益气的治法,一方面,脾胃为气血生化之源,水谷入于胃,脾胃健旺,则可权衡五脏,灌溉四旁,气血充沛,营卫滋荣,经脉通畅,四肢得养,卒中得愈。另一方面,新血不生,瘀血不去,欲生新血,先健脾胃,脾胃旺则新血得生,充盈血脉,瘀血得去;中焦转运有权,湿邪得化,则痰无由生,窜络之痰也随之尽消。正如丹溪所言:"理脾如烈日当空,痰浊阴凝自散。"

清代王清任认为"元气既虚,必不能达于血管,血管无气,必停留而瘀",即元气虚在前,血瘀在后,治宜益气为主,活血为辅,故创名方补阳还五汤,方中重用黄芪,以补脾胃之气,使气血生化有源,气旺血行,化瘀通络。清代叶桂《临证指南医案·中风》中亦提出"后遗症者,治宜益气血,清痰火,通经络"的治疗原则。张锡纯《医学衷中参西录》中治疗"偏枯"的加味补血汤,即以一两黄芪为君,补元气之亏虚,辅以当归、丹参、乳香等"以化其经络之瘀滞"。有研究统计,在历代治疗缺血性卒中的经典方剂中配伍有益气药物的方剂占60.8%,配有活血药物的占87.1%,同时配有益气活血药物的占55.5%。故卒中无论初期还是卒中后遗症期凡属气虚血瘀者可考虑从脾论治,以扶正为主,益气生血以活血,辅以攻伐。

（4）益气活血法的应用

1）急性期：气机逆乱，阳亢化风，风痰瘀血痹阻脉络为公认的卒中病发病病机，但气虚化风，气虚血瘀所致卒中，也应引起高度重视。一项基于医案回顾的卒中病急性期气虚血瘀证临床特点及演变趋势研究发现，在所有卒中病始发态中医证候中气虚血瘀虽然位居第四位，但随发病时间的推移，气虚血瘀证所占比较逐渐增大，该证在卒中病发病 10~14 天出现频率可达 24.69%，且存在他证演变为气虚血瘀证的情况，证型中痰湿蒙塞心神、痰热瘀血、阴虚风动为始发态证候的卒中病患者在发病 5~7 天时最容易演变为气虚血瘀证。故临床医生应该加强对此证型的识别，及时识别患者证型演变，根据患者四诊信息，辨证论治，避免因辨证错误而导致患者失治误治。

气虚血瘀证患者主要表现为半身不遂、口舌歪斜、言语謇涩或不语、偏身麻木，及脾胃气虚及血瘀表现，如气短乏力，口角流涎，自汗出，心悸便溏，舌质黯淡，舌苔薄白或白腻，脉沉细、细缓或细弦。对于此类患者推荐急性期卒中中经络属气虚血瘀者应用补阳还五汤加减进行治疗。

2）恢复期及后遗症期：一项脑梗死急性期及恢复期证型分布及兼夹情况的研究发现，在脑梗死恢复期患者中，血瘀证、气虚证是单个证候里面的高发证型，二者出现率均高于50%；而两证合病患者以气虚血瘀、痰瘀阻络、气虚痰阻为主；三证合病患者以气虚血瘀兼有阴虚、气虚痰瘀、痰热阻络为主。在 215 例卒中病恢复期患者中，出现频率最高的证型分别为气虚血瘀证、痰瘀阻络证、气虚血瘀兼阴虚证等。且与急性期相比，恢复期病例证型虚症（气虚、阴虚）、瘀证比例明显升高，风证、火证比例则明显降低。故恢复期及后遗症期应针对气虚血瘀的病机进行治疗。

2008 年中华中医药学会发布的《中医内科常见病诊疗指南中医病证部分》推荐卒中恢复期及后遗症期属气虚血瘀者给予补阳还五汤加减治疗。多项临床研究证实了补阳还五汤在卒中恢复期及后遗症期的疗效。如补阳还五汤治疗缺血性卒中恢复期的疗效及安全性的一项系统评价显示，补阳还五汤联合西医常规治疗在总体疗效方面优于西医常规治疗，且能明显改善神经功能缺损，提高肢体运动功能及日常生活活动能力。

（二）卒中后认知障碍

1. **气虚痰瘀互结为卒中后认知障碍的一大病机** 卒中后认知障碍（PSCI）是卒中后最常见的并发症之一，是指卒中事件后 6 个月内出现的达到认知障碍诊断标准的一系列综合征，可表现为记忆力下降、言语表达困难、理解力障碍、反应迟钝等，强调了卒中与认知障碍之间潜在的因果关系。

卒中后认知障碍属中医学"善忘""呆病"等范畴，其病位在脑。如《杂病源流犀烛·中风》云："中风后善忘"。脑卒中多发于中老年人群，元气亏虚，气为血之帅，气虚不能鼓动血脉运行，血行无力，瘀滞脑络，则神机失用，可见转盼遗忘、多忘善误等认知功能损伤症状。古代医家即明确指出瘀血可令人善忘，如张仲景《伤寒杂病论》中曰："其人善忘者，必有蓄血，所以然者，本有久瘀血"，王清任亦云"凡有瘀血也，令人善忘"。瘀血久滞不去致津液失调，聚而生痰，痰瘀交结，上扰清空，致脑窍失养，败坏脑髓，神失用。陈士铎《辨证录·呆病门》则指出"痰积胸中，盘居于心外，使神明不清而成呆病矣。"《石室秘录》云："痰气最盛，呆气最深"。同时痰瘀之邪不断蚕食正气，阻滞气血运行，痰瘀之势更胜，损及脑络，导致病情恶化，反之痰瘀亦可加重疾病的本虚表现。

2. **基于证候学研究成果推荐益肾健脾、活血化浊法的应用** 张允岭教授团队探讨了急性缺血性脑卒中后认知障碍的中医证候要素,发现6个证候要素中,气虚比例最高(43.20%),其次为痰(23.56%)、血瘀(16.31%)、火(8.46%)、阴虚(5.44%)、阳虚(3.02%),病位以肾、脾、肝多为常见。认为急性缺血性脑卒中后认知障碍中医证候要素以气虚为主,肾脾亏虚、痰瘀互结可能是脑卒中急性期出现认知障碍的重要病理因素。故推荐在卒中后认知障碍早期治疗可从肾、脾两脏出发,以益肾健脾、活血化浊为法。现代研究亦显示健脾之品可改善海马神经元细胞结构,进而起到神经保护作用,改善认知功能水平。

3. 益肾健脾、活血化浊法的应用

(1)健脾化痰法的应用:根据2011年版《血管性痴呆中医临床实践指南》,对于非痴呆血管性认知障碍,伴有胸闷、语言迟缓、眩晕头痛、不寐多梦、倦怠嗜卧、肢倦身重、泛恶多痰,苔白腻,脉弦滑者,属痰浊上蒙证,可给予半夏白术天麻汤治疗;具有上述痰浊证表现但认知障碍已达西医痴呆诊断标准者,可给予洗心汤合指迷汤治疗。

查阅文献发现半夏白术天麻汤治疗效果的研究,其研究对象均为血管性痴呆者,非痴呆血管性认知障碍,研究发现加味半夏白术天麻汤联合艾灸或者盐酸多奈哌齐片能有效改善血管性痴呆(痰浊阻窍型)患者的认知功能,提高日常生活活动能力。

洗心汤出自《辨证录》卷四,由人参、甘草、半夏、附子、茯神、酸枣仁、神曲、石菖蒲、陈皮组成,具有通阳扶正、化痰开窍之功效。方中人参可宁神益智、生津、补气健脾;茯神可补肝益肾、益精血;生枣仁可养心安神;姜半夏可燥湿化痰;陈皮可理气健脾、燥湿化痰;石菖蒲可开窍宁神、化湿和中;神曲可健脾补肾;甘草、附子可补中益气、祛痰止咳,甘草还可调和诸药。多项研究证实在常规西药治疗的基础上,加用洗心汤加减治疗,可有效改善血管性痴呆患者认知功能障碍和日常生活能力,提高治疗效果且不增加不良反应。

(2)补益心脾法的应用:对于伴有心脾两虚证表现,如心悸、气短乏力、少寐多梦、懒动嗜卧、面色无华、食少纳呆、口唇色淡、腹胀、四肢不温、大便溏薄,舌淡苔薄白,脉细弱,2011年版《血管性痴呆中医临床实践指南》建议非痴呆血管性认知障碍和血管性痴呆患者均给予归脾汤治疗以补益心脾。

归脾汤治疗认知障碍的临床研究比较少,一项针刺联合归脾汤治疗气血亏虚型老年性痴呆的研究显示,联合治疗可以改善此类患者的认知,在总疗效上,与盐酸多奈哌齐片对照组效果一致。动物实验研究方面,多项研究表明归脾汤可提高痴呆小鼠学习记忆能力。

(3)益肾化痰活血法的应用:复方苁蓉益智胶囊是用于治疗轻、中度血管性痴呆肝肾亏虚兼痰瘀阻络证的常用中成药,该药为王永炎院士在多年临床实践基础上研发而成。王院士认为肾虚为痴呆的病机之本,痰浊瘀血为痴呆的重要病理因素,肾虚与痰浊、瘀血相兼为患是痴呆的病理机制,故治疗上当以益肾化痰活血为法。该药主要成分为制何首乌、荷叶、肉苁蓉、地龙、漏芦。其中何首乌、肉苁蓉功擅补肾填精养血,髓海得充,则神智自复,此乃补致病之本虚,肾阳得复,水得温化,痰湿亦除,可兼顾标实;地龙活血化瘀通络,荷叶有升发清阳之功,可泄利湿浊,活血散瘀,两者相伍,不仅能祛除致病之痰浊、瘀血,同时一升一降使该方补而不滞。漏芦滑利通降,可利水泻浊、活血散瘀、通经开窍,诸药共用以奏益智养肝、活血化浊、健脑增智之功。

一项系统评价指出单用复方苁蓉益智胶囊可改善轻度血管性认知障碍患者的早期认知功能损害,联合使用复方苁蓉益智胶囊和西药改善血管性痴呆患者的认知功能损害效果优于单用西药治疗,且安全性好,未见明显不良反应,临床可考虑使用。张允岭教授团队评价了以口服中药复方苁蓉益智胶囊为主的中医综合方案治疗脑卒中后轻度认知障碍远期临床有效性。干预组在对照组非药物干预基础上口服中药复方苁蓉益智胶囊,同时配合中医特色疗法,治疗6个月。发现中医综合干预方案具有较好的远期疗效,可提高患者认知功能水平和日常生活能力,改善患者中医核心症状如"言谈不知首尾,时作时止""转盼遗忘""语后便忘,思量不能""神思不聚""反应迟钝"等。

(三)卒中后抑郁

1. 肝郁脾虚,痰瘀内阻是卒中后抑郁主要病机　卒中后抑郁是指卒中后发生并表现为一系列抑郁精神和躯体症状的综合征,是临床脑血管病变常见的并发症之一。其主要临床表现为情绪低落、兴趣减退、烦躁压抑、悲观、睡眠障碍等,严重者会产生自残或轻生等心理。

卒中后抑郁中医属"卒中"合"郁证"共病的范畴,认为本病的发生与情志不舒、气机郁滞有关。长期情志不舒,伤及肝脾,脾气亏虚,脾失健运,易化湿生痰,气滞血瘀,气血逆乱,痰瘀上扰清窍发为卒中;痰瘀内阻,痹阻脑络,加重表情淡漠、多愁善忧等临床表现。故目前临床治疗上大都以健脾化痰,疏肝理气,补益心脾为主。

2. 益气健脾化痰法的应用

(1)行气化痰法的应用:痰气郁结者主要表现为:精神抑郁,胸部满闷,胁肋胀痛,咽中如有异物梗塞,吞之不下,咯之不出,苔白腻,脉弦滑。此类患者可给予半夏厚朴汤加减治疗。

半夏厚朴汤出自《金匮要略》,可行气散结、降逆化痰,对由痰气郁结所致的抑郁有较好的疗效。一项半夏厚朴汤治疗抑郁症的Meta分析显示,半夏厚朴汤可有效改善抑郁症状,此结论在卒中后抑郁人群中亦得到证实,如一项研究观察了加味半夏厚朴汤对脑卒中后轻、中度抑郁症的疗效,治疗组给予加味半夏厚朴汤治疗,对照组给予黛力新治疗,发现加味半夏厚朴汤治疗脑卒中后轻中度抑郁症可改善抑郁症状、促进缺损的神经功能恢复,安全有效。另一项针刺联合半夏厚朴汤治疗卒中后抑郁症的研究发现,较盐酸氟西汀口服治疗组和单纯给予针刺穴位治疗组,针刺穴位结合口服半夏厚朴汤治疗疗效较好,可改善抑郁症状,改善神经功能缺损,提高日常生活能力。

(2)补益心脾法的应用:心脾两虚者主要表现为多思善虑,心悸胆怯,失眠健忘,头晕神疲,面色无华,纳差,舌质淡,苔薄白,脉细弱。此类患者可给予归脾汤以健脾养心,益气补血。

多项研究观察了归脾汤与常规西药对照(氟西汀、黛力新等)治疗卒中后抑郁的疗效,发现归脾汤加味可有效改善脑卒中后抑郁患者抑郁症状及日常生活能力,促进神经功能恢复;有研究亦观察了归脾汤加减联合西酞普兰治疗脑卒中后抑郁的临床疗效,发现中西医结合治疗可明显改善患者抑郁程度,还可降低西酞普兰引起的不良反应。动物试验显示归脾汤可能通过提高抑郁模型大鼠脑内5-HT水平及脑源性神经营养因子水平的表达从而发挥抗抑郁作用。

(鲁喦　孙林娟　毛丽军)

十四、脾胃理论与消化系统疾病

消化系统是人体内拥有最多脏器的系统,由口腔、食管、胃、十二指肠、空肠、回肠、结直肠、肛门、肝、胆囊、胆道及胰腺组成。消化系统疾病作为临床常见病、多发病,临床表现繁多复杂,疾病之间相互关联,严重影响患者的生活质量。现代医学虽有很多治疗的方法和手段,但临床疗效不能令人满意。中医药具有独特的理论体系,对于多种消化系统疾病如功能性胃肠病、胃食管反流病、慢性胃炎、幽门螺杆菌感染、炎症性肠病等疾病的治疗具有一定的优势。

在中医理论体系中,脾胃学说是中医理论体系的重要组成部分,千百年来经历代医家不断实践、传承和发展,使得脾胃学说理论体系日趋完善。近代学者又应用现代科学技术手段,对脾胃学说进一步研究和探索,如动物实验和临床观察,使脾胃学说进入了新的阶段。正如《古今医统》所说:"脾胃安则五脏自安",脾胃学说对于指导临床各科疾病都起着非常重要的作用,尤其是消化系统疾病。

(一)脾胃与消化系统功能的相关性

中医学认为,"脾"是一个综合性的生理脏器,以"后天之本"来概括包括消化系统功能在内的对于整体生命活动的影响。饮食物的摄取、消化,精微物质的吸收,以及废物糟粕的排泄,虽与肝、胆、大肠、小肠、肾脏等相关,但都是以脾胃所主功能统而言之的,故不能将中医的"脾胃"脏腑与现代医学的"脾""胃"器官等同。近年随着脾胃学说研究的深入,国内外多数学者认为中医脾胃与消化、血液、神经、免疫、内分泌等系统均有密切联系,其中与消化系统的关系最为密切,具体表现在以下几点。

1. 脾胃与消化功能相关 现代生理学认为,食物的消化方式有两种:一为化学性消化,即在各种消化酶的作用下,食物中的大分子被分解成小分子物质的过程;一为机械性消化,即通过消化道的运动将食物磨碎,并与消化液充分混合,以一定的速度向远端推进的过程。从现代生物学角度分析,脾胃的生理功能和这两种消化功能密切相关。

(1)脾胃与消化腺功能相关:消化系统所包括的消化腺体有唾液腺、胰腺、肝脏及消化道黏膜内散在的腺体,它们向消化道分泌各种消化液,包括唾液、胃液、胰液、胆汁、小肠液、大肠液,这些消化液中富含各种消化酶,参与消化功能。研究表明,脾胃的生理功能包括并影响了这些消化腺的分泌和所分泌物质的活性。

人体的消化过程是从口腔开始的,食物在口腔中停留时间仅有 15~20 秒,在口腔内食物经过咀嚼和唾液中酶的作用得到初步消化。中医理论认为,"脾开窍于口,在液为涎",《灵枢·脉度》曰:"脾气通于口,脾和则口能知五谷矣。"若脾失健运,不仅可见食欲缺乏,还可出现口味异常,如口淡无味、口甜等;"涎"为口津,是唾液中较清稀的部分,有润泽口腔的作用,在进食时分泌较多,有助于食物的吞咽和帮助消化的作用。在临床症候方面,脾胃虚弱的患者唾液往往分泌较多且清稀,测定脾虚患者唾液淀粉酶活性则显示较非脾虚患者显著偏高,酸刺激后唾液淀粉酶活性显著下降;研究也发现脾虚患者过氧化物酶活性较非脾虚证患者和正常人显著降低。20 世纪 80 年代,唾液淀粉酶活性和 D- 木糖排泄率更是作为评价脾虚证的客观指标而被广泛应用,这提示脾虚患者唾液腺有分泌紊乱的现象。

在消化系统中,胰腺可以分泌各种蛋白酶、淀粉酶、脂肪酶进而参与饮食物的消化。研究显示,脾虚患者的血清淀粉酶、胰淀粉酶同工酶、胰脂肪酶活性较非脾虚证和正常人活性下降。尿淀粉酶的测定也显示,无论小儿或成人,脾胃虚弱者尿淀粉酶的含量低于正常人,经健脾益气药物治疗后,随着脾虚症状的改善,胰腺的分泌功能也恢复正常。这提示脾胃功能与胰腺功能密切相关。

从现代医学角度分析,消化道分泌的各种消化酶(唾液淀粉酶、胃蛋白酶、淀粉酶等)参与了消化系统中化学性消化的方式。在正常情况下,人体受食物的刺激,由神经系统和腺体的机械刺激支配消化液的分泌,这一正常反射保证了食物得以正常消化和吸收。但若进食后,消化液分泌不足或者消化液中酶的活性降低,则食物的消化就不能顺利进行,营养物质的吸收、转运势必发生障碍。所以临床上，许多脾胃虚弱的患者常表现为食欲欠佳、饭后腹胀、大便中夹有未消化食物等，实际上是由于消化酶的分泌不足或活性降低所致。可以认为，脾主运化的含义与消化腺分泌酶的含量及活性密切相关。

（2）脾胃与胃肠道运动功能相关：在消化系统中，胃肠道的运动与机械性消化密切相关。临床上，脾胃虚弱的患者常有纳呆、腹部胀满、嗳气等表现。一项研究报道了47例脾虚患者的胃超声图像，发现存在着胃的位置下移、胃张力低、排空延迟等表现，这与脾胃虚弱、中气下陷的理论基本一致。在服用健脾益气药物治疗后，随着脾虚症状的减轻，复查胃超声图显示胃肠运动功能的表现也显著改善。还有研究学者以胃电为指标来观察脾胃虚弱患者胃肠运动功能，发现有纳呆、腹胀、嗳气等症状表现的患者胃电的波幅较正常人偏低，经健脾治疗后，脾虚症状得以改善，胃电波幅也随之上升。从而揭示了脾胃功能与胃肠运动的某些联系，表明脾胃的功能也包括了胃肠的运动功能。

胃肠激素是消化道中各种内分泌细胞合成和分泌的具有生物活性的特殊化学物质，在胃肠的运动和消化道腺体的分泌调节中具有重要作用。多数研究表明脾胃的病理变化伴随着胃肠激素的变化呈规律性变化，如胃动素（motilin, MTL）可促进胃动力，研究发现以加减枳术丸治疗胃食管反流病，症状改善同时MTL也恢复性升高；另一项研究也发现脾虚组患者的胃泌素（gastrin, GAS）明显低于正常组，可以认为脾虚证的纳呆、呕逆与血浆MTL、GAS有关。在动物实验中也多有证实，研究发现脾虚证大鼠回肠P物质较正常组含量显著升高（$P<0.05$），可推测脾虚证大鼠回肠运动增强，食物稀化，与十二指肠运动亢进共同造成食物在肠内停留时间缩短、吸收障碍有关，而加味四君子汤对脾虚证大鼠胃肠肽的分泌异常有一定的调节作用。以上均说明脾胃的生理功能与胃肠激素水平密切相关，但是目前运用胃肠激素研究中医脾胃理论尚处在初期阶段，仍需进一步深入研究和发掘。

2. 脾胃与吸收功能相关　现代生理学认为，吸收是指食物经消化后的产物、水分、无机盐和维生素通过消化道黏膜的上皮细胞进入血液和淋巴的过程。脾胃的吸收功能主要表现在脾的升清作用。《素问·经脉别论》："食气入胃，散精于肝，淫气于筋。""饮入于胃，上输于脾，脾气散精，上归于肺，通调水道，下输膀胱，水精四布，五精并行。"所谓升清是指脾具有将水谷精微等营养物质从中焦上输于心、肺、头目，再通过心肺的作用化生气血，从而将精微物质通过经络和血脉向其他脏腑官窍输布以营养全身的作用。《素问·阴阳应象大论》："清气在下，则生飧泄。"脾胃虚弱，清阳不升，水谷并走大肠，可见腹胀、腹泻等症。现代生理学认为小肠是吸收营养物质的主要部位，从中医理论角度讲，"脾"的生理功能往往和胃、小肠、大肠的作用并论，把饮食物的消化和吸收、精微物质的敷布传送、糟粕的排泄看成脾、胃、肠生理功能的综合。临床上D-木糖试验是用于了解小肠吸收营养成分的一个试验，可作为胃肠道疾病检查指标，木糖吸收减少代表肠黏膜吸收能力减弱。研究发现脾虚患者的D-木糖排泄率较正常明显偏低，而服用健脾复方中药治疗后，相关症状明显缓解，D-木糖排泄率也恢复正常，提示脾虚患者小肠吸收不良得到改善。可见吸收功能和脾胃的功能正常与否关系密切，即脾胃的功能包括了消化系统的吸收功能。

3. 脾胃与肠道菌群功能相关　肠道菌群是目前医学研究的热点，人体的胃肠道包含了数以万亿计的微生物群，这些微生物群与胃肠道的功能有着千丝万缕的联系，他们既能满足我们的生理功能，在某些条件下又能够对人体的健康产生深远的影响。如肠道微生物携带的基因可以编码一些水解酶，可以帮助人体分解和消化一些胃和小肠无法消化的食物如复杂的碳水化合物和纤维素。然而，微生物菌群的紊乱涉及的疾病也比较广泛，如消化系统疾病、过敏性疾病、哮喘、心血管疾病、肥胖症、糖尿病、肠道肿瘤等,其中以消化系统疾病多见。相关研究表明脾虚证和脾胃湿热证患者的肠道菌群有显著变化,脾气虚患者与正常人相比,在门分类水平上,放线菌门和蓝藻菌门均发生了显著变化,气虚组的丰度与正常组相比均显著提高;脾阳虚组较正常组相比,硬壁菌门发生明显改变;湿热组普氏菌属丰度降低。这些特征性菌群丰度的改变为揭示肠道菌群的改变对宿主脾胃功能失常的病理机制研究提供了重要线索,但目前相关研究处在初步探索阶段,存在相互矛盾、微观解释不清的现象,但大量研究表明脾胃的生理功能和肠道菌群微环境的平衡密切相关。

(二)消化系统疾病中脾胃相关证型的分布特点

辨证论治是中医学认识疾病和治疗疾病的基本原则。对于一个西医诊断的疾病来说,可以有多个中医证型;而一种证型又可以作为多种疾病的证型之一,然而证型的分布又有其特征性。研究证型分布特点可以用来指导临床治疗,消化系统疾病因与中医脾胃的功能密切相关,因此消化系统疾病的证型分布特点一般以脾胃相关证型为主,每种疾病因其发病原因以及病理生理的特殊性,又有着特征性、规律性、显著性的证型特点。本部分内容仅对消化系统常见病且与脾胃相关、分布特点明确的证型做一简要概述和分析。

1. 消化系统疾病中脾胃本脏相关证型特点 脾胃虚弱证型是消化系统疾病临床常见证型之一,脾胃虚弱证是由脾胃之气不足,脾胃纳化失常,脾失健运、胃失和降所致,临床以不欲食或纳少,腹胀,食后胀甚,隐痛喜按,嗳气,便溏,神疲乏力,少气懒言,肢体倦怠,或消瘦,或肥胖,面色萎黄,舌淡苔白,脉缓或弱为主的症候群;气虚甚者可见眩晕,久泄,脘腹重坠作胀,或小便混浊如米泔,或便意频数,肛门重坠,甚或内脏下垂,或脱肛等气陷之征;偏寒者是常由脾胃阳气虚衰,失于温养,阴寒内生所致,临床上在气虚的基础上还可见腹痛绵绵或胃脘冷痛,喜温喜按,泛吐清水或夹有不消化食物,口淡不渴,畏寒肢冷或浮肿,大便清稀或完谷不化,或小便短少,或白带清稀量多,舌淡胖或有齿痕,舌苔白滑,脉沉迟无力。临床观察消化系统疾病中脾胃虚弱(寒)证常见于慢性腹泻、功能性消化不良(餐后不适综合征)、慢性胃炎、胃下垂、吸收不良综合征、进展期胃癌、十二指肠溃疡等。而在脾胃虚弱的基础上,这些疾病的常见病理机制又有差别,如慢性腹泻以脾虚湿盛为常见;功能性消化不良以脾虚气滞为常见;慢性萎缩性胃炎以脾虚络瘀为常见;胃下垂以脾虚气陷为常见等。

脾胃湿热证和大肠湿热证在消化系统疾病中也是较常见的证型。脾胃湿热证是由湿热蕴结中焦脾胃,脾胃纳化失常,中焦气机阻滞,脾胃升降失司所致,临床常见脘腹胀闷,纳呆,恶心欲呕,口苦口黏,渴不多饮,便溏不爽,小便短黄,肢体困重,或见面目发黄、色鲜明,或身热不扬,汗出热不解,或皮肤瘙痒,舌质红,苔黄腻,脉濡数。消化系统疾病中脾胃湿热见证较多的有幽门螺杆菌感染、胃和十二指肠溃疡等。大肠湿热证是指湿热壅阻肠道气机,大肠传导失常,临床常见腹痛,腹泻,肛门灼热,或暴注下泻,色黄味臭;或下痢赤白脓血,里急后重,口渴,小便短赤,或伴恶寒发热,或但热不寒;舌红苔黄腻,脉滑数或濡数。溃疡性结肠炎、急性感染性腹泻等疾病以大肠湿热证最为常见。

2. 消化系统疾病中脾胃与他脏相关证型特点 他脏影响脾胃功能导致的肝胃不和、肝郁脾虚证也是消化系统常见证型,肝胃不和证是由肝气郁结,横逆犯胃,胃失和降所致,临床以胃脘、胁肋胀痛或窜痛,胃脘痞满,呃逆,嗳气,吞酸嘈杂,饮食减少,情绪抑郁,善太息,或烦躁易怒,舌淡红,苔薄白或薄黄,脉弦。消化系统疾病中肝胃不和常见于胃食管反流、胃溃疡、功能性消化不良、慢性萎缩性胃炎、慢性胃炎伴胆汁反流、功能性烧心、功能性呕吐、功能性嗳气等。肝郁脾虚证由肝失疏泄,脾失健运所致,临床常见胸胁胀满窜痛,腹胀纳呆,腹痛欲泻,泻后痛减,或便溏不爽,肠鸣矢气,兼见善太息,情志抑郁,或急躁易怒,舌苔白,脉弦或缓。肝郁脾虚证多见于腹泻型肠易激综合征等疾病。

以上结果表明消化系统疾病的证型分布较为复杂,但总体上以脾胃相关证型为主。由于证型分布研究受多方面影响,如地域、年龄、性别、病程分期、研究方法、评价标准等的不同,研究结果有差异,且缺乏大数据分析。此外,临床对于某些疾病的某些证型的集中研究,得出其证型分布及相关因素分析,这种研究方法使得几种常见证型的研究逐步深入,可以更准确地将分析出的相关因素加以提前干预,达到预防的效果,这也和中医"治未病"理论的思想相一致,但是对于其他少见证型也不能忽视。整体观念和辨证论治仍是中医药理论科学内涵的精髓,我们应当清楚认识到,尽管很多疾病的证型分布特点和规律明确,但临证时在了解疾病特点的基础上仍需四诊合参,做到"观其脉证,知犯何逆,随证治之",不应过分考虑疾病的证型分布,以免影响对疾病的判断。

（三）调理脾胃在消化系统疾病中的应用

1. 从脾胃本脏论治　消化系统疾病从脾胃本脏论治是最基本、最常用的方法。其论治原则是:其能纳不能化者,其治在脾;能化不能纳者,其治在胃;清气不升者,宜陷者举之;浊气不降者,宜逆者平之;湿困中焦者,或芳化,或燥湿,或淡渗,或温运,或清利;脾胃虚寒者,宜虚者补之,寒者温之;气虚血不归经者,宜补脾以摄之;脾胃阴虚者宜甘淡、甘凉柔润之等,临证时不能以一法统之。现举几例临床常用治法以示运用脾胃理论治疗消化系统疾病。

（1）健脾理气法:健脾理气法是根据脾胃的病理特征和《黄帝内经》中"塞因塞用"理论的一种治疗方法。脾主升清,胃主和降,脾胃虚弱,纳化不及,升降失调,中焦气机阻滞,气滞于中,可见食少纳呆、脘腹胀满、嗳气不舒等症。临床常用党参、白术、茯苓、炙甘草、砂仁、陈皮、豆蔻、厚朴、大腹皮等,常用方药如香砂六君子汤、枳实导滞丸等。

以功能性消化不良（Functional dyspepsia,FD）为例,功能性消化不良属中医"痞满"范畴,尤其是餐后不适综合征最符合"痞满"的特点,脾虚气滞、胃失和降是 FD 的主要病机,并贯穿于疾病的始终。通过健脾益气,理气和胃等治法,能够缓解餐后饱胀不适、早饱感、中上腹痛、中上腹部烧灼感等主要症状。《素问病机气宜保命集》云:"脾不能行气于肺胃,结而不散则为痞。"FD 是在脾气虚弱,运化失常的基础上,中焦气血、阴阳、寒热失常,连及他脏发展而来,脾失健运与消化道胃动力异常的关系极为密切,对于胃肠动力异常的 FD,脾失健运始终贯穿整个疾病过程。一项基于数据挖掘从脾论治 FD 的组方用药规律的研究,发现使用频次排名前四味的中药分别为白术、甘草、茯苓、党参;使用频次最高的药物组合为白术和甘草,关联度最高的为甘草、茯苓、党参、白术,核心处方为四君子汤,认为从脾论治 FD 以健脾益气为基础,调理气机为要,扶正祛邪,标本兼顾,可见健脾理气是 FD 的重要治则。

（2）健脾除湿法:脾对水液的吸收、转输和布散功能,是脾主运化的重要组成部分,《素问·至真要大论》云:"诸湿肿满,皆属于脾。"若脾气虚,运化水液的功能减退,则水液代谢障碍,可产生湿浊、痰饮等病理产物。故应用健脾除湿之品,使脾气健运,湿浊自除。常用中药如党参、茯苓、白术、薏苡仁、陈皮、炒白扁豆、芡实、淮山药等,常用方剂如参苓白术散、平胃散、升阳益胃汤等。

以功能性腹泻（Functional diarrhea,FDr）为例,功能性腹泻可归属于中医"泄泻"病范畴。《证治汇补·泄泻》云:"湿胜则濡泻,脾土受湿,不能渗化,致伤阑门元气,不能分别水谷,并入大肠而泄泻。"《时方妙用·泄泻》:"《内经》云'湿胜则濡泄',此为泻病之总论。"李中梓《医宗必读·泄泻》:"泄皆成于土湿,湿皆本于脾虚。"中医认为湿邪阻滞为 FDr 的主要致病因素,脾虚湿盛是其主要病机,乃脾失健运,脾不升清,致使湿气阻滞,清阳不升,浊气不降,水谷并走大肠而成。临床研究也显示 FDr 发病时间长,症状时轻时重,无明显腹痛,无明显器质性原因等特点与中医的脾虚泄泻证相似,并且脾虚始终贯穿在 FDr 的发病机理当中,是 FDr 重要的病因病机,也是辨证论治 FDr 的重要出发点。慢性泄泻当以健脾化湿理气,佐以清利、固涩为基本治法。遣方以四君子汤作为底方,常加砂仁、薏苡仁等化湿,加用木香、陈皮等行气之品令补而不滞,气行则湿化。一项数据挖掘整理出 21 位国医大师治疗慢性泄泻紧扣脾胃虚弱,不过用辛温、苦寒、淡渗、行气活血之品,因四者皆能耗散正气,虽标实暂缓,但脾胃虚弱更甚,反而加重病情,且病愈不忘选用参苓白术散、香砂六君丸等健脾除湿之品以巩固疗效。

（3）健脾通络法:健脾通络法是治疗脾虚血痹或脾虚所致脉络瘀阻诸症的常用治法。脾与血关系密切,《景岳全书》云:"血者水谷之精也,源源而来,生化于脾。"脾胃虚弱,气血化源不足,则气虚血少,血运无力,脏腑肢体经脉失养,可发生瘀血、血痹等症。故本法常用补气健脾之党参、黄芪、白术、山药等,配以延胡索、丹参、赤芍、蒲黄、五灵脂、青皮、陈皮、桂枝等行气活血之品,以治疗脾虚血虚、血滞诸证。

以慢性萎缩性胃炎(Chronic atrophic gastritis, CAG)为例,慢性萎缩性胃炎可归属中医"虚痞""痞满""胃痛""嘈杂"等病范畴。脾虚、气滞、血瘀是 CAG 的基本病机,其中血瘀是最重要的病理因素,是疾病发生发展甚至恶变的关键病理环节。《临证指南医案·胃脘痛》云:"盖胃者,汇也,乃冲繁要道,为患最易。"脾胃为后天之本,然胃腑与外界直接相通,最易受戕。或因饮食不节,或因情志失调,或因外邪侵袭(特别是幽门螺杆菌感染)等,众多因素皆可伤及脾胃。久则脾胃虚弱,气血生化乏源,胃络失养,渐成胃黏膜腺体萎缩之疾。从临床来看,CAG 患者常有胃脘隐痛,胀满,舌质黯或紫,舌下络脉迂粗延长等瘀血阻络之征,又有面色无华、神疲乏力等脾胃气虚之候;从胃黏膜的微观辨证来看,胃镜下可见胃黏膜呈灰色,或见大片苍白区,色调不均匀,胃黏膜萎缩变薄等,类似中医所说"痿者萎也",当为脾胃气虚,胃络失养之征。然而固有腺体萎缩甚至消失后又有腺窝增生延长或肠化生,导致黏膜层变厚,表面粗糙不平,颗粒或结节状凸起的表现,当属胃络瘀阻之征。因此,无论从宏观还是微观,无论辨证还是辨病,CAG 的"久病入络"都提示着气虚血瘀的病机。一项对 307 名慢性胃炎患者的临床研究中,也发现 CAG 从无萎缩向萎缩及肠化生、异型增生转化过程中存在由实至虚,渐见阴虚、血瘀的证候演变规律。因此,健脾通络法是 CAG 的重要治法之一。

（4）清肠化湿法:《素问·灵兰秘典论》:"大肠者,传道之官,变化出焉。"大肠的传导功能,是胃的降浊功能的体现,同时亦与肺的肃降功能密切相关,内伤饮食或外感湿热之邪均可致湿热蕴结于肠,阻滞气机,导致大肠传导功能失调,引起腹痛、腹泻、痢疾等病症。本法是"通因通用"法的代表,常用药物有黄连、黄芩、木香、槟榔、秦皮、厚朴、陈皮、大黄等,常用方剂如芍药汤、木香槟榔丸、白头翁汤等。

以溃疡性结肠炎(Ulcerative colitis, UC)活动期为例,UC 可归属中医"痢疾""久痢"和"肠澼"等病范畴,湿热蕴肠、气滞络瘀为 UC 的基本病机,脾虚失健为主要发病基础,而饮食不调是主要发病诱因。《三因极一病证方论·滞下·三因症治疗》曰:"饮服冷热酒醴醯醢,纵情恣欲……久积冷热,遂成毒痢,皆不内外因。"《类证治裁·痢症》云:"症由胃腑湿蒸热壅,致气血凝结,挟糟粕积滞,进入大小腑,倾刮脂液,化脓血下注。"指出饮食不节,过食肥甘厚味,致湿热内生,滞于肠腑,气血与邪气相搏,脂络受损,腐败化为脓血,随糟粕而出,即为脓血便。劳绍贤教授认为UC乃血瘀化热所致，湿热是UC发病的重要病理因素，同时血瘀也是其重要病理因素之一。董建华院士认为本病初期证候属湿热者为多，后期则属虚寒者多，并且在治疗过程中始终注意要顾护胃气，并创立了"温清并用论""气血两调论""标本虚实论""燥润相济论""通涩结合论"等五论学说。朱良春认为本病存在脾气虚弱的一面，又有湿热，故既要补脾敛阴，又要清化湿热，创制仙桔汤（仙鹤草30g，桔梗6g，白槿花、炒白术、炒白芍各9g，广木香5g，炒槟榔2g，乌梅炭、甘草各4g）治疗本证而收效。

2. 脾胃与他脏同治　人体是一个以五脏为中心，通过经络连接六腑、四肢百骸、五官九窍、皮肉筋脉骨等构成的有机整体。五脏之间有生克乘侮关系，脾胃居中州，主灌溉四旁，与肝、肾、肺、心在生理上相互依存，病理上相互影响。临床上脾胃与他脏同病十分常见，在消化系统疾病中，脾胃与肝胆同病的情况尤甚，对消化系统疾病的发生有着重要的影响。现以疏肝和胃法、疏肝健脾法为例阐释通过脾胃与他脏同调治疗消化系统疾病。

（1）疏肝和胃法：肝胃不和在消化系统疾病中甚为常见。因为肝脉夹胃膈，布于胸胁，当肝气疏发太过或疏泄不及时，皆可横逆犯胃，致胃失和降。故治以疏肝和胃，本法常选用柴胡、白芍、香附、枳壳、薄荷、郁金、延胡索、香橼皮、佛手、陈皮、半夏等组成方剂治疗肝气犯胃或肝气不疏诸症，常用方剂如柴胡疏肝散、四逆散、沉香降气散等。若肝郁日久化火，致肝胃郁热，需清肝、和胃并用，常用方剂如左金丸、化肝煎等。

以胃食管反流病（Gastroesophageal reflux disease, GERD）为例，胃食管反流病属中医"吐酸""食管瘅"等范畴，胃失和降，胃气上逆为胃食管反流病的基本病机。《素问·至真要大论》："诸呕吐酸，暴注下迫，皆属于热。"《丹溪心法·吞酸》云："吞酸者，湿热郁积于肝而出，伏于肺胃之间，必用粝食菜蔬自养。"《素问玄机原病式·六气为病·热类·吐酸》中云："酸者，肝木之味也。由火盛制金，不能平木，则肝木自甚，故为酸也，如饮食热则易于酸矣。或言吐酸为寒者，误也。"可见，GERD的病因病机主要责之于肝胆，肝胆失于疏泄，脾失健运，胃失和降，胃气上逆，上犯食管，形成本病的一系列临床症状。而禀赋不足、脾胃虚弱为GERD发病基础，土虚木乘或木郁土壅，致木气恣横无制，肝木乘克脾土，胆木逆克胃土，导致肝胃、肝脾或胆胃不和；气郁日久，化火生酸，肝胆邪热犯及脾胃，脾气当升不升，胃气当降不降，肝不随脾升，胆不随胃降，以致胃气夹火热上逆。本病病机特点：一为逆，二为热，三为郁，临证治疗以疏肝泄热、和胃降逆为要。一项数据挖掘分析也显示GERD的治疗中高频使用的药对组合是柴胡-白芍、半夏-黄连、黄芩-黄连、芍药-甘草等，体现了疏肝和胃是治疗GERD的重要方法。

（2）疏肝健脾法：肝主疏泄，脾主运化，肝与脾的关系主要表现在疏泄与运化相互为用的协调关系上。若肝失疏泄，气机郁滞，易克伐脾土，致脾失健运，成肝脾不调之候。脾失健运也可影响肝之疏泄，导致土壅木郁之证。肝脾两脏生理上相互为用，病理上相互影响，治法上当以肝脾同治，调和肝脾。本法常选用的药物有柴胡、白芍、当归、党参、白术、茯苓、陈皮、木香、防风、炙甘草等，常用方剂如痛泻要方、逍遥散、芍药甘草汤等。

以腹泻型肠易激综合征（Irritable bowel syndrome with diarrhea, IBS-D）为例，IBS-D属于中医"泄泻""腹痛"范畴，脾胃虚弱和（或）肝失疏泄是IBS发病的重要环节，肝郁脾虚是导致IBS发生的重要病机。《医方考》云："泻责之脾、痛责之肝；肝责之实、脾责之虚、脾虚肝实、故令痛泻。"《知医必辨》云："肝气一动，即乘脾土，作痛作胀，甚者作泻。"叶天士云："肝病必犯土是侮之所胜也、克脾则腹胀、便或溏或不爽。"认为痛泻病因主要责之于脾胃虚弱，肝失调达，横逆犯脾，脾失健运，清阳不升，浊阴不降致腹痛泄泻。国医大师徐景藩教授认为 IBS-D 病机为肝郁脾虚，虚实夹杂，本虚标实，遵治病求本之旨，治当抑肝扶脾，标本兼顾。此外，一项数据挖掘筛选了 46 名中医药专家的 116 个医案，结果显示脾虚、肝郁为 IBS 最基本的证候要素，并认为肝郁脾虚为 IBS 的关键病机，临床当根据其病机演变进行诊治，以痛泻要方为基础方加减用药是 IBS 最主要的病证结合思路。

3. 应用小结　以上介绍的调理脾胃在消化系统疾病中的应用仅仅是众多理论和经验的一部分，我们选取有代表性的疾病及有代表性的证型和治法以"病 - 证"结合的方式阐发经典理论精髓、梳理观点、介绍名家经验，以期引导大家进行深度探索和挖掘。我们应当清楚整体观念和辨证论治是中医药理论科学内涵的精髓，尽管很多疾病的证型分布特点和规律明确，但临证时应在了解疾病特点的基础上仍需四诊合参，做到"观其脉证，知犯何逆，随证治之"。

（四）总结与展望

历来消化系统疾病一般被认为是涵盖在中医脾胃病范畴之内，虽然中医脾胃的功能和消化系统的功能并不完全相同，且消化系统疾病也并非仅仅由脾胃的功能失调所致，但是由于西医消化系统与中医脾胃学说的相近性，其发生和中医脾胃功能的失调密切相关，由此不断发展的脾胃学说和理论对于指导中医防治消化系统疾病起着极其重要的作用。在防治消化系统疾病上我们应突出中医特色，充分利用经典著作、历代名医经验及现代科学技术对脾胃学说和理论进行深度挖掘，努力寻找中医辨证论治的客观规律，更好地指导消化系统及其他系统疾病的治疗。

（卞立群　温艳东　李振华）

十五、脾胃理论与肾脏疾病

现代医学的肾脏及其生理功能与中医学的肾脏并不是一个概念，慢性肾脏病也不等于肾虚，这对于理解慢性肾脏病的病机和中医治法非常重要。慢性肾脏病根据其临床表现及病机，可归属于中医学"水肿""腰痛""关格""虚劳"等疾病范畴，古代典籍中从脾胃论治水肿、虚劳、关格多有记载。在这些疾病的发病过程中，其中医病机与脾胃理论密切相关，如"诸湿肿满，皆属于脾"；如"脾胃为后天之本"在虚劳治疗中的重要意义；如"有胃气则生，无胃气则死"在关格病的治疗和判断预后中有着非常重要的指导作用。本节内容就脾胃理论在慢性肾脏病中的应用做一概括。

（一）脾胃理论治疗慢性肾脏病的临床依据

脾胃理论治疗慢性肾脏病同样来源于临床。脾胃功能失调贯穿于慢性肾脏病病程始终。几乎每一个患者在各个阶段都有不同程度的消化道反应，且消化系统症状的轻重与肾功能下降程度及尿素氮水平基本一致。

多数慢性肾脏病起病隐匿，不少患者在临床上以恶心、呕吐为首发症状，通过相关理化检查诊断为慢性肾衰者屡见不鲜。还有一部分慢性肾脏病患者，病情逐渐进展，毒素在体内蓄积到一定程度可刺激胃肠道，出现恶心、呕吐、腹泻等胃肠道症状。而肾病综合征患者因血浆白蛋白下降，胶体渗透压降低，水分可渗透到组织间隙出现全身水肿，包括胃肠道水肿，引起脾胃功能失调而出现恶心、呕吐、脘腹胀满、纳食减退等症状。神疲乏力也是慢性肾脏病患者常见的临床症状，中医认为其病机多属气虚，而脾胃为气血化生之源，通过健脾益气往往可以改善这些症状。可见，脾胃理论治疗慢性肾脏病并非凭空想象，而是来源于临床实践。

（二）脾胃理论治疗慢性肾脏病的理论依据

1. **慢性肾脏病的核心病机**　在中医藏象学说中，肾藏精、主水、主气化、主生殖发育、主纳气、主化生血液、主骨生髓、开窍于二阴，这些与现代医学肾脏的功能极其相似。慢性肾脏病最常见的临床表现为血尿、蛋白尿和肾功能下降，中医学认为血和蛋白均属于人体精微物质，宜藏不宜泄，如气不摄血、肾失封藏，精微物质下泄则可见血尿、蛋白尿。慢性肾脏病后期主要为肾脏萎缩，有效肾单位丧失，其排泄功能及内分泌等功能异常而出现一系列病理改变，中医学认为"阳化气，阴成形"，若肾精亏虚，肾之气化失司，则其主水、主气化、主生殖发育、主纳气、主化生血液、主骨生髓、开窍于二阴等功能异常，可出现水肿、便秘、呕恶、贫血、骨弱及精微物质下泄等病理变化。因此，可以认为，慢性肾脏病中医病位主要在肾，精气亏虚为其病机的关键环节。

《黄帝内经》云："五脏者，藏精气而不泻也；六腑者，传化物而不藏也。"可见精气的封藏在于五脏。又云"肾者，精之处也，""肾主藏精，受五脏六腑之精而藏之。"可见肾为藏精最重要的脏器。肾主藏精，其所藏之精，包括先天之精和后天之精。先天之精，禀受于父母，与生俱来。后天之精又称五脏六腑之精，来源于水谷精微，由脾胃化生并灌溉五脏六腑，使之成为脏腑之精。脏腑之精充盛，除供给本身生理活动所需要的以外，其剩余部分则贮藏于肾以补充先天之精。当五脏六腑需要这些精微物质给养的时候，肾脏又把所藏之精气，重新供给五脏六腑。一方面不断贮藏，另一方面又不断供给，循环往复，生生不已。

后天之精主要由脾胃化生，在精气的化生与贮藏过程中，脾与肾的关系最为密切。脾为后天之本，肾为先天之本，后天与先天是相互资助，相互促进的。"水谷之海本赖先天为之主，而精血之海又赖后天为之资。故人之自生至老，凡先天之不足者，但得后天培养之力，则补天之功，亦可居其强半"（《景岳全书·脾胃》）。脾胃属土，居于中焦，胃纳脾运，滋养五脏，为后天之本。肾居下焦，主水藏精，为先天之本。脾肾两脏关系密切，生理上相辅相成，病理上两脏也相互影响。脾主运化，肾主气化，气化有度，则浊毒得排。若脾肾亏虚，气化功能减退乃至废用，则水湿停聚，清者不升而下陷，浊者不降而内聚，蕴久成毒，进而气机逆乱，临床中即容易出现恶心、呕吐、口黏纳呆、便秘或腹泻等脾胃症状。

概括而言，慢性肾脏病的中医病机为本虚标实，本虚常以脾肾虚损为核心，标实则多见水湿、湿热、痰浊、浊毒等。

2. **慢性肾脏病常见症状病机**

（1）水肿：《景岳全书·水肿论治》曰："凡水肿等证，乃肺脾肾相干之病，盖水为至阴，故其本在肾；水化于气，故其标在肺；水惟畏土，故其治在脾。"肺为水之上源，肾为水之下源，脾胃位于中焦，在水液代谢中发挥着枢转作用，使之上行下达，畅通无阻，维持水液代谢的平衡。《素问·至真要大论》曰："诸湿肿满，皆属于脾。"若脾胃气虚，运化水液的功能失调，则导致水液停聚于体内，泛溢肌肤形成水肿，甚者可出现胸腹水乃至胃肠道水肿。同时，脾主运化水湿，《素问·经脉别论》曰："饮入于胃，游溢精气，上输于脾，脾气散精，上归于肺，通调水道，下输膀胱，水精四布，五经并行。"若脾失健运，则水湿内停，湿困脾土，遂形成恶性循环而致水肿反复难愈。

（2）血尿：血尿多责之于热，或为实热，或为虚热，灼伤脉络，热迫血行所致。然临床中因脾气虚，气不摄血而致血尿者亦不少见。脾能统摄、控制血液在脉中运行而不逸出脉外。《难经·四十二难》曰："脾裹血，温五脏。"在临床中若发现血尿伴神疲乏力，在辨证分析时应考虑血尿的出现和持续与脾不统血有关。其因或为先天禀赋不足，脾肾亏虚；或为饮食不节,损伤脾胃;或为过度劳累,损伤脾气;或为在疾病治疗过程中过用寒凉之药,久则伤脾败胃,致使中气虚馁。脾不统血,气不摄血,离经妄行可成血尿,此时切勿单纯收涩止血,应健脾益气摄血以治病求本。

（3）蛋白尿:蛋白为人体精微物质,宜藏不宜泄。慢性肾脏病的蛋白尿即为精微物质下泄,中医学认为其病机与脾肾二脏密切相关。脾主升清,脾虚不能升清,则谷气下流,精微物质下泄;肾主封藏,肾虚封藏失司,肾气不固,精微物质亦可下泄而出现蛋白尿。且肾的封藏作用亦需脾的协助,正如唐容川《医经精义》指出:"脾土能制肾水,所以封藏肾气也。"

（4）关格:《伤寒论·平脉法》曰:"关则不得小便,格则吐逆",这与慢性肾脏病后期有效肾单位丧失,滤出水液和排除毒素的功能下降,而出现的尿量减少及消化道症状非常吻合。中医学认为,这些现象为肾病及脾,是五脏相关在病理上的具体表现。慢性肾脏病终末期患者肾气衰败,气化无权,二便失司,遂致湿浊内停,上干脾胃,从而影响胃纳脾运,升清降浊的功能。继之波及他脏,变证丛生。

（5）贫血:肾性贫血是慢性肾脏病常见的并发症之一,主要与肾脏分泌促红细胞生成素减少有关。中医学认为贫血与脾肾密切相关。脾胃为气血化生之源,如《灵枢·决气》云:"中焦受气取汁,变化而赤,是谓血。"同时肾精可以化生为血液,如《诸病源候论》说:"肾藏精,精者,血之所成也。"临床中若脾胃虚弱,则气血生化乏源,化源不足则脏腑失养,不能施精于肾,肾失脾精益助,而致肾精亏耗,精不化血,久之则血虚。又因浊毒内蕴,耗伤攻伐气血而致血虚益甚。随着病情的进展,贫血日渐加重,且浊毒、瘀血等标实日甚,又影响脾胃功能,导致脾不升清,胃不降浊,以致本虚标实互为因果,形成恶性循环,则消化道症状进一步加重,或可出现器质性改变。

（6）高血压:高血压是慢性肾脏病的常见临床表现,是导致肾脏病进展的独立危险因素。高血压属于中医学"眩晕""头痛"范畴,其中医病机除与肝阳上亢有关外,与脾胃的关系亦非常密切。脾主升发清阳,胃主通降浊阴,构成人体气机升降之枢,脾升胃降配合有序,才能维持人体的气机升降如常。若脾失升发或胃失通降皆可导致脾胃升降失司,进而造成人体气机的枢机不利,升降失常,清阳不升,浊阴不降,横格中州,上下格拒,致水火逆行,气血逆乱,血压升高。同时脾胃为内湿之源,"脾为生痰之源"。《丹溪心法》云:"无痰不作眩",若脾气虚,一方面运化水液功能失常,升清降浊失司,另一方面导致脾阳虚弱,不能蒸化水液,都可以导致水液在体内停聚而产生水湿痰饮。湿性重浊,泛溢肢体,蒙蔽清窍,遏郁清阳,清阳不升,发为眩晕。此外,临床中有部分高血压患者以乏力、气短不足以息为表现,此属中气下陷,正如《灵枢》云:"上气不足,脑为之不满,耳为之苦鸣,头为之苦倾,目为之眩。"此时,其病机亦为清阳不升,浊阴不降,应采取补中益气、升清降浊之法。

（三）慢性肾脏病脾胃相关常见证型及辨证要点

1. 脾胃气虚,胃失和降　肾病综合征、慢性肾功能不全后期多见此证型,临床以身倦乏力,纳差,恶心、呕吐,舌淡红苔白,脉沉弱为辨证要点。

2. 水湿内停,胃失和降　肾病综合征、慢性肾炎多见此证型。临床以尿少,水肿,纳呆,胃脘胀满,恶心、呕吐,舌苔白腻或水滑,脉沉弱为辨证要点。

3. 脾虚湿盛,脾不升清　肾病综合征、IgA肾病、慢性肾功能不全多见此证型。临床以便溏或腹泻,尿少,水肿,乏力,舌淡边有齿痕或水滑,苔白,脉沉弱为辨证要点。

4. 脾气亏虚,摄血无权　IgA肾病、紫癜性肾炎、慢性肾功能不全肾性贫血多见此证型。紫癜、肉眼或镜下尿血的同时伴有便溏或腹泻,神疲乏力,气短,面色及爪甲苍白,口淡不渴,舌淡胖边有齿痕,苔薄白,脉沉弱为辨证要点。

5. 胃热亢盛 糖尿病肾病、紫癜性肾炎、肾病综合征服用大剂量激素阶段、部分慢性肾功能不全的早期患者多见此证型。食欲亢进,多食易饥,口干口渴口苦,多汗,怕热,喜冷饮,部分患者可见颜面潮红,口腔溃疡,便干、便秘,舌红苔黄腻,脉滑数为辨证要点。

6. 中焦湿热 慢性肾功能不全后期、部分肾病综合征多见此证型。临床以恶心呕吐,纳呆,口苦口黏,乏力,大便干,苔黄腻、脉濡数为辨证要点。

7. 脾肾气阴两虚 慢性肾功能不全早中期、肾病综合征、IgA 肾病、慢性肾炎、糖尿病肾病等多种慢性肾脏病多见此证型。临床以神疲乏力,腰膝酸痛,手足不温或伴手足心热,自汗或盗汗,易感冒,心悸,口不渴或咽干痛,大便偏干或溏薄,舌淡红边有齿痕或舌胖大,苔薄白或薄黄而干,脉细数而无力为辨证要点。

8. 脾肾阳虚 肾病综合征、慢性肾功能不全多见此证型。临床以畏寒怕冷,神疲乏力,尿少水肿,腰膝冷痛,口淡不渴,大便溏稀,舌淡红,舌体胖大,苔白,脉微细为辨证要点。

9. 肝脾不和 肾病综合征、糖尿病肾病、IgA 肾病、慢性肾功能不全多见此证型。临床以水肿,伴有肿胀感,纳差,善太息,急躁易怒,舌暗红,舌体胖大,苔白,脉弦细为辨证要点。

10. 脾气亏虚,清阳不升 慢性肾炎、慢性肾功能不全并发肾性高血压多见此证型。临床以神疲乏力,少气懒言,倦怠嗜卧,精神萎靡不振,头晕目眩,舌淡,苔白,脉弱为辨证要点。

(四)脾胃理论治疗慢性肾脏病的治法方药

中医治疗疾病要求"法随证立""方从法出",同时要求理、法、方、药的一致性。运用调理脾胃法治疗慢性肾脏病同样需要依据临床辨证情况,结合慢性肾脏病的具体特点,即辨病与辨证相结合,进而立法处方用药。常用和胃降逆止呕法、健脾渗湿止泻法、益气健脾摄血法、清化中焦湿热法、清胃泻火通腑法、健脾补肾利水法、脾肾气阴双补法、疏肝健脾和血法诸法。

1. 和胃降逆止呕法 纳食主胃,胃宜降则和,胃主和降。脾胃同位中焦,胃主受纳,脾主运化,饮食入胃为水谷化生为气血等精微物质的第一步,若各种原因导致胃气上逆,难以受纳水谷,则脾运化水谷精微物质则无从谈起,因此,和胃降逆止呕至为关键。临床上慢性肾衰后期或肾病综合征重度水肿的患者常出现恶心、呕吐之症,致使谷药难进,胃气衰惫,预后较差,"有胃气则生",此时当顾护胃气以救后天之本,方能使病情有所转机。

临床中若湿浊上逆,表现为恶心呕吐,舌苔白腻,急宜降逆泄浊,常用小半夏加茯苓汤,或吴茱萸汤。若脾胃虚弱,寒湿中阻者,表现为恶心呕吐,脘胀纳呆,口不渴,神疲乏力,舌淡胖而润,苔白腻,脉虚弱,方选香砂六君子汤健脾益气、和胃降逆止呕。若伴呕恶突出者可合小半夏汤加减,加强降逆止呕之力。若湿热中阻,脾胃不和者,表现为呕恶纳呆,口苦口黏,口干不欲饮,舌苔黄腻,脉滑数,方选黄连温胆汤、半夏泻心汤、苏叶黄连汤清化湿热,辛开苦降,和胃降逆止呕。苏叶黄连汤宜浓煎 50ml 频频呷服,对呕恶频频,药难受纳的患者效显,半夏泻心汤辛开苦降,寒热并用,最宜于伴有心下痞满的患者。若胃气上逆较甚,呕恶同时兼有嗳气频作者,可予旋覆代赭汤理气和胃降逆止呕,意在调理气机以使升降复常。慢性肾脏病病程中出现恶心、呕吐兼有发热者,若伴见口干苦,胸胁苦闷者,舌红,苔薄黄,脉弦细,可予小柴胡汤和解少阳,降逆止呕;若出现呕恶,纳差,低热或身热不扬,口苦口黏,身体困重,舌红苔黄厚腻者,可予蒿芩清胆汤加减清化肝胆湿热,降逆止呕;临床中部分感染患者热退后,出现乏力,口干口渴,不欲饮食,呕恶者,此为脾胃气阴两伤之证,可予竹叶石膏汤加减益气养阴,清热和胃,降逆止呕。

2. 健脾祛湿利水法 "诸湿肿满,皆属于脾。""水唯畏土,故其制在脾。"慢性肾脏病水肿患者除四肢浮肿,尿少,甚者可见胸腔积液或腹水,乃至胃肠道水肿,致使胃肠功能紊乱,呕恶、腹泻频作,纳食减少,舌苔多腻或滑,脉濡或弦滑。中医病机为脾不制水,湿困脾土,脾胃升降失司,分清泌浊无权。治宜健脾和胃、利水消肿,两者并行不悖,相辅相成,调理脾胃有利于运化水湿,而渗湿利水又可使脾土不被湿困,恢复其健运功能。若单纯健脾则嫌利水力逊,若单纯利水则推动无力,效亦不显。若尿少水肿兼呕恶纳少,舌苔白腻者,常选香砂六君子汤合五皮饮或春泽汤合小半夏汤,其中半夏以姜半夏为佳;若尿少水肿兼胃脘胀满者,常选胃苓汤加减健脾行气和胃,通阳利水;若尿少水肿兼腹泻者,常选参苓白术散合五皮饮加车前子,车前子利小便以实大便,且利水不伤阴,宜重用;若尿少水肿兼神疲乏力,汗出、恶风,脉弱者,宜增益气之品,常选防己黄芪汤或防己茯苓汤加减健脾益气,祛风利湿,黄芪以生者为佳,以免壅中而碍于利水;若尿少色黄,水肿,口干,呕恶纳少,苔黄腻者,常选橘皮竹茹汤合猪苓汤育阴清热利水,和胃止呕;若尿少水肿兼手足不温,胸腹胀满,舌苔白腻,脉沉迟者,宜暖脾温阳,行气利水,常选实脾饮。值得注意的是,健脾利水非一日之功,欲速则不达,宜守法守方,不可更方过频。再者在尿量渐增,水肿渐退的过程中,应随之减少利水渗湿药的比例,过用则易伤阴津。且健脾和胃药连续用一段时间则有利于巩固疗效,使水肿不易反复。

3. 健脾益气升清法 "运化主脾,脾宜升则健,脾主升清。""清气在下,则生飧泄。"慢性肾脏病如以便溏、腹泻为突出表现,饮食稍有不慎即腹泻频作,常兼见神疲乏力,纳差,舌淡,苔白腻,此辨证为脾虚湿盛、脾不升清,常选用参苓白术散去甘草加生黄芪、车前子、健脾运湿、升清止泻。去甘草者,恐其壅中留湿;加生黄芪既可益气升清,又可利水;加车前子利水消肿,且有利小便以实大便之功。临床中有少部分患者用此方后出现水泻更为频繁,仔细详问具体病情,患者多有水泻后水肿减轻,全身轻快之感,此即伤寒论所述"此脾家实,腐秽当去故也",此时可加干姜 6~10g 进一步温中祛湿实脾。以蛋白尿为主要表现的慢性肾脏病患者,若症见饮食不思,纳食不馨,体倦乏力,倦怠思卧,二便不调,恶寒恶风,容易外感者,此为肺脾气虚,清阳不升,方选升阳益胃汤加减;若乏力甚,体倦肢软,少气懒言,气短不足以息者,此为中气下陷,常用补中益气汤加减。

4. 清化中焦湿热法 慢性肾脏病部分患者临床表现为口苦口黏,食欲缺乏,甚则呕恶,脘腹胀满,口中尿臭,舌暗红或暗淡,苔黄厚腻,脉沉细。尤其以慢性肾脏病终末期更为多见,此为脾肾虚极,不能运化精微及水湿,致清浊不分,浊毒内蕴,蕴而化热,湿热之邪阻于中焦,阻滞脾胃气机升降,形成恶性循环,加重病情。此为危急时刻,当"急则治其标",以黄连温胆汤合苏叶黄连汤清化中焦湿热,方不宜大,药不宜多,量不宜大,浓煎小量频频呷服,以冀脾胃气机升降有序,胃气来复,化源有继。可根据病情加豆蔻、佩兰等芳香之品加强清化湿浊之力。若兼见乏力、气短、心悸者,此为心肺气阴不足之征,可合用生脉饮以益气养阴。

5. 清胃泻火通腑法 低蛋白饮食是慢性肾脏病治疗的基础。临床中有些患者表现为食欲亢进、多食易饥、口干渴,舌红苔黄,脉滑数等胃火亢盛之证,若不控制饮食,常可致病情加速进展,此时可予黄连温胆汤清泻胃火,方中黄连用量宜大,取其苦寒直折之势。兼见便秘者可加三黄泻心汤通腑泄热,若无便秘,亦可加适量大黄以通腑泄热,给火热之邪以出路。尤其对于慢性肾衰兼有便秘者,治疗时注重通腑。六腑以通为用,五脏六腑相协同,则人体全身生理功能正常运行。如胃不能通降,无以受纳水谷,则脾无从运化水谷精微;如胃家实,气机失于通畅,传导失司,大便秘结,脾亦无从运化。对于糖尿病肾病,食欲亢进,血糖控制欠佳者,常在辨证选方基础上加用黄连、生石膏清泻胃火;对于肾病综合征运用大剂量激素阶段,易表现为口干口渴,易发口疮,多汗,颜面潮红,食欲亢进,此为阴虚阳亢,肾阴不足,胃火亢盛,常选用玉女煎加减补肾阴、泻胃火;对于紫癜性肾炎急性发作期,皮肤紫癜明显者,据"斑发于阳明"之义,此为肺胃热盛,常在辨证处方基础上加生石膏、黄芩炭清泄肺胃之热。

6. 脾肾气阴双补法　气阴两虚证为慢性肾脏病最为常见的临床证型,分析其原因,发现主要与证候演变有关系。如外感风热,若治不及时,则热邪入里耗气伤阴;有些患者长期服用激素,始则伤及肝肾之阴,久则阴损及气;部分患者因禀赋不足,脾肾气虚,统摄封藏失司,则可见血尿、蛋白尿,而精微物质属阴血范畴,泄漏日久;气血阴阳的互根关系,病情进展,往往阳(气)损及阴或阴损及阳(气),这些因素均可导致气阴两虚证。此外,慢性肾脏病病程迁延,在其证候的动态演变过程中,气阴两虚证持续的阶段最长,为病机演变的关键所在。

多种慢性肾脏病患者临床若以神疲乏力,腰膝酸痛,手足不温或手足心热,自汗或盗汗,口不渴或咽干痛,大便偏干或溏薄。舌淡红边有齿痕或舌胖大,苔薄白或薄黄而干,脉细数而无力。中医辨证为脾肾气阴两虚,治以脾肾益气双补法,常用参芪地黄汤加减。方中六味地黄汤三补配三泻,补益肝脾肾之阴;参芪益气,诸药合用,为脾肾气阴双补之方。在辨证时注意权衡气虚和阴虚的程度,又细分为气阴两虚偏于气虚、气阴两虚偏于阴虚、气阴两虚并重三种情况。若偏于气虚者常以党参易太子参,用炙黄芪并增量,气虚重者则加人参;若偏于阴虚者生地增量,太子参和生黄芪减量;若气阴两虚并重者加西洋参。此外,临床中补益脾肾气阴时,常加苏梗、砂仁等醒脾和胃之药,避免养阴药滋腻碍胃。

7. 健脾益气养血法　"脾为营血化生之源""气旺血生""脾统血""气能摄血"。慢性肾衰患者由于氮质潴留,刺激胃肠黏膜,致使长期消化系统功能失调,临床上可见食欲缺乏,恶心呕吐,大便溏薄或泄泻,口有尿味等症,这些都是加剧肾性贫血的可逆因素。此时倘若骤进熟地、当归、阿胶等补血之品,则脾胃虚弱,虚不受补,反增腻胃之弊,实属徒劳无益。此时仍应着重调治脾胃,恢复胃纳脾运功能,以化生营血,根据脾胃辨证属寒属热的不同,而选用适宜的方剂。随着患者食欲增进,营养状况的好转,肾性贫血亦相应改善。在健脾和胃的同时,用好补气药,以冀益气生血,可以收到相得益彰的效果,如诸参类药、黄芪,正如李东垣所说:"仲景以人参为补血者,盖血不自生,须得生阳气之药乃生,阳生则阴长,血自旺矣。若阴虚单补血,血无由而生,无阳故也。"其所制当归补血汤即为黄芪和当归按5∶1的比例组成以益气补血。

出血倾向是慢性肾衰晚期患者的表现,治疗难度大,预后差。女性肾衰患者可伴有月经过多,以致血红蛋白下降。运用中医"脾统血""气能摄血"的理论,采用健脾益气统血法,选归脾汤加减可收益气摄血之功。

8. 健脾补肾温阳法　"气为阳之渐,阳为气之极。"慢性肾脏病患者若在乏力、纳差等脾胃气虚基础上出现畏寒怕冷,腰膝冷痛,便溏,舌淡体胖嫩,边有齿痕,苔白水滑,脉沉弱,此为脾肾阳虚,可选实脾饮健脾补肾温阳;若症见腹胀,尿少,畏寒肢冷,全身浮肿,尤以下肢为甚,腰膝酸软,面色㿠白,舌质淡体胖嫩,脉沉弱,此为脾肾阳虚,肾失气化,土不制水,水湿泛溢,方选真武汤合五皮饮加减温补脾肾,淡渗利湿。

9. 肝脾同调和血法　此法常用于慢性肾脏病如 IgA 肾病、慢性肾炎患者。临床表现为乏力,纳差,不欲饮食,便溏,胸胁苦闷,烦躁易怒,舌淡红苔白,脉弦细,此为肝脾不和,肝郁脾虚血虚,常选方逍遥散健脾疏肝养血。另有部分肾病综合征患者,临床表现为乏力,下肢水肿,伴有肿胀感,昼轻夜重,女性患者可表现为月经不调,月经量少,色暗有血块,伴有痛经,舌淡暗,体胖大,边有齿痕,苔白,脉沉细,此为脾气虚、肝血虚兼有血瘀之征,可予参芪当归芍药散加减,方中党参、黄芪益气健脾,白术、茯苓、泽泻健脾利水,当归、芍药、川芎养血活血,全方共奏益气活血,健脾利水之功。

10. 相关用药特点　在运用调理脾胃法治疗慢性肾脏病的过程中,有些用药特点值得我们注意。在治疗恶心、呕吐选用半夏时,常选姜半夏以加强降逆止呕之功。在治疗水肿时,常选用健脾淡渗利湿之品,应用车前子时,常选用生品利水消肿,避免用盐车前子,以防水肿迁延难愈。水肿患者,选用调理脾胃方剂时,常去方中甘草,一则防止其助湿加重水肿,二则防止其壅滞气机。治疗腹泻时常用炒白术健脾渗湿止泻,便秘者常选用生白术健脾运化津液。在治疗气阴两虚证应用诸参类药时,若病机为气阴两虚,则选用太子参益气生津;若偏于气虚者常以党参易太子参,气虚重者则加人参;若气阴两虚程度较甚者加西洋参。在选用补益气阴之药,养阴药如生地、熟地有滋腻碍胃之弊,对于饮食欠佳者,常加砂仁、苏梗行气醒脾之品。应用黄连时,若为中焦湿热,纳差甚或呕恶者,黄连用量不宜过大,以避免其苦寒伤胃,一般不超过6g;若为胃火亢盛,食欲亢进,多食易饥者,黄连则用量不宜过小,以免病甚药轻,常用10g以上,取其苦寒直折火势。对于慢性肾功能不全者,临床常用大黄,以促进毒素从肠道排泄,但仍需根据具体情况选用。若无便秘,取其泄热,可予少量生大黄给邪以出路;若伴有便秘者,对于老年患者或便秘不甚者,可予制大黄轻泻以推陈出新;若便秘甚者,可予适量生大黄,取其通腑之力,或以生大黄开水泡服以加强通腑之力;若患者临床表现为便溏或腹泻等脾胃虚寒证者,则不宜用大黄,以免犯"虚虚"之戒。

(五) 脾胃理论治疗慢性肾脏病的注意事项

1. 脾胃分治　脾胃属土,同处中焦,互为表里,是气血化生的重要脏腑,为气机升降之枢纽,是后天之本,临床常相提并论,很难截然区分。但临床中二者生理功能和病理特点仍有所不同。脾属脏,"藏精气而不泻",胃属腑,"传化物而不藏";脾主运化,胃主受纳;脾喜燥恶湿,胃喜润恶燥;脾宜升则健,胃宜降则和;脾主升清,胃主降浊。"清阳出上窍,浊阴走下窍;清阳发腠理,浊阴走五脏;清阳实四肢,浊阴归六腑"。因此,在临床中需根据病变侧重于脾胃之不同而进行辨证论治。如呕恶、便秘多与胃的通降功能失调有关;而水肿、泄泻、蛋白尿、贫血等则多与脾之运化水谷精微、化生气血、脾之升清、脾之统血等功能失调相关。如肾病综合征因于低白蛋白血症,可引起全身水肿,甚则胃肠道水肿而表现为纳差、呕恶、腹泻等胃肠道症状,临床若以呕恶为突出表现者,病位侧重于胃,治以健脾和胃,降逆止呕,常选香砂六君子汤加减;若以腹泻为突出表现者,病位侧重于脾,治以健脾渗湿,升清止泻,常选参苓白术散加减。

2. 补而不滞　慢性肾脏病部分患者常表现为乏力,脘腹胀满,此多为脾胃升降失司,气机壅滞,临床中尤以慢性肾衰、肾病综合征更为多见,但此种气滞多为虚滞,即因脾胃气虚,运化失司,而致气机阻滞,故治疗不可径予行气破气攻伐之品,以防更虚其气,亦不可纯用健脾益气之品,以防加重气滞。此时,当补泻兼施,以健脾益气为主,适当佐以小量理气、行气之品,这也是临床中运用调理脾胃法治疗慢性肾脏病,香砂六君子汤运用非常频繁的原因。香砂六君子汤出自《时方歌括》,载其"治气虚肿满,痰饮结聚,脾胃不和,变生诸症者。"气虚肿满可谓是对该方病机的高度概括。香砂六君子汤由四君子汤演化而来,其所治为虚气留滞之证,气虚程度较之四君子汤更重,此时若径予四君子汤补气,常致虚不受补,必须补中兼以理气行气之品,方可取得佳效。正如柯韵伯谓其"四君得四辅,而补力倍宣,四辅有四君,而元气大振,相须而益彰者乎。"

3. 兼顾他脏　在运用调理脾胃法治疗慢性肾脏病的过程中,还需要注意脾胃与其他脏腑之间的关系,临床中脾胃与肝、肾关系最为密切。肝五行属木,脾胃五行属土,肝木克脾土。慢性肾脏病病程迁延,很多患者病久容易出现情绪低落,焦虑,胸胁苦满,急躁易怒等肝气郁结表现,进而克伐脾土,容易出现纳差、便溏、嗳气等脾胃症状,中医辨证为肝脾不和或肝胃不和,治疗当肝脾同调或肝胃同治,常选逍遥散、旋覆代赭汤、小柴胡汤加减,或在调理脾胃基础上加用旋覆花、佛手等疏肝理气之品,此即治病求本之义。

肾为先天,内寓元阴元阳,脾为后天;肾五行属水,脾五行属土。在慢性肾脏病中二者主要体现在水液代谢功能失调。在水肿的治疗过程中,脾运化水湿,肾之气化蒸腾在水液代谢过程中至关重要,若肾阳衰败,火不生土,脾阳不振,常可使水湿泛溢,此时当脾肾同治,如真武汤即为温补脾肾利水之方,二者协同作用,有利于水肿消退。此外,脾为制水之脏,健脾利湿药的应用可防止水肿消退后反复。

4. 滋而不腻　慢性肾脏病多为脾肾功能失调,易致水湿、浊毒、湿热内蕴,病程日久,则易耗伤气阴,治疗当益气养阴。但久病之人脾胃多弱,欲补肾虚,益气之品容易壅滞气机,养阴之药则滋腻碍胃,多虚不受补,倘若蛮用补品则使脾胃更为呆钝。又肾病患者,病机复杂,本虚标实,虽为气阴两虚,但湿浊中阻,呕恶频作,陡进温补滋腻之属,不仅难以受纳,且增湿助热,使其胶结难解,往往适得其反,加重病情。再者,对于脾胃濒临衰败的患者,其谷药难进,若不迅速调养脾胃,则预后不佳。此时如能护养胃气,使患者渐进水谷,不仅可以后天补先天,而且脾胃健运也能够充分地发挥补益药的作用,于肾脏有所裨益。所以在治疗慢性肾脏病时,常配以苏梗、砂仁、豆蔻、陈皮等健脾和胃理气之品,有助于肾气恢复。

5. 攻伐不伤正气　慢性肾脏病的中晚期阶段,中医多存在"浊毒内蕴""久病多瘀"的病机,医者常喜用大黄和活血化瘀等攻伐之品,容易伤及正气。然而,进一步辨识慢性肾脏病晚期中医病机,可以概况为"因虚致实",多为正气虚衰至极,不能运化气血、水谷精微,致使浊毒内蕴,瘀血内阻,故此时清化浊毒、活血化瘀之品不可过于峻猛,以防损伤正气,尤其防止大辛大热、大苦大寒之品损伤脾胃,用药当以平和为宜。临床中常用攻补兼施之法,标本同治,以达到扶正不留邪,祛邪不伤正之目的。

6. 煎服方法　慢性肾脏病患者或因胃肠道水肿,或因浊毒内蕴,均可致恶心呕吐之症,当呕恶剧烈频作时,谷药难进,若一次服药量多,胃难以受纳,可使药汁吐出而难以取效,此时当以少量浓煎,每次10~20ml频频呷服,常显奇功。此外,慢性肾脏病病程迁延,治疗周期长,长期服药,易影响脾胃功能,多嘱患者在餐后1小时服用中药,以减少药物对胃的刺激。

(徐建龙　余仁欢　张　昱)

第四节　脾胃病中医外治法

人体正常生命活动的主要形式是精气的升降运动,脾胃居中,通连上下,脾主升清,胃主降浊,脾胃一升一降,斡旋出入,对周身脏腑、经络、官窍、形骸之气的交感沟通具有重要调节作用,为肝、心、肺、肾等脏腑气机升降出入之枢。脾胃为气血化生之源,坐镇中央,斡旋升降,中气强则五脏俱盛,中气不足则五脏亦弱,牵一发而动全身。通过中医外治技术调理脾胃脏腑功能,可以维持机体的气血阴阳平衡,脾胃病中医外治技术在整个中医外治技术上具有重要的意义。脾胃病中医外治技术发展至今,已经历了数千年的传承与创新,其内容丰富,种类繁多,适用范围广泛,疗效确切,本章就常见脾胃病的中医外治技术进行介绍。

一、脾胃病外治法理论基础

脾胃病中医外治法是以经络系统作为理论基础,通过望、闻、问、切四诊合参的方法,探求病因、病性、病位,分析人体内五脏六腑、经络关节、气血津液的病机变化,判断邪正消长,进而制定"补、泻、和、温"等治法,使人体达到阴阳调和的状态。

(一)脾胃生理功能

脾属阴脏,胃属阳腑,两者相为表里。在五行学说中,脾胃同属中土,然脾属阴土,是为湿土;胃属阳土,是为燥土。故脾喜刚燥而恶湿,胃喜柔润而恶燥,两者在生理上有一定的区别。在藏象学说中,脾胃同司水谷运化,然脾主升清,具有贮藏和化生精气的作用;胃主降浊,能够受纳和传化水谷。脾与胃"以膜相连",同为"气血生化之源""后天之本",共同承担着化生气血的重任。

(二)脾胃相关经络分布

1. 足太阴脾经与足阳明胃经 《灵枢·经脉》:"脾足太阴之脉,起于大指之端,循指内侧白肉际,……别上膈,注心中。""胃足阳明之脉,起于鼻之交頞中,旁纳太阳之脉,下循鼻外,入上齿中,还出挟口环唇,……其支者,下廉三寸而别,下入中指外间;其支者,别跗上,入大指间,出其端。"足太阴脾经属脾络胃,足阳明胃经属胃络脾,两经互为表里,二者相辅相成,共同维持食物的消化吸收及气血精微的输布。

2. 任脉、督脉 任督二脉皆起于胞中,出于会阴,二脉经气相通。督脉为阳脉之海,总领一身阳经,对诸阳经的经气有调整作用。任脉位于前正中线上,其循行路线经过脾、胃,为阴脉之海,总领一身阴经,可调节诸阴经的气血。任督二脉为阴阳诸经的根基,它们循行上与十二经脉相互接通,共同参与了十二经脉的全身气血循行,共同维持机体的阴阳平衡。古人云"升降出入,无器不有"。脾胃为气机升降的枢纽,脾胃的升降与任督二脉经气的升降密不可分,督升任降,任督二脉的经气运行调和,升降如常,环周有序,才是脾胃等脏腑气机能够正常运行的基础,任督二脉的运行是构成阴阳循环的通道。

3. 足太阳膀胱经 《灵枢·经脉》:"膀胱足太阳之脉,起于目内眦,上额,交巅;其支者,从巅至耳上角;……络肾,属膀胱。"根据经脉循行路线,足太阳膀胱经在睛明穴与胃足阳明经相交。背俞穴为五脏六腑经气的输注之处,其大多属于足太阳膀胱经,而与相应脏腑经气关系紧密。在脾胃及其相关脏腑的背俞穴处采取合适的中医外治方法,可直接调节脾胃脏腑的气血,改善脏腑功能,调节脾胃的升降功能。

《黄帝内经》记载,足阳明胃经与督脉之经气交会于水沟、大椎穴,与任脉之经气交会于承浆、上脘、中脘穴,与足太阳膀胱经之经气交会于睛明穴。综上所述,人体内与脾胃密切相关的经脉主要有足太阴脾经、足阳明胃经、任脉、督脉及足太阳膀胱经。通过刺激相关经络上的穴位可以使脾胃的生理功能恢复正常,故可选取以上经络的穴位治疗脾胃相关病。

(三)脾胃病脏腑病机与经络病机

1. 脏腑病机 胃纳主降,脾运主升,胃降脾升的矛盾运动,推动着饮食物质的消化和吸收。这种脾胃消化运动的规律,促进体内物质新陈代谢,以维系机体整体的生命活动。这一运动失调,便表现为脾胃的病理状态,不仅在于脾胃自身病变互相转化,而且能导致心、肺、肝、肾发病。太阴、阳明之性,不外阴阳虚实、升降纳运、润燥气血而已;阴阳、润燥、气血,皆水火之别称,且升则运化,降则受纳。故升降失常而致纳运失司、病邪留聚,日久则生化乏源,百病由生,这是脾胃病的基本病机。

2. 经络病机 经络气血的虚实是经络病理变化的一种反映,经络气血的偏盛或偏衰,可引起与其络属的脏腑、组织、器官的功能过亢或减退,破坏各经络、脏腑生理功能的协调平衡而发病。《灵枢·经脉》:"(足阳明胃经)是动则病洒洒振寒……气不足则身以前皆寒栗,胃中寒则胀满。""(足太阴脾经)是动则病舌本强……强立股膝内肿厥,足大指不用。"基于足太阴脾经与足阳明胃经的循行及"是动所生病""是主所生病",脾胃病的经络辨证主要表现为其循行部位相关脏腑、组织、器官的病变。

脾胃病的中医外治法,与中医内治法的辨证纲领是一致的,但外法的辨证纲要侧重于经络辨证,治疗上更加重视脾胃病的经络病机。

二、脾胃病外治法源流

中医外治法由来已久,脾胃外治法之理论基础来源于《黄帝内经》的脏腑学说、经络学说,发展于汉唐,成熟于明清时期。

《素问·异法方宜论》说:"北方者……其地高陵居,风寒冰冽,其民乐野处而乳食,藏(脏)寒生满病,其治宜灸焫。"已提出运用艾灸治疗疾病的方法。《伤寒论》:"太阳病,头痛至七日以上自愈者,以行其经尽故也。若欲作再经者,针足阳明,使经不传则愈。"提出运用针刺疗法治疗太阳病。《伤寒论》曰:"阳明病,自汗出。若发汗,小便自利者,……虽硬不可攻之,……宜蜜煎导而通之,若土瓜根及大猪胆汁,皆可为导。"文中提到的"导法",开辟了中药灌肠的先河。随着中医学的蓬勃发展,脾胃病中医外治法与现代科学技术不断相互融合、渗透,为其自身增添了许多新的内容,注入了新的生机和活力,如穴位注射、穴位埋线、耳针疗法等对脾胃的治疗亦有一定的疗效和特色。

三、脾胃病常用中医外治法

(一)毫针刺法

1. 定义 毫针刺法是指利用毫针针具,通过一定的手法刺激机体的穴位,以疏通经络、调节脏腑,从而达到扶正祛邪、治疗疾病的一种方法。

2. 操作方法 针刺前必须做好针具、腧穴部位及医生手指的消毒,根据患者体质及病情选择指切进针法、舒张进针法、提捏进针法、夹持进针法等方法进针,进针后施行提插、捻转等行针手法,以调节针感并进行补泻,留针30分钟后起针。

3. 作用及适用范围

(1)作用:疏通经络,调和气血;协调脏腑,平衡阴阳;补虚泻实,扶正祛邪。

(2)适用范围:胃食管反流病、功能性消化不良、肠易激综合征、功能性便秘、慢性胃炎等。

4. 注意事项

(1)患者在过度饥饿、暴饮暴食、醉酒后及精神过度紧张时,禁止针刺。

(2)孕妇的少腹部、腰骶部、会阴部穴位禁止针刺。

(二)艾灸疗法

1. 定义 艾灸疗法是用艾叶作为灸料,借助灸火产生的热力刺激体表穴位或特定部位,通过经络穴位的作用,从而达到防病治病目的的一种治疗方法。

2. 操作方法 艾灸疗法依据操作方式的不同,分为艾炷灸、艾条灸、温灸器灸、温针灸及其他艾灸法。其中在脾胃系统疾病中常用的艾灸疗法,主要包括艾炷灸、艾条灸和温灸器灸。

（1）艾炷灸:将艾绒捏成圆锥形艾炷,放置于特定的部位以后点燃施灸,常用的为间接灸。

（2）艾条灸:将艾绒搓成艾条,点燃后置于腧穴或患处进行施灸。常用的为悬起灸,按照手法的不同分为温和灸、回旋灸、雀啄灸。

（3）温灸器灸:将艾绒装入一种专门的施灸器具,然后点燃并放置于患处或腧穴上进行施灸,称之为温灸器灸。临床上有温灸盒灸、温灸筒灸。

3. 作用及适用范围

（1）作用:温经散寒,疏通经络;消瘀散结;扶阳固脱;防病保健。

（2）适用范围:慢性胃炎、炎症性肠病、慢性腹泻、脂肪肝等各类消化系统疾病。

4. 注意事项

（1）阴虚证、实热证者慎用。

（2）皮肤破损、感染、瘢痕部位不宜施灸。

（三）平衡罐疗法

1. 定义　平衡罐疗法是在传统火罐疗法基础上进行手法改良,增加了振提、滑等多种手法,对患者实施熨刮、牵拉、挤压、弹拨等物理刺激,以激发经气、温通经络,达到修复机体的平衡功能的作用。

2. 操作方法　操作者沿患者背部膀胱经第一、第二侧线以及督脉确定拔罐位置,依次在患者背部进行闪罐、走罐、坐罐、起罐。

3. 作用及适用范围

（1）作用:协调脏腑,平衡阴阳;通经活络;扶正固本;排除湿瘀毒邪。

（2）适用范围:胃食管反流病、功能性消化不良、脂肪肝等。

4. 注意事项

（1）皮肤病、破损皮肤及肿块部位,不宜使用。

（2）孕妇慎用。老人、小孩及久病虚弱患者,在进行罐法操作时,手法宜轻柔、刺激量宜小（施术部位皮肤潮红即止）,一般不超过 10 分钟。

（四）穴位贴敷疗法

1. 定义　将药物研成细末,用水、醋、酒、蛋清、蜂蜜、植物油、药液等调成糊状,直接贴敷穴位、患处（阿是穴）以治疗疾病的一种疗法。

2. 操作方法　四诊合参并进行经络诊查,制定穴位处方及中药配方。先将医用一次性贴敷膏药布展开,再将大约 5g 药膏放至膏药布正面中心,对准选定的穴位贴敷,之后按压平稳固定。

3. 作用及适用范围

（1）作用:温经活血;行气止痛,疏经通络;调和阴阳;健脾和胃。

（2）适用范围:慢性胃炎、溃疡性结肠炎、脂肪肝等。

4. 注意事项

（1）过敏体质患者、孕妇、月经期妇女及糖尿病患者慎用。

（2）皮肤局部有感染、肿块、破溃者禁用。

（五）穴位埋线疗法

1. 定义　穴位埋线疗法是将可吸收性外科缝线（常为医用羊肠线）埋入穴位内,利用线对穴位的持续刺激作用,激发经气,调和气血,以发挥治疗作用的一种中医疗法。该法弥补了一般穴位刺激方法刺激时间短、疗效不持久的缺点,可广泛应用于临床。

2. 操作方法　目前使用最广泛的是简易埋线法。简易埋线法操作要点:充分暴露患者治疗部位,常规消毒;一般取 3-0 号医用羊肠线剪成若干段,每段长 0.5~1cm;将羊肠线放入 7 号注射针头前端,用 1.5 寸长的 30 号毫针从 7 号注射针头后端置入做针芯,左手拇、示指绷紧或捏起进针部位皮肤,右手持注射针头刺入所需深度,边推针芯,边退针管,将羊肠线埋植在穴位的皮下或肌肉组织内;埋入后再次消毒,必要时覆盖上无菌敷料。

3. 作用及适用范围

（1）作用:调和阴阳;疏通经络,调和气血;补虚泻实,扶正祛邪。

（2）适用范围:急性胃炎、慢性胃炎等各类急慢性消化系统疾患。

4. 注意事项

（1）严格无菌操作,防止感染;皮肤局部有感染、破溃者应避开,肺结核、骨结核等具有严格禁忌证者禁用。

（2）具有使用羊肠线过敏史患者、孕妇、月经期妇女,及有出血倾向性疾病的患者慎用。

（六）穴位注射疗法

1. 定义　穴位注射法,又称水针,是经辨证选用特定中成药、西药注射液注入腧穴,以防治疾病的方法。

2. 操作方法　局部皮肤常规消毒后,用无痛快速进针法将针刺入皮下组织,然后缓慢推进或上下提插,"得气"后,经回抽无回血,即可将药物注入。

3. 作用及适用范围

（1）作用:协调脏腑,平衡阴阳;疏通经络,调和气血;补虚泻实,扶正祛邪。

（2）适用范围:肠易激综合征、溃疡性结肠炎、胃食管反流等急慢性消化系统疾患。

4. 注意事项

（1）注意根据不同部位选择对应的穴位注射角度和深度,不宜注入关节腔、脊髓腔和血管内,注意避开神经干。

（2）注意询问药敏史,过敏体质患者、孕妇、月经期妇女及有出血倾向性疾病者慎用。

（七）耳针疗法

1. 定义　耳针疗法是指用针刺或其他工具刺激耳郭穴位以防治疾病的方法。

2. 操作方法　目前临床常用的是耳穴压豆法。耳穴压豆指选用质硬而光滑的小粒药物种子或药丸,贴于 0.5cm×0.5cm 透气胶布中间,敷贴于耳穴表面,并给予适当按压,以耳郭有发热、胀痛感为宜。可留置 2~4 天,其间患者可每日自行按压 2~3 次。

3. 主要作用及适用范围

（1）主要作用:疏经通络;调和气血;调理脏腑。

（2）适用范围:胃肠功能紊乱、急性胃炎、膈肌痉挛、便秘等消化系统疾患。

4. 注意事项

（1）严格消毒,防止感染。

（2）耳穴部位有湿疹、溃疡、冻疮破溃等,禁用。

（八）指针疗法（手指点穴法）

1. 定义　指针疗法是在中医理论指导下,医者根据不同的病情特点,在患者相应的穴位或特定的经络上,以手指代替针刺进行点、揉、按等不同的手法刺激,以畅通气血、调节脏腑功能,从而达到治疗、预防疾病的一种方法。

2. 操作方法 选择合适的体位,医生立于患者的一侧,充分暴露施术部位,继而进行手法操作。手法先予点按 1 分钟,再按揉 1 分钟,自上而下,左右交替,每个穴位施手法 2 分钟,频率为 120~160 次 / 分钟,力度以患者耐受为度,控制在 5.0~7.4kg。手法操作要遵循有力、柔和、持久、深透的基本要求,强调力度的运用与手法技巧相结合。

3. 作用及适用范围

(1)作用:疏通经络,行气活血;舒筋止痛,调和脏腑。

(2)适用范围:胃食管反流病、功能性腹痛、功能性腹泻、慢性胃炎、消化性溃疡等。

4. 注意事项

(1)施术者应注意手部卫生消毒,避免交叉感染。

(2)急性传染病、皮肤病、局部肿瘤患者,不宜使用指针。

(九)穴位放血疗法

1. 定义 穴位放血疗法是指用三棱针、梅花针、毫针或一次性注射针头等工具刺入人体的特定穴位、病灶处、病理反应点或浅表血络,放出适量血液,以达到治疗疾病的方法。

2. 操作方法 针刺前,在选定的针刺穴位或部位上下推按,使血液积聚于针刺部位,进行局部常规消毒,使用三棱针、毫针等工具刺入皮下,深度 3~5mm,随即将针迅速退出,轻轻挤压针孔周围,使血液流出,放出适量血液后,再次消毒点刺穴位,用无菌棉签压迫止血,必要时覆盖上无菌敷料。

3. 作用及适用范围

(1)作用:泄热解毒;通络止痛;活络消肿;醒脑开窍。

(2)适用范围:口腔溃疡、咽喉炎、慢性胃炎、急性胃肠炎、急性胆囊炎、溃疡性结肠炎等疾病。

4. 注意事项

(1)针具及刺血部位应严格消毒,以防感染。

(2)孕妇、月经期妇女及有血友病、血小板减少性紫癜等凝血机制障碍者慎用。

四、常见脾胃病相关证型及外治法临床应用

(一)口疮

1. 心脾积热证

(1)穴位放血:取少冲、耳尖、心俞、脾俞等穴点刺放血。

(2)毫针刺法:取大都、阴陵泉、少府、廉泉等。

加减运用:伴小便短赤,加膀胱俞、中极穴;伴心烦失眠,加神门、安眠穴。

2. 肺胃血热证

(1)穴位放血:取少商、肺俞、耳尖、膈俞、胃俞等穴点刺放血。

(2)毫针刺法:取内庭、鱼际、合谷、曲池、廉泉等。

加减运用:伴咽喉肿痛,加商阳;伴牙龈红肿,加下关、颧髎穴。

3. 湿热上蒸证

(1)穴位放血:取耳尖、膈俞、胆俞、胃俞等穴点刺放血。

(2)毫针刺法:取内庭、阴陵泉、阳陵泉、内关、中脘、廉泉等。

加减运用:伴口苦口黏,加曲池穴;伴恶心呕吐,加公孙穴。

4. 阴虚火旺证

(1)毫针刺法:取太溪、太白、阴陵泉、足三里、中脘、廉泉等。

（2）穴位埋线：太溪、太白、上巨虚、中脘、脾俞、大肠俞等穴。

加减运用：伴口干口渴,加三阴交、胃俞;伴心烦失眠,加印堂、百会穴等。

5. 阳虚浮火证

（1）艾灸：艾条灸太溪或涌泉穴。

（2）穴位贴敷：太溪、足三里、关元、肾俞等穴。

加减运用：伴大便溏烂,加天枢、上巨虚。

（二）口臭

1. 胃火旺盛证

（1）穴位放血：取耳尖、膈俞、胃俞等穴点刺放血。

（2）毫针刺法：取内庭、足三里、合谷、中脘等。

加减运用：大便秘结,加天枢、大肠俞;牙龈肿痛,加颊车。

2. 肺胃郁热证

（1）平衡罐疗法：取背部膀胱经第一、第二侧线,施以闪罐、走罐、留罐等复合手法。

（2）穴位放血：取少冲、耳尖、心俞、脾俞等穴点刺放血。

加减运用：咽喉肿痛,加少商、商阳穴。

3. 胃肠食积证

（1）穴位放血：取商阳、少商、胃俞等穴点刺放血。

（2）毫针刺法：取合谷、鱼际、天枢、下脘等。

加减运用：胃胀胃痛,加中脘、梁丘;便秘,加大肠俞、上巨虚。

4. 阴虚火旺证

（1）毫针刺法：取太溪、太白、中脘、天突等。

（2）穴位埋线：太溪、太白、中脘、脾俞等穴。

加减运用：伴心烦失眠,加神门、安眠。

（三）痞满

1. 脾肾阳虚证

（1）穴位贴敷：取关元、脾俞、肾俞、命门、足三里等。

（2）穴位注射：脾俞、肾俞等,每次取 4~6 穴,取黄芪注射液 4~6ml,每穴注射 0.5~1ml。

加减运用：伴大便溏烂,加天枢、大肠俞;伴神疲肢倦,加气海。

2. 湿热蕴结证

（1）平衡罐疗法：取背部膀胱经。

（2）毫针刺法：阴陵泉、丰隆、公孙、内庭等。

加减运用：伴大便干结,或泻出不爽,加天枢、支沟;伴口干口黏,加三阴交。

3. 食滞胃肠证

（1）毫针刺法：内关、公孙、中脘、足三里等。

（2）指针疗法：取背部膀胱经腧穴,膈俞、脾俞、胃俞、大肠俞等。

加减运用：伴胃胀胃痛,加天枢、梁丘;伴恶心呕吐,加上脘、梁门。

4. 肝郁气滞证

（1）毫针刺法：取中脘、期门、内关、太冲等。

（2）穴位埋线：取中脘、期门、肝俞、胃俞、太冲等。

加减运用：心烦易怒,加肝俞、太冲;伴胁肋胀痛,加章门。

5. 脾胃虚弱证

（1）穴位注射：取脾俞、胃俞、足三里等，每次取 4~6 穴，取黄芪注射液 4~6ml，每穴注射 0.5~1ml。

（2）艾灸：采用艾条灸或艾箱灸，艾条灸取穴足三里；艾箱灸取穴中脘。

加减运用：伴饮食内停，加梁丘、天枢。

（四）胃痛

1. 肝胃气滞证

（1）毫针刺法：内关、中脘、足三里、太冲等。

（2）穴位埋线：取肝俞、脾俞、胃俞、期门等。

加减运用：伴胸胁胀满，加阳陵泉、章门。

2. 肝胃郁热证

（1）毫针刺法：中脘、行间、足三里等。

（2）穴位埋线：取膈俞、肝俞、胃俞、足三里等。

加减运用：口干口苦，心烦易怒者，加阳陵泉、太冲；反酸嘈杂者，加天突、膻中。

3. 脾胃湿热证

（1）平衡罐疗法：取背部膀胱经。

（2）毫针刺法：取中脘、足三里、阴陵泉、内庭穴等。

加减运用：大便秘结者，加支沟、照海；大便不爽者，加天枢、上巨虚。

4. 脾胃气虚证

（1）毫针刺法：中脘、足三里、气海或关元等。

（2）穴位注射：取胃俞、脾俞、足三里等。每次取 4~6 穴，取黄芪注射液 4~6ml，每穴注射 0.5~1ml。

加减运用：伴饮食内停，加上脘、梁门。

5. 脾胃虚寒证

（1）毫针刺法：取内关、足三里、脾俞、胃俞。

（2）穴位贴敷：取中脘、关元、脾俞、胃俞等。

加减运用：伴大便溏烂，加天枢、上巨虚。

6. 胃阴不足证

（1）毫针刺法：足三里、中脘、三阴交等。

（2）穴位埋线：脾俞、胃俞、中脘、足三里、三阴交等。

加减运用：伴大便秘结，加太溪、支沟。

7. 胃络瘀阻证

（1）穴位放血：取膈俞、胃俞、血海等。

（2）毫针刺法：取膈俞、胃俞、血海、足三里等。

加减运用：伴胁痛，加阳陵泉、外关。

（五）吐酸

1. 中阳不运证

（1）毫针刺法：中脘、足三里、脾俞、胃俞、章门。

（2）指针疗法：脾俞、胃俞、膈俞、心俞、肾俞。

加减应用：大便溏烂者，加阴陵泉、天枢；面白无华，头晕加气海、内关。

2. 阴阳两虚证

（1）指针疗法：背部膀胱经的背俞穴。

（2）毫针刺法：脾俞、肾俞、肝俞、足三里、内关、太冲等。

加减应用：便秘者，加照海、支沟；腰膝酸软者，加太溪。

3. 肝胃不和证

（1）毫针刺法：取内关、足三里、中脘、三阴交、太冲、脾俞、胃俞等。

（2）指针疗法：取脾俞、胃俞、肝俞、膈俞、天突等。

加减应用：心烦易怒，口苦者，加足临泣、阳陵泉。

4. 湿热蕴结证

（1）指针疗法：背部膀胱经的膈俞、肝俞、脾俞、胃俞等。

（2）毫针刺法：脾俞、胃俞、三阴交、阴陵泉、支沟等。

加减应用：热盛、反复口疮、牙龈肿痛者，加内庭；胸骨后疼痛不能寐者，加轵筋。

（六）嗳气

1. 肝气犯胃证

（1）毫针刺法：内关、足三里、中脘、太冲等。

（2）指针疗法：脾俞、胃俞、肝俞、膈俞、扶突、天突、中脘等。

加减运用：伴胸胁胀痛，加期门、章门。

2. 胃寒气逆证

（1）毫针刺法：膻中、中脘、足三里、脾俞、胃俞等。

（2）指针疗法：脾俞、胃俞、膈俞、心俞、肾俞等。

加减运用：伴呕吐痰涎，加内关、公孙。

3. 脾胃虚弱证

（1）穴位注射：取足三里、脾俞等，每次取 4~6 穴，取黄芪注射液 4~6ml，每穴注射 0.5~1ml。

（2）穴位埋线：中脘、膈俞、脾俞、胃俞、足三里等。

加减运用：伴胃脘疼痛、嘈杂，取公孙、内关。

4. 气阴两虚证

（1）毫针刺法：脾俞、肾俞、肝俞、足三里、内关、太冲等。

（2）穴位注射：取脾俞、足三里等，每次取 4~6 穴，取黄芪注射液 4~6ml，每穴注射 0.5~1ml。

加减运用：伴口干口渴，加太溪、三阴交。

（七）胃缓

1. 中气下陷证

（1）毫针刺法：中脘、足三里、脾俞、胃俞、太白等。

（2）指针疗法：脾俞、胃俞、膈俞、心俞、肾俞等。

加减运用：伴头晕乏力，加气海、关元。

2. 气阴两虚证

（1）毫针刺法：脾俞、肾俞、足三里、三阴交等。

（2）穴位注射：取脾俞、足三里等，每次取 4~6 穴，取黄芪注射液 4~6ml。

加减运用：伴恶心、呕吐，加内关、公孙。

3. 脾肾阳虚证

（1）艾灸疗法：艾灸器灸，取中脘、关元、脾俞、胃俞。

（2）穴位埋线：中脘、膈俞、脾俞、胃俞、足三里等。

加减运用：伴大便溏烂,加大肠俞、天枢。

（八）腹痛

1. 寒邪内阻证

（1）毫针刺法：中脘、足三里、脾俞、胃俞、太白等。

（2）穴位注射：取脾俞、足三里等,每次取 4~6 穴,取黄芪注射液 4~6ml。

加减运用：伴呕吐痰涎,加丰隆、阴陵泉。

2. 湿热壅滞证

（1）平衡罐疗法：肝俞、膈俞、脾俞、胃俞等。

（2）毫针刺法：脾俞、胃俞、三阴交、阴陵泉、支沟等。

加减运用：伴尿频、尿急、尿痛,加中极、膀胱俞。

3. 饮食积滞证

（1）毫针刺法：中脘、足三里、脾俞、胃俞、太白。

（2）指针疗法：肝俞、脾俞、胃俞。

加减运用：伴打嗝反酸,加内关、膈俞。

4. 肝郁气滞证

（1）毫针刺法：内关、足三里、中脘、三阴交、太冲、脾俞等。

（2）指针疗法：脾俞、胃俞、肝俞、膈俞、扶突、天突、中脘等。

加减运用：伴胸胁胀满,加期门、膻中。

5. 瘀血内停证

（1）穴位放血：取胃俞、大肠俞、天枢等。

（2）穴位注射：取足三里、天枢等,每次取 4~6 穴,取丹参注射液 4~6ml,每穴注射 0.5~1ml。

加减运用：伴胃脘部刺痛不适,加膈俞、血海。

6. 中虚脏寒证

（1）艾灸：艾灸器灸,取中脘、关元、肾俞、胃俞。

（2）指针疗法：脾俞、胃俞、膈俞、心俞、肾俞等。

加减运用：伴夜尿频多,加膀胱俞、中极。

（九）腹胀

1. 肝郁气滞证

（1）针刺治疗：中脘、天枢、大横、气海、太冲、内关等。

（2）穴位贴敷：肝俞、膈俞、中脘、关元等。

加减运用：伴胸胁胀满,加阳陵泉、期门。

2. 脾胃湿热证

（1）穴位放血：脾俞、胃俞、大肠俞等。

（2）针刺治疗：中脘、天枢、大横、内庭等。

加减运用：伴便溏不爽,加阴陵泉、上巨虚。

3. 脾虚湿阻证

（1）穴位贴敷：取脾俞、胃俞、水道、足三里、阴陵泉等。

（2）艾灸：中脘、水分、神阙、水道等穴。

加减运用：伴恶心呕吐,加内关、曲池。

4. 脾气亏虚证

（1）穴位注射法：取穴脾俞、足三里、阴陵泉等，每次取 4~6 穴，取黄芪注射液 4~6ml，每穴注射 0.5~1ml。

（2）艾灸：艾条灸中脘、神阙、气海、足三里、脾俞等。

加减运用：伴头晕目眩，加百会、关元。

5. 脾肾阳虚证

（1）艾灸：取中脘、神阙、脾俞、肾俞、命门等。

（2）穴位贴敷：脾俞、肾俞、命门、中脘、神阙等。

加减运用：伴腰膝酸冷，加关元。

（十）便秘

1. 肠道实热证

（1）平衡罐疗法：背部膀胱经。

（2）穴位放血：肺俞、大肠俞、三焦俞等。

加减运用：伴牙龈肿痛，加合谷、曲池。

2. 肠道气滞证

（1）毫针刺法：取支沟、照海、膻中、天枢、合谷、上巨虚等。

（2）指针疗法：取肺俞、膈俞、大肠俞、三焦俞等。

加减运用：伴脘腹胀满，加中脘、冲阳。

3. 肺脾气虚证

（1）针刺治疗：取支沟、照海、中脘、天枢、上巨虚等。

（2）穴位贴敷：取中脘、神阙、肺俞、脾俞、足三里等。

加减运用：伴神疲乏力，加关元、气海。

4. 脾肾阳虚证

（1）艾灸：取中脘、神阙、脾俞、肾俞、命门等。

（2）穴位贴敷：脾俞、肾俞、神阙、天枢、关元等。

加减运用：伴全身水肿，加水道、水分。

5. 津亏血少证

（1）毫针刺法：取支沟、照海、三阴交、肾俞、大肠俞等。

（2）穴位埋线：取中脘、天枢、三阴交、肾俞、大肠俞等。

加减运用：伴口干口渴，加太溪、水泉。

（十一）泄泻

1. 急性泄泻

（1）寒湿证

1）艾灸：艾条灸，取中脘、神阙、天枢、上巨虚等。

2）针刺疗法：取中脘、水分、天枢、关元等。

加减运用：脘闷食少者，加太白；困倦乏力者，加气海、足三里。

（2）湿热证

1）平衡罐疗法：取背部膀胱经。

2）毫针刺法：取曲池、合谷、天枢、内庭、阴陵泉等。

加减应用：口干口苦者，加足临泣、阳陵泉。

（3）食滞证

1）毫针刺法：取中脘、下脘、天枢、上巨虚等。

2）穴位贴敷：取中脘、承满、神阙、天枢、大横等。

加减运用：伴脘腹胀满，加梁门、建里。

2. 慢性泄泻

（1）脾胃虚弱证

1）毫针刺法：内关、公孙、中脘、天枢、巨虚、阴陵泉等。

2）艾灸：取中脘、神阙、脾俞、胃俞、足三里等。

加减运用：伴纳差，加上脘、下脘。

（2）脾肾阳虚证

1）穴位注射：取脾俞、肾俞、足三里、上巨虚等，每次取4~6穴，取参附子注射液4~6ml，每穴注射0.5~1ml。

2）艾灸：取中脘、神阙、天枢、气海、脾俞、胃俞、足三里等。

加减应用：胃脘部胀满不舒者，加公孙；面色萎黄，神疲倦怠，加关元、章门。

（3）肝郁脾虚证

1）毫针刺法：取中脘、天枢、关元、合谷、太冲、上巨虚等。

2）指针疗法：取肺俞、膈俞、肝俞、脾俞、大肠俞等。

加减应用：胁肋胀痛者，加期门；脐中痛、绕脐痛者，加肓俞。

（十二）久痢

1. 大肠湿热证

（1）穴位贴敷：取脾俞、天枢、大横、上巨虚等。

（2）毫针刺法：取中脘、天枢、大横、水分、二间等。

加减运用：伴腹胀腹痛，加曲池、阴陵泉。

2. 脾虚湿蕴证

（1）毫针刺法：取中脘、天枢、上巨虚、阴陵泉等。

（2）艾灸：艾灸器灸，取中脘、神阙、脾俞、胃俞等。

加减运用：伴食欲缺乏，加内关、公孙。

3. 肝郁脾虚证

（1）毫针刺法：中脘、天枢、气海、太白、太冲、阴陵泉等。

（2）穴位埋线：中脘、太冲、肝俞、脾俞等。

加减运用：伴胁肋胀痛，加期门、阳陵泉。

4. 脾肾阳虚证

（1）艾灸：取中脘、神阙、天枢、关元、百会、脾俞、肾俞、命门等。

（2）穴位注射：取脾俞、肾俞、足三里、上巨虚等，每次取参附注射液，取4~6ml，每穴注射0.5~1ml。

加减运用：伴小便频数，加中极、膀胱俞。

（十三）呃逆

1. 胃寒气逆证

（1）毫针刺法：取天突、膻中、中脘、内关、建里、足三里、膈俞等。

（2）指针疗法：肝俞、脾俞、胃俞、膈俞等，可配合点按攒竹、缺盆穴。

加减运用:伴脘腹胀满,加章门、天枢。

2. 胃火上逆证

（1）毫针刺法:取天突、中脘、内关、合谷、足三里、内庭、胃俞、膈俞等。

（2）穴位放血:取胃俞、膈俞。

加减运用:伴大便秘结,加支沟、天枢。

3. 气机郁滞证

（1）指针疗法:取背部膀胱经腧穴,肝俞、脾俞、胃俞、膈俞等。

（2）毫针刺法:取天突、中脘、内关、足三里、期门、肝俞、膈俞等。

加减运用:伴心烦口苦,加太冲、阳陵泉。

4. 脾胃阳虚证

（1）艾灸:艾条灸,取中脘、关元、足三里、脾俞。

（2）穴位贴敷:取神阙、中脘、关元、脾俞、胃俞、足三里等。

加减运用:伴腰膝酸软,加肾俞、太溪。

5. 胃阴不足证

（1）毫针刺法:取天突、中脘、内关、足三里、三阴交、胃俞、膈俞等。

（2）穴位注射:取脾俞、胃俞、足三里、三阴交等,取参麦注射液 4~6ml,每次取 4~6 穴,每穴注射 0.5~1ml。

加减运用:伴口干咽燥,加太溪、肾俞。

（十四）呕吐

1. 脾胃虚弱证

（1）艾灸:取中脘、关元、足三里、脾俞。

（2）穴位贴敷:取神阙、中脘、关元、脾俞、胃俞、足三里等。

加减运用:伴脘腹胀满,加章门、天枢。

2. 胃阴不足证

（1）毫针刺法:取中脘、内关、合谷、足三里、三阴交、胃俞等。

（2）穴位埋线:取中脘、脾俞、胃俞、足三里、三阴交等。

加减运用:伴口干口渴,加太溪、肾俞。

3. 外邪犯胃证

寒邪为主:

（1）艾灸:取中脘、关元、足三里、脾俞。

（2）针刺治疗:取上脘、中脘、内关、公孙、足三里、脾俞等。

热邪为主:

（1）针刺治疗:取中脘、内关、商阳、内庭、足三里、脾俞等。

（2）穴位放血:取胃俞、膈俞;亦可用金津、玉液点刺放血。

加减运用:伴胃痛,加梁丘、梁门。

4. 饮食停滞证

（1）毫针刺法:取中脘、内关、天枢、足三里、梁门、胃俞等。

（2）指针疗法:脾俞、胃俞、膈俞等,可配合点按中脘、天枢穴。

加减运用:伴大便秘结,加支沟、大肠俞。

5. 痰饮内停证

（1）毫针刺法：取中脘、膻中、内关、足三里、丰隆、胃俞等。

（2）指针疗法：脾俞、胃俞、膈俞等，可配合点按中脘、丰隆穴。

加减运用：伴头晕目眩，加阴陵泉、风池。

6. 肝气犯胃证

（1）指针疗法：取背部膀胱经腧穴，肝俞、脾俞、胃俞、膈俞等。

（2）耳针疗法：取食道、神门、脾、肝等区域。

加减运用：伴胸胁胀满，加太冲、期门。

（十五）血证

1. 吐血

（1）胃热壅盛证

1）毫针刺法：取内关、足三里、内庭、公孙、胃俞、膈俞等。

2）穴位放血：取胃俞、膈俞。

加减运用：伴恶心呕吐，加曲池、中脘。

（2）肝火犯胃证

1）毫针刺法：取内关、足三里、公孙、肝俞、膈俞等。

2）穴位放血疗法：取胃俞、肝俞。

加减运用：伴口苦，加行间。

（3）气虚不固证

1）艾灸：取中脘、足三里、脾俞。

2）穴位注射：取脾俞、胃俞、足三里等，选取黄芪注射液4~6ml，每次取4~6穴，每穴0.5~1ml。

加减运用：伴神疲乏力，加气海、关元。

2. 便血

（1）肠道湿热证

1）毫针刺法：取大肠俞、次髎、承山、阴陵泉、太白等。

2）穴位放血：取大肠俞、胃俞。

加减运用：伴腹胀腹痛，加天枢、上巨虚。

（2）气虚不摄证

1）艾灸：取关元、足三里、脾俞。

2）穴位贴敷：取神阙、中脘、关元、脾俞、胃俞、足三里等。

加减运用：伴头晕头痛，加百会、四神聪。

（3）脾胃虚寒证

1）艾灸：取中脘、关元、足三里、脾俞。

2）穴位贴敷：取神阙、中脘、关元、脾俞、胃俞、足三里等。

加减运用：伴胃脘冷痛，加太白、肾俞。

（齐建华　周晓玲　谢　胜）

附录一 脾胃病古籍条文选编

本部分以条文形式选录了历代中医古籍中有关脾胃病的经典文本,并将其分为生理、病理、治则治法和养生四部分,力求从内容上展现脾胃病的中医诊疗思维全景,在结构上做好中医经典与现代中医学体系的衔接,便于读者自学与临床参考。

一、生理

中央生湿,湿生土,土生甘,甘生脾,脾生肉,肉生肺,脾主口。其在天为湿,在地为土,在体为肉,在脏为脾,在色为黄,在音为宫,在声为歌,在变动为哕,在窍为口,在味为甘,在志为思。思伤脾,怒胜思;湿伤肉,风胜湿;甘伤肉,酸胜甘。——《素问》

(一)脾胃的解剖特点

脾与胃,以膜相连耳。——《素问》

胃大一尺五寸,径五寸,长二尺六寸,横屈受水谷三斗五升。其中之谷常留二斗,水一斗五升而满。——《灵枢》

胃纡曲屈,伸之长二尺六寸,大一尺五寸,径五寸,大容三斗五升。——《灵枢》

脾,重二斤三两,扁广三寸,长五寸,有散膏半斤。——《难经》

脾者,仓廪之官,五味出焉。形如刀镰,与胃同膜而附其上之左,俞当十一椎下。——《类经图翼》

(胃)其左有脾,与胃同膜,而附其上。其色如马肝赤紫,其形如刀镰。——《医贯》

(二)脾胃的生理特性

1. 脾喜燥恶湿

心恶热,肺恶寒,肝恶风,脾恶湿,肾恶燥,是谓五恶。——《素问》

脾苦湿,急食苦以燥之。——《素问》

然脾胃喜甘而恶苦,喜香而恶秽,喜燥而恶湿,喜利而恶滞。——《医方考》

太阴湿土,得阳始运;阳明阳土,得阴自安。此脾喜刚燥,胃喜柔润也。——《临证指南医案》

脾以制水为事,喜燥恶湿,湿胜则伤脾土,宜食苦以燥之。——《黄帝内经素问吴注》

2. 胃主通降,喜润恶燥

水谷入口,则胃实而肠虚;食下,则肠实而胃虚。——《素问》

胃满则肠虚,肠满则胃虚,更虚更满,故气得上下,五脏安定,血脉和利,精神乃居。故神者,水谷之精气也。——《灵枢》

凡胃中腐熟水谷,其滓秽自胃之下口,并入于小肠上口。——《医学入门》

人身禀天地之燥气,于是有胃与大肠,二者皆消导水谷之府,惟其禀燥气,是以水入则消之使出,不得停于胃中。——《伤寒论浅注补正》

盖脾以阴体而抱阳气,阳动则升;胃以阳体而含阴精,阴静则降。——《素灵微蕴》

（三）脾胃的生理功能

1. 脾的生理功能

命门为精血之海,脾胃为水谷之海,均为五脏六腑之本。然命门为元气之根,为水火之宅。五脏之阴气,非此不能滋;五脏之阳气,非此不能发。而脾胃以中州之土,非火不能生,然必春气始于下,则三阳从地起,而后万物得以化生。岂非命门之阳气在下,正为脾胃之母乎? 吾故曰:脾胃为灌注之本,得后天之气也;命门为化生之源,得先天之气也。此其中固有本末之先后。——《景岳全书》

（1）脾主运化

脾者土也,治中央,常以四时长四脏,各十八日寄治。——《素问》

脾胃者,仓廪之官,五味出焉。——《素问》

《经》言:动物神机为根在于中。故食入于胃,而脾为变磨,布化五味,以养五脏之气,而养荣百骸,固其根本,则胃中水谷润泽而已。亦不可水湿过与不及,犹地之旱涝也。故五脏六腑、四肢百骸,受气皆在于脾胃,土湿润而已。——《素问玄机原病式》

一有此身,必资谷气。谷入于胃,洒陈于六腑而气至,和调于五脏而血生,而人资之以为生者也。故曰:后天之本在脾。——《医宗必读》

脾主运化,胃司受纳,通主水谷,故皆为仓廪之官。五味入胃,由脾布散,故曰五味出焉。——《类经》

脾之所以消磨水谷者,非如磨之能砻、杵之能舂也,以气吸之而食物不坠焉耳。食物入胃,有气有质,质欲下达,气欲上升,与胃气熏蒸,气质之去留各半,得脾气一致,则胃气有助,食物之精得以尽留。至其有质无气,乃纵之使去,幽门开而糟粕弃矣。——《医述》

（2）脾主统血

（脾）主裹血,温五脏,主藏意。——《难经》

心主血,肝藏血,亦皆统摄于脾。——《薛氏医案》

精藏于肾……血富于冲……盖其源源而来,生化于脾。——《景岳全书》

脾统血,血之运行上下,全赖乎脾。——《血证论》

脾统血者,则血随脾气流行之义也。——《医碥》

脾统血,脾虚则不能摄血;脾化血,脾虚则不能运化。是皆血无所主,因而脱陷妄行。——《金匮翼》

脾统诸经之血。——《古今名医汇粹》

（3）脾主升清

饮入于胃,游溢精气,上输于脾;脾气散精,上归于肺;通调水道,下输膀胱。水精四布,五经并行,合于四时五脏阴阳,揆度以为常也。——《素问》

脾气通于口,脾和则口能知五谷矣。——《灵枢》

口者,脾之所主,胃大肠脉之所挟。……脾气通于口,脾和则口能知五味矣,此脾之主于口也。——《证治准绳》

胃降而善纳,脾升而善磨。——《四圣心源》

人纳水谷,脾气化而上升。——《医学三字经》

脾宜升则健。——《临证指南医案》

脾,坤也。坤助胃气,消磨水谷,脾气不转,则胃中水谷不得磨消,故胃中浊也。——《注解伤寒论》

2. 胃的生理功能

人以水谷为本,故人绝水谷则死,脉无胃气亦死。——《素问》

四肢皆禀气于胃,而不得至经,必因于脾,乃得禀也。——《素问》

五脏者,皆禀气于胃。胃者,五脏之本也。——《素问》

胃者,水谷之海,六腑之大源也。——《素问》

夫五味入口,藏于胃,脾为之行其精气。——《素问》

胃者,五脏六腑之海也,水谷皆入于胃,五脏六腑皆禀气于胃。——《灵枢》

人之所受气者,谷也;谷之所注者,胃也。胃者,水谷血气之海也。——《灵枢》

胃者,太仓也。——《灵枢》

中焦者,在胃中脘,不上不下,主腐熟水谷。——《难经》

胃气者,谷气也,荣气也,运气也,生气也,清气也,卫气也,阳气也。——《脾胃论》

胃司受纳,脾司运化,一纳一运,化生精气。——《景岳全书》

胃司受纳,故为五谷之府。——《类经》

胃主腐熟水谷。——《证治准绳》

胃主受纳水谷。——《黄帝内经灵枢集注》

胃乃受纳之腑,脾为转运之官。——《侣山堂类辩》

凡饮食先入于胃,俟脾胃运化,其精微上输于肺,肺气传布各所当入之脏,浊气下入大小肠,是脾胃为分金炉也。——《医权初编》

二、病理

阴之所生,本在五味;阴之五宫,伤在五味。是故味过于酸,肝气以津,脾气乃绝;味过于咸,大骨气劳,短肌,心气抑;味过于甘,心气喘满,色黑,肾气不衡;味过于苦,脾气不濡,胃气乃厚。——《素问》

诸湿肿满,皆属于脾。——《素问》

饮食自倍,肠胃乃伤。——《素问》

思伤脾。——《素问》

脾欲缓,急食甘以缓之,用苦泻之,甘补之。——《素问》

脾病者,身重善肌肉痿,足不收行,善瘛,脚下痛。虚则腹满肠鸣,飧泄食不化。——《素问》

胃中热,则消谷,令人悬心善饥,脐以上皮热;肠中热,则出黄如糜,脐以下皮寒。胃中寒,则腹胀;肠中寒,则肠鸣飧泄。胃中寒,肠中热,则胀且泄;胃中热,肠中寒,则疾饥,小腹痛胀。——《灵枢》

人之有生,不善摄养,房劳过度,真阳衰虚,坎火不温,不能上蒸脾土,冲和失布,中州不运,是致饮食不进,胸膈痞塞,或不食而胀满,或已食而不消,大便溏泄,此皆真火衰虚,不能蒸蕴脾土而然。——《济生方》

百病皆由脾胃衰而生。——《脾胃论》

胃虚则五脏、六腑、十二经、十五络、四肢皆不得营运之气,而百病生焉。——《脾胃论》

饮食劳倦则伤脾,脾伤则内闭九窍,外壅肌肉,卫气散解,此谓自伤,气之削也。——《古

今医统大全》

脾胃虚,则元气不足,而诸病变生。——《古今医统大全》

1. 口疮

火气内发,上为口糜。——《素问》

小儿口疮,由血气盛,兼将养过温,心有客热,熏上焦,令口生疮也。——《诸病源候论》

心气通于舌……脾气通于口。腑脏热盛,热乘心脾,气冲于口与舌,故令口舌生疮也。——《诸病源候论》

口疮者,由心脾有热,气冲上焦,熏发口舌,故作疮也。又有胃气弱,谷气少,虚阳上发而为口疮者,不可执一而论,当求所受之本也。——《圣济总录》

口疮,服凉药不愈者,因中焦土虚,且不能食,相火冲上无制。——《丹溪心法》

脾热则口甘,肝热则口酸,心热则口苦,肺热则口辛,肾热则口咸,胃热则口淡。——《证治准绳》

口破者,有虚火、实火之分……实火者,色红而满口烂斑,甚者腮舌俱肿,脉实口干。此因膏粱厚味,醇酒炙煿,心火妄动发之。——《外科正宗》

口疮者,乃脾气凝滞,加之风热,治当清胃泻火。——《疡医大全》

2. 口臭

口者,脾之候,心脾感热,蕴积于胃,变为腐臊之气。腑聚不散,随气上出,熏发于口,故令臭也。治口臭,去热毒。——《圣济总录》

口舌之病,有疮者,有臭者,有干有渴者,有为苦为酸而诸味不同者,有重舌、木舌而舌间出血,及舌苔舌黑者。在各方书多以口病为热证,然其中亦有似热非热及劳伤无火等证,是不可尽归于热,所当察也。——《景岳全书》

口臭一证,有胃火旺极而致者,有阴盛而真精之气发泄者。因胃火旺极而致者,其人必烦躁恶热,饮冷不休,或舌苔芒刺,干黄、干黑、干白等色,气粗汗出,声音响亮,二便不利,法宜专清胃火,如人参白虎、大小承气、三黄石膏汤之类。因精气发泄而致者,由其人五脏六腑元阳已耗将尽,满身纯阴,逼出先天立命一点精气,势已离根欲脱,法在不救。口虽极臭,无一毫火象可凭,舌色虽黄,定多滑润,间有干黄、干黑,无一分津液于上,而人并不思茶水,困倦无神,二便自利,其人安静,间有渴者,只是喜饮极热沸汤。以上等形,俱属纯阴。——《医法圆通》

《医论选要》曰:口臭者,乃脏腑臊腐之气,蕴积于胸臆之间而生热,冲发于口也。窦汉卿曰:病人瘥后口中臭,腹中绞痛者,皆因热毒积于脾家,急用苏子降气汤服之。——《疡医大全》

口臭只缘胃火盛,齿根腐烂出血脓。——《医宗金鉴》

足阳明经有蕴热,口中因之有秽息,倘或臭气不可闻,纵是神仙医不得。——《麻科活人全书》

3. 痞满

其气平,其性顺,其用高下,其化丰满,其类土,其政安静,其候溽蒸,其令湿,其脏脾,脾其畏风;其主口,其谷稷,其果枣,其实肉,其应长夏……其病否。——《素问》

其气散,其用静定,其动疡涌分溃痈肿,其发濡滞,其脏脾……其病留满否塞,从木化也。——《素问》

犯贼风虚邪者,阳受之;食饮不节,起居不时者,阴受之。阳受之则入六腑,阴受

之则入五脏。入六腑则身热不时卧,上为喘呼;入五脏则䐜满闭塞,下为飧泄,久为肠澼。——《素问》

心胃生寒,胸膈不利,心痛否满。——《素问》

但满而不痛者,此为痞。——《伤寒论》

脉浮而紧,而复下之,紧反入里则作痞,按之自濡,但气痞耳。——《伤寒论》

否者,塞也。言腑脏否塞不宣通也。由忧恚气积,或坠堕内损所致。其病腹内气结胀满,时时壮热是也。其名有八,故云八否。——《诸病源候论》

脾湿有余,腹满食不化。天为阳为热,主运化也,地为阴为湿,主长养也。无阳则阴不能生化。——《兰室秘藏》

夫"痞"与"否"同,不通"泰"也。由阴伏阳蓄,气与血不运而成。处心下,位中央,填满否塞,皆土邪之为病也,与胀满有轻重之分。痞则内觉痞闷,而外无胀急之形;胀满则内胀而外亦有形也。前人皆指误下而致之,盖误下则里气虚,故伤寒之表邪乘虚入于心下;杂病则所受之邪气,亦蓄心下,因而致痞也。亦有不因误下而得之者,有中气虚弱,不能运化精微而为痞者;有饮食痰积,不能施化而为痞者;有湿热太甚,土来心下为痞者。——《古今医鉴》

痞者,痞塞不开之谓;满者,胀满不行之谓。盖满则近胀,而痞则不必胀也。所以痞满一证,大有疑辨,则在"虚实"二字。凡有邪有滞而痞者,实痞也;无物无滞而痞者,虚痞也。有胀有痛而满者,实满也;无胀无痛而满者,虚满也。实痞、实满者,可散可消;虚痞、虚满者,非大加温补不可。——《景岳全书》

痞者,痞塞不开;满者,满闷不行也。痞满与胀满不同:胀满,内满而外胀起;痞满,但内觉满闷,而外无胀急之形也。有在胸在腹之分,皆由中气不运。而所以致不运者,则或寒而凝闭,或热而䐜胀,或食滞痰停,或气结怒郁,或脾湿不化,或血瘀不行,皆能致之。不特外邪陷入,结塞而成,如《伤寒论》所云也。——《医碥》

按胃居心下,心下痞即胃痞也。不曰泻胃而曰泻心,恐人误认为传入阳明,而以治阳明法治之也。伤寒误治成痞,五泻心法已尽,但此外尚有暑、湿、痰、食、痧、秽凝结成痞者,亦宜兼参。——《伤寒指掌》

心下满而硬痛,为结胸;满而不痛,为痞。痞则闭而不开,满则闷而不舒。病在胸膈气分,而外不胀急,但不知饥,不欲食,脉缓弱,或虚弦。不宜过用消耗,重损元气。——《类证治裁》

4. 胃痛

木郁之发……民病胃脘当心而痛,上肢两胁,膈咽不通,食饮不下。——《素问》

厥阴司天,风淫所胜……民病胃脘当心而痛。——《素问》

厥阴之为病,消渴,气上撞心,心中疼热,饥而不欲食,食则吐蛔,下之,利不止。——《伤寒论》

夫心痛者……以其痛在中脘……其实非心痛也。……若十二经络外感六淫,则其气闭塞,郁于中焦,气与邪争,发为疼痛,属外所因;若五脏内动,汩以七情,则其气痞结,聚于中脘,气与血搏,发为疼痛,属内所因;饮食劳逸,触忤非类,使脏气不平,痞隔于中,食饮遁疰,变乱肠胃,发为疼痛,属不内外因。——《三因极一病证方论》

夫心痛之病,医经所载,凡有九种……其名虽不同,而其所致,皆因外感六淫,内沮七情,或饮啖生冷果实之类,使邪气搏于正气,邪正交击,气道闭塞,郁于中焦,遂成心痛。——《济生方》

或问丹溪言心痛即胃脘痛,然乎?曰:心与胃各一脏,其病形不同,因胃脘痛处在心下,故有当心而痛之名,岂胃脘痛即心痛者哉?——《证治准绳》

古方九种心痛,……详其所由,皆在胃脘,而实不在于心也。——《医学正传》

初致病之由,多因纵恣口腹,喜好辛酸,恣饮热酒煎煿,复餐寒凉生冷,朝伤暮损,日积月深,自郁成积,自积成痰,痰火煎熬,血亦妄行,痰血相杂,妨碍升降,故胃脘疼痛。——《医学正传》

胃痛久而屡发,必有凝痰聚瘀。——《临证指南医案》

腹胀胸满,心痛尤甚,胃心痛也。如以锥针刺其心,心痛甚者,脾心痛也。——《张氏医通》

胃痛,邪干胃脘病也。……惟肝气相乘为尤甚。——《杂病源流犀烛》

拒按者为实,可按者为虚;疼痛而胀闭者多实,不胀不闭者多虚;喜寒者多实,爱热者多虚;饱则甚者多实,饥则甚者多虚;脉实气粗者多实,脉虚气少者多虚;新病年壮者多实,久病年老者多虚;补而不效者多实,攻而愈剧者多虚。——《顾松园医镜》

5. 反酸

诸呕吐酸,暴注下迫,皆属于热。——《素问》

诸逆冲上,皆属于火。——《素问》

嗳气,胃中有火有痰。——《丹溪心法》

夫酸者,肝木之味也,由火盛制金,不能平木,则肝木自甚,故为酸也。——《寿世保元》

大凡积滞中焦,久郁成热,则本从火化,因而作酸者,酸之热也;若客寒犯胃,顷刻成酸,本无郁热,因寒所化者,酸之寒也。——《证治汇补》

6. 嗳气

嗳气者,胃中有火、有痰、有食、有气。——《明医指掌》

嗳气多是胃气不和,窒塞不通则嗳气。何以见之?凡人食饱后多有嗳气,由饮食饱则胃不舒畅而致然也。噫气若非食后,则为胃虚而不和。丹溪谓痰与火,特一端耳,医者察之。——《古今医统大全》

嗳气,即《经》所云噫气,由气不得舒,故嗳以出之,理与呃逆通。彼则气闭而逆冲,自作响以出;此则气滞而不冲,故藉噫以出之也。《经》以心为噫。——《医碥》

嗳气,即《内经》所谓噫也。《经》言脾病善噫。又言寒气客于胃,厥逆,从下上散,复出于胃,故为噫。——《类证治裁》

嗳气皆属胃中窒塞,气不宣通,上迫而出也。然有饮食太过,嗳出如败卵气者,则当审所伤何物而消导之,亦有胃弱不能克化而然者,此宜兼补兼消,不可纯用克伐也。——《张氏医通》

大抵此症,伤寒汗吐下后,或大病后多有。盖汗下后,邪气虽解,胃气弱而不和,三焦失职,清不能升,浊不能降,是以余邪留连于胃,嗳酸作饱,胸脘不爽,仲景所谓心下痞硬,噫气不除是也。——《伤寒指掌》

7. 胃缓

肉䐃不坚者,胃缓。——《灵枢》

饮食者皆入于胃,胃中有热则虫动,虫动则胃缓,胃缓则廉泉开,故涎下。补足少阴。——《灵枢》

脾应肉䐃①，肉坚大者，胃厚；肉䐃麽②者，胃薄；肉小而麽者，胃不坚；肉䐃不称其身者，胃下；胃下者，脘约；肉䐃不坚者，胃缓；肉䐃无小果累（标紧③）者，胃急；肉䐃多小果累者，胃结；胃结者，胃上脘约不利。——《备急千金要方》

饮食皆入于胃，胃中有热，热则虫动，虫动则胃缓，胃缓则廉泉开。——《针灸甲乙经》

中热则消谷，消谷则虫上下作，肠胃充郭，故胃缓。胃缓则气逆，故唾出。——《医述》

8. 腹痛

寒气客于肠胃之间、膜原之下，血不得散，小络急引，故痛……热气留于小肠，肠中痛，瘅热焦渴则坚干不得出，故痛而闭不通矣。——《素问》

大肠病者，肠中切痛而鸣濯濯，冬日重感于寒即泄，当脐而痛……小肠病者，小腹痛，腰脊控睾而痛，时窘之后，当耳前热。——《灵枢》

太阴之为病，腹满而吐，食不下，自利益甚，时腹自痛。若下之，必胸下结硬。——《伤寒论》

病者腹满，按之不痛为虚，痛者为实，可下之。舌黄，未下者，下之黄自去。——《金匮要略》

痛有虚实，凡三焦痛证，惟食滞、寒滞、气滞者最多，其有因虫、因火、因痰、因血者，皆能作痛。大都暴痛者，多有前三证；渐痛者，多由后四证。……可按者为虚，拒按者为实；久痛者多虚，暴痛者多实；得食稍可者为虚，胀满畏食者为实；痛徐而缓，莫得其处者多虚，痛剧而坚，一定不移者为实。——《景岳全书》

小腹痛，肝肾之部，虚寒气胜也；大腹痛，脾胃之部，食积停痰也。脐右为肺，左为肝，上为心，下为肾，中为脾。诸作痛者，皆中气不足，阳气不通所致也。——《周慎斋遗书》明代

腹痛属寒冷者，多是口食寒物，鼻吸冷气，脉涩气阻，则为疼痛。其症四肢逆冷，唇口变青，其脉沉或紧。《经》云：寒气客于脉中，则脉寒，脉寒则缩绻，缩绻则脉细急，细急则外引小络，故卒然而痛。——《金匮翼》

9. 腹胀

清气在下，则生飧泄；浊气在上，则生䐜胀。——《素问》

胃病者，腹䐜胀，胃脘当心而痛。——《灵枢》

脾气虚弱，宿寒留滞，胃受水谷不能磨化，故令胀满。——《圣济总录》

大抵人之脾胃，主于中州，大腹小腹是其候也。若阳气外强，阴气内正，则脏气得其平，病何由生？苟或将理失宜，风寒暑湿得以外袭，喜怒忧思得以内伤，食啖生冷，过饮寒浆，扰动冲和，如是阴气当升而不升，阳气当降而不降，中焦痞结，必成胀满。——《济生方》

大抵寒胀多而热胀少，治之者宜详辨之。——《兰室秘藏》

从来肿病，遍身头面俱肿，尚易治；若只单单腹肿，则为难治。……中州之地，久窒其四运之轴，而清者不升，浊者不降，互相结聚，牢不可破，实因脾气之衰微所致。——《寓意草》

按：胀满一条，诸书分别有肤胀、腹胀、水胀、气胀、血胀、蛊毒之名，总无一定之旨归。余仔细推究，因太阳失职，气化失化而致者，十居七八。……太阳为一身之纲领，主皮肤，统营卫，脏腑、经络、骨节，莫不咸赖焉。太阳居坎宫子位，一阳发动，散水精之气于周身……内而七情损之，外而六客戕之，以致一元伤损，运化失于皮肤，则肤胀生；运化失于中州，则腹胀

---

① 䐃：音 jiǒng，隆起的大块肌肉。张景岳曰："䐃者，筋肉结聚之处。"

② 麽：细小。

③ 标紧：原文如此，疑衍。

作；运化失于下焦，则阴囊、脚胀起。水逆于肺，则生喘咳；水逆于肠，则生泄泻；水注于左，注于右，留于上，留于下，留于中，化而为痰，则有五饮之说。水胀之源，皆本于斯。——《医法圆通》

10. 便秘

太阴之厥，则腹满䐜胀，后不利。——《素问》

肾脉急甚为骨癫疾；微急为沉厥奔豚，足不收，不得前后。——《灵枢》

问曰：脉有阳结、阴结者，何以别之？答曰：其脉浮而数，能食，不大便者，此为实，名曰阳结也。……其脉沉而迟，不能食，身体重，大便反硬，名曰阴结也。——《伤寒论》

趺阳脉浮而涩，浮则胃气强，涩则小便数，浮涩相搏，大便则坚，其脾为约，麻子仁丸主之。——《金匮要略》

夫五秘者，风秘、气秘、湿秘、寒秘、热秘是也。——《济生方》

凡治脏腑之秘，不可一例治疗，有虚秘，有实秘。有胃实而秘者，能饮食，小便赤，当以麻仁丸、七宣丸之类主之。有胃虚而秘者，不能饮食，小便清利，厚朴汤宜之。——《医学启源》

若饥饱失节，劳役过度，损伤胃气，及食辛热味厚之物而助火邪，伏于血中，耗散真阴，津液亏少，故大便结燥。——《兰室秘藏》

身热烦渴，大便不通者，是热闭也；久病人虚，大便不通者，是虚闭也；因汗出多、大便不通者，精液枯竭而闭也；风证大便不通者，是风闭也；老人大便不通者，是血气枯燥而闭也；虚弱并产妇及失血，大便不通者，血虚而闭也；多食辛热之物，大便不通者，实热也。——《万病回春》

阳结证，必因邪火有余，以致津液干燥。——《景岳全书》

肾实则津液足而大便滋润，肾虚则津液竭而大便结燥。原其所由，皆房劳过度，饮食失节，或恣饮酒浆，过食辛热，饮食之火起于脾胃，淫欲之火起于命门，以致火盛水亏，津液不生，故传道失常，渐成结燥之证。是故有风燥，有热燥，有阳结，有阴结，有气滞结。又有年高血少，津液枯涸，或因有所脱血，津液暴竭，种种不同，固难一例而推焉。——《医学正传》

若阴气绝，浊气在上，则填实肺气，肺气不能行降下之令，则大便闭。——《周慎斋遗书》

更有老年津液干枯，妇人产后亡血，及发汗利小便，病后血气未复，皆能秘结。——《医述》

秘结一证，在古方书有虚秘、风秘、气秘、热秘、寒秘、湿秘等证，东垣又有热燥、风燥、阳结、阴结之说。……不知此证之当辨者惟二，则曰阴结、阳结而尽之矣。盖阳结者，邪有余也，宜攻宜泻；阴结者，正不足也，宜补宜滋。……欲究其详，则凡云风秘者，盖风未必能秘，但风胜则燥，而燥必由于火，热则生风，即阳结也。岂谓因风而宜散乎？有云气闭者，盖气有虚实。气实者，阳有余，即阳结也；气虚者，阳不足，即阴结也。岂谓因气而宜破乎？至若热秘、寒秘，亦不过阴阳之别名耳。——《医述》

冷闭者，寒冷之气横于肠胃，凝阴固结，阳气不行，津液不通。……气闭者，气内滞而物不行也。——《金匮翼》

11. 泄泻

因于露风，乃生寒热，是以春伤于风，邪气留连，乃为洞泄。——《素问》

清气在下，则生飧泄。——《素问》

湿胜则濡泻。——《素问》

寒气客于小肠，小肠不得成聚，故后泄腹痛矣。——《素问》

食饮不节，起居不时者，阴受之。……阴受之则入五脏……下为飧泄。——《素问》

怒则气逆，甚则呕血及飧泄。——《素问》

胃脉实则胀，虚则泄。——《素问》

脾病者……虚则腹满肠鸣，飧泄食不化。——《素问》

五气所病：心为噫，肺为咳，肝为语，脾为吞，肾为欠、为嚏，胃为气逆、为哕、为恐，大肠、小肠为泄，下焦溢为水，膀胱不利为癃、不约为遗溺，胆为怒，是谓五病。——《素问》

夫泄泻者，注下之症也。……或为饮食生冷之所伤，或为暑湿风寒之所感，脾胃停滞，以致阑门清浊不分，发注于下而为泄泻也。——《古今医鉴》

是故知风寒湿热皆能令人泄泻，但湿热良多而风寒差少耳。——《医学正传》

泄泻之本，无不由于脾胃。……若饮食失节，起居不时，以致脾胃受伤，则水反为湿，谷反为滞，精华之气不能输化，乃致合污下降，而泻痢作矣。脾强者，滞去即愈，此强者之宜清宜利，可逐可攻也。脾弱者，因虚所以易泻，因泻所以愈虚，盖关门不固则气随泻去，气去则阳衰，阳衰则寒从中生，固不必外受风寒而始谓之寒也。且阴寒性降，下必及肾，故泻多必亡阴，谓亡其阴中之阳耳。所以泄泻不愈，必自太阴传于少阴而为肠澼。肠澼者，岂非降泄之甚，而阳气不升，脏气不固之病乎？凡脾胃气虚而有不升不固者，若复以寒之，复以逐之，则无有不致败者。此强弱之治，大有不同，故凡治此者，有不可概言清利也。——《景岳全书》

夫泄泻属湿，属气虚，有火，有痰，有食积，有寒，有脾泄，有肾泄。凡泻水，腹不痛者，湿也；饮食入胃不住，完谷不化者，气虚也；腹痛泻水如热汤，痛一阵泻一阵者，火也；或泻或不泻，或多或少者，痰也；腹痛甚而泄泻，泻后痛减者，食积也；肚腹痛，四肢冷者，寒也。——《寿世保元》

泄泻之证有五，脾、胃、大肠、小肠、大瘕是也。然溯其源，大概脾病湿渍所致，约其治，无乃健脾渗湿为先。——《痰火点雪》

惟曰：湿盛则飧泄，乃独由于湿耳。不知风寒热虚，虽皆能为病，苟脾强无湿，四者均不得而干之，何自成泄？是泄虽有风寒热虚之不同，要未有不原于湿者也。——《杂病源流犀烛》

泄泻之症，水谷或化或不化，腹痛或不痛，并无努责，亦无脓血，及里急后重，惟觉困倦耳，故与痢疾异。饮食入胃下小肠，得气运行则清浊以分，水渗膀胱，谷趋大肠，二便调矣，何泄之有？若气不运化，水谷不分，归并大肠一路，则泻矣。而气之所以不运，则六淫七情种种之邪，皆得而滞之。——《医碥》

12. 久痢

岁少阳在泉，火淫所胜，则焰明郊野，寒热更至。民病注泄赤白，少腹痛，溺赤，甚则血便。少阴同候。——《素问》

今之所谓痢疾者，即古所谓滞下是也。——《济生方》

溲而便脓血。气行而血止。行血则便脓自愈，调气则后重自除。——《素问病机气宜保命集》

时疫作痢，一方一家之内，上下传染相似。——《丹溪心法》

下痢不治之证，下如鱼脑者，半死半生；下如尘腐色者，死；下纯血者，死；下如屋漏水者，死；下如竹筒注者，不治。——《丹溪心法》

痢疾之病，多病于夏秋之交，古法相传，皆谓炎暑大行，相火司令，酷热之毒蓄积为痢。——《景岳全书》

凡里急后重者,病在广肠最下之处,而其病本则不在广肠而在脾肾。——《景岳全书》

痢疾不分赤白,俱作湿热治之明矣。赤属血,白属气,赤白相兼,脓血杂痢,皆因脾胃失调,饮食停滞,积于肠胃之间多。其暑湿伤脾,故作痢疾,起于肚腹疼痛,大便里急后重,小水短赤不长,身凉脉缓者易治,身热脉弦急者难治。——《万病回春》

此气之来,无论老少强弱,触之者即病。——《温疫论》

痢多发于秋,即《内经》之肠澼也。症由胃腑湿蒸热壅,致气血凝结,挟糟粕积滞,进入大小腑,倾刮脂液,化脓血下注,或痢白、痢红、痢瘀紫、痢五色,腹痛呕吐,口干,溺涩,里急后重,气陷肛坠,因其闭滞不利,故亦名滞下也。——《类证治裁》

痢有四端,一曰陷邪,一曰时毒,一曰秋燥,一曰滑脱。初起多属湿热,历久多属虚寒。行血则便脓自止,调气则后重自除。赤伤血分,白伤气分,赤白并行,气血两伤,屋漏尘腐,险危宜慎。——《医学集成》

大瘕小肠大肠泻,肠癖滞下古痢名,外因风暑湿蒸气,内因不谨饮食生。白痢伤气赤伤血,寒虚微痛热窘疼,实坠粪前虚坠后,湿热寒虚初久称。——《医宗金鉴》

13. 呃逆

病深者,其声哕。——《素问》

谷入于胃,胃气上注于肺。今有故寒气与新谷气,俱还入于胃,新故相乱,真邪相攻,气并相逆,复出于胃,故为哕。——《灵枢》

哕,以草刺鼻,嚏,嚏而已;无息而疾迎引之,立已;大惊之,亦可已。——《灵枢》

咳逆为病,古谓之哕,近谓之呃,乃胃寒所生,寒气自逆而呃上。——《丹溪心法》

胃火为呃者,其证极多,但察其脉见滑实而形气不虚,胸膈有滞,或大便坚实或不行者,皆其胃中有火,所以上冲为呃,但降其火,其呃自止。——《景岳全书》

哕者,呃逆也,非咳逆也。咳逆者,咳嗽之甚者也,非呃逆也;干呕者,无物之吐,即呕也,非哕也;噫者,饱食之息,即嗳气也,非咳逆也。后人但以此为鉴,则异说之疑可尽释矣。……然致呃之由,总由气逆,气逆于下,则直冲于上。无气则无呃,无阳亦无呃,此病呃之源所以必由气也。——《景岳全书》

凡有忍气郁结积怒之人,并不得行其志者,多有咳逆之证。——《古今医统大全》

伤寒及滞下后,老人、虚人、妇人产后,多有呃症者,皆病深之候也。——《证治汇补》

呃逆分不足、有余:不足,因内伤脾胃及大病后胃弱,多面青、肢冷、便软;有余,因外感胃燥及大怒、太饱,多面红、肢热、便闭。有余可治,不足者危。——《医学入门》

呃逆,即《内经》所谓哕,气自下冲上而呃呃作声也。《经》谓"诸逆冲上,皆属于火",然必有所闭遏乃然。有为寒气所闭者,有为热气所闭者,有为水饮痰食及血,诸有形之物所闭者。——《医碥》

呃逆者,俗谓之发呃也。声短者,出于中焦,水谷之病也;声长者,出于下焦,虚邪相搏也。脉浮缓者吉,弦急者凶。——《医学传心录》

火呃,呃声大响,乍发乍止,燥渴便难,脉数有力;寒呃,朝宽暮急,连续不已,手足清冷,脉迟无力;痰呃,呼吸不利,呃有痰声,脉滑有力;虚呃,气不接续,呃气转大,脉虚无力;瘀呃,心胸刺痛,水下即呃,脉芤沉涩。——《证治汇补》

14. 呕吐

所谓食则呕者,物盛满而上溢,故呕也。——《素问》

寒气客于肠胃,厥逆上出,故痛而呕也。——《素问》

邪在胆,逆在胃,胆液泄则口苦,胃气逆则呕苦。——《灵枢》

呕吐者,皆由脾胃虚弱,受于风邪所为也。——《诸病源候论》

呕吐者,胃气上而不下也。譬之通瓶小口,顿溉不入,乃升气所碍。人病呕吐,其理如此。盖脾胃气弱,风冷干动,使留饮停积,饮食不化,胃气虚胀,心下澹澹,其气上逆。——《圣济总录》

呕吐虽本于胃,然所因亦多端,故有寒热、饮食、血气之不同,皆使人呕吐。——《三因极一病证方论》

呕者,有声者也。俗谓之哕。吐者,吐出其物也。故有干呕,而无干吐。是以干呕则曰食谷欲呕,及吐则曰饮食入口即吐,则呕吐之有轻重可知矣。伤寒呕,有责于热者,有责于寒者。至于吐家,则悉言虚冷也。——《伤寒明理论》

久病吐者,胃气虚不纳谷也。——《古今医统大全》

外有伤寒,阳明实热太甚而吐逆者。有内伤饮食,填塞太阴,以致胃气不得宣通而吐者。有胃热而吐者;有胃寒而吐者;有久病气虚,胃气衰甚,闻谷气则呕哕者;有脾湿太甚,不能运化精微,致清痰留饮郁滞上中二焦,时时恶心吐清水者。宜各以类推而治之,不可执一见也。——《医学正传》

痰饮呕吐之因:脾气不足,不能运化水谷,停痰留饮,积于中脘,得热则上炎而呕吐,遇寒则凝塞而呕吐矣。——《症因脉治》

呕以声响名,吐以吐物言。有声无物曰呕,有物无声曰吐,有声有物曰呕吐,皆阳明胃家所主。——《症因脉治》

呕吐一证,最当详辨虚实。实者有邪,去其邪则愈;虚者无邪,则全由胃气之虚也。所谓邪者,或暴伤寒凉,或暴伤饮食,或因胃火上冲,或因肝气内逆,或以痰饮水气聚于胸中,或以表邪传里聚于少阳、阳明之间,皆有呕证,此皆呕之实邪也。所谓虚者……或遇微寒,或遇微劳,或遇饮食少有不调,或肝气微逆即为呕吐者,总胃虚也。凡呕家虚实,皆以胃气为言,使果胃强脾健,则凡遇食饮必皆运化,何至呕吐?故虽以寒热饥饱大有所伤,亦不能动,而兹略有所触便不能胜,使非胃气虚弱,何以若此?——《景岳全书》

呕者,声物俱有而旋出。吐者,无声有物而顿出。有声无物,为干呕也。较之轻重,则呕甚于吐矣。盖表邪传里,里气上逆,则为呕也。大抵邪在半表半里,则多呕,及里热而呕者,俱用小柴胡汤。故《经》云:呕多,虽有阳明证,不可攻,攻之为逆。——《伤寒六书》

食刹则吐,谓之呕;食入则吐,谓之暴吐。食已则吐,谓之呕吐;食久则吐,谓之反胃。食再则吐,谓之翻胃。——《医述》

呕吐症,以内伤论,皆在阳明胃家;以外感论,有各条分别。——《伤寒大白》

阴虚成呕,不独胃家为病,所谓无阴则呕也。——《证治汇补》

胃阳不伤不吐。——《温病条辨》

有声无物为哕,有物有声为呕,无声有物为吐,病在胃。——《医碥》

呕病因何属少阳?表入里拒故为殃,太阳之呕表不解,食谷欲呕在胃阳,太阴有吐而无呕,厥阴涎沫吐蛔长,少阴呕利有水气,饮呕相因是水乡。——《医宗金鉴》

若脾胃无所伤,则无呕吐之患。——《杂病广要》

15. 血证(呕血、便血)

怒则气逆,甚则呕血。——《素问》

夫血犹水也,水由地中行,百川皆理,则无壅决之虞。血之周流于人身荣、经、府、俞,外不为四气所伤,内不为七情所郁,自然顺适。万一微爽节宣,必致壅闭,故血不得循经流注,荣养百脉,或泣或散,或下而亡反,或逆而上溢,乃有吐、衄、便、利、汗、痰诸证生焉。——《三因极一病证方论》

血本阴精,不宜动也,而动则为病;血为营气,不宜损也,而损则为病。盖动者,多由于火,火盛则逼血妄行;损者,多由于气,气伤则血无以存。——《景岳全书》

从胃而上溢于口者,曰呕血。——《医学正传》

呕血与吐无大异,成盆无声者为吐,成碗有声者为呕。——《医学入门》

大便出血也,乃脏腑蕴积湿热之毒而成。或因气郁,酒色过度,及多食炙煿热毒之物,或风邪之冒,或七情六淫所伤,使气血逆乱,营卫失度,皆能令人下血。——《寿世保元》

吐血即呕血。旧分无声曰吐,有声曰呕,不必。吐由口出,古人谓是胃腑之血。张景岳则谓,出于口者,有咽与喉之异。喉为肺之上窍,而兼总五脏之清道,故诸脏之血,皆得从清道以出于喉,不独肺也。咽为胃之上窍,而兼总六腑之浊道,故诸腑之血,亦皆得由浊道以出于咽,不独胃也。——《医碥》

吐血者,其血撞口而出,血出无声;呕血者,血出有声,重则其声如蛙,轻则呃逆,气不畅遂而已。同是血出口中,治与吐血无异,但吐无声而呕有声……吐轻而呕重,吐则其气尚顺,呕则其气更逆也;以脏腑论,吐血其病在于胃,呕血其病在于肝。何以言之?盖肝木之气主于疏泄脾土,而少阳春生之气又寄在胃中,以升清降浊,为荣卫之转枢,故《伤寒论》少阳为病,有干呕、呕吐不止之病,是少阳转枢不利,清气遏而不升,浊气逆而不降也。——《血证论》

血生于脾,藏于肝,肝脾阳旺,血温而升,故不下泄。水寒土湿,脾陷木郁,风动而行疏泄之令,则后脱于大便。阳气收敛,则土温而水暖,其脾湿而肾寒者,庚金之收令不行也。后世以为肠风而用清润,脾阳愈败而愈陷,无有止期也。——《四圣心源》

三、治则治法

脾苦湿,急食苦以燥之。……脾欲缓,急食甘以缓之,用苦泻之,甘补之。——《素问》

古人云:补肾不如补脾。余谓补脾不若补肾,肾气若壮,丹田火经上蒸脾土,脾土温和,中焦自治,膈开能食矣。——《严氏济生方》

风胜湿,湿自土生,风为木化,土余则治之以风,脾盛治之以燥。——《素问病机气宜保命集》

若用辛甘之药滋胃,当升当浮,使生长之气旺。——《脾胃论》

脾胃有病,自宜治脾。然脾为土脏,灌溉四旁,是以五脏中皆有脾气,而脾胃中亦皆有五脏之气,此其互为相使,有可分而不可分者在焉。故善治脾者,能调五脏,即所以治脾胃也;能治脾胃,而使食进胃强,即所以安五脏也。——《景岳全书》

肾气若壮,丹田火盛,上蒸脾土,脾土温和,中焦自治,膈开能食矣。——《医宗必读》

既补肾中之火,尤补肾中之水。补火者,生土也,补水者,滋土也。太阴湿土,全仗以湿为用,苟不知此,而徒以辛香燥热,以为助脾开胃,适足致为燥裂,无用之土矣。犹天之不雨,地土不能湿润,则水土不和,而生化之令不行。且造化生物,惟有阳和一气,即如鸭卵,以火暖而雏,蚕子以人怀而出,阳春一转,草木甲坼,触类旁通,化育之理昭然矣。——《冯氏锦囊秘录》

若脾阳不足,胃有寒湿,一脏一腑,皆宜于温燥升运者,自当恪遵东垣之法。若脾阳不亏,胃有燥火,则当遵叶氏养胃阴之法。——《临证指南医案》

所谓胃宜降则和者,非辛开苦降,亦非苦寒下夺,以损胃气,不过甘平或甘凉濡润以养胃阴,则津液来复,使之通降而已。——《类证治裁》

凡久病,必先顾其脾胃,以血气之生发,全凭脾胃之运化也。——《中风论》

1. 口疮

口疮,服凉药不愈者,因中焦土虚,且不能食,相火冲上无制,用理中汤。人参、白术、甘草补土之虚,干姜散火之标。甚则加附子,或噙官桂亦妙。一方,生白矾为末贴之,极效。——《丹溪心法》

胃火盛者,宜竹叶石膏汤、三黄丸之类主之。若心火肝火之属,宜泻心汤、龙胆泻肝汤之类主之。多酒湿热口糜,宜导赤散、大分清饮、五苓散之类主之。若劳伤心脾兼火者,宜二阴煎、清心莲子饮之类主之。若思虑谋为不遂,肝胆虚而口苦者,宜七福饮、理阴煎或五君子煎之类主之。兼火者,以黄芩、龙胆草之类随宜佐之。凡口疮六脉虚弱,或久用寒凉不效者,必系无根虚火,宜理阴煎、理中汤之类反治之,或用官桂噙咽亦可。——《景岳全书》

口疮,上焦实热,中焦虚寒,下焦阴火,各经传变所致,当分别而治之。如发热,作渴饮冷,实热也,轻则用补中益气,重则用六君子汤。饮食少思,大便不实,中气虚也,用人参理中汤。手足逆冷,肚腹作痛,此中气虚寒,用附子理中汤。晡热,内热,不时而热,此血虚也,用八物加丹皮、五味、麦门。发热,作渴,唾痰,小便频数,此肾水虚也,用八味丸。日晡发热,或从小腹起,阴虚也,用四物、参、术、五味、麦门;不应,用加减八味丸。若热来复去,昼见夜伏,夜见昼伏,不时而动,或无定处,或从脚起,乃无根之火也,亦用前丸及十全大补加麦门、五味,更以附子末,唾津调,抹涌泉穴。若概用寒凉,损伤生气,为害匪轻。——《医贯》

口疮者,脾气凝滞,加之风热而然也,治当以清胃泻火汤方之,此正治之法也。如服凉药不已者,乃上焦虚热,中焦虚寒,下焦阴火。——《寿世保元》

口疮者,满口赤烂,此因胎禀本厚,养育过温,心脾积热,熏蒸于上,以成口疮。内服沉瀜丹,外以地鸡擂水搽疮上。口糜者,满口生疮溃烂,乃膀胱移热于小肠,膈肠不便,上为口糜,以导赤散去小肠之热,五苓散去膀胱之热,当以二方合服。口疮服凉药不效,乃肝脾之气不足,虚火泛上而无制,宜理中汤收其浮游之火,外以上桂末吹之。若吐泻后口中生疮,亦是虚火,理中汤。昧者以为口疮悉为实热,概用寒凉,必不救。——《幼幼集成》

口者,脾之外候也。脾火上行,则口内生疮,泻黄散治之,黄连、干姜为末敷之;有虚火上炎,服凉药不愈者,理中汤从治之;心热则口苦,泻心汤治之;脾热则口甘,泻黄散治之;肺热则口辣,泻白散治之;肾热则口咸,滋肾丸治之;肝胆实热则口酸而苦,宜柴胡、龙胆草、青皮、黄芩之类;胃虚热则口淡,宜补中益气汤;唇燥裂生疮者,脾血不足也,宜归脾汤。——《医学传心录》

口疮之症,满口唇舌生疮,或黄、或赤、或白而烂,独牙龈无恙者即是也。其症多见于正收及收后,乃心、脾、胃三经火甚,余热未尽,而毒壅上焦,下必大便燥结,小便赤涩。治宜清利心脾之火,兼润大肠之剂,以导赤散去甘草,加猪苓、泽泻,以导脾胃之火;火麻仁、杏仁以润大肠之燥。若得大便通利,小便频行,其毒自退,外以绿袍散吹之。——《麻科活人全书》

2. 口臭

口臭虽由胃火,而亦有非火之异。盖胃火之臭,其气浊秽,亦必兼口热口干,及别有阳明火证者是也。若无火脉、火证而臭如馊腐,或如酸胖,及胃口吞酸,饮食嗳滞等证,亦犹阴湿留垢之臭,自与热臭者不同,是必思虑不遂及脾弱不能化食者多有之。此则一为阳证,宜清胃火,一为阴证,宜调补心脾,不得谓臭必皆热,以致生他病也。——《景岳全书》

口臭由于胃火者,宜清胃饮、升麻黄连丸,或竹叶石膏汤加香薷主之,或《千金》口臭方,皆可内清其火。此外,如丁香丸《圣惠》口齿方、福建香茶饼之类,亦可暂解其秽。——《景岳全书》

脾热,口甘或臭,泻黄散、四顺清凉饮、甘露饮、三黄丸。——《医学入门》

验方(朱丹溪)香薷治口臭如神,煎浓汤含之。又方(内府)连翘为末糊丸。如食韭、蒜后,用茶吞二三钱,口中浊气即化为清气,神效。口臭秽及蚤齿肿痛,北细辛一两,煎浓汁热嗽,冷即吐去。又方川芎泡汤,日漱五七次,半月愈。口气热臭,干甜瓜子去壳研细,蜜少许,调丸如枣核大,食后含化,敷牙齿上。——《疡医大全》

口气秽浊,乃热邪蕴积于胃,宜用清金降火之剂为急。以清胃散、少用升麻,以开提胃气,加连翘、牛蒡子治之。如麻收之后,有口臭、口疮、唇烂,兼之咽喉疼痛者,以生地败毒散,除去赤芍、桔梗、甘草、柴胡,加黄连治之。其有口臭不可闻者,此是胃烂,必死之症。若其人原有口臭者,则不在此例。——《麻科活人全书》

小儿口中时出臭味,此因虚热,或因心气不足所致。古法主茴香煮羹,或生食,或用盐梅时时含之,均效。——《儿科萃精》

3. 痞满

若心下满而硬痛者,此为结胸也,大陷胸汤主之;但满而不痛者,此为痞,柴胡不中与之,宜半夏泻心汤。——《伤寒论》

东垣曰:伤寒痞者,从血中来,从外之内,从无形;杂病痞者,亦从血中来,从内之外,从无形。有形以苦泻之,无形以辛散之。——《景岳全书》

故胸中之气,因虚而下陷于心之分野,故心下痞。宜升胃气,以血药兼之。若全用利气之药导之,则痞尤甚。痞甚而复下之,气愈下降,必变为中满鼓胀,皆非其治也。——《医学正传》

痞满先分便易难,(痞与否卦义同。精神气血,出入流行之纹理闭密,而为心下痞塞,按之不痛,非若胀满外有胀急之形。大要:大便易而利者,为虚;大便难而闭者,为实。)外感半表同伤寒;(外感邪气,自肌表传至胸膈,为半表里证,宜和解。或已经下,胸满而痛者,为结胸;不痛者,为痞满,同伤寒治法。)杂病食壅兼养血,(杂病食积,下之太过,或误下,则脾胃之阴顿亡,以致胸中至高之气,乘虚下陷心肺分野,其所蓄之邪,又且不散,宜理脾胃,兼以血药调之。)——《医学入门》

大抵心下痞闷,必是脾胃受亏,浊气挟痰,不能运化为患。初宜舒郁化痰降火,二陈、越鞠、芩、连之类;久之固中气,参、术、苓、草之类,佐以他药。有痰治痰,有火治火,郁则兼化。若妄用克伐,祸不旋踵。又痞同湿治,惟宜上下分消其气,如果有内实之症,庶可疏导。——《证治汇补》

《经》云:太阴所至为痞满。《保命集》曰:脾不能行气于肺胃,结而不散,则为痞。伤寒之痞,从外之内,故宜苦泄。杂病之痞,从内之外,故宜辛散。治伤寒热痞,用苦寒药(大黄黄连泻心汤)。治伤寒阴阳不和而痞,兼用寒热药(三黄加附子汤)。治伤寒阴盛阳虚而痞,则辛甘药多而苦寒药少(半夏、甘草、生姜诸泻心汤)。——《类证治裁》

清臣曰:痞塞不通为痞,胀满不行为满。有邪有滞为实痞,无邪无滞为虚痞。有胀有痛为实满,无胀无痛为虚满。实痞实满,宜消散;虚痞虚满,宜温补。实痞实满,平胃散、枳术丸;甚者,丁香、白蔻等分散。虚痞虚满,理中汤、理阴煎;甚者,六味回阳饮。气血失调,人参、焦术、茯苓、当归、川芎、陈皮、砂仁、白蔻、泽泻、柴胡。气血虚极,人参、焦术、茯苓、当归、

川芎、炒芍、陈皮、益智。元气虚寒,人参、焦术、茯苓、陈皮、肉桂、附子、炙草、煨姜。——《医学集成》

痞满者,非痞块之痞,乃胸中痞闷而不舒畅也。因脾倦不能运化水谷,以致积湿成痰,留于中脘,而感痞闷也。治宜健脾顺气,气顺则痰利,脾健则食化痞消而通泰矣。——《医学传心录》

阳证痞硬为热痞,大黄黄连泻心宁,汗出恶寒寒热痞,附子泻心两收功。误下少阳发热呕,痞满半夏泻心能。虚热水气痞下利,心烦干呕腹雷鸣,虚热水气生姜泻,痞急气逆甘草灵。桂枝表解乃攻痞,五苓烦渴利尿通。——《医宗金鉴》

4. 胃痛

胃病者,腹䐜胀,胃脘当心而痛,上肢两胁,膈咽不通,食饮不下,取之三里也。——《灵枢》

心痛,即胃脘痛,虽日数多,不吃食,不死。若痛方止便吃物,还痛。必须三五服药后,方吃物。痛甚者,脉必伏,用温药附子之类,不可用参、术。诸痛不可补气。大凡心膈之痛,须分新久。若明知身受寒气,口吃寒物而得病者,于初得之时,当与温散或温利之药。——《丹溪心法》

胃脘痛证,多有因食、因寒、因气不顺者。然因食、因寒,亦无不皆关于气。盖食停则气滞,寒留则气凝。所以治痛之要,但察其果属实邪,皆当以理气为主,宜排气饮加减主之;食滞者兼乎消导,寒滞者兼乎温中。若止因气逆,则但理其气,病自愈矣。其有诸药不效,气结难解者,惟神香散为妙。若气有滞逆,随触随发者,宜用后简易二方最妙。——《景岳全书》

初病在经,久痛入络,以经主气,络主血,则可知其治气治血之当然也。凡气既久阻,血亦应病,循行之脉络自痹,而辛香理气、辛柔和血之法,实为对待必然之理。——《临证指南医案》

按胃痛一证,有饮食、寒热、虚实之别,切不可执定有形质之胃,当于胃中往来之气机上理会方可。——《医法圆通》

方书谓有九种。无论寒、火、虫、食,治法总兼行气。至有真心痛者,旦发夕死,用药尤在所当急。游走无定,为气痛,调气饮:香附、郁金、沉香、元胡、砂仁、荔核、广香。或排气饮,寒,加姜、桂;热,加栀、芍。喜冷恶热,为火痛,石室丹:白芍一两,生地五钱,当归、炒栀子各三钱,枳壳、陈皮各二钱,甘草一钱。或白芍四钱,甘草二钱汤,加栀、连、香附、枳壳、橘叶、夏枯草。喜热恶冷,为寒痛,嵩崖方:良姜、官桂、半夏、砂仁、贯仲、甘草。或神保丸:广香、胡椒各二钱半,全蝎七个,巴豆十粒去油,研末为丸,朱砂为衣,每柿蒂汤下三分。嗳腐吞酸,为食痛,藿砂平胃散加曲、麦、草蔻;或焦楂三钱,陈皮、半夏、神曲各钱半,麦芽二钱,枳实、厚朴各一钱,生姜。吐沫流涎,为痰痛,二陈加白蔻、广香,一加苍术、草蔻、白芥。或偏治汤:白芍、焦术各三钱,当归、茯苓、柴胡、半夏各二钱,白芥、甘草各一钱。痛不移处,为死血,桃红四物加丹皮、枳壳、元胡,甚者加酒军。或化瘀丹:归尾、赤芍、香附、元胡、苏木、红花、酒军、泽兰、甜酒。胀满拒按,为实痛,撼积丹:槟榔、枳实、丑牛、大黄各三钱,牙皂二片,研末,酒下。或化滞煎:槟榔、大黄、枳实、厚朴、广香、甘草。心悸喜按,为虚痛,补中汤加苓、夏、吴萸。或异功散加吴萸、木香。面白吐涎,为虫痛,理中汤去草,加乌梅、花椒。或二陈去草,加槟榔、使君、楝根。——《医学集成》

胃脘痛必见胃经本病,如胀满、呕逆、不食、便难、面浮、肢倦,与心痛专在包络者自别。治法须分新久,初痛在经,久痛入络,经主气,络主血也。初痛宜温散以行气,久痛则血络亦痹,必辛通以和营,未可概以香燥例治也。其因胃阳衰而脘痛者,食入不运,当辛甘理阳(香

砂六君子汤加桂枝、良姜）。——《类证治裁》

5. 反酸

咽酸者,酸水剌心也;吐酸者,吐酸水也。俱是脾虚不能运化饮食,郁积已久,湿中生热,湿热相蒸,遂作酸也。平胃散加神曲、麦芽、山楂炭、草果、吴茱萸、黄连、枳实;或用六郁汤、越鞠丸尤妙。口吐清水,用苍术、白术、陈皮、茯苓、滑石各等分,水煎服效。——《医学传心录》

噫气吞酸,嗳宿腐气,逆咽酸水,亦有每晨吐清酸水数口,日间无事者,亦有膈间常如酸折,皆饮食伤中脘所致,生料平胃散加神曲、麦蘖各半钱,或八味平胃散。——《杂病广要》

6. 嗳气

嗳转食气名嗳气,有痰有火滞于胃。胃中郁火,膈上稠痰,饮食郁成,宜祛痰火也,润下丸、古萸连丸。实嗳食罢嗳方形,（气盛实嗳,食罢嗳转腐气,甚则物亦嗳转,多伤食、湿热所致。二陈汤加苍术、神曲、麦芽、姜炒黄连,或保和丸。）虚嗳浊气填胸次。（不因饮食常嗳者,虚也。盖胃有浊气,膈有湿痰,俱能发嗳,六君子汤加沉香为君,厚朴、苏子为臣,吴萸为使。久者,匀气丸,或苏合香丸;甚者,灵砂以镇坠之。）——《医学入门》

噫气吞酸,此系食郁有热,火气冲上,用黄芩为君,南星、半夏、陈皮为佐,热多加青黛。——《古今医鉴》

7. 腹痛

本太阳病,医反下之,因而腹满时痛者,属太阴也,桂枝加芍药汤主之;大实痛者,桂枝加大黄汤主之。——《伤寒论》

腹满时减,复如故,此为寒,当与温药。——《金匮要略》

虚劳里急,悸、衄,腹中痛,梦失精,四肢酸疼,手足烦热,咽干口燥,小建中汤主之。——《金匮要略》

寒疝绕脐痛,若发则白汗出,手足厥冷,其脉沉紧者,大乌头煎主之。寒疝腹中痛,及胁痛里急者,当归生姜羊肉汤主之。——《金匮要略》

治之皆当辨其寒热虚实,随其所得之症施治。若外邪者散之,内积者逐之,寒者温之,热者清之,虚者补之,实者泻之,泄则调之,闭则通之,血则消之,气则顺之,虫则迫之,积则消之,加以健理脾胃,调养气血,斯治之要也。——《寿世保元》

邪气入里,与正气相搏,则为腹痛。盖阳邪传里而痛者,其痛不常,当以辛温之剂和之。阴寒在内而痛者,则痛无休时,欲作利也,当以热剂温之。有燥屎宿食为痛者,则烦而不大便,腹满而痛也,则后用下。《经》曰:诸痛为实,痛随利减。——《伤寒六书》

如腹痛面青手足冷,此脾胃虚寒。理中汤、益黄散选用。若腹痛痞满气滞,手足厥逆,而大便不通者,此毒壅不透也,桂枝大黄汤,合表里而开泄之。若腹痛面赤作渴,手足热,此脾胃实热,消毒饮加山楂、枳壳、黄芩、木通。——《张氏医通》

伤寒腹痛,寒、热、血、积四条,大节目也。有太阳症,失散表,误用承气下早,阳邪内陷阳明,身反不热,脉沉而紧,自胸至腹皆痛,名大小结胸症,用大小陷胸汤。不比误下,阳邪内陷、太阴腹痛,脉沉而细,用桂枝芍药大黄汤者。若太阳症失于散表,误用承气下早,不成上部结胸,阳邪内陷太阴,成腹满、腹痛之症,脉必沉细而数,用桂枝芍药大黄汤。不比阳邪内陷阳明,脉大汗出,而用大陷胸汤者。又有太阳症,误用承气下早,阳邪不结心下,不结太阴,内陷大肠与燥屎食积结聚,小腹作痛,汗出心烦,脉沉而数,此阳明大肠腹痛,用不得桂枝、大黄,而用承气再下者。又有不因误下,热邪自传入里,下结大便,唇焦口燥,满腹作痛,脉见沉数,潮热自汗,用三承气正下者。又有热邪传里,时或下利,腹痛频并,此有热无结,三阳协热下痢等症,宜黄连枳壳汤。若腹痛大便结,寒热未除,尚带三阳表邪者,即有下症,未可攻下,止以大柴胡汤双解表里。若小便不利,小腹硬痛,此为溺涩,八正散等利小便。若小便自利,腹脐硬痛,漱水不欲下咽,或如狂喜忘,此蓄血腹痛也,桃仁承气汤下之。若初起本是阳症,或寒凉抑遏,寒凝太阴脾经腹痛,脉必沉迟,宜理中汤、建中汤。若本是阳症,或多食生冷,寒凝阳明肠胃腹痛,脉必沉大,宜大顺饮或平胃散,用生姜汤调服。更有初起不发热,脉沉迟,二便清利,腹微痛,口不渴,此三阴经阴症腹痛也,轻则理中汤,重则四逆汤。——《伤寒大白》

大腹属太阴,当脐属少阴,小腹属厥阴。伤寒传至厥阴,少腹痛甚,此热邪也,宜下之。若热结在里,蓄血下焦,亦宜下之。若直中厥阴,小腹冷痛,则为寒邪,宜温下。——《医学心悟》

8. 腹胀

人有病腹胀满,善噫,两胁满,咽膈不通,此肝胜也,其脉弦而长,宜凉其肝。人有病腹大,小腹中痛,恶寒发热如疟,小腑赤,其脉洪大,此心热也,宜凉其心。人有病小腹痛,睡,不得小便,头痛,目似脱,顶似拔,腰似折,此土湿之胜,宜暖其脾,其脉当浊而动。人有病右胁肷满,胕肿心,痛,肺膜,腹大满膨胀而喘咳,此气为火所胜,其脉两手寸口洪大,肺上亦洪,骨力小如心脉,此为心肺相持,宜解其金火之热,以平其心肺。——《史载之方》

腹胀由脾胃虚,气攻作也。实者闷乱喘满,可下之,用紫霜丸、白饼子。不喘者,虚也,不可下。若误下,则脾气虚,上附肺而行,肺与脾子母皆虚。肺主目胞腮之类,脾主四肢,母气虚甚,即目胞腮肿也。色黄者,属脾也。治之用塌气丸渐消之;未愈,渐加丸数。不可以丁香、木香、橘皮、豆蔻大温散药治之。何以然?脾虚气未出,腹胀而不喘,可以散药治之,使上下分消其气则愈也。若虚气已出,附肺而行,即脾胃内弱,每生虚气,入于四肢面目矣。——《小儿药证直诀》

如或大实大满,大小便不利,从权以寒热药下之。或伤酒湿面及味厚之物,膏粱之人,或食已便卧,使湿热之气不得施化,致令腹胀满,此胀亦是热胀。治热胀,分消丸主之。如或多食寒凉,及脾胃久虚之人,胃中寒则胀满,或脏寒生满病,以治寒胀,中满分消汤主之。——《兰室秘藏》

腹胀脾虚因久病,胃实多由食滞停,补虚健脾兼理气,攻食消导自然宁。——《医宗金鉴》

9. 便秘

论曰:大便秘涩,盖非一证,皆营卫不调,阴阳之气相持也。若风气壅滞,肠胃干涩,是谓风秘;胃蕴客热,口糜体黄,是谓热秘;下焦虚冷,窘迫后重,是谓冷秘;或因病后重亡津液,或因老弱血气不足,是谓虚秘;或肾虚小水过多,大肠枯竭,渴而多秘者,亡津液也;或胃实燥结,时作寒热者,中有宿食也。治法虽宜和顺阴阳,然疏风散滞,去热除冷,导引补虚之法,不可偏废,当审其证以治之。——《圣济总录》

治病必究其源,不可一概用巴豆、牵牛之类下之。损其津液,燥结愈甚,复下复结,极则以至导引于下而不通,遂成不救。——《兰室秘藏》

秘结证,凡属老人、虚人、阴脏人,及产后、病后、多汗后,或小水过多,或亡血、失血、大吐、大泻之后,多有病为燥结者,盖此非气血之亏,即津液之耗。凡此之类,皆须详察虚实,不可轻用芒硝、大黄、巴豆、牵牛、芫花、大戟等药,及承气、神芎等剂。虽今日暂得通快,而重虚其虚,以致根本日竭,则明日之结必将更甚,愈无可用之药矣。——《景岳全书》

治大便不通,仅用大黄、巴霜之药,奚难之有?但攻法颇多,古人有通气之法,有逐血之法,有疏风润燥之法,有流行肺气之法。气虚多汗,则有补中益气之法;阴气凝结,则有开冰解冻之法,且有导法、熨法。无往而非通也,岂仅大黄、巴霜已哉。——《得心集医案》

大便秘结者,乃津液少之故也。治当养血润肠,宜四物汤加麻仁、杏仁之类。切不可妄用芒硝、大黄、巴豆、牵牛峻下之剂,戕损真阴,败伤胃气,反致大害。若夫胃气先实,邪蓄肠内,则非下不可,而硝、黄等药又当必用也。——《医学传心录》

10. 泄泻

伤寒服汤药,下利不止,心下痞硬。服泻心汤已,复以他药下之,利不止,医以理中与之,利益甚。理中者,理中焦,此利在下焦,赤石脂禹余粮汤主之;复不止者,当利其小便。——《伤寒论》

下利清谷,里寒外热,汗出而厥者,通脉四逆汤主之。——《金匮要略》

气利,诃梨勒散主之。——《金匮要略》

下利三部脉皆平,按之心下坚者,急下之,宜大承气汤。——《金匮要略》

下利谵语者,有燥屎也,小承气汤主之。——《金匮要略》

凡泻皆兼湿,初直分理中焦,渗利下焦,久则升提,必滑脱不禁,然后用药涩之。其间有风胜兼以解表,寒胜兼以温中,滑脱涩住,虚弱补益,食积消导,湿则淡渗,陷则升举,随证变用。……且补虚不可纯用甘温,太甘则生湿;清热亦不太苦,苦则伤脾,每兼淡剂利窍为妙。——《医学入门》

泄泻之症,只因脾胃虚弱,饥寒饮食过度,或为风、寒、暑、湿所伤,皆令泄泻。治须分利小便、健脾燥湿为主。——《万病回春》

凡泄泻之病,多由水谷不分,故以利水为上策。——《景岳全书》

脾胃弱,则水谷不能运化,各随人之寒热虚实,而泄泻作矣。治泄之法,初宜分利,后宜实脾土,益元气,自无不愈。——《医学集成》

11. 久痢

今之所谓痢疾者,即古方所谓滞下是也。……夫人饮食起居失其宜,运动劳役过其度,则脾胃不充,大肠虚弱,而风冷暑湿之邪得以乘间而入,故为痢疾也。大凡伤热则为赤,伤冷则为白,伤风则纯下清血,伤湿则下如豆羹汁,冷热交并则赤白兼下。或饮服冷酒物,恣情房室,劳伤精血,而成九毒痢者……痢疾多因饮食停滞于肠胃所由致……必先导涤肠胃,次正根本,然后辨其风冷暑湿而为之治法。故伤热而赤者,则清之;伤冷而白者,则温之;伤风而纯下清血者,则祛逐之;伤湿而下豆羹汁者,则分利之。又如冷热交并者,则温凉以调之。伤损而成久毒痢者,则化毒以保卫之。夫如是药无不应,而疾无不愈者矣。——《济生方》

后重则宜下,腹痛则宜和,身重则除湿,脉弦则去风。血脓稠粘,以重药竭之。——《素问病机气宜保命集》

痢疾,古名滞下,以气滞成积,积成痢。治法当以顺气为先,须当开胃,故谓无饱死痢病也。——《秘传证治要诀及类方》

凡痢初患,元气未虚,必须下之。下后未愈,随症调之。痢稍久者,不可下,胃虚故也。痢多属热,亦有虚与寒者,虚者宜补,寒者宜温。年老及虚弱人,不宜下。大便了而不了者,血虚也;数至圊而不便者,气虚也。——《寿世保元》

夹疹之痢最难当,毒热凝结移大肠,腹痛下痢赤白色,悉用清热导滞良。——《医宗金鉴》

12. 呃逆

干呕哕,若手足厥者,橘皮汤主之。——《金匮要略》

哕逆者,橘皮竹茹汤主之。——《金匮要略》

哕而腹满,视其前后,知何部不利,利之则愈。——《金匮要略》

然病在气分,非本一端,而呃之大要,亦惟三者而已,则一曰寒呃,二曰热呃,三曰虚脱之呃。寒呃可温可散,寒去则气自舒也;热呃可降可清,火静而气自平也;惟虚脱之呃,则诚危殆之证,其或免者,亦万幸矣。——《景岳全书》

(呃逆)治当降气化痰和胃为主,随其所感而用药。气逆者,疏导之;食停者,消化之;痰滞者,涌吐之;热郁者,清下之;血瘀者,破导之。若汗、吐、下后,服凉药过多者,当温补;阴火上冲者,当平补;虚而挟热者,当凉补。——《证治汇补》

按呃逆一条,有阳虚、阴虚、元气将绝之别,不可不知也。因阳虚者,由中宫之阳不足,以致阴邪隔据于中,阻其呼吸往来接续之机,其人定见无神,安静,不食不渴。法宜温中降逆为主,如理中汤加吴茱萸、半夏之类。因阴虚者,盖以阴虚由于火旺,火邪隔拒于中,阻其上下交接之气。其人定见躁暴,饮冷恶热,精神不衰,二便不利。法宜苦寒降逆为主,如大小承气汤之类。因元气将绝而致者,盖以元阳将绝,群阴顿起,阻其升降交接之机,其人或大汗自汗出,或气喘唇青,或腹痛囊缩,或爪甲青黑,或头痛如劈,目皆欲裂,耳肿喉痛,种种病情,皆宜大剂回阳降逆,十中亦可救二三,如吴萸四逆汤、白通汤之类。——《医法圆通》

伤寒失下,便闭而呃者,用承气汤;吐泄后胃寒而呃者,用丁香柿蒂汤;吐利后胃热而呃者,用橘皮竹茹汤;气逆而呃者,用木香调气散。——《医学传心录》

13. 呕吐

若太阳少阳合病而呕者,黄芩加半夏汤。太阳阳明合病,当自利,若不利而呕者,葛根半夏汤。三阳发热而呕,俱用小柴胡汤。先呕后渴,此为欲解,当与水解。先渴后呕,为水停心下,赤茯苓汤。若阳明证,发热汗出,心烦痞硬,下利呕吐,大柴胡汤。若胃冷,脉沉迟,不食,小便利者,半夏理中汤加姜汁。利而见厥逆者,难治,以其虚寒之甚也。——《伤寒六书》

有物有声为呕,有物无声为吐,有声无物为哕。哕,即干呕也。三者虽有分别,无不由胃气不和所致。主治之法,先辨外感内伤及寒热虚实,更详他证所因,斯对证立方,随手奏效。——《医学集成》

若恶寒发热,脉浮而数,初起胸满而呕,此太阳外感风寒,胃家内有痰饮,以羌活汤散太阳表邪,合保和平胃散加干葛,消胃家痰饮食滞。若寒热呕而口苦,脉见弦数,此少阳经表邪呕苦之症,小柴胡汤治之。若初起兼有饱满呕吐,亦是胃家夹食,佐以保和平胃散。若目痛鼻干,先渴后呕,无汗,脉浮大,此阳明外有表邪,内有积热,以干葛清胃法治之。若有汗脉数,呕而消水,此燥火呕吐也,知母石膏汤冲竹沥、芦根汁。若呕而不渴,身不大热,此湿火呕吐也,栀连半夏汤,加白豆蔻、厚朴、竹茹。若恶心呕吐,六脉滑大不数,发热而口反不渴,此痰饮食积呕吐之症也,平胃保和散、二陈导痰汤加干葛、竹茹治之。若口臭牙疼,二便赤涩,此积热痰火呕吐也,升麻清胃汤、二陈汤、竹茹汤,加川连、白豆蔻。若胁肋刺痛,呕吐酸水,此肝木火冲之呕,小柴胡加栀、连、竹茹。总之,无痰涎不呕吐,故热病呕吐,皆痰饮火邪上冲,用竹茹、半夏化痰涎,栀、连清胃火。家秘以竹茹半夏汤加栀、连、白豆蔻,其吐立止。若夫时行热病,汗出不解,足冷耳聋,烦闷咳呕,此疫毒瘛症呕吐也,羌独败毒散、升麻干葛汤、升麻清胃汤。若燥邪时疫呕吐,加知母、石膏、竹沥、半夏,冲芦根汁、生梨汁热服。方书云:呕家多服生姜,此指胃寒痰饮呕吐而言,若胃热者,不与川连同用,宁不增病耶?惟三阴经胃

寒呕吐,乃用理中汤等温剂。——《伤寒大白》

14. 血证(呕血、便血)

凡治血证,须知其要,而血动之由,惟火惟气耳。故察火者,但察其有火无火;察气者,但察其气虚气实。——《景岳全书》

吐血三要法:宜行血,不宜止血。血不行经络者,气逆上壅也,行血则血循经络,不止自止。……宜补肝,不宜伐肝。……养肝则肝气平而血有所归,伐之肝虚不能藏血,血愈不止矣。宜降气,不宜降火。气有余即是火,气降即火降,火降则气不上升,血随气行,无溢出上窍之患矣。降火必用寒凉之剂,反伤胃气,胃气伤则脾不能统血,血愈不能归经矣。——《先醒斋医学广笔记》

便血由肠胃火伤,阴络血与便下,治分血之远近、虚实、新久,不可概行凉血涩血。《金匮》以先便后血为远血(黄土汤);先血后便为近血(赤小豆当归汤)。其血色鲜稠,为实热迫注,多醇酒浓味酿成(约营煎、地榆丸)。——《类证治裁》

便血证,有肠风,有脏毒,有热、有寒。病人脏腑有热,风邪乘之,则下鲜血,此名肠风,清魂散主之;若肠胃不清,下如鱼肠,或如豆汁,此名脏毒,芍药汤主之。凡下血证,脉数有力,唇焦口燥,喜冷畏热,是为有火,宜用前方加黄芩、丹皮、生地之属。若脉细无力,唇淡口和,喜热畏寒,或四肢厥冷,是为有寒,宜用温药止之,理中加归、芍主之。若便久不止,气血大虚,宜用归脾、十全辈统血归经。——《医学心悟》

热伤阴络病便血,脏毒血黯肠风红,须辨腹痛肛肿痛,热盛湿盛要分明。脏毒初起肿痛甚,大黄皂刺莫消停,热盛俱宜槐花散,湿盛平胃地榆灵,日久脉微气血弱,升阳和血共养荣。——《医宗金鉴》

四、养生

上古之人,其知道者,法于阴阳,和于术数,食饮有节,起居有常,不妄作劳,故能形与神俱,而尽终其天年,度百岁乃去。——《素问》

毒药攻邪,五谷为养,五果为助,五畜为益,五菜为充,气味合而服之,以补精益气。此五者,有辛、酸、甘、苦、咸,各有所利,或散或收,或缓或急,或坚或软,四时五脏,病随五味所宜也。——《素问》

五味所禁:辛走气,气病无多食辛;咸走血,血病无多食咸;苦走骨,骨病无多食苦;甘走肉,肉病无多食甘;酸走筋,筋病无多食酸。是谓五禁,无令多食。——《素问》

若人能养慎,不令邪风干忤经络,适中经络,未流传脏腑,即医治之;四肢才觉重滞,即导引、吐纳、针灸、膏摩,勿令九窍闭塞;更能无犯王法、禽兽灾伤,房室勿令竭乏,服食节其冷、热、苦、酸、辛、甘,不遗形体有衰,病则无由入其腠理。——《金匮要略》

春不食肝,夏不食心,秋不食肺,冬不食肾,四季不食脾。——《金匮要略》

正月勿食生葱,令人面生游风;二月勿食蓼,伤人肾;三月勿食小蒜,伤人志性;四月、八月勿食胡荽,伤人神;五月勿食韭,令人乏气力;五月五日勿食一切生菜,发百病;六月、七月勿食茱萸,伤神气;八月、九月勿食姜,伤人神;十月勿食椒,损人心,伤心脉;十一月、十二月勿食薤,令人多涕唾。——《金匮要略》

人体欲得劳动,第不当极。动摇则谷气得消,血脉流通,疾不得生。——《华佗神方》

养性之道,常欲小劳。——《备集千金要方》

尊年之人,不可顿饱,但频频与食,使脾胃易化,谷气长存。若顿令饱食,则多伤满,缘衰

老人肠胃虚薄,不能消纳,故成疾患。为人子者,深宜体悉,此养老人之大要也。——《寿亲养老新书》

小儿多因爱惜过当,往往三两岁犹未与饮食,致脾胃虚弱,平生多病。自半年以后,宜煎陈米稀粥,取粥面时时与之。十月以后,渐与稠粥烂饭,以助中气,自然易养少病。惟忌生冷、油腻、甜物等。——《幼幼新书》

历观诸篇而参考之,则元气之充足,皆由脾胃之气无所伤,而后能滋养元气;若胃气之本弱,饮食自倍,则脾胃之气既伤,而元气亦不能充,而诸病之所由生也。——《脾胃论》

如居周密小室,或大热而处寒凉气短,则出就风日。凡气短,皆宜食滋味汤饮,令胃调和。——《脾胃论》

若饮食失节,寒温不适,则脾胃乃伤。——《脾胃论》

好酒腻肉,湿面油汁,烧炙煨炒,辛辣甜滑,皆在所忌。——《格致余论》

失饥伤饱,损及脾胃,多令人胸膈痞闷,不能消化,饮食少思,口中无味,或嗳气吞酸,神体困倦,此皆脾气受伤,中虚而然。——《景岳全书》

惟知药可治病,不知饮食起居之间,能自省察,得以却病延年也。——《寿世青编》

凡食,总以少为有益,脾易磨运,乃化精液,否则极补之物,多食反至受伤,故曰少食以安脾也。——《老老恒言》

宜少毋食多,宜饥毋食饱,宜迟毋食速,宜热毋食冷,宜零毋食顿,宜软毋食硬。此六者,调理脾胃之要法也。——《冯氏锦囊秘录》

（高　雅　肖永芝　王育林）

附录二 100 首脾胃经典方剂

1. 白头翁汤《伤寒论》

【组成】白头翁 15g,黄柏 9g,黄连 9g,秦皮 9g。

【方歌】白头翁汤治热痢,黄连黄柏佐秦皮,清热解毒并凉血,赤多白少脓血医。

【功效】清热解毒,凉血止痢。

【主治】热毒痢疾。下痢脓血,赤多白少,腹痛,里急后重,肛门灼热,渴欲饮水,舌红苔黄,脉弦数。

【应用】阿米巴痢疾、细菌性痢疾属热毒偏盛者。

2. 半夏厚朴汤《金匮要略》

【组成】半夏 12g,茯苓 12g,厚朴 9g,苏叶 6g,生姜 15g。

【方歌】半夏厚朴痰气疏,茯苓生姜共紫苏,加枣同煎名四七,痰凝气滞皆能除。

【功效】行气散结,降逆化痰。

【主治】梅核气。咽中如有物阻,咳吐不出,吞咽不下,胸胁满闷,或咳或呕,舌苔白腻,脉滑或弦。

【应用】癔症、胃肠神经症、食管痉挛、慢性喉炎、气管炎等证属痰湿气滞者。

【注意事项】气郁化火、阴津亏耗者不宜使用。

3. 半夏泻心汤《伤寒论》

【组成】半夏 12g,黄连 3g,黄芩 9g,干姜 9g,炙甘草 9g,大枣 4 枚,人参 9g。

【方歌】半夏泻心黄芩连,干姜甘草与人参,大枣和中治虚痞,法在调阳与和阴。

【功效】寒热平调,消痞散结。

【主治】寒热错杂之痞证。症见心下痞,但满而不痛,或呕吐,肠鸣下利,舌苔腻而微黄。

【应用】急慢性胃炎、慢性结肠炎、慢性肝炎、早期肝硬化等证属中气虚弱、寒热互结者。

【注意事项】气滞、食积、痰浊内结所致的痞满不宜。

4. 保和丸《丹溪心法》

【组成】山楂 180g,神曲 60g,半夏 90g,茯苓 90g,陈皮 30g,连翘 30g,莱菔子 30g。

【用法】共为末,水泛为丸。每服 6~9g,温开水送服。

【方歌】保和神曲与山楂,苓夏陈翘菔子加,炊饼为丸白汤下,消食和胃效堪夸。

【功效】消食和胃,清热化湿。

【主治】食积内停证。脘腹痞满胀痛,嗳腐吞酸,恶食呕逆,或大便溏稀,苔黄厚腻,脉滑。

【应用】消化不良、婴幼儿腹泻、急性胃炎、急慢性肠炎等证属食积内停者。

【注意事项】不宜久服;脾虚食滞者不宜使用。

5. 补中益气汤《脾胃论》

【组成】黄芪18g,炙甘草9g,人参9g,白术9g,当归3g,陈皮6g,升麻6g,柴胡6g。

【方歌】补中益气芪术陈,升柴参草当归身,虚劳内伤功独擅,亦治阳虚外感因。

【功效】补中益气,升阳举陷。

【主治】①脾胃气虚证,见饮食减少,体倦肢软,少气懒言,面色萎黄,大便稀溏,脉大而虚软;②气虚下陷证,见脱肛,子宫脱垂,久泻,久痢,崩漏等;③气虚发热证,见身热,自汗,渴喜热饮,气短乏力,舌淡,脉虚大无力。

【应用】内脏下垂、脱肛、重症肌无力、乳糜尿、慢性肝炎、子宫脱垂、月经过多、眼睑下垂、麻痹性斜视等。

【注意事项】阴虚火旺及实证发热者禁用;下元虚惫者不可用。

6. 柴胡疏肝散《景岳全书》

【组成】柴胡6g,陈皮6g,川芎4.5g,枳壳4.5g,芍药4.5g,香附4.5g,炙甘草1.5g。

【方歌】柴胡疏肝芍川芎,枳壳陈皮草香附,疏肝行气兼活血,胁肋疼痛立能消。

【功效】疏肝解郁,行气止痛。

【主治】肝气郁滞证。因怒气郁而胁痛,或寒热往来,痛而胀闷,不得俯仰,喜太息,脉弦者。

【应用】慢性肝炎、慢性胃炎、胆心综合征、肋间神经痛、抑郁症等属肝郁气滞者。

【注意事项】易耗气伤阴,不宜久服;孕妇慎用。

7. 大柴胡汤《伤寒论》

【组成】柴胡15g,黄芩9g,芍药9g,半夏6g,枳实9g,大黄6g,大枣4枚,生姜15g。

【方歌】大柴胡汤用大黄,枳实芩夏白芍将,煎加姜枣表兼里,妙法内攻并外攘。

【功效】和解少阳,内泻热结。

【主治】少阳阳明合病。往来寒热,胸胁苦满,呕不止,郁郁微烦,心下痞硬,或心下急痛,大便不解,或协热下利,舌苔黄,脉弦数有力。

【应用】急性胰腺炎、急性胆囊炎、胆石症、胃及十二指肠溃疡等属少阳阳明合病者。

【注意事项】阴虚血少者慎用。

8. 大承气汤《伤寒论》

【组成】大黄12g(后下),厚朴24g,枳实12g,芒硝6g(冲服)。

【方歌】大承气汤用硝黄,配伍枳朴泻力强,痞满燥实四症见,峻下热结第一方。

【功效】峻下热结。

【主治】①阳明腑实证,见大便不通,频转矢气,脘腹痞满,腹痛拒按,按之硬,甚或潮热谵语,手足溅然汗出,舌苔黄燥起刺,或焦黑燥裂,脉沉实;②热结旁流证,见下利清水,色纯青,其气臭秽,脐腹疼痛,按之坚硬有块,口舌干燥,脉滑实;③里实热证,见热厥、痉病、发狂者。

【应用】急性单纯性肠梗阻、粘连性肠梗阻、蛔虫性肠梗阻、急性胆囊炎、急性胰腺炎、幽门梗阻,以及某些热性病过程中出现高热、神昏谵语、惊厥、发狂而见大便不通、苔黄脉实者。

【注意事项】气虚阴亏、燥结不甚者,及年老、体弱者慎用;孕妇禁用;中病即止,不宜久服,以免耗损正气。

9. 大黄附子汤《金匮要略》

【组成】大黄9g,炮附子9g,细辛3g。

【方歌】大黄附子细辛汤,散寒通便止痛良,寒积里实服此方,邪去正安腹通畅。

【功效】温里散寒,通便止痛。

【主治】寒积里实证。腹痛便秘,胁下偏痛,发热,畏寒肢冷,舌苔白腻,脉弦紧。

【应用】肋间神经痛、坐骨神经痛、肾结石、胆结石、慢性阑尾炎、胰腺炎、急性单纯性肠梗阻、粘连性肠梗阻、腹股沟疝等属寒积里实者。

10. 大黄牡丹汤《金匮要略》

【组成】大黄12g,丹皮3g,桃仁9g,冬瓜子30g,芒硝9g(冲服)。

【方歌】金匮大黄牡丹汤,桃仁芒硝冬瓜仁,肠痈初起腹按痛,尚未成脓服之消。

【功效】泄热破瘀,散结消肿。

【主治】湿热瘀滞之肠痈初起。右下腹疼痛拒按,或右足屈而不伸,伸则痛甚,甚则局部肿痞,或时时发热,自汗恶寒,大便干秘,舌红苔黄腻,脉沉实或沉紧。

【应用】急性单纯性阑尾炎、肠梗阻、急性胆道感染、胆道蛔虫、胰腺炎、急性盆腔炎、输卵管结扎后感染等属湿热瘀滞者。

【注意事项】肠痈溃后,及老人、孕妇、产后或体虚者均慎用或忌用。

11. 大建中汤《金匮要略》

【组成】蜀椒6g,干姜12g,人参6g。

【用法】三味药煮两次,取汁,兑入饴糖3g,分两次温服。

【方歌】大建中汤建中阳,蜀椒干姜参饴糖,阴盛阳虚腹冷痛,温补中焦止痛强。

【功效】温中补虚,缓急止痛。

【主治】中阳虚衰、阴寒内盛之脘腹疼痛。心胸中大寒痛,呕不能食,腹中寒,上冲皮起,出见有头足,上下痛而不可触近,舌苔白滑,脉细沉紧,甚则肢厥脉伏。

【应用】虚寒性吐利以及慢性胃炎、胃肠痉挛、肠粘连、肠疝痛、肠管狭窄、胃扩张、胃下垂、胰腺炎、阑尾炎、消化性溃疡、内脏下垂等属于中阳衰弱、阴寒内盛的多种病证;疝瘕或蛔虫引起的寒性腹痛,或因寒结而大便不通者。

12. 丹参饮《时方歌括》

【组成】丹参30g,檀香3g,砂仁3g(后下)。

【方歌】丹参饮中用檀香,砂仁合用成妙方,血瘀气滞两相结,心胃诸痛用之良。

【功效】活血祛瘀,行气止痛。

【主治】血瘀气滞之心胃诸痛。症见心腹刺痛,胀满痞闷,脉弦。

【应用】冠心病心绞痛、病态窦房结综合征、肝炎、胃炎、肋间神经痛、痛经等。

【注意事项】体虚者慎用。

13. 导赤散《小儿药证直诀》

【组成】生地 6g,木通 6g,生甘草梢 6g,竹叶 3g。

【用法】打粉,每服用 9g,一日 2 次。

【方歌】导赤生地与木通,草梢竹叶四般攻,口糜淋痛小肠火,引热同归小便中。

【功效】清心养阴,利水通淋。

【主治】①心经火热证,见心胸烦热,口渴面赤,意欲冷饮,以及口舌生疮;②心热移于小肠,见小便赤涩刺痛,舌红,脉数。

【应用】急性泌尿系统感染、尿路结石、口腔溃疡、小儿夜啼等心经有热病证。

【注意事项】脾胃虚弱者慎用。

14. 丁香柿蒂汤《症因脉治》

【组成】丁香 6g,柿蒂 9g,人参 3g,生姜 6g。

【方歌】丁香柿蒂人参姜,呃逆因寒中气伤,温中降逆又益气,虚寒气逆最相当。

【功效】温中补虚,降逆止呃。

【主治】虚寒呃逆证。呃逆不已,胸脘痞闷,舌淡苔白,脉沉迟者。

【应用】神经性呃逆、膈肌痉挛等证属胃中虚寒、气逆不降者。

【注意事项】胃热呃逆者不宜。

15. 二陈汤《太平惠民和剂局方》

【组成】半夏 12g,陈皮 15g,白茯苓 9g,炙甘草 4.5g。

【用法】加生姜七片,乌梅一个水煎服。

【方歌】二陈汤用半夏陈,益以茯苓甘草臣,利气调中兼去湿,一切痰饮此为珍。

【功效】燥湿化痰,理气和中。

【主治】湿痰证。咳嗽痰多,色白易咯,恶心呕吐,胸膈痞闷,肢体困重,或头眩心悸,舌苔白滑或腻,脉滑。

【应用】慢性支气管炎、慢性胃炎、梅尼埃病、心因性呕吐等属湿痰者。

【注意事项】燥痰者慎用;吐血、消渴、阴虚、血虚者忌用。

16. 附子理中汤《太平惠民和剂局方》

【组成】附子 9g,人参 9g,干姜 9g,甘草 9g,白术 9g。

【方歌】理中丸主理中乡,甘草人参术干姜,呕痢腹痛阴寒盛,或加附子总回阳。

【功效】温阳驱寒,益气健脾。

【主治】脾胃虚寒较甚,或脾肾阳虚证。脘腹疼痛,下利清谷,恶心呕吐,畏寒肢冷,或霍乱吐利、转筋、脉微肢厥等。

【应用】急慢性胃肠炎、胃及十二指肠溃疡、胃痉挛、胃下垂、胃扩张、慢性结肠炎等属脾胃虚寒者。

17. 甘露消毒丹《医效秘传》

【组成】飞滑石 300g,黄芩 200g,茵陈 220g,菖蒲 120g,川贝母 100g,木通 100g,藿香 80g,连翘 80g,白蔻仁 80g,薄荷 80g,射干 80 克。

【用法】滑石水飞或粉碎成极细粉,其余十味粉碎成细粉,与滑石粉配研,过筛,混匀,用水泛丸。口服,一次 6~9g,一日 2 次。

【方歌】甘露消毒蔻藿香,茵陈滑石木通菖,芩翘贝母射干薄,湿温时疫是主方。

【功效】利湿化浊,清热解毒。

【主治】湿温时疫,邪在气分,湿热并重证。发热倦怠,胸闷腹胀,肢酸咽痛,身目发黄,颐肿口渴,小便短赤,泄泻淋浊,舌苔白或厚腻或干黄,脉濡数或滑数;并主水土不服诸病证。

【应用】肠伤寒、急性胃肠炎、黄疸型传染性肝炎、胆囊炎、肠伤寒、细菌性痢疾、过敏性紫癜、病毒性心肌炎、腮腺炎、肾盂肾炎等属湿热并重证者。

【注意事项】湿热入营,谵语舌绛者不宜。

18. 葛根芩连汤《伤寒论》

【组成】葛根 15g,黄连 9g,黄芩 9g,甘草 6g。

【用法】水煎服,葛根先煎,后纳诸药。

【方歌】葛根黄芩黄连汤,甘草四般治二阳,解表清里兼和胃,喘汗下利保安康。

【功效】清泄里热,解肌散邪。

【主治】表证未解,邪热入里证。身热,下利臭秽,胸脘烦热,口干作渴,喘而汗出,舌红苔黄,脉数或促者。

【应用】急性肠炎、细菌性痢疾、肠伤寒、胃肠型感冒等表证未解而里热甚者。

【注意事项】虚寒下利者忌用。

19. 膈下逐瘀汤《医林改错》

【组成】桃仁 9g,红花 9g,炒灵脂 6g,当归 9g,川芎 6g,丹皮 6g,赤芍 6g,乌药 6g,延胡索 3g,香附 4.5g,枳壳 4.5g,甘草 9g。

【方歌】膈下逐瘀桃牡丹,赤芍乌药玄胡甘;归芎灵脂红花壳,香附开郁血亦安。

【功效】活血化瘀,行气止痛。

【主治】膈下瘀血证。小儿痞块;肚腹积块,痛处不移;或侧卧腹坠似有物者;肾泻;久泻。

【应用】各种腹痛、腹泻、胃痛、肝炎、肝脾大、结肠炎、呃逆、胸膜粘连、附睾结核、神经症、慢性盆腔炎、不孕等。

【注意事项】虚证慎用,孕妇禁用。

20. 归脾汤《正体类要》

【组成】人参 6g,龙眼肉 12g,黄芪 12g,当归 9g,白术 9g,茯神 9g,酸枣仁 12g,木香 6g,炙甘草 3g,远志 6g。

【用法】加生姜、大枣,水煎服。

【方歌】归脾汤用术参芪,归草茯神远志随,酸枣木香龙眼肉,煎加姜枣益心脾,怔忡健忘俱可却,肠风崩漏总能医。

【功效】益气补血，健脾养心。

【主治】①心脾气血两虚证，见心悸怔忡，健忘失眠，盗汗，体倦食少，面色萎黄，舌淡，苔薄白，脉细弱；②脾不统血证，见便血，皮下紫癜，妇女崩漏，经期提前，量多色淡，或淋漓不止，舌淡，脉细弱。

【应用】胃及十二指肠溃疡出血、血小板减少性紫癜、神经衰弱、脑外伤综合征、功能失调性子宫出血、再生障碍性贫血、心脏病等属于心脾血虚者。

【注意事项】阴虚血热出血者慎用。

21. 蒿芩清胆汤《通俗伤寒论》

【组成】青蒿 6g，竹茹 9g，半夏 4.5g，赤茯苓 9g，黄芩 9g，枳壳 4.5g，陈皮 4.5g，碧玉散 9g（包煎）。

【方歌】俞氏蒿芩清胆汤，陈皮半夏竹茹襄，赤苓枳壳兼碧玉，湿热轻宣此法良。

【功效】清胆利湿，和胃化痰。

【主治】少阳湿热证。寒热如疟，寒轻热重，口苦膈闷，吐酸苦水，或呕黄涎而黏，甚则干呕呃逆，胸胁胀疼，小便黄少，舌红苔白腻，脉数而右滑左弦者。

【应用】急性胆囊炎、急性黄疸型肝炎、胰腺炎、急性阑尾炎、急慢性胃炎、胆汁反流性胃炎、肾盂肾炎等病属少阳湿热痰浊者，对神志和精神类疾病亦有效。

【注意事项】外感风寒，邪犯少阳慎用。

22. 化肝煎《景岳全书》

【组成】青皮 6g，陈皮 6g，白芍 6g，丹皮 4.5g，炒栀子 4.5g，泽泻 4.5g，土贝母 6g。

【方歌】化肝芍药青陈皮，丹栀泽泻贝母齐，疏肝泄热散郁结，肝胃郁热脘痛宜。

【功效】疏肝理气，泄热除烦。

【主治】肝胃郁热证。胁痛胀满，烦热动血，胃脘灼痛，舌红苔黄，脉弦或数。

【应用】胃食管反流病、失眠、头痛、胁痛、胃痛、腹痛、泄泻、咳嗽、妇女月经不调、痛经、黄褐斑、青春痘等属肝胃郁热证者。

【注意事项】胀滞多者，不宜用芍药；下部见血者，以甘草易泽泻。

23. 黄连解毒汤《肘后备急方》

【组成】黄连 9g，黄芩 6g，黄柏 6g，栀子 9g。

【方歌】黄连解毒柏栀芩，三焦火盛是主因，烦狂火热兼谵妄，吐衄发斑皆可平。

【功效】泻火解毒。

【主治】三焦火毒证。大热烦躁，口燥咽干，错语不眠；或热病吐血、衄血；或热甚发斑，或身热下利，或湿热黄疸；或外科痈疡疔毒，小便黄赤，舌红苔黄，脉数有力。

【应用】败血症、脓毒血症、痢疾、肺炎、泌尿系感染、流行性脑脊髓膜炎、乙型脑炎以及感染性炎症等属热毒为患者。

24. 黄芪汤《金匮翼》

【组成】黄芪 15g，陈皮 15g，火麻仁 30g，白蜜 10g。

【方歌】黄芪汤法意在补，气虚便秘此为主，麻仁陈皮白蜂蜜，肠通之后无痛苦。

【功效】润肠益气通便。

【主治】气虚秘。症见大便秘涩,少气乏力,神疲倦怠,懒言,舌淡苔白,脉细。

【应用】功能性便秘、便秘型肠易激综合征、慢性肠炎、老年性便秘、腹部术后便秘等属于气虚者。

【注意事项】湿热和实热证不宜。

25. 黄芪建中汤《金匮要略》

【组成】黄芪 12g,饴糖 30g,桂枝 9g,白芍 18g,炙甘草 6g,生姜 9g,大枣 12g。

【用法】先取诸药物煎煮,去滓后加入饴糖,消解后服用。

【方歌】黄芪建中用饴糖,桂芍草枣合生姜,调理阴阳缓肝急,虚寒腹痛是良方。

【功效】温中补气,和里缓急。

【主治】虚劳病,阴阳气血俱虚证。里急腹痛,喜温喜按,形体羸瘦,面色无华,心悸气短,自汗盗汗。

【应用】慢性胃炎、胃及十二指肠溃疡、神经衰弱、慢性腹膜炎、不明原因发热等中气虚寒、阴阳气血俱虚者。

【注意事项】脾胃湿热证者慎用。

26. 黄土汤《金匮要略》

【组成】甘草、干地黄、白术、炮附子、阿胶、黄芩各 9g,灶心黄土 30g。

【用法】先将灶心土水煎取汁,再煎余药,阿胶烊化冲服。

【方歌】黄土汤中芩地黄,术附阿胶甘草尝,温阳健脾能摄血,便血崩漏服之康。

【功效】温阳健脾,养血止血。

【主治】脾阳不足,脾不统血证。大便下血,先便后血,以及吐血、衄血,妇人崩漏,血色暗淡,四肢不温,面色萎黄,舌淡苔白,脉沉细无力。

【应用】消化道出血、功能失调性子宫出血等属脾阳不足者。

【注意事项】热迫血妄行致出血者忌用。

27. 藿朴夏苓汤《医原》

【组成】藿香 6g,厚朴 3g,姜半夏 6g,赤苓 12g,杏仁 9g,生苡仁 12g,白蔻仁 3g,猪苓 9g,淡香豉 9g,泽泻 6g。

【方歌】藿朴夏苓泻猪苓,豆豉杏蔻苡薏仁,湿温初起身寒热,胸闷倦怠宜煎烹。

【功效】芳香化浊,行气渗湿。

【主治】湿温初起,身热不渴,肢体倦怠,胸闷口腻,舌苔白滑,脉濡缓。

【应用】腹泻、慢性胃炎、功能性消化不良、高脂血症、糖尿病、糖尿病肾病、暑湿感冒等疾病属湿热证而湿偏重者。

28. 藿香正气散《太平惠民和剂局方》

【组成】藿香 90g,大腹皮 30g,白芷 30g,紫苏 30g,茯苓 30g,半夏曲 60g,白术 60g,去白陈皮 60g,姜厚朴 60g,桔梗 60g,甘草 75g。

【用法】上为细末,每服 9g,加少许姜、枣煎汤热服。或作汤剂,用量按比例酌定。

【方歌】藿香正气大腹苏,甘桔陈苓术朴俱,夏曲白芷加姜枣,感伤岚瘴并能驱。

【功效】解表化湿,理气和中。

【主治】外感风寒,内伤湿滞证。霍乱吐泻,恶寒发热,头痛,胸膈满闷,脘腹疼痛,舌苔白腻,脉浮或濡缓。以及山岚瘴疟等。

【应用】急性胃肠炎、胃肠型感冒属湿滞脾胃、外感风寒者。

【注意事项】霍乱吐泻属湿热证者禁用。

29. 厚朴温中汤《内外伤辨惑论》

【组成】厚朴 30g,陈皮 30g,甘草 15g,茯苓 15g,草豆蔻 15g,木香 15g,干姜 2g,生姜 3 片。

【方歌】厚朴温中陈草苓,干姜草蔻木香停,煎服加姜治腹痛,虚寒胀满用皆灵。

【功效】温中燥湿,行气除满。

【主治】脾胃寒湿气滞证。脘腹胀满或疼痛,不思饮食,四肢倦怠,舌苔白腻,脉沉弦。

【应用】慢性肠炎、慢性胃炎、胃溃疡、胃肠道功能紊乱、妇女白带等属寒湿气滞者。

30. 济川煎《景岳全书》

【组成】当归 15g,牛膝 6g,肉苁蓉 9g,泽泻 4.5g,升麻 3g,枳壳 3g。

【方歌】济川归膝肉苁蓉,泽泻升麻枳壳从,肾虚津亏肠中燥,寓通于补法堪宗。

【功效】温肾益精,润肠通便。

【主治】肾虚便秘。大便秘结,小便清长,腰膝酸冷,头目眩晕,舌淡苔白,脉沉迟。

【应用】习惯性便秘、老年人便秘、妇人产后大便秘结等属肾虚津亏肠燥者。

【注意事项】热邪伤津及阴虚者忌用。

31. 健脾丸《证治准绳》

【组成】炒白术 75g,木香 22g,酒黄连 20g,甘草 20g,茯苓 60g,人参 45g,炒神曲 30g,陈皮 30g,砂仁 30g,炒麦芽 30g,山楂 30g,山药 30g,肉豆蔻 30g。

【用法】共为细末,糊丸或水泛小丸。每服 6~9g,温开水送下,一日 2 次。

【方歌】健脾参术苓草陈,肉蔻香连合砂仁,楂肉山药曲麦炒,消补兼施不伤正。

【功效】健脾和胃,消食止泻。

【主治】脾虚食积证。食少难消,脘腹痞闷,大便溏薄,倦怠乏力,苔腻微黄,脉虚弱。

【应用】慢性胃炎、消化不良属脾虚食滞者。

32. 金铃子散《素问病机气宜保命集》

【组成】川楝子 30g,延胡索 30g。

【用法】为细末,每服 6~9g,酒调下。

【方歌】金铃子散止痛方,延胡酒调效更强,疏肝泄热行气血,心腹胸胁痛经良。

【功效】疏肝泄热,活血止痛。

【主治】肝郁化火证。胸腹、胁肋、脘腹诸痛,或痛经,疝气痛,时发时止,口苦,舌红苔黄,脉弦数。

【应用】痛经、疝痛、胃及十二指肠溃疡、慢性胃炎、慢性肝炎、胆囊炎等属肝郁化火者。

【注意事项】素有虚寒者忌用,孕妇慎用。不宜久用,以免引起肝损。

33. 橘皮竹茹汤《金匮要略》

【组成】橘皮 12g,竹茹 12g,大枣 5 枚,生姜 9g,甘草 6g,人参 3g。

【方歌】橘皮竹茹治呕逆,人参甘草枣姜齐,胃虚有热失和将,久病之后更相宜。

【功效】和胃降逆,益气清热。

【主治】胃虚有热之呃逆。症见呃逆或干呕,虚烦少气,口干,舌红嫩,苔薄白带黄,脉虚略数。

【应用】反流性胃炎、化疗引起的消化道反应、顽固性呃逆、心律失常、肾功能衰竭等病属胃虚热证者。

34. 理中汤《伤寒论》

【组成】人参 9g,干姜 9g,炙甘草 9g,白术 9g。

【方歌】理中干姜参术草,温中健脾治虚寒,中阳不足痛呕利,丸汤两用腹中暖。

【功效】温中祛寒,补气健脾。

【主治】①脾胃虚寒证,见脘腹绵绵作痛,喜温喜按,呕吐,大便稀溏,脘痞食少,畏寒肢冷,口渴,舌淡苔白润,脉沉细或沉迟无力;②阳虚失血证,见便血、吐血、衄血或崩漏等,血色暗淡,质清稀;③脾胃虚寒所致的胸痹,或病后多涎唾,或小儿慢惊等。

【应用】急慢性胃肠炎、消化性溃疡、胃痉挛、胃下垂、胃扩张、慢性结肠炎、泄泻、便血、吐血、小儿肠痉挛、慢性口腔溃疡、胆道蛔虫病等属脾胃虚寒者。

【注意事项】湿热内蕴中焦或脾胃阴虚者禁用。

35. 连理汤《症因脉治》

【组成】人参 12g,白术 12g,炙甘草 9g,干姜 6g,黄连 6g。

【方歌】连理参术干姜草,平调寒热制酸要,寒热错杂脾胃虚,呕吐酸水身热疗。

【功效】温中止泻,兼清郁热。

【主治】脾胃虚寒兼有郁热之泄泻。症见大便泄泻,腹痛,呃逆,呕吐酸水,口疮,舌边红苔白,脉细数。

【应用】急慢性肠炎、急慢性胃炎等属脾胃虚寒兼有湿热内蕴者。

【注意事项】邪实热盛者慎用。

36. 连朴饮《霍乱论》

【组成】厚朴 6g,黄连、石菖蒲、制半夏各 3g,香豉、焦栀各 9g,芦根 60g。

【方歌】连朴饮用香豆豉,菖蒲半夏焦山栀,芦根厚朴黄连入,湿热霍乱此方施。

【功效】清热化湿,理气和中。

【主治】湿热霍乱。上吐下泻,胸脘痞闷,心烦躁扰,小便短赤,舌苔黄腻,脉滑数。

【应用】急性胃肠炎、肠伤寒、副伤寒等证属湿热并重者。

37. 良附丸《良方集腋》

【组成】高良姜 500g,醋香附 500g。

【用法】粉碎成细粉,过筛,混匀,水泛丸。口服,一次 3~6g,一日 2 次。

【方歌】良附丸用高良姜,更用香附疏肝气,温胃理气除寒凝,胸腹胀满脘痛消。

【功效】行气疏肝,祛寒止痛。

【主治】肝胃气滞寒凝证。胃脘疼痛,胸胁胀闷,畏寒喜温,苔白脉弦;以及妇女痛经等。

【应用】慢性胃炎、胃及十二指肠溃疡、妇女痛经等属气滞寒凝者。

【注意事项】虚寒性胃痛、火郁胃痛均不宜用;孕妇慎用。

38. 苓桂术甘汤《伤寒论》

【组成】茯苓 12g,桂枝 9g,白术 6g,炙甘草 6g。

【方歌】苓桂术甘仲景剂,温阳化饮又健脾,中阳不足饮停胃,胸胁支满悸眩施。

【功效】温阳化饮,健脾利湿。

【主治】中阳不足之痰饮。胸胁支满,目眩心悸,短气而咳,舌苔白滑,脉弦滑或沉紧。

【应用】慢性支气管炎、支气管哮喘、心源性水肿、慢性肾小球肾炎水肿、梅尼埃病、神经症等属水饮停于中焦者。

【注意事项】饮邪化热、咳痰黏稠者不宜。

39. 六磨汤《证治准绳》

【组成】沉香 6g,木香 12g,乌药 9g,枳实 12g,槟榔 15g,大黄 6g(后下)。

【方歌】四磨饮子七情侵,人参乌药及槟沉;去参加入木香枳,五磨饮子白酒斟;六磨汤内加大黄,气滞便秘亦能医。

【功效】调肝理脾,顺气导滞。

【主治】便秘之肝郁气滞证。大便难解,胸胁不舒,腹痛腹胀,嗳气频作,每于情志不畅时加重,舌质淡或暗淡,苔薄白,脉弦。

【应用】功能性便秘、慢传输型便秘、腹部手术后恢复等。

【注意事项】孕妇、肠梗阻患者、肠道肿瘤患者及消化道术后禁用。

40. 六味地黄丸《小儿药证直诀》

【组成】熟地黄 160g,酒萸肉 80g,干山药 80g,泽泻 60g,丹皮 60g,茯苓 60g。

【用法】以上六味,粉碎成细粉,过筛,混匀。每 100g 粉末加炼蜜 35~50g 与适量的水,泛丸,干燥,制成水蜜丸;或加炼蜜 80~110g 制成小蜜丸或大蜜丸。口服,水丸一次 5g,水蜜丸一次 6g,小蜜丸一次 9g,大蜜丸一次 1 丸,一日 2 次。

【方歌】六味地黄山药萸,泽泻苓丹三泻侣,三阴并补重滋肾,肾阴不足效可居;滋阴降火知柏需,养肝明目加杞菊,都气五味纳肾气,滋补肺肾麦味续。

【功效】滋补肝肾。

【主治】肝肾阴虚证。腰膝酸软,头晕目眩,耳鸣耳聋,盗汗,遗精,消渴,骨蒸潮热,手足心热,口燥咽干,牙齿动摇,足跟作痛,小便淋沥,以及小儿囟门不合,舌红少苔,脉沉细数。

【应用】慢性肾炎、高血压病、糖尿病、肺结核、肾结核、甲状腺功能亢进、中心性视网膜炎,及无排卵性功能性子宫出血、更年期综合征等属肾阴虚弱为主者。

41. 龙胆泻肝汤《医方集解》

【组成】龙胆草 6g,黄芩 9g,栀子 9g,泽泻 12g,当归 9g,生地 9g,柴胡 6g,生甘草 6g,车前子 9g,木通 9g。

【方歌】龙胆栀芩酒拌炒,木通泽泻车柴草,当归生地益阴血,肝胆实火湿热消。

【功效】清泻肝胆实火,清利肝经湿热。

【主治】①肝胆实火上炎证,见头痛目赤,胁痛,口苦,耳聋,耳肿,舌红苔黄,脉弦数有力;②肝经湿热下注证,见阴肿,阴痒,筋痿,阴汗,小便淋浊,或妇女带下黄臭等,舌红苔黄腻,脉弦数有力。

【应用】顽固性偏头痛、头部湿疹、高血压、急性结膜炎、虹膜睫状体炎、外耳道疖肿、鼻炎、急性黄疸型肝炎、急性胆囊炎,以及急性肾盂肾炎、急性膀胱炎、尿道炎、外阴炎、睾丸炎、腹股沟淋巴结炎、急性盆腔炎、带状疱疹等属肝经实火、湿热者。

【注意事项】脾胃虚寒和阴虚阳亢者不宜。

42. 麻子仁丸《伤寒论》

【组成】麻子仁 200g,炒白芍 200g,炒枳实 200g,大黄 200g,姜厚朴 100g,杏仁 100g。

【用法】麻子仁、大黄、枳实、厚朴、白芍粉碎成细粉,再与火麻仁、苦杏仁掺研成细粉,过筛,混匀。每 100g 粉末用炼蜜 30~40g,加适量水,干燥,制成水蜜丸;或加炼蜜 90~110g 制成大蜜丸。口服,水蜜丸一次 6g,大蜜丸(9g)一次 1 丸,一日 1~2 次。亦可按原方用量比例酌减,改汤剂煎服。

【方歌】麻子仁丸脾约治,杏芍大黄枳朴蜜,润肠泄热又行气,胃热肠燥便秘施。

【功效】润肠泄热,行气通便。

【主治】胃肠燥热,脾约便秘证。大便干结,小便频数。

【应用】虚人及老人肠燥便秘、习惯性便秘、产后便秘、痔疮术后便秘等属胃肠燥热者。

【注意事项】年老体虚,津亏血少者不宜;孕妇慎用。

43. 麦门冬汤《金匮要略》

【组成】麦冬 30g,半夏 6g,甘草 6g,人参 9g,粳米 6g,大枣 4 枚。

【方歌】麦门冬汤用人参,枣草粳米半夏存,肺痿咳逆因虚火,益胃生津宜煎烹。

【功效】清养肺胃,降逆下气。

【主治】①虚热肺痿,症见咳嗽气喘,咽喉不利,咯痰不爽,或咳唾涎沫,口干咽燥,手足心热,舌红少苔,脉虚数;②胃阴不足证,见呕吐,纳少,呃逆,口渴咽干,舌红少苔,脉虚数。

【应用】慢性支气管炎、支气管扩张、慢性咽喉炎、肺结核等属肺胃阴虚,气火上逆者;或胃及十二指肠溃疡、慢性萎缩性胃炎、妊娠呕吐等属胃阴不足,气逆呕吐者。

44. 木香顺气散《景岳全书》

【组成】木香 9g,香附 9g,槟榔 9g,青皮 6g,陈皮 9g,枳壳 9g,砂仁 9g,厚朴 9g,苍术 9g,炙甘草 6g,生姜 3 片。

【方歌】木香顺气青陈朴,苍术枳壳与香附,砂仁槟榔加姜草,气郁夹湿此方好。

【功效】行气化湿,和胃止痛。

【主治】用于湿浊阻滞气机,胸膈痞闷,脘腹胀痛,呕吐恶心,嗳气纳呆,舌淡红,苔白腻,脉沉弦或沉缓。

【应用】胃肠神经症、急慢性肠胃炎、胆囊炎、胰腺炎等属气滞者。

【注意事项】口干舌燥,手心、足心发热的阴液亏损者慎用;孕妇慎用。

45. 木香槟榔丸《儒门事亲》

【组成】木香 30g, 槟榔 30g, 青皮 30g, 陈皮 30g, 莪术 30g, 枳壳 30g, 黄连 30g, 黄柏 90g, 大黄 90g, 香附子 120g, 牵牛 120g。

【用法】上药为细末, 水泛丸, 如小豆大。每服 30 丸, 食后, 生姜汤送下。

【方歌】木香槟榔青陈皮, 枳柏黄连莪术齐, 大黄黑丑兼香附, 泻利后重热滞宜。

【功效】行气导滞, 攻积泄热。

【主治】积滞内停, 湿蕴生热。脘腹痞满胀痛, 赤白痢疾, 里急后重, 或大便秘结, 舌苔黄腻, 脉沉实。

【应用】急慢性胃肠炎、急慢性胆囊炎、细菌性痢疾、胃结石、消化不良、慢性结肠炎等属湿热积滞者。

【注意事项】老人、体弱者慎用; 孕妇禁用。

46. 暖肝煎《景岳全书》

【组成】当归 6g, 枸杞子 9g, 小茴香 6g, 肉桂 3g, 乌药 6g, 沉香 3g, 茯苓 6g, 生姜 3~5 片。

【方歌】暖肝煎中桂茴香, 归杞乌沉茯加姜, 温补肝肾散寒气, 肝肾虚寒疝痛康。

【功效】温补肝肾, 行气止痛。

【主治】肝肾不足, 寒滞肝脉证。睾丸冷痛, 或小腹疼痛, 疝气痛, 畏寒喜暖, 舌淡苔白, 脉沉迟。

【应用】精索静脉曲张、睾丸炎、附睾炎、鞘膜积液、腹股沟疝等属肝肾不足、寒凝气滞者。

47. 平胃散《太平惠民和剂局方》

【组成】苍术 120g, 厚朴 90g, 陈皮 60g, 甘草 30g。

【用法】研末为散。每服 6g, 加生姜 2 片、大枣 2 枚同煎, 亦可按比例酌减作汤剂。

【方歌】平胃散用朴陈皮, 苍术甘草姜枣齐, 燥湿运脾除胀满, 调胃和中此方宜。

【功效】燥湿运脾, 行气和胃。

【主治】湿滞脾胃证。脘腹胀满, 不思饮食, 口淡无味, 恶心呕吐, 嗳气吞酸, 肢体沉重, 怠惰嗜卧, 常多自利, 舌苔白腻而厚, 脉缓。

【应用】急性胃炎、胃神经症、消化道溃疡、慢性肠炎、肠梗阻、肝炎等属湿滞脾胃者。

【注意事项】阴津不足或脾胃虚弱者, 及孕妇不宜使用。

48. 启膈散《医学心悟》

【组成】沙参 9g, 丹参 9g, 茯苓 3g, 川贝母 4.5g, 郁金 1.5g, 砂仁 1.2g, 荷叶蒂 2 个, 杵头糠 1.5g。

【方歌】启膈散中用郁金, 沙参丹参贝荷苓, 杵头糠与砂仁壳, 噎膈痰结劳可饮。

【功效】理气开郁, 润燥化痰。

【主治】噎膈。吞咽梗阻, 胸膈痞胀隐痛, 嗳气则舒, 干呕或泛吐痰涎, 或伴大便艰涩, 口干咽燥, 形体消瘦, 舌红苔白, 脉细弦。

【应用】食管癌、胃贲门癌、胃食管反流病、贲门失弛缓症、食管功能性疾病等; 也用于治疗梅核气、胸痹等中上焦病证。

【注意事项】不可多服、久服。

49. 清胃散《脾胃论》

【组成】生地6g,当归身6g,丹皮9g,黄连6g,升麻9g。

【方歌】清胃散中升麻连,当归生地丹皮全,或加石膏泻胃火,能消牙痛与牙宣。

【功效】清胃凉血。

【主治】胃火牙痛。牙痛牵引头脑,面颊发热,其齿喜冷恶热,或牙宣出血,或牙龈红肿溃烂,或唇舌、颊腮肿痛,口气热臭,口干舌燥,舌红苔黄,脉滑数。

【应用】口腔炎、牙周炎、三叉神经痛等属胃火上攻者。

50. 润肠丸《脾胃论》

【组成】大黄15g,当归15g,羌活15g,桃仁30g,火麻仁30g。

【用法】麻仁研如泥,余药为末,炼蜜为丸,梧桐子大。每服50丸,空心白汤下。

【方歌】润肠丸用归尾羌,桃仁麻仁及大黄,或加芜防皂角子,风秘血秘善通肠。

【功效】润肠通便,活血散风。

【主治】饮食劳倦,风结血结,大便秘涩,或干燥闭塞不通,全不思食。

【应用】老年性便秘、糖尿病便秘、恶性肿瘤化疗后便秘等。

51. 三仁汤《温病条辨》

【组成】杏仁15g,飞滑石18g,白通草6g,白蔻仁6g,竹叶6g,厚朴6g,生薏苡仁18g,半夏10g。

【方歌】三仁杏蔻薏苡仁,朴夏白通滑竹伦,水用甘澜扬百遍,湿温初起法堪遵。

【功效】清利湿热,宣畅气机。

【主治】湿重于热之湿温病。头痛如裹,恶寒,身重疼痛,肢体倦怠,午后身热,口干不渴;或渴不欲饮,胸闷胀满或痛,纳差呕恶,面色淡黄,便溏,小便短赤,舌白不渴,脉弦细而濡。

【应用】肠伤寒、浅表性胃炎、急慢性结肠炎、黄疸型肝炎、肾盂肾炎、肾小球肾炎、布鲁氏菌病、波状热等病属湿重于热者。

【注意事项】不宜久服;热重湿轻者不宜用;寒湿证者慎用。

52. 参苓白术散《太平惠民和剂局方》

【组成】莲子肉500g,炒薏苡仁500g,缩砂仁500g,桔梗500g,白扁豆750g,白茯苓1 000g,人参1 000g,甘草1 000g,白术1 000g,山药1 000g。

【用法】上为细末,每服6g,枣汤调服;或按原方比例汤剂服。

【方歌】参苓白术扁豆陈,山药甘莲砂薏仁,桔梗上浮兼保肺,枣汤调服益脾神。

【功效】益气健脾,渗湿止泻。

【主治】脾虚湿盛证。饮食不化,胸脘痞闷,肠鸣泄泻,四肢乏力,形体消瘦,面色萎黄;或兼有肺气虚,咳嗽痰多色白。

【应用】慢性胃肠炎、糖尿病、贫血、小儿消化不良、营养不良性水肿、慢性肝炎、慢性肾炎、蛋白尿久不转阴,及其他消耗性疾病属脾胃气虚兼湿阻气滞者;慢性支气管炎、肺结核等脾虚痰多者。

　　【注意事项】阴虚火旺者慎用。

53. 沙参麦冬汤《温病条辨》

　　【组成】沙参 9g,玉竹 6g,生甘草 3g,冬桑叶 4.5g,麦冬 9g,生扁豆 4.5g,天花粉 4.5g。

　　【方歌】沙参麦冬扁豆桑,玉竹甘花共合方,秋燥耗伤肺胃液,苔光干咳此堪尝。

　　【功效】清养肺胃,生津润燥。

　　【主治】燥伤肺胃或肺胃阴津不足,咽干口渴,或热,或干咳少痰,脉细数,舌红少苔者。

　　【应用】肺炎、口疮、支气管炎、肺结核、慢性胃炎、慢性咽炎、糖尿病等属肺胃阴伤者。

　　【注意事项】外感咳嗽及脾胃虚寒者忌用。

54. 芍药汤《素问病机气宜保命集》

　　【组成】芍药 20g,当归 9g,黄连 9g,槟榔 5g,木香 5g,甘草 5g,大黄 6g,黄芩 9g,官桂 5g。

　　【用法】上为粗末,每服 15g,水煎煮,食后温服。

　　【方歌】芍药汤中用大黄,芩连归桂槟草香,清热燥湿调气血,里急腹痛自安康。

　　【功效】清热燥湿,调气和血。

　　【主治】湿热痢疾。腹痛便脓血,赤白相兼,里急后重,肛门灼热,小便短赤,舌苔黄腻,脉弦数。

　　【应用】细菌性痢疾、阿米巴痢疾、过敏性结肠炎、急性肠炎等属湿热为患者。

　　【注意事项】痢疾初起有表证者,虚寒性下痢者禁用。

55. 芍药甘草汤《伤寒论》

　　【组成】芍药 12g,甘草 12g。

　　【方歌】芍药甘草两药投,筋挛拘急足趾抽,苦甘化阴利血统,滋阴柔肝效立瘳。

　　【功效】滋肝养血,培土缓急。

　　【主治】伤寒伤阴,阴血不足,筋脉失濡,腿脚挛急,心烦,微恶寒,肝脾不和,脘腹疼痛。

　　【应用】腓肠肌痉挛、肋间神经痛、胃痉挛、胃痛、腹痛、坐骨神经痛、妇科炎性腹痛、痛经,以及十二指肠溃疡、慢性萎缩性胃炎、胃肠神经症、急性乳腺炎、颈椎综合征等属阴血亏虚、肝脾失调者。

56. 少腹逐瘀汤《医林改错》

　　【组成】小茴香 1.5g,干姜(炒)0.6g,延胡索 3g,没药 3g,当归 9g,川芎 3g,官桂 3g,赤芍 6g,蒲黄 9g,五灵脂 6g。

　　【方歌】少腹茴香与炒姜,元胡灵脂没芎当,蒲黄官桂赤芍药,调经种子第一方。

　　【功效】活血祛瘀,温经止痛。

　　【主治】少腹寒凝血瘀证。瘀滞寒凝,少腹积块或少腹胀满,月经不调,色色紫黑,或有瘀块;或崩漏,少腹疼痛,舌暗苔白,脉沉弦而涩。

　　【应用】痛经、人工流产后出血不净、卵巢囊肿、慢性盆腔炎、子宫肌瘤、子宫腺肌病属寒凝血瘀证者。

　　【注意事项】实热伤阴、阴虚血燥者忌用;孕妇禁用。

57. 生脉散《医学启源》

【组成】人参 9g，麦冬 9g，五味子 6g。

【方歌】生脉麦味与人参，保肺清心治暑淫，气少汗多兼口渴，病危脉绝急煎尝。

【功效】益气止汗，敛阴生津。

【主治】气阴两伤证。症见体倦气短，自汗神疲，口燥咽干，干咳少痰，舌质干红少苔，脉细数或脉体虚大而数。

【应用】冠心病、心绞痛、急性心肌梗死、心律不齐、心肌炎、心力衰竭、肺心病、肺结核、慢性支气管炎、以及各类休克、中暑、老年性痴呆、新生儿硬肿症等辨证属于气阴两虚者。

【注意事项】邪气实者慎用。

58. 升阳益胃汤《内外伤辨惑论》

【组成】黄芪 30g，半夏 10g，人参 15g，炙甘草 15g，独活 9g，防风 9g，羌活 9g，白芍 9g，陈皮 6g，茯苓 6g，柴胡 6g，泽泻 6g，白术 6g，黄连 1.5g，生姜 5 片，大枣 2 枚。

【方歌】升阳益胃参术芪，黄连半夏草陈皮，苓泻防风羌独活，柴胡白芍姜枣随。

【功效】益气升阳，清热除湿。

【主治】脾胃虚弱，湿热留滞中焦证。饮食无味，食谷难化，脘腹胀满，面色㿠白，畏风恶寒，头眩耳鸣，怠惰嗜卧，肢体重痛，大便不调，小便赤涩，口干舌干。舌淡红，苔薄白，脉细弱。

【应用】慢性结肠炎、萎缩性胃炎、慢性胆囊炎、慢性盆腔炎，以及原因不明的低热、慢性牙周炎、荨麻疹等属脾胃虚弱、湿热内蕴证者。

59. 实脾饮《济生方》

【组成】厚朴 6g，白术 6g，木瓜 6g，木香 6g，草果 6g，槟榔 6g，炮附子 6g，白茯苓 6g，炮干姜 6g，炙甘草 3g。

【用法】加入生姜 5 片，大枣 1 枚，水煎服。

【方歌】实脾苓术与木瓜，甘草木香槟榔加，草果姜附与厚朴，阴寒虚水效果佳。

【功效】温阳健脾，行气利水。

【主治】阳虚水肿症。肢体浮肿，半身以下更甚，胸腹胀闷，口不渴，畏寒肢冷，食少身重，尿少便溏，舌淡苔腻，脉沉迟。

【应用】心源性水肿、慢性肾小球肾炎、肝硬化腹水等属阳虚水泛者。

【注意事项】少量频服；阳水者不宜使用。

60. 失笑散《类证本草》

【组成】五灵脂 6g，蒲黄 6g。

【用法】共为细末，用黄酒或醋冲服；亦可每日取 8~12g，用纱布包煎，作汤剂服。

【方歌】失笑灵脂与蒲黄，等分为散醋煎尝，血瘀胸腹时作痛，祛瘀止痛效非常。

【功效】活血祛瘀，散结止痛。

【主治】瘀血停滞证。心腹刺痛，或产后恶露不行，或月经不调，少腹急痛，舌淡，苔白，脉弦细。

【应用】慢性胃炎、消化性溃疡、痛经、冠心病、高脂血症、宫外孕等属瘀血停滞者。

【注意事项】孕妇禁用；脾胃虚弱及妇女月经期慎用。不与人参以及含有人参的制剂同用。

61. 四逆散《伤寒论》

【组成】炙甘草 6g，枳实 6g，柴胡 6g，芍药 6g。

【方歌】四逆散里用柴胡，枳实芍药甘草须，此是阳郁成厥逆，疏肝理脾奏效奇。

【功效】透邪解郁，疏肝理脾。

【主治】①阳郁厥逆证，见手足不温，或腹痛，或泄利下重，脉弦；②肝脾不和证，见胁肋胀闷，脘腹疼痛，脉弦。

【应用】慢性肝炎、胆囊炎、胆石症、胆道蛔虫症、肋间神经痛、胃溃疡、胃炎、胃黏膜异型增生、胃肠神经症、附件炎、输卵管阻塞、急性乳腺炎等属肝脾不和者。

【使用注意】阴阳偏盛之寒厥、热厥忌用。

62. 四神丸《内科摘要》

【组成】煨肉豆蔻 200g，盐补骨脂 400g，醋五味子 200g，吴茱萸 100g，大枣去核 200g。

【用法】以上五味，粉碎成细粉，过筛，混匀。另取生姜 200g，捣碎，加水适量，压榨取汁，以生姜汁和水泛丸，干燥即得。一次 9g，一日 1~2 次。

【方歌】四神故纸吴茱萸，肉蔻五味四般需，大枣百枚姜八两，五更肾泄火衰扶。

【功效】温肾暖脾，固肠止泻。

【主治】脾肾阳虚之肾泄证。五更泄泻，不思饮食，食不消化，或久泻不愈，腹痛喜温，腰酸肢冷，神疲乏力，舌淡，苔薄白，脉沉迟无力。

【应用】慢性结肠炎、肠结核、肠道易激综合征等属脾肾虚寒者，或遗尿、滑精、五更腹痛等病证在五更发作属脾肾阳气虚弱者。

【使用注意】不宜多用、久服；阴虚有热者禁用；孕妇慎用。

63. 四物汤《太平惠民和剂局方》

【组成】当归 9g，川芎 9g，白芍 12g，熟地黄 12g。

【方歌】四物地芍与归芎，血家百病此方通，补血调血理冲任，加减运用在其中。

【功效】补血和血。

【主治】营血虚滞证。心悸失眠，头晕目眩，面色无华，妇人月经不调，经量少或闭经，舌淡，脉细弦或细涩。

【应用】妇女月经不调、胎产疾病、荨麻疹以及过敏性紫癜等属营血虚滞者。

【使用注意】阴虚发热及血崩气脱之证不宜。

64. 四逆汤《伤寒论》

【组成】制附子 9g，干姜 9g，炙甘草 12g。

【方歌】温中散寒四逆汤，附子甘草与干姜，脉微欲绝可复元，四肢厥逆可回阳。

【功效】回阳救逆。

【主治】①少阴病，症见四肢厥逆，恶寒蜷卧，呕吐不渴，腹痛下利，神衰欲寐，舌苔白滑，脉微细；②或太阳病误汗亡阳，而见四肢厥逆，面色苍白，脉微细者。

【应用】心肌梗死、心衰、休克、急慢性胃肠炎、水肿、胃下垂、食管痉挛、白细胞减少症、毒血症,或急性病大汗出而见虚脱等属阳衰阴盛证者。

【注意事项】不宜多用、久服。附子先煎 1 小时,再入他药同煎。

65. 桃核承气汤《伤寒论》

【组成】桃仁 12g,大黄 12g,桂枝 6g,炙甘草 6g,芒硝 6g(后下)。

【方歌】桃仁承气五般施,甘草硝黄并桂枝,瘀热互结小腹胀,蓄血如狂最相宜。

【功效】逐瘀泄热。

【主治】下焦蓄血证。少腹急结,小便自利,至夜发热,其人如狂,甚则谵语烦躁;以及血瘀经闭,痛经,脉沉实而涩者。

【应用】妇科瘀血经闭、痛经、产后瘀滞腹痛,脑病瘀血癫狂、头痛、肠结核、粘连性肠梗阻、痉挛性便秘等属瘀热互结证者。

66. 桃花汤《伤寒论》

【组成】赤石脂 30g,干姜 3g,粳米 30g。

【用法】水煎,煮至米熟,去渣,放赤石脂末,分 3 次温服。一剂愈,后面不用继续服用。

【方歌】桃花汤用赤石脂,粳米干姜共用之,为涩虚寒少阴利,热邪滞下切难施。

【功效】涩肠止痢,温中散寒。

【主治】虚寒痢。下痢不止,或滑脱不禁,便脓血,色暗,腹痛喜温喜按,舌淡苔白,脉迟弱或微细。

【应用】慢性细菌性痢疾、慢性结肠炎、慢性阿米巴痢疾、过敏性结肠炎、消化道出血、慢性肾衰腹泻、妇女崩漏、带下等病症。

【使用注意】热痢及湿热痢禁用本方。

67. 通幽汤《脾胃论》

【组成】桃仁 9g,红花 6g,生地 10g,熟地黄 10g,当归身 15g,炙甘草 3g,升麻 3g。

【方歌】通幽汤中二地俱,桃仁红花归草濡,升麻升清以降浊,噎塞便秘此方需。

【功效】养阴活血,滋燥通幽。

【主治】阴血亏虚,瘀血内结,幽门不通,噎膈便秘;脾胃初受热中,幽门不通,气逆上冲,吸门不开,噎塞,气不得上下,大便难。

【应用】食管癌、食管痉挛、膈肌痉挛、慢性萎缩性胃炎、胃窦炎、幽门梗阻、胃癌、肠粘连、术后肠麻痹、老年与产后便秘等。

【使用注意】脾胃虚弱,大便溏泄者慎用。

68. 痛泻要方《景岳全书》

【组成】炒白术 9g,芍药 6g,陈皮 4.5g,防风 3g。

【方歌】痛泻要方用陈皮,术芍防风共成剂,肠鸣泄泻又腹痛,治在抑肝与扶脾。

【功效】补脾柔肝,祛湿止泻。

【主治】脾虚肝郁之痛泻。肠鸣腹痛,大便泄泻,泻必腹痛,泻后痛缓,舌苔薄白,脉两关不调,左弦而右缓者。

【应用】急性肠炎、过敏性肠炎、慢性结肠炎、肠道易激综合征等属肝旺脾虚者。

69. 胃苓汤《丹溪心法》

【组成】苍术 15g，厚朴 15g，陈皮 15g，肉桂 3g，白术 15g，赤茯苓 15g，猪苓 15g，泽泻 12g，炙甘草 9g。

【用法】上药等分共研粗末，每用 15g，加生姜 5 片、大枣 2 枚，水煎服。也可改用饮片水煎服，各药用量按常规剂量酌定。

【方歌】胃苓苍术朴陈草，桂术二苓泽泻同，脾肾同病水湿阻，两脏同治可为功。

【功效】健脾和中，利水化湿。

【主治】寒湿内阻证。夏秋之间，脾胃伤冷，泄利不止，水谷不分，腹痛，水肿腹胀，小便不利，苔白腻，脉濡者。

【应用】急性胃肠炎、肠易激综合征、细菌性痢疾、脂肪肝、高脂血症、原发性肾病综合征水肿期、带状疱疹、痤疮、手部湿疹等病证属湿困脾胃证者。

【注意事项】血虚、阴虚者慎用。

70. 温胆汤《三因极一病证方论》

【组成】半夏 6g，竹茹 6g，枳实 6g，炙甘草 4.5g，陈皮 9g，茯苓 4.5g，生姜 12g，大枣 1 枚。

【方歌】温胆汤中苓半草，枳竹陈皮加姜枣，虚烦不眠证多端，此系胆虚痰热扰。

【功效】理气化痰，清胆和胃。

【主治】胆胃不和，痰热内扰证。胆怯易惊，虚烦不宁，失眠多梦，或呕恶呃逆，或眩晕，或癫痫等，苔腻微黄，脉弦滑。

【应用】神经症、急慢性胃炎、消化性溃疡、慢性支气管炎、梅尼埃病、更年期综合征、癫痫等属胆郁痰扰者。

【使用注意】阴虚血少者慎用。

71. 温脾汤《备急千金要方》

【组成】大黄 15g（后下），当归 9g，干姜 9g，附子 6g，人参 6g，芒硝 6g，甘草 6g。

【方歌】温脾参附与干姜，甘草当归硝大黄，寒热并行治寒积，脐腹绞结痛非常。

【功效】温补脾阳，攻下冷积。

【主治】脾阳不足，寒积腹痛。便秘腹痛，脐下绞结，绕脐不止，手足欠温，苔白不渴，脉沉弦而迟。

【应用】急慢性结肠炎、幽门梗阻、急性肠梗阻或不全梗阻、慢性肾功能不全、尿毒症等属阳虚冷积内停者。

【注意事项】便秘属热结或阴虚者忌用。

72. 乌梅丸《伤寒论》

【组成】乌梅肉 120g，细辛 18g，干姜 30g，黄连 48g，当归 12g，制附子 18g，蜀椒 12g，桂枝 18g，人参 18g，黄柏 18g。

【用法】以上十味，粉碎成细粉，混匀。用水泛丸，干燥，制成水丸；或每 100g 粉末加炼蜜 120~130g，制成大蜜丸。水丸一次 3g，大蜜丸（9g）一次 2 丸，一日 2~3 次。

【方歌】乌梅丸用细辛桂,黄连黄柏及当归,人参附子椒姜继,温脏安蛔寒厥剂。

【功效】温脏安蛔。

【主治】①蛔厥证,见腹痛时作,手足厥冷,烦闷呕吐,时发时止,得食即呕,常自吐蛔;②治久泻,久痢,厥阴头痛,或脾胃虚引起之胃脘痛。

【应用】蛔虫症、慢性肠炎、慢性细菌性痢疾等属寒热错杂而正虚者。

【使用注意】禁食生冷、滑物、臭食等。

73. 吴茱萸汤《伤寒论》

【组成】吴茱萸 9g,人参 9g,大枣 12g,生姜 18g。

【方歌】吴茱萸汤人参枣,重用生姜温胃好,阳明寒呕少阴利,厥阴头痛皆能保。

【功效】温中补虚,降逆止呕。

【主治】①胃中虚寒,见食谷欲呕,胸膈满闷,或胃脘痛,吞酸嘈杂;②厥阴头痛,呕吐涎沫;③少阴吐利,手足逆冷,烦躁欲死。

【应用】慢性胃炎、消化性溃疡、高血压病、神经性呕吐、神经性头痛、耳源性眩晕等属肝胃虚寒者。

【注意事项】不宜久服。胃热呕吐、阴虚呕吐或肝阳上亢之头痛呕吐禁用。

74. 五苓散《伤寒论》

【组成】泽泻 15g,猪苓 9g,白术 9g,茯苓 9g,桂枝 6g。

【用法】将上药制成散剂,用白开水调服,每次 6g,日三次服。多喝热水,出微汗即可。

【方歌】五苓散治太阳腑,白术泽泻猪苓茯,桂枝化气兼解表,小便通利水饮除。

【功效】利水渗湿,温阳化气。

【主治】①蓄水证,见小便不利,头痛微热,烦渴欲饮,甚则水入即吐,舌苔白,脉浮;②痰饮,见脐下动悸,吐涎沫而头眩,或短气而咳者;③水湿内停证,见水肿,泄泻,小便不利,以及霍乱吐泻等。

【应用】急慢性肾炎、水肿、肝硬化腹水、心源性水肿、急性肠炎、尿潴留、脑积水等属水湿内停者。

75. 小半夏汤《金匮要略》

【组成】半夏 9g,生姜 9g。

【方歌】小半夏汤有生姜,化痰降逆基础方,主治痰饮呕吐证,若加茯苓效力彰。

【功效】和胃止呕,散饮降逆。

【主治】痰饮呕吐。呕吐痰涎,口不渴,或干呕呃逆,谷不得下,便自利,舌苔白滑。

【应用】胃炎、内耳眩晕症及化疗后所致的胃肠反应等属痰饮呕吐者。

76. 小陷胸汤《伤寒论》

【组成】黄连 6g,半夏 12g,瓜蒌 20g。

【用法】先煮瓜蒌,后纳他药,水煎温服。

【方歌】小陷胸汤连夏蒌,宽胸散结涤痰优,痰热内结痞满痛,苔黄脉滑此方求。

【功效】清热化痰,宽胸散结。

【主治】痰热互结之小结胸证。心下痞闷,按之则痛,或心胸闷痛,或咳痰黄稠,舌红苔黄腻,脉滑数。

【应用】急慢性胃炎、胸膜炎、胸膜粘连、急性支气管炎、肋间神经痛、心绞痛等属痰热互结证。

【注意事项】脾胃虚寒、大便溏者慎用。

77. 小柴胡汤《伤寒论》

【组成】柴胡24g,黄芩9g,人参9g,半夏9g,甘草9g,生姜9g,大枣4枚。

【方歌】小柴胡汤和解功,半夏人参甘草从,更用黄芩加姜枣,少阳百病此为宗。

【功效】和解少阳。

【主治】①伤寒少阳证,见往来寒热,胸胁苦满,默默不欲饮食,心烦喜呕,口苦,咽干,目眩;②热入血室证,见妇人伤寒,热入血室;③疟疾、黄疸与内伤杂病而见少阳证者。

【应用】肝炎、胆囊炎、慢性胃炎、胆石症、消化性溃疡、神经性厌食症等。

【注意事项】阴虚血少者慎用。

78. 小承气汤《伤寒论》

【组成】酒大黄12g,厚朴6g,枳实9g。

【方歌】小承气汤朴枳黄,便硬谵语腹胀详,识得燥结分轻重,脉滑不紧用此方。

【功效】轻下热结。

【主治】阳明腑实轻证。症见谵语,便秘,潮热,胸腹痞满,舌苔老黄,脉滑而疾;或痢疾初起,腹中胀痛,里急后重等。

【应用】急性单纯性肠梗阻、粘连性肠梗阻、蛔虫性肠梗阻、急性胆囊炎、急性胰腺炎、急性阑尾炎等,以及某些热性病过程中出现高热、神昏谵语、惊厥、发狂等属阳明腑实证者。

【注意事项】气虚阴亏,六脉沉微,或胃肠无热结者不宜。

79. 小建中汤《伤寒论》

【组成】桂枝9g,炙甘草6g,大枣4枚,芍药18g,生姜9g,胶饴30g。

【方歌】小建中汤芍药多,桂姜甘草大枣和,更加饴糖补中藏,虚劳腹痛服之瘥。

【功效】温中补虚,和里缓急。

【主治】中焦虚寒,肝脾失调,阴阳不和证。脘腹拘急疼痛,时发时止,喜温喜按,或心中悸动,虚烦不宁,面色无华,兼见手足烦热,咽干口燥等,舌淡苔白,脉细弦。

【应用】消化性溃疡、慢性胃炎、功能性消化不良、小儿肠痉挛等消化系统疾病,还可治疗失眠、室性期前收缩、神经衰弱、再生障碍性贫血、慢性肝炎等。

【注意事项】阴虚火旺、呕家、吐蛔、中满者不宜使用。

80. 逍遥散《太平惠民和剂局方》

【组成】当归30g,茯苓30g,白芍30g,白术30g,柴胡30g,炙甘草15g。

【用法】上为粗末,每服6g,加煨姜、薄荷少许,水煎。或按照原方比例水煎服。

【方歌】逍遥散用当归芍,柴苓术草加姜薄,散郁除蒸功最奇,调经八味丹栀着。

【功用】疏肝解郁,养血健脾。

【主治】肝郁血虚脾弱证。两胁作痛,头痛目眩,口燥咽干,神疲食少,或往来寒热,或月经不调,乳房胀痛,舌质淡红,脉弦而虚。

【应用】慢性肝炎、肝硬化、胆石症、胃及十二指肠溃疡、慢性胃炎、肠易激综合征、胃肠神经症、心脏神经症、抑郁症、经前期紧张症、乳腺小叶增生、更年期综合征、盆腔炎等肝郁血虚脾虚者。

81. 泻黄散《小儿药证直诀》

【组成】藿香21g,栀子3g,石膏15g,甘草90g,防风120g。

【用法】上药物打碎后,同蜜、酒炒香,打粉成散。每次取3~6g,水煎服。

【方歌】泻黄甘草与防风,石膏栀子藿香充,炒香蜜酒调和服,胃热口疮并风功。

【功效】清泻脾胃伏火。

【主治】脾胃伏火证。口疮口臭,口燥唇干,烦咳易饥,脾热口甜,胃热口苦,弄舌,舌红脉数。

【应用】口腔溃疡、厌食、小儿疱疹性咽峡炎、食积咳嗽、抽动障碍等属脾胃伏火者。

【注意事项】阴虚者慎用。

82. 香砂六君子汤《时方歌括》

【组成】人参6g,白术12g,茯苓12g,甘草6g,陈皮6g,半夏6g,砂仁6g,木香6g。

【方歌】四君子汤中和义,参术茯苓甘草比,益以夏陈名六君,祛痰补益气虚饵,除却半夏名异功,或加香砂气滞使。

【功效】益气化痰,行气温中。

【主治】脾胃气虚,痰阻气滞证。症见呕吐痞闷,不思饮食,脘腹胀痛,消瘦倦怠,或气虚肿满等。

【应用】慢性胃炎、消化道溃疡、十二指肠炎、消化不良等属脾虚痰阻气滞证者。

【注意事项】真阴亏损者慎用。

83. 香苏散《太平惠民和剂局方》

【组成】香附子90g,苏叶90g,甘草30g,陈皮60g。

【用法】为粗末,每服9g,水煎服。或根据原方比例作汤剂煎服。

【方歌】香苏散内草陈皮,外感风寒气滞宜,寒热头痛胸脘闷,解表又能疏气机。

【功效】疏散风寒,理气和中。

【主治】外感风寒,内有气滞证。形寒身热,头痛无汗,胸脘痞闷,不思饮食,舌苔薄白,脉浮。

【应用】体虚感冒、胃肠型感冒、流行性感冒、急性胃肠炎等属外感风寒、内兼气滞者。

【注意事项】服药期间禁酒,戒食荤腥。兼有里热或阴虚者禁用。

84. 旋覆代赭汤《伤寒论》

【组成】旋覆花9g,人参6g,生姜10g,代赭石9g,甘草6g,半夏9g,大枣12g。

【方歌】旋覆代赭汤人参,半夏姜甘大枣临,降逆化痰益胃气,心下痞硬噫气频。

【功效】降逆化痰,益气和胃。

【主治】胃气虚弱,痰浊内阻。心下痞硬,噫气不除。

【应用】胃神经症、慢性胃炎、胃扩张、胃及十二指肠溃疡、幽门不全梗阻、神经性呃逆等属胃虚痰阻者。

【注意事项】代赭石用量宜轻,以免呆胃;生姜用量宜重,取和胃降逆,止呕止噫之功。

85. 血府逐瘀汤《医林改错》

【组成】桃仁 12g,红花 9g,当归 9g,生地 9g,川芎 4.5g,赤芍 6g,牛膝 9g,桔梗 4.5g,柴胡 3g,枳壳 6g,甘草 6g。

【方歌】血府逐瘀归地桃,红花枳壳膝芎饶,柴胡赤芍甘桔梗,血化下行不作痨。

【功效】活血化瘀,行气止痛。

【主治】胸中血瘀证。胸痛,头痛,日久不愈,痛如针刺而有定处,或呃逆日久不止,或饮水即呛,干呕,或内热瞀闷,或心悸怔忡,失眠多梦,急躁易怒,入暮潮热,唇暗或两目暗黑,舌质暗红或有瘀斑、瘀点,脉涩或弦紧。

【应用】冠心病心绞痛、风湿性心脏病、胸部挫伤、肋间神经痛、肋软骨炎、慢性肝炎、肝脾大、溃疡病、神经症,以及脑震荡后遗症之头昏头痛、精神抑郁属瘀阻气滞者。

86. 养胃汤《易简方》

【组成】厚朴 12g,苍术 12g,半夏 10g,茯苓 6g,人参 6g,草果 6g,藿香 6g,橘红 6g,甘草 3g。

【方歌】养胃汤用参术苍,夏苓藿香与草果,少佐橘红与甘草,胃虚受冷可煎尝。

【功效】温中解表,兼能辟山岚瘴气。

【主治】外感风寒,内伤生冷,憎寒壮热,头目昏疼,肢体拘急,不问风寒二证,及内外之殊;兼能治四时瘟疫。

【应用】呕吐、疟证之寒多热少、外感风寒头痛、伤食呕吐等属胃虚寒实证者。

87. 一贯煎《续名医类案》

【组成】北沙参 9g,麦冬 9g,当归身 9g,生地 30g,枸杞子 9g,川楝子 6g。

【方歌】一贯煎中用地黄,沙参枸杞麦冬襄,当归川楝水煎服,阴虚肝郁是妙方。

【功效】滋阴疏肝。

【主治】肝肾阴虚,肝气郁滞证。胸脘胁痛,吞酸吐苦,咽干口燥,舌红少津,脉细弱或虚弦;亦治疝气瘕聚。

【应用】慢性肝炎、慢性胃炎、胃及十二指肠溃疡、肋间神经痛、神经症等辨证属阴虚气滞者。

【注意事项】停痰积饮者不宜。

88. 益胃汤《温病条辨》

【组成】沙参 9g,麦冬 15g,冰糖 3g,生地 15g,玉竹 4.5g。

【方歌】益胃汤能养胃阴,冰糖玉竹与沙参,麦冬生地同煎服,甘凉滋润生胃津。

【功效】养阴益胃。

【主治】胃阴虚证。胃脘灼热隐痛,饥不欲食,口干咽燥,大便干结,舌红少津,脉细数。

【应用】慢性胃炎、糖尿病、小儿厌食症等辨证属胃阴亏损者;以及热病后胃阴未复,胃气不和,饮不能食,口干咽燥者。

【注意事项】脘痞苔腻者不宜。

89. 茵陈蒿汤《伤寒论》

【组成】茵陈蒿 18g,栀子 12g,大黄 6g。

【方歌】茵陈蒿汤治阳黄,栀子大黄组成方,栀子柏皮加甘草,茵陈四逆治阴黄。

【功效】清热,利湿,退黄。

【主治】湿热黄疸。一身面目俱黄,黄色鲜明,发热,无汗或头汗出,口渴欲饮,恶心呕吐,腹微满,小便短赤,大便不爽或秘结,舌红苔黄腻,脉沉数或滑数。

【应用】急性黄疸型肝炎、乙型肝炎、胆囊炎、胆石症、钩端螺旋体病等所致的黄疸属湿热内蕴者。

【注意事项】脾胃虚弱者慎用;妇女怀孕、月经期、哺乳期忌用。

90. 越鞠丸《丹溪心法》

【组成】醋香附 200g,川芎 200g,炒苍术 200g,炒神曲 200g,炒栀子 200g。

【用法】粉碎成细粉,过筛,混匀,水泛丸,干燥。口服,一次 6~9g,一日 2 次。

【方歌】越鞠丸治六般郁,芎苍香附兼栀曲,气血痰火湿食因,气畅郁舒痛闷伸。

【功效】行气解郁。

【主治】六郁证。胸膈痞闷,脘腹胀痛,嗳腐吞酸,恶心呕吐,饮食不消。

【应用】慢性胃炎、慢性肠炎、胃及十二指肠、胃神经症、慢性肝炎、慢性胰腺炎、胆囊炎、肋间神经痛,及妇女之痛经、月经不调属气郁者。

【注意事项】脾胃虚弱者慎用。

91. 玉女煎《温病条辨》

【组成】石膏 15g,熟地 15g,麦冬 6g,知母 6g,牛膝 6g。

【方歌】玉女煎用熟地黄,膏知牛膝麦冬襄,胃火阴虚相病因,牙痛齿枯宜煎尝。

【功效】清胃热,滋肾阴。

【主治】胃热阴虚证。头痛,牙痛,齿松牙衄,烦热干渴,舌红苔黄而干。

【应用】牙龈炎、糖尿病、急性口腔炎、舌炎等属胃热阴虚者。

【注意事项】脾虚便溏等湿邪重者不宜。

92. 增液汤《温病条辨》

【组成】玄参 30g,麦冬(连心)24g,细生地 24g。

【方歌】增液玄参与地冬,热病津枯便不通,补药之体作泻剂,若非重用不为功。

【功效】滋阴清热,润燥通便。

【主治】阳明温病,津液不足证。大便秘结,舌红脉细数,或其人阴素虚,不可行承气者,或下后数日,大便复秘,脉沉无力者。

【应用】温热病津亏肠燥便秘,以及习惯性便秘、慢性咽喉炎、复发性口腔溃疡、糖尿病、皮肤干燥综合征、肛裂、慢性牙周炎、放疗后口腔反应等证属阴津不足者。

【注意事项】不宜多用、久服。

93. 真人养脏汤《太平惠民和剂局方》

【组成】党参 15g,当归 9g,白术 9g,肉豆蔻 9g,肉桂 6g,甘草 9g,白芍 9g,木香 6g,诃子 12g,罂粟壳 9g。

【用法】上为粗末,每服 6g,水煎服。或按照原方比例进行加减。

【方歌】真人养脏诃粟壳,肉蔻当归桂木香,术芍参甘为涩剂,脱肛久痢早煎尝。

【功效】涩肠固脱,温补脾肾。

【主治】久泻久痢,脾肾虚寒证。泻痢无度,滑脱不禁,甚至脱肛坠下,脐腹疼痛,喜温喜按,倦怠食少,舌淡苔白,脉迟细。

【应用】慢性肠炎、慢性结肠炎、肠结核、慢性痢疾等日久不愈属脾肾虚寒者。

【注意事项】泻痢虽久,湿热积滞未去者忌用。过量或持续服易成瘾。

94. 真武汤《伤寒论》

【组成】茯苓 9g,芍药 9g,白术 6g,生姜 9g,附子 9g。

【方歌】真武附苓术芍姜,温阳利水壮肾阳,脾肾阳虚水气停,腹痛悸眩眴动康。

【功效】温阳利水。

【主治】阳虚水泛证。畏寒肢厥,小便不利,心下悸动不宁,头目眩晕,身体筋肉眴动,站立不稳,四肢沉重疼痛,浮肿,腰以下为甚,或腹痛、泄泻,或咳喘呕逆,舌质淡胖,边有齿痕,舌苔白滑,脉沉细。

【应用】支气管哮喘、慢性支气管炎、病毒性心肌炎、心包积液、冠心病、风湿性心脏病、肺源性心脏病、胃下垂、霉菌性肠炎、慢性肾炎、高血压病、甲状腺功能减退症等病属脾肾阳虚、水气内停者。

95. 枳实导滞丸《内外伤辨惑论》

【组成】大黄 200g,炒枳实 100g,炒神曲 100g,茯苓 60g,黄芩 60g,姜黄连 60g,炒白术 100g,泽泻 40g。

【用法】粉碎成细粉,过筛,混匀,用水泛丸,干燥。口服,一次 6~9g,一日 2 次。

【方歌】枳实导滞曲大黄,芩连白术茯苓襄,泽泻蒸饼糊丸服,湿热积滞力能攘。

【功效】消食导滞,清热利湿。

【主治】湿热食积,内阻肠胃。脘腹胀痛,下痢泄泻,或大便秘结,小便短赤,舌苔黄腻,脉沉有力。

【应用】胃肠功能紊乱、细菌性痢疾、急性肠炎、消化不良等属于湿热食积者。

【注意事项】泄泻而无积滞者不可妄投。孕妇不宜。

96. 枳术丸《内外伤辨惑论》

【组成】麸炒白术 500g,炒枳实 250g。

【用法】粉碎成细粉,过筛,混匀。另取荷叶 75g,加水适量煎煮,滤过得煎液。取上述粉末,用煎液泛丸,干燥。一次 6g,一日 2 次。

【方歌】枳术丸以白术君,辅以枳实行气滞,健脾消食又化湿,食少腹满服之宜。

【功效】健脾消痞。

【主治】脾虚气滞,饮食停聚。胸脘痞满,不思饮食,舌淡苔白,脉弱。

【应用】消化不良、慢性胃炎、胃肠神经官能症、胃下垂、脱肛等属于脾虚气滞的疾病。

【注意事项】孕妇慎用。

97. 竹叶石膏汤《伤寒论》

【组成】竹叶 6g,石膏 30g,人参 6g,麦冬 15g,半夏 9g,甘草 6g,粳米 10g。

【用法】粳米后下,米熟汤成,去米温服。

【方歌】竹叶石膏汤人参,麦冬半夏甘草临,再加粳米同煎服,清热益气养阴津。

【功效】清热生津,益气和胃。

【主治】伤寒、温病、暑病余热未清,气津两伤证。身热多汗,心胸烦闷,气逆欲呕,口干喜饮,或虚烦不寐,舌红少苔,脉虚数。

【应用】流脑后期、夏季热、中暑等余热未清、气津两伤者。糖尿病干渴多饮属胃热阴伤者,亦可应用。

【注意事项】内有痰湿或阳虚发热均忌用。

98. 驻车丸《备急千金要方》

【组成】黄连 360g,炮姜 120g,当归 180g,阿胶 180g。

【用法】打碎成细粉,过筛,混匀,用醋 60ml 加适量水,泛丸,干燥。一次 6~9g,一日 3 次。

【方歌】驻车黄连最厚肠,阿胶当归黑炮姜,久痢阴伤邪未尽,滋阴止痢保安康。

【功效】滋阴,止痢。

【主治】久痢伤阴,休息痢。赤痢腹痛,里急后重,时痛时止,腹痛绵绵,心中烦热。舌红苔黄,脉细数。

【应用】慢性痢疾、溃疡性结肠炎等属于湿热未除、久痢伤阴者。

【注意事项】虚寒或寒湿下痢者忌用。

99. 滋水清肝饮《医宗己任编》

【组成】地黄 24g,山药 18g,山茱萸 12g,丹皮 9g,茯苓 12g,泽泻 6g,白芍 30g,栀子 9g,酸枣仁 12g,当归 9g,柴胡 12g。

【方歌】滋水清肝饮六味,柴芍山栀枣仁归,肝肾阴亏得培补,滋肾清肝两供备。

【功效】滋阴养血,清热疏肝。

【主治】阴虚肝郁。症见胸胁胀痛,胃脘疼痛,腰膝酸软,口干口苦,大便干结,头目眩晕,骨蒸盗汗,视物模糊,遗精梦泄,舌红苔少,脉弦细。

【应用】更年期综合征、胃恶性肿瘤、肝硬化、黄褐斑、不育症、抑郁症等属阴虚肝郁者。

【注意事项】易滞脾碍胃,不宜久服。

100. 左金丸《丹溪心法》

【组成】黄连 600g,吴茱萸 100g。

【用法】粉碎成细粉,过筛,混匀,用水泛丸,干燥。口服,一次 3~6g,一日 2 次。

【方歌】左金六一黄连萸,肝胃湿热酸呕逆,再加芍药名戊己,胃酸胃痛皆适宜。

【功效】清泻肝火,降逆止呕。

【**主治**】肝火犯胃证。胁肋疼痛,嘈杂吞酸,呕吐口苦,舌红苔黄,脉弦数。

【**应用**】食管炎、胃炎、消化性溃疡等证属肝火犯胃者。

【**注意事项**】不宜多用、久服。

（王　萍　骆云丰　周秉舵）

主要参考文献

1. 唐旭东.董建华"通降论"学术思想整理[J].北京中医药大学学报,1995(2):45-48.

2. 胡玲,陈冠林,陈蔚文.脾虚理论及其应用——脾胃学说传承与应用专题系列(4)[J].中医杂志,2012,53(14):1174-1177.

3. 唐旭东,马祥雪.传承董建华"通降论"学术思想,创建脾胃病辨证新八纲[J].中国中西医结合消化杂志,2018,26(11):893-896.

4. 黄恒青,柯晓,杨永昇.杨春波论医集[M].北京:科学出版社.2014.

5. 杨春波,黄可成,王大仁.现代中医消化病学[M].福州:福建科学技术出版社,2007.

6. 刘喜明.路志正教授调理脾胃学术思想研究之五(下)——路志正教授调理脾胃的理论核心——"调升降"[J].世界中西医结合杂志,2012,7(2):100-103.

7. 刘喜明,路洁,苏凤哲,等.路志正教授调理脾胃治疗疑难病证的学术思想研究之三——路志正教授调理脾胃的理论核心"持中央,运四旁"[J].世界中西医结合杂志,2010,5(6):471-473,475.

8. 苏凤哲,张华东,路志正.上下交损治其中——路志正教授学术思想探讨[J].世界中西医结合杂志,2009,4(10):685-687.

9. 张北华,张泰,王凤云,等.脾胃病治疗中的"调中复衡"理论[J].中医杂志,2021,62(9):737-742.

10. 张会永.从《脾胃论》发挥到萎缩性胃炎以痈论治学说——解读李玉奇教授脾胃病临床经验[J].中华中医药学刊,2007(2):208-212.

11. 李佃贵.从浊毒理论的建立与应用谈中医学创新与发展[J].中医杂志,2020,61(22):1938-1940.

12. 王正品,李佃贵,杜艳茹,等.浊毒致病论与现代中医病因学[J].中医杂志,2010,51(1):11-13.

13. 黄文东,方药中,邓铁涛,等.实用中医内科学[M].上海:上海科学技术出版社,1986.

14. 李郑生,郭淑云.国医大师李振华[M].北京:中国医药科技出版社,2011.

15. 钟赣生.中药学[M].北京:中国中医药出版社,2012.

16. 邓铁涛.实用中医诊断学[M].上海:上海科学技术出版社,1988.

17. 吴勉华,王新月.中医内科学[M].北京:中国中医药出版社,2018.

18. 胡伏莲,周殿元.幽门螺杆菌感染的基础与临床[M].3版.北京:中国科学技术出版社,2009.

19. 德罗斯曼.罗马Ⅳ:功能性胃肠病[M].4版.方秀才,等译.北京:科学出版社,2016.

20. 中国科学技术协会,中国中西医结合学会.2014—2015中西医结合消化医学学科发展报告[M].北京:中国科学技术出版社,2016.

21. 刘建勋.病证结合动物模型拟临床研究思路与方法[M].北京:人民卫生出版社,2014.

22. 谈勇.中医妇科学[M].4版.北京:中国中医药出版社,2016.

23. 马融.中医儿科学[M].4版.北京:中国中医药出版社,2016.

24. 房静远,杜亦奇,刘文忠,等.中国慢性胃炎共识意见(2017,上海)[J].胃肠病学,2017,22(11):670-687.

25. 刘文忠,谢勇,陆红,等.第五次全国幽门螺杆菌感染处理共识报告[J].中国实用内科杂志,2017,37(6):509-524.

26. 国家消化系疾病临床医学研究中心.中国胃黏膜癌前状态及病变的处理策略专家共识(2020)[J].中华消化内镜杂志,2020,37(11):769-780.

27. 张万岱,李军祥,陈治水,等.慢性胃炎中西医结合诊疗共识意见(2011·天津)[J].现代消化及介入诊疗,2012,17(3):172-177.

28. 张声生,唐旭东,黄穗平,等.慢性胃炎中医诊疗专家共识意见(2017)[J].中华中医药杂志,2017,32(7):3060-3064.

29. 张声生,赵鲁卿.功能性消化不良中医诊疗专家共识意见(2017)[J].中华中医药杂志,2017,32(06):2595-2598.

30. 中华中医药学会脾胃病分会.肠易激综合征中医诊疗专家共识意见(2017)[J].中医杂志,2017,58(18):1614-1620.

31. 吴开春,梁洁,冉志华,等.炎症性肠病诊断与治疗的共识意见(2018年,北京)[J].中华消化杂志,2018,38(5):292-311.

32. 张声生,沈洪,郑凯,等.溃疡性结肠炎中医诊疗专家共识意见(2017)[J],中华中医药杂志,2017,32(8):3585-3589.

33. 李军祥,陈誩.溃疡性结肠炎中西医结合诊疗共识意见(2017年)[J].中国中西医结合消化杂志,2018,26(2):105-111,120.

34. 胡伏莲,张声生.全国中西医整合治疗幽门螺杆菌相关"病-证"共识[J].胃肠病学和肝病学杂志,2018,27(9):1008-1016.

35. 张声生,朱生樑,王宏伟,等.胃食管反流病中医诊疗专家共识意见(2017)[J].中国中西医结合消化杂志,2017,25(5):321-326.

36. Moayyedi P, Andrews C N, Macqueen G, et al. Canadian Association of Gastroenterology Clinical Practice Guideline for the Management of Irritable Bowel Syndrome(IBS)[J]. J Can Assoc Gastroenterol, 2019, 2(1):6-29.

37. Suares N C, Ford A C. Prevalence of, and risk factors for, chronic idiopathic constipation in the community: systematic review and meta-analysis[J]. Am J Gastroenterol, 2011, 106(9):1582-1591, 1581, 1592.

38. McKenzie YA, Bowyer RK, Leach H. British Dietetic Association systematic review and evidence-based practice guidelines for the dietary management of irritable bowel syndrome in adults(2016 update)[J].Gastroenterol, 2017(21):3771-3783.

39. 李飞.方剂学[M].北京:人民卫生出版社,2002.

57检